Dieter Curschmann
Sigmar Scheerer
Rainer Suske

„Rezepte schreiben ist leicht,

ABER ..."

Psychosomatisches Kranksein
ein anderes Lesebuch für den Hausarzt

**Mit einem Geleitwort und Gastbeitrag
von Prof. Dr. Benyamin Maoz**
Vizepräsident der Internationalen Balintgesellschaft (IBF)

Bibliografische Information der Deutschen Nationalbibliothek

Die Deutsche Nationalbibliothek verzeichnet diese Publikation in der Deutschen Nationalbibliografie; detaillierte bibliografische Daten sind im Internet über http://dnb.d-nb.de abrufbar.

ISBN 978-3-8325-2340-4

Logos Verlag Berlin GmbH
Comeniushof, Gubener Str. 47,
10243 Berlin
Tel.: +49 (0)30 42 85 10 90
Fax: +49 (0)30 42 85 10 92
INTERNET: http://www.logos-verlag.de

Inhaltsverzeichnis

Inhaltsverzeichnis

Inhaltsverzeichnis

I An unsere Leser

Wir, die Autoren dieses Buches, sind Hausärzte. Einer (C) war hausärztlicher Internist, die beiden anderen (Sch und S) sind Fachärzte für Allgemeinmedizin. Darüber hinaus sind wir in Psychosomatik und Psychotherapie qualifiziert. Unsere Erfahrungen, die wir hier zur Diskussion stellen, schöpfen daher aus einer über 30-jährigen Hausarzttätigkeit und den hier erlebten Begegnungen mit unseren Patienten in bewusster Beziehungsgestaltung, aus Fortbildungskursen und langjähriger Balintarbeit. Die Motivation, sich nun mit den Mühen des Schreibens über die Erfahrungen aus psychosomatischer Sicht in allen bio-psycho-sozialen Zusammenhängen und Dimensionen, in der Krankheitsbewältigung, dem notwendigen Verständnis, der Behandlung mit allen Schwierigkeiten und Grenzen, in Buchform auseinanderzusetzen, erklärt sich aus Gemeinsamkeiten auf unserem Entwicklungsweg. Wir wollen hier kein Lehrbuch vorlegen. Davon gibt es genug in allen nur möglichen Umfängen von lehrenden Autoren. **Wir schreiben hier aus der Praxis für die Praxis.**

Wir wollen auf diese Weise zum Nachdenken anregen, zum Vergleich mit eigenen Erfahrungen, ohne belehrend zu wirken. Was wir, wie sicher auch Sie, neben vielen anderen Kolleginnen und Kollegen, denen wir begegnet sind, bisher vermisst haben, ist die Darstellung des lebendigen Erfahrungsschatzes der Praxis. Wir berufen uns aus gutem Grund als Arbeitstitel auf ein Zitat von Franz Kafka aus seiner Novelle **„Der Landarzt"**, *Rezepte schreiben ist leicht, aber im übrigen sich mit den Leuten verständigen ist schwer.*

Wir verstehen das so: Die medizinische wohl studierte Routine, hier das Rezeptschreiben, ist vergleichsweise wesentlich leichter zu handhaben, als die Begegnung mit den Menschen in allen Facetten des täglichen Lebens, die sich aus dem Kranksein ergeben oder aber das persönlich belastende Erleben der vielfältigen bio-psycho-sozialen Bedingungen der Menschen, die zur Erkrankung führen und ein verändertes Verhalten und Erleben mit sich bringen. Hier sind wir Mediziner immer noch unzureichend vorbereitet. Wir erlebten, wie Sie sicher auch, dass die ärztliche Ausbildung keine gute Grundlage bietet für die Begegnungs- und Beziehungsgestaltung mit den Patienten.

Als eine Konsequenz wurden seinerzeit schon 1976 in der damaligen DDR die Grundkurse *Neurosenlehre und Psychotherapie* und seit 1987 in der damaligen BRD die Seminare *Psychosomatische Grundversorgung* eingeführt. An dieser Entwicklung waren wir aktiv beteiligt. Außerdem waren wir tätig in der Arbeitsgruppe - *Medizinische Psychologie und Psychotherapie in der Allgemeinmedizin* - die die Gesellschaften für Psychotherapie

und Allgemeinmedizin in der DDR 1983 beriefen. Während dieser gemeinsamen Arbeit fanden wir die Wurzeln für die Idee dieses Buches. Aus dieser Sichtweise haben wir unsere Erfahrungen aufgeschrieben, immer wieder kritisch gesichtet, Altes, uns Wichtiges bewahrt und Überlebtes liegengelassen. Wir wollen damit aber nicht einer Entwicklung zum *Hobbypsychotherapeuten/psychiater* (Balint) das Wort reden. Das Leben des Hausarztes ist häufig das Miterleben von Kranken- und Lebensgeschichten. Sehr lebensnah und offen schilderten Benyamin Maoz und Mitarbeiter in ihrem Buch *„Die Arzt-Patienten-Beziehung"* die Bedeutung der Krankengeschichte im Narrativ. Darüber hinaus focussieren wir mehr das Erleben des Patienten in seinem Kranksein und in der Arzt-Patienten-Beziehung. Es wird auch immer wieder deutlich werden, dass unsere Arbeit ohne subjektives Beteiligtsein unvollständig ist. Das Buch soll somit zum Verständnis des Patienten beitragen, aber auch und ganz wesentlich, zum Verständnis des eigenen Erlebens und Betroffenseins. Immer wieder hilfreich ist dann die Selbstreflexion. Es gilt die Frage zu beantworten: *Wie geht es mir jetzt und wie gehe ich mit mir um?*
Folgerichtig ist also das Schicksal der Patienten mit ihrer Lebensgeschichte dargestellt, auch ein Schwerpunkt des Buches. Wir bemühen uns möglichst lebensnah, für die jeweilige Erkrankung typische Fallgeschichten zu schildern, an deren Beispiel das Krankheitsbild realistisch, wie es sich in der Praxis ergibt, verstehbar wird.
Zunächst erklären wir wichtige Begriffe, Theorien, psychosomatische Erklärungsmodelle und das Konzept der Salutogenese. Weiter gehen wir den Fragen nach:
Was ist eigentlich Krankheit und was macht (uns) psychosomatisch krank?
Was ist das für eine seltsame Krankheit und wie grenzen wir diese differenzialdiagnostisch ab?
Dann folgt die „spezielle Psychosomatik" mit der Frage:
Sind diese Krankheitsbilder nur eine gestörte Funktion der Organe?, d. h. was steckt sonst noch dahinter?
Die Vielfalt im Spektrum der psychosozial focussierten „Sorgenkinder" von der Depression bis zur Borderline-Störung werden dann aus der Sicht der Hausarztpraxis beschrieben. Sie leiten über zu den medizinisch-psychologischen Hintergründen der Begegnung, der Beziehung, dem Gespräch und der Bewältigung des Patienten und des Hausarztes.
Als letztes wird der Bogen geschlagen zum Verhältnis der Psychopharmaka-Ordination zur Beziehungsarbeit und zur sinnvollen Anwendung in der Praxis.
Das Buch ist natürlich nicht „aus einem Guss" geschrieben. Entsprechend der jeweiligen Persönlichkeit hat auch jeder Autor „seinen Stil". Jeder hat

sich im Laufe des Lebens seine charakteristische Herangehens- und Betrachtungsweise erarbeitet. Diese sollte auch in den jeweiligen Beiträgen erhalten bleiben. Jeder Autor hat vorrangig jene Kapitel bearbeitet, die ihm besonders „liegen" oder mit dessen Problematik er sich zuvor schon ausgiebig beschäftigt hat. Grundlage aller Beiträge ist natürlich der moderne Wissensstand unserer Zeit. Trotzdem haben wir es, auf Grund des überwiegenden Erzählstils, ein *„anderes Lesebuch für den Hausarzt"* genannt. Wenn wir auf diese Weise dem ohnehin schon üppigen Büchermarkt noch ein Teilchen hinzufügen, dann in der nicht uneitlen Vorstellung, diese Beiträge könnten den Leser unterstützen in seiner Alltagsarbeit, diese mit mehr Verständnis für sich und andere, daher auch mit besserer Motivation und mehr Freude, vollständiger, leichter und wahrhaftiger zu gestalten. Wir wollen „Appetit" machen darauf, sich mehr einzulassen. In erster Linie zum eigenen Vorteil, denn so ist mehr Gelassenheit möglich und es dient der eigenen seelischen Hygiene. Das sind Voraussetzungen zum Vorteil für manchen Patienten.

Dafür, dass dieses Buch so zustande gekommen ist, haben wir vielen zu danken. In erster Linie danken wir unseren Familien. Weiter gilt unserer besonderer Dank unseren Mitarbeitern. Viele Kolleginnen und Kollegen, die hier nicht alle genannt werden können, haben uns, während der gemeinsamen Arbeit und im kollegialen Austausch, wesentliche Anregungen gegeben und auch zur „Reifung" der Autoren beigetragen.
Wir danken Frau Dr. Anja Gerdes für ihre lektorielle Arbeit, Herrn Henry Babuliack für die druckfertige Aufarbeitung der Manuskripte und Grafiken, Herrn Christian Curschmann für die grafische Gestaltung des Buchumschlages, dem Logos Verlag Berlin und allen weiteren Unterstützern.

Dieter Curschmann

Sigmar Scheerer

Rainer Suske

I.1 Geleitwort

Ich habe mich sehr darüber gefreut, dass mein Balintkollege und Freund Sigmar Scheerer - einer der drei Autoren - mich gebeten hat, dieses Buch während seiner Entstehung zu lesen und das Geleitwort zu schreiben.

Dieses Buch ist ein Lesebuch der psychosomatischen Medizin für den Hausarzt. Es beschreibt die Entwicklung der psychosomatischen Medizin in Deutschland der letzten 30 Jahre. Es ist im Stil systematisch aufgebaut; es ist klar, deutlich und leicht lesbar, ohne psychologisch-psychotherapeutische Termini.

Ich schreibe das Geleitwort als Israeli gerne, weil ich die Verbindungen, besonders zu den neuen Bundesländern suche. Wie bekannt, hatten Israel und die damalige DDR keinen offiziellen diplomatischen Kontakt. Israel wurde in der offiziellen Propaganda einseitig negativ dargestellt. Nach dem Fall der Mauer konnte ich vielfältige Kontakte knüpfen. Ich sah, dass das Gesundheitswesen in Israel ähnlich wie in der DDR strukturiert war; mit angestellten Ärzten, die 70% der versicherten Bevölkerung (in einer sogenannten Arbeiter-Krankenkasse) in ambulanten Gesundheitszentren behandelten und betreuten. Hintergrund dieses Konzepts waren Sozialpolitiker sozialistisch-osteuropäischer Herkunft, die die Administration und auch die Bürokratie installierten. Positiv war die soziale Orientierung, die jedoch in den letzten 20 Jahren durch Privatisierung und Ökonomisierung des Gesundheitssystems zunehmend schwand und durch die biotechnische Medizin, als Ausdruck der „Globalisierung", ersetzt wurde. In Israel gibt es keine speziell ausgewiesene psychosomatisch-psychotherapeutische Medizin per se. Sie wird in der Familienmedizin vertreten und praktiziert, mit der ich als Psychiater und Psychotherapeut immer stark verbunden war und bin. Worüber ich mir in der Gegenwart große Sorgen mache, ist die immer weniger human ausgerichtete Medizin, sowohl in Israel als auch in anderen Ländern. Hausärzte haben kaum noch Zeit, sich wirklich um ihren Patienten als ganzen Menschen mit seiner Lebensgeschichte und seinem sozialen Hintergrund zu kümmern. Sie werden immer stärker durch staatliche Reglementierung und Krankenkassen-Allmacht gesteuert und kontrolliert. Die derzeitige Medizin interessiert sich beinahe nur noch um mess- und wägbare Befunde. Subjektive Beschwerden, Vorstellungen vom Kranksein und Ängste des Patienten sind keine studienmäßig und naturwissenschaftlich erfassbare Faktoren, daher uninteressant und zeitraubend. Der kranke Mensch, als Maschinenmodell, wird nach Defekten und Reparaturnotwendigkeiten untersucht und behandelt. Diese aus meiner Sicht unter der Überschrift Globalisierung negativen Entwicklungen finden wir sowohl in Israel als auch in den westlichen Ländern.

Dieses Buch geht mit Recht zurück zu den „klassischen" Fundamenten der Psychosomatik (vor allem Franz Alexander). Ich selbst habe meine ersten Schritte in dieser Richtung in den Niederlanden bei J. J. Groen und J. Bastiaans gemacht, die den Ideen F. Alexanders nahe standen. Diese psychoanalytischen Hypothesen wurden verlassen und durch neue Modelle mit breiteren und flexibleren Sichtweisen erweitert.

Die psychosomatische Medizin ist:
1. *Wissenschaft*
2. *Klinische Praxis*
3. *Allgemeine Einstellung, Haltung und Zugang zum Patienten. Psychosomatik ist in jeder Krankheit und dem Kranksein enthalten, sowohl in der Ätiologie, der Prävention, der Pathogenese, dem klinischen Bild und dem Verlauf, der Prognose, der Therapiewirksamkeit, der möglichen Genesung oder Chronifizierung, der weiteren Entwicklung und der Rehabilitation.*

Parallel zu diesen Aussagen entwickelte George Engels das in diesem Buch mehrfach benannte bio-psycho-soziale Krankheitsmodell - ein Modell von gesellschaftlich-ökonomischen bis zu zellulär-molekularen Ebenen von offen einander beeinflussenden Systemen mit klarer Hierarchie. Es ist ein Modell der „Gleichberechtigung" psychosozialer, kultureller, biologischer, biochemischer Aspekte des Krankseins. Für die Entwicklungen des psycho-somatischen Denkens und Handelns ist das Narrativ wichtig, wobei Zusammenhänge von Lebensgeschichte, Krankheiten, deren Untersuchungen und Behandlungen integriert sind. Wichtig ist der Unterschied zwischen „Disease" (objektive Krankheitsbeschreibung) und „Illness" (subjektives Kranksein). „Objektive" Diagnosen, gestützt auf somatische Befunde, erklären nicht ausreichend das subjektive Leiden. Notwendig ist das Erstellen der sozio-psycho-biologischen Gesamtdiagnose.

In neuer Zeit wird der salutogene Zugang - wie und warum wird oder bleibt man gesund? - in dem dynamischen Übergang von gesund zu krank betont. Einseitig technische Medizin und mangelnde Zeit in der Postmoderne führen viele Menschen in die alternative Medizin.

Psychosomatische Medizin ist ein Vorgang, das Krank- und Gesundsein innerhalb der wissenschaftlichen Schulmedizin zu betrachten, ohne den somatisch-biologischen Aspekt im Kranksein zu vernachlässigen. Dabei steht die Arzt-Patient-Beziehung im Mittelpunkt der Begegnung mit dem Kranken. Dieser Aspekt hausärztlicher Arbeit wird gründlich und anregend dargestellt. In diesem Buch kann vor allem der Hausarzt nicht nur die Grundlagen der psychosomatischen Medizin kennen lernen, sondern auch Hinweise zum ärztlichen Vorgehen bekommen. Es ist ein gutes Buch mit

Vermittlung langjähriger hausärztlicher Erfahrungen. Dazu gehören illustrative Narrative, die für das Verständnis des Krankseins sehr hilfreich sind. Das Buch, die klinische Haltung der Autoren sind pragmatisch, realistisch, integrativ und mit „beiden Füßen auf dem Boden" stehend. Man verliert sich nicht in theoretischem Philosophieren und Fantasien. Es wird auch keine psychologisch-soziologische Sprache gebraucht, die der Hausarzt oft nicht versteht. Dieses Buch ist eine wichtige Erweiterung der dem Arzt vertrauten „Medizinischen Kultur".

Vita von Prof. Dr. Benyamin Maoz
Vizepräsident der Internationalen Balintgesellschaft (IBF)
Even Yehuda, Israel, im August 2008

Kurzer Lebenslauf
• Benyamin Maoz, verheiratet, 3 verheiratete Töchter und 10 Enkel
• geboren in Kassel, Deutschland, am 31.10.1929
• Emigration nach Palästina/Israel 1937
• Schule und Militärdienst in Israel
• Medizinstudium, Amsterdam, Holland 1952-1959
• allgemeiner Dorfarzt 1959-1964 im Norden Israels
• Spezialisierung in der Psychiatrie, Universität von Tel Aviv 1964-1969
• Leiter der Ambulanz des psychiatrischen
Universitätskrankenhauses Geha von 1972-1979
• Lektor und Sen. Lektor (Dozent) in der Psychiatrie
Universität von Tel Aviv, Ausbildung in der Psychotherapie
• Wissenschaftlicher Doktor (PhD) in der Sozialen Psychiatrie Universität Leiden Holland, cum laude 1973,
• Thesis: Psycho-soziale Aspekte der Menopause
• Prof. der Psychiatrie an der Ben Gurion Universität in Beer Scheva 1979-1994, Professor Emeritus seit 1995
• Leiter und Gründer des Fortbildungskurses in integrierter Psychotherapie, Universität von Beer Sheva 1996-2000
• Gründer und Ehrenpräsident der israelischen Balint Gesellschaft seit 1998
• Ehrenmitglied der Deutschen Balint Gesellschaft seit 2002
• Vizepräsident der Internationalen Balint Federation seit 2005

Hauptinteressen und Publikationen:
• Soziale- (kultur-anthropologische) Psychiatrie, Psychotherapie, Psychosomatik
• Zusammenarbeit mit der Allgem. (Hausarzt-) Medizin und Balintarbeit

I.2 Vita der Autoren

Dr. med. Dieter Curschmann
FA Innere Medizin/Psychosomatische Medizin und Psychotherapie

Kurzer Lebenslauf
Am 18.04.1938 in Rostock geboren. Nach 10-jähriger Schulzeit von 1955-1957 Forstlehre, danach Messtruppführer in Standortserkundung und Sturmkatastropheneinsatz im Thüringer Wald. 1959-1961 (freiwilliger ?!) Dienst in der NVA, nach Sportunfall Umorientierung auf Medizin.

- 1961 Abitur Abendoberschule Sondershausen
- 1961-1967 Studium der Medizin in Rostock
- 1968 Promotion
- Facharztweiterbildung Innere Medizin Med. Univ. Klinik Rostock (Dir. Prof. Martin Gülzow), Spezialisierung Gastroenterologie
- erste Arbeiten über psychosomatische Themen: Ulcus, Morbus Crohn
- 1971-1990 Leiter Staatliche Arztpraxis Semlow
- 1983-1990 Chefarzt und Ärztlicher Direktor Bad Sülze
- 1991-1999 Niederlassung hausärztlicher Internist/Psychotherapie
- 1991 Facharzt Psychosomatische Medizin und Psychotherapie

Psychotherapeutische Weiterbildung:
Greifswald (Prof. Wolfgang Fischer)
Uchtspringe (Prof. Harro Wendt)
Rostock (Dr. Peter Wruck)
1983-1990 Mitglied Arbeitsgruppe Medizinpsychologie und Psychotherapie in der Gesellschaft für Allgemeinmedizin der DDR (Leiter S. Scheerer).

Publikationen und Vorträge zu medizinpsychologischen Themen:
Der alte Mensch, Sterben, Psychosoziale Probleme in der Allgemeinmedizin (Neubrandenburg, Kühlungsborn, Schwerin, Z. Klinische Medizin, Zeitschrift für Ärztliche Fortbildung).
- 1990 Mitbegründer der Balintgesellschaft der DDR, Mitbegründer ökologischer Ärztebund
- 1993-1998 Leiter Qualitätszirkel Psychosomatische Grundversorgung KV Schwerin
- seit 1998 ständiger Balintgruppenleiter (Ausbildg. Brandenburgische Akademie für Tiefenpsychologie und analytische Psychotherapie)

Dr. med. Sigmar Scheerer
FA Allgemeinmedizin, Psychosomatische Medizin und Psychotherapie

Kurzer Lebenslauf

29.06.42	Geburt in Berlin
1960	Abitur
1960-1961	Hilfspfleger
1961-1967	Studium Humanmedizin HU Berlin
1968	Promotion mit einem biochemischen Thema
1972	Facharzt Allgemeinmedizin
seit 1970	als Landarzt tätig
1981	Facharzt für Psychotherapie

seit 1976 Erfahrungen in der Balintarbeit
seit 1988 Balintgruppenleiter

• Mitautor in „Medizinische Psychologie" Hrsg. H. Szewczyk

• Mitautor in „Grundlagen der Balintarbeit", Hrsg.: B. Luban-Plozza, U. und E. R. Petzold, H. Otten

• von 1983 bis 1990 Leiter der Arbeitsgruppe
„Medizinpsychologie und Psychotherapie in der Allgemeinmedizin"
der Gesellschaft für Allgemeinmedizin der DDR

Publikationen zu Medizinpsychologie, Balintarbeit, Psychosomatik, Geschichte der Allgemeinmedizin in der damaligen DDR in Zeitschriften (Z. klinische Medizin, Zeitschrift für Ärztliche Fortbildung, Balint-Journal).

Balintgruppenleiter, Dozent, Lehrtherapeut, Supervisor der Brandenburgischen Akademie für Tiefenpsychologie und analytische Psychotherapie.

Von der Deutschen Balintgesellschaft anerkannter Ausbilder für Balintgruppenleiter.

Rainer Suske
FA Allgemeinmedizin, Psychosomatische Medizin und Psychotherapie

Niedergelassen in eigener Praxis in 16356 Werneuchen, Lamprechtstr. 5

Kurzer Lebenslauf

Am 13.12.1943 in Dresden geboren, siedelte meine Familie 1945 nach Thüringen um. Dort Besuch der Schule bis zum Abitur und anschließend, nach zwei Jahren Tätigkeit in einem Chemiebetrieb, Studium der Medizin an der Schiller-Universität in Jena. Abschluss 1972 und Beginn der Facharztausbildung zur Allgemeinmedizin in Cottbus. Gleichzeitig regelmäßige Beschäftigung mit Psychosomatik und psychosozialer Problematik.
1976 Abschluss der Facharztausbildung und Beginn der Tätigkeit als Landarzt in staatlicher Anstellung (sogenanntes Landambulatorium) in Werneuchen. Seit dem auch Teilnahme an Balintgruppen und regelmäßige aktive Mitarbeit in psychosomatisch orientierten Fachgesellschaften und Arbeitsgruppen. 1983 bis 1986 Arbeit in einer psychotherapeutischen Ambulanz in Cottbus. Danach wieder als Landarzt in Werneuchen, mit dem Bemühen, psychosomatisches Denken so weit wie möglich in die tägliche allgemeinmedizinische Routinepraxis zu integrieren.
Ca. 10-15% der Arbeitszeit Regel-Psychotherapie.
1993 Examen zum Facharzt für psychotherapeutische Medizin. Seit 1991 Mitarbeit in der Brandenburgischen Akademie für Tiefenpsychologie und analytische Psychotherapie e. V., deren Geschäftsführer und erster Stellvertreter ich über 10 Jahre war (bis 2005).
Arbeit als Lehrer in der psychosomatischen Weiterbildung (Grundkurs), seit 1983 kontinuierlich bis heute. Dozent für Weiterbildung zur psychotherapeutischen Qualifikation der Ärzte (Zusatzbezeichnung), seit 1991 kontinuierlich. Balintgruppenleiter der Deutschen Balintgesellschaft seit 1993. Einige Veröffentlichungen zum Thema Psychosomatik und Psychosoziale Medizin.

II Was macht uns (psychosomatisch) krank?
Psychosomatische Theorien und Erklärungsmodelle

An dieser Frage fällt uns zunächst auf: *Was macht uns - also jeden von uns krank?* Bedeutet das also, dass jedermann betroffen sein (oder werden) kann? Die Antwort ist heute eindeutig: Ja.
Jedermann kann jederzeit in eine entsprechende Konfliktsituation oder in kränkende Lebensumstände geraten, so dass es keinen anderen Ausweg gibt, als die Krankheit oder das Symptom. Früher wurde gefragt, wer wird psychosomatisch krank?
Mit dieser Fragestellung hatte sich besonders F. Alexander befasst und richtungsweisende Beobachtungen gemacht. Nach seinen Beschreibungen sollten bestimmte Konfliktkonstellationen ganz bestimmte Krankheiten auslösen können. Das hat sich in der Folgezeit so nicht bestätigen lassen. Da aber einige Analogien recht schlüssig erscheinen und sich in der Praxis teilweise erhalten haben, werden wir von Fall zu Fall noch darauf zurückkommen und unter Punkt II.2 näher darstellen. Wenn wir in der Folge der Frage nachgehen: was macht uns (psychosomatisch) krank?, müssen wir uns zuvor einigen, was wir unter Krankheit oder Kranksein verstehen wollen.
Wir medizinisch-wissenschaftlich ausgebildeten Ärzte gehen stets davon aus, dass Krankheit etwas begrifflich Erfassbares ist. Demgegenüber wird Gesundheit als ein Zustand definiert, der sich durch „Fehlen von Krankheit" auszeichnet. Die ärztlichen Zuordnungen in die Kategorien Krankheit oder Gesundheit gehen von bestimmten Normvorstellungen aus. Was als normal betrachtet wird, hängt jedoch im Einzelnen vom Standpunkt (und Wissensstand) des Betrachters ab. Das erklärt, warum wir Ärzte ganz andere Vorstellungen als die Betroffenen, die Kranken, haben.
Die Weltgesundheitsorganisation definiert Gesundheit (etwas fantastisch), nicht nur als Fehlen von Krankheit, sondern als „einen Zustand vollkommenen physischen, psychischen und sozialen Wohlbefindens". Das entspricht einer IDEALEN Norm, die wohl nur wenige Menschen auf dieser Welt erreichen.

Die IDEALE Norm bedeutet also: *Normal ist, wer ohne Beschwerden in zufriedenstellenden Verhältnissen lebt.* Dagegen steht die weit häufigere **SOZIALE Norm. Diese bedeutet:** *Normal ist, wer so lebt, wie es die Gesellschaft von ihm erwartet (oder ermöglicht).* Diese weicht trotzdem weit ab von der **STATISTISCHEN Norm: Hier heißt es,** *normal ist, wer wie die Mehrheit ist.*

Wir dagegen gehen von einer **FUNKTIONALEN Norm aus. Das ist eine ÖKOLOGISCHE Norm, diese könnte bedeuten:** *Normal ist, wer in angemessenen Beziehungen von Organismus und Umwelt lebt.* (Curschmann 1989)

Die ökologische Norm betrachtet also als Grundlage die Beziehung (oder Beziehungsfähigkeit) des Organismus oder der Person zu seiner Umwelt: Persönlich, familiär, arbeitsbedingt, freizeitlich, politisch und in möglichst optimaler Anpassung.

In unserem medizinischen Umgang wird funktionale Norm, z. B. in der Orthopädie, in der Weise verwendet, dass ein Gelenk in seiner normalen Funktion nach Achs- und Winkelmaß festgelegt wird. Oder für Glucosetoleranztests wird jener Bereich als normal eingestuft, in dem das insulinäre System Glucose störungsfrei zu assimilieren in der Lage ist. Biologisch wird ökologische Norm als Spielraum verstanden, in dem sich der Organismus bewegen kann und sich hier an die Lebensbedingungen anpasst, (persönlich oder als Art). Ähnlich sieht es auch in der Psychosomatik aus. Die Funktion, die es zu gewährleisten gilt, ist die Anpassung an bestimmte (stets wechselnde) Umweltbedingungen und Lebensereignisse, also auch an die Krankheit. Dies betrifft u. a. die innerpsychische Verarbeitung einer schweren chronischen oder terminalen Krankheit. Der Normbegriff kann in diesem Zusammenhang etwa so eingesetzt werden, in welchem Maße einige, mindestens zu erwartende Anpassungen erfüllt werden.

Unser Dilemma in der Medizin ist derzeit immer noch das Fehlen eines universell zu verstehenden integrativen Krankheitsmodells. Der heutige Kenntnisstand erlaubt jedoch eine vielseitigere Betrachtungsweise, als sie vielfach vorgefunden und in der Praxis angewendet wird. Medizinpsychologische und psychosoziale Einflüsse werden zu wenig (oft gar nicht), dann zum Nachteil der Patienten, berücksichtigt (König).

Jede ernsthafte Störung, mit oder ohne Krankheitswert, trifft immer eine in sozialen Beziehungen handelnde und auf ihre eigene Befindlichkeit subjektiv reagierende Persönlichkeit. Die so entstehenden spezifisch menschlichen Situationen haben grundsätzlich entscheidende Einflüsse auf den somatischen Prozess und die psychische Reaktion. Dabei gibt es individuell unterschiedliche Gewichtigkeiten, die sich entwicklungs-, verhaltens-, funktions- und strukturbestimmend auswirken.

Dörner und Plog (1989) haben für psychiatrische Fälle in ihrem ausgezeichneten Buch „Irren ist menschlich" sehr überzeugende Betrachtungen angestellt. Sie kommen unter anderem zu dem Schluss, dass psychogene Krankheiten auf der phänomenologischen Erlebnisebene unter betonter Einbeziehung soziologischer Einflüsse und der Umwelt (hier Landschaft) als allgemeinmenschliche Ausdrucksmöglichkeiten für bestimmte Situationen zu verstehen sind. Danach besteht Kränkbarkeit in drei Richtungen: *Kränkung des Körpers, der Beziehung und des Selbst.* Es wird betont, alle drei Richtungen sind bei jedem einzelnen Patienten beteiligt, nur mit unterschiedlichen Ursachen und Auswirkungen.

Im menschlichen Leben ist es unausbleiblich, dass sich Bezugssysteme ändern durch:

• eigene Entwicklungen

Krankheiten, Behinderungen, Ermüdungen, Alter,

• Veränderungen der Umwelt

Umzug, Chefwechsel, Heranwachsen der Kinder,

• Veränderungen des Ökosystems

Krieg, Naturkatastrophen, deutsche Einheit.

Es gilt, dass die Gestaltung des Lebens vielen Gefahren, Rückschlägen, Verlusten, Risiken, Umwegen, Stillständen, Krisen und Neuanfängen unterliegt. Den ständigen Veränderungen entspricht die übliche (normale) Anpassungsfähigkeit des Menschen, die sich in den Jahren der Evolution entwickelt hat. Diese jedoch ist nicht beliebig belastbar und Schwankungen ausgesetzt. Zur Anpassung gehört u. a. auch die Fähigkeit, sich zu binden und zu lösen. Eine wichtige Lebenserkenntnis ist: *Zum Gelingen des menschlichen Lebens gehört das Finden eines Lebenssinnes.*

Wir beschränken uns hier ausschließlich auf die Darstellung von Erkrankungen und Störungen, die irgendwie psychisch bedingt oder mitbedingt sind oder sich durch eine psychische Symptomatik darstellen. Dabei sind wir uns des derzeitigen Dilemmas bewusst, dass heute eine eindeutige Zuordnung noch nicht möglich ist. Das ist durch die Einführung der ICD-10 Klassifikation nicht leichter geworden, denn diese ist ausschließlich deskriptiv konzipiert worden und aus unserer Sicht für praktische Zwecke nicht ausreichend, d. h. zu einseitig gesehen. Die Psychotherapie gehört seit 1967 zur kassenärztlichen Versorgung. Anerkannt als Behandlungsleistungen waren damals allerdings nur die aktuelle und die akute neurotische Krise. Erst 1976 wurden die Behandlungsindikationen um die chronifizierten neurotischen Erkrankungen erweitert. Mit Einführung der Verhaltenstherapie und der psychosomatischen Grundversorgung im Jahre 1987 wurden weitere Indikationskriterien geschaffen und der Versuch unternommen, durch einen integrativen Ansatz eine frühzeitige Erkennung psychosomatischer Störungen zu ermöglichen und durch verbale Interventionen entweder selbst zu behandeln oder die Weichen für spezielle Therapien zu stellen. Daraus entstand die Notwendigkeit einheitlicher lehr- und lernbarer Definitionen und Begriffsbestimmungen.

II Was macht uns (psychosomatisch) krank?

Diese sind für ein gemeinsames Verständnis erforderlich. Da es hier einen fließenden Prozess gibt, sehen wir uns gezwungen, den noch üblichen, nicht sehr glücklichen Begriff (Schepank) der psychogenen Erkrankungen zu verwenden.
(Psychogenese = psychische Verursachung)
Er bildet quasi als Oberbegriff eine locker zu verstehende Klammer um die Gruppen der Psychoneurosen, der Persönlichkeitsstörungen und der psychosomatischen Erkrankungen. Wir verwenden hier die Definition nach Tress und verstehen unter **Psychogene Erkrankungen:**
• Normabweichungen des inneren und äußeren Verhaltens und/oder körperlicher Funktionen und Strukturen die
• ätiologisch aus vergangenen und aktuellen psychischen Lebensumständen erwachsen
• und über psychische Prozesse und deren körperlichen Korrelaten (Zwischenhirn, Hippokampus etc.) vermittelt werden.

Im praktischen Leben finden wir psychogene Verursachung in unterschiedlicher Ausprägung:
• Mit psychischem Erscheinungsbild
    normal: Angst einer Bankangestellten bei bewaffnetem Überfall
    pathologisch: Angst beim Anblick eines schlafenden
    Zwergpinschers bei Hundephobie
• Mit somatischem Erscheinungsbild:
    normal: schamhafte Gesichtsröte und Verlegenheitsmimik beim
    Ertapptwerden
    pathologisch: Abmagerung bis zur Lebensgefährdung bei
    Anorexia nervosa.
Des Weiteren ist es erforderlich vorab deutlich zu machen, was wir im folgenden (unabhängig von allen Schulen und Methoden) unter Psychotherapie verstehen. **Psychotherapie ist** (Zit. nach Tress):
• Ein bewusst geplanter interaktioneller Prozess
• zur Beeinflussung von Verhaltensstörungen und Leidenszuständen
• die in einem Konsens (möglichst zwischen Patient, Therapeut und gesellschaftlicher Bezugsgruppe und Institution)
• für behandlungsbedürftig gehalten werden und zwar mit psychologischen Mitteln (durch Kommunikation, meist verbal, aber auch averbal)
• in Richtung auf ein definiertes, nach Möglichkeit gemeinsam erarbeitetes Ziel (Symptomminimalisierung und/oder Strukturveränderung der Persönlichkeit) und das
• mittels lehrbarer Techniken auf der Basis einer Theorie des normalen und pathologischen Verhaltens.

Der Begriff der Psychosomatischen Medizin ist heute weit gefasst. Der Ausdruck psychosomatisch geht ursprünglich auf J. H. A. Heinroth (1818) zurück, der in seinem Lehrbuch über Seelenheilkunde im Kapitel über die Behandlung von Schlafstörungen diesen eher beiläufig erwähnt.

DIE PSYCHOSOMATISCHE MEDIZIN
wird von Hoffmann und Hochapfel in drei Bereiche aufgeteilt:

Psychosomatische Medizin beinhaltet eine ärztliche Grundhaltung, die bei der Diagnostik und Therapie von Krankheiten seelische Faktoren mit berücksichtigt. Das ist die allgemeinste Bedeutung des Begriffes und entspricht dem üblichen Gebrauch.

Psychosomatische Medizin ist weiterhin eine Forschungsrichtung, die mit physiologischen, psychologischen und tiefenpsychologischen Methoden die Bedeutung seelischer Vorgänge für die Entstehung und Fortdauer von körperlichen Krankheiten untersucht.

Psychosomatische Medizin ist schließlich ein metapsychisch-philosophischer Begriff und bezeichnet das Bestreben, die psychologische Totalität des Menschen zu begreifen.

Für die Praktiker steht uns aber aus der gleichen Quelle eine handlichere Definition zur Verfügung:
PSYCHOSOMATISCHE MEDIZIN ist (Zit. nach Hoffmann u. Hochapfel) die Lehre von körperlich-seelischen Wechselwirkungen in der Entstehung, im Verlauf und in der Behandlung von menschlichen Krankheiten. Sie muss ihrem Wesen nach als personenzentrierte Medizin verstanden werden.

Diesen hohen Stellenwert hat die Psychosomatische Medizin leider nur in Deutschland. Im angloamerikanischem Sprachgebrauch versteht man unter „psychosomatics" lediglich eine Auffassung in der Psychophysiologie.

Mit der Neufassung der Psychotherapierichtlinien vom 01.10.1987 wurde erstmals die Psychosomatische Grundversorgung (PSG) nach E. Effer begrifflich in die kassenärztliche Versorgung der Bundesrepublik Deutschland eingeführt und als Ergänzung zu den bisherigen Psychotherapieverfahren verstanden. Über 10 Jahre zuvor wurden in der damaligen DDR Grundkurse für Neurosenlehre und Psychotherapie (später ergänzt für Krankheitsbewältigung und Psychosomatik) und Problemfallseminare (später umgewandelt in Balintgruppen) konzipiert und „Gezeitenwirksam" durchgeführt (W. König 1994).

25

PSYCHOSOMATISCHE GRUNDVERSORGUNG (PSG)
• möglichst frühzeitige differenzialdiagnostische Klärung psychischer und psychosomatischer Krankheitszustände
• in ihrer ätiologischen Verknüpfung
• in der Gewichtung psychischer und somatischer Krankheitsformen
• sie umfasst seelische Krankenbehandlung durch verbale Interventionen und übende Psychotherapieverfahren
• bei akuten seelischen Krisen, im Verlauf chronischer Krankheiten und Behinderungen
• Indikationsstellung zur Einleitung einer ätiologisch orientierten Psychotherapie

Die **PSYCHOSOMATISCHE GRUNDVERSORGUNG (PSG)** umfasst nach Hoffmann und Hochapfel die Ziele:
• Symptombeseitigung (-minderung)
• Einsichtsvermittlung in die pathogenen Zusammenhänge (Zwiespältigkeiten, Konflikte)
• Verständnis für die das Zustandsbild auslösende Situation
• Prophylaktische Umorientierung des Patienten und seiner nächsten Bezugspersonen (Änderung der Lebensweise, Überwinden von Hemmungen, Vermeiden von Konfliktfeldern)
• unabdingbare Grundlage ist eine aktive, kontinuierliche und vertrauensfördernde Gestaltung der Arzt-Patient-Beziehung

Auf diese Weise deckt die PSG den Behandlungsbedarf der Mehrzahl jener Kranken ab, die keiner „großen" Psychotherapie durch den Fachpsychotherapeuten bedürfen. Die damit zwangsläufig begrenzte Zielstellung strebt also eine an der aktuellen Krankheitssituation orientierte seelische Krankenbehandlung psychogener Erkrankungen an. Die PSG erfordert wie jede andere Psychotherapie eine schriftliche Dokumentation der diagnostischen Erhebungen und der wesentlichen Inhalte der Intervention. Die diagnostische Klassifikation psychosomatischer Störungen und Erkrankungen ist seit langem problematisch. Die klassischen Krankheitsbilder wie z. B. die Colitis ulcerosa oder das Asthma bronchiale wurden auf Berufung auf F. Alexander als „vegetative Neurosen" interpretiert. Diese Bezeichnungen haben heute keinen Bestand mehr. Daher ist es an dieser Stelle erforderlich Grundsätzliches zum Begriff Neurose zu sagen. Das Konzept der Neurose, die zuvor als Nervenkrankheit unklarer Genese verstanden wurde, geht auf S. Freud zurück. Freud unterschied noch Aktualneurosen (Neurasthenie, Angstneurosen) von Psychoneurosen (Hysterie, Phobie, Zwang und Depression).

Definition (nach P. L. Janssen)

Als Neurosen sind eine Gruppe von seelisch bedingten (psychogenen) Krankheiten zu verstehen, die sich in psychischen Symptomen wie Ängsten, Zwängen, traurigen Verstimmungen, hysterischen Zeichen oder in somatischen (psychosomatischen) Störungen äußern, oder bestimmte Bereiche der Persönlichkeit betreffen, die zu Hemmungen, Selbstunsicherheit und emotionaler Labilität u. Ä. führen.

Der psychodynamische Denkansatz beim Konzept der Neurose versuchte Symptome in einen lebensgeschichtlichen Zusammenhang zu stellen und damit dem Symptom einen Sinn zu geben.

Heute ist nach dem deskriptiven Konzept der ICD-10 der ätiologische Begriff der Neurose aufgegeben worden, es gibt nur noch die deskriptiv beschriebenen neurotischen Störungen. Die Abgrenzung von der Normalität ist hier lediglich eine quantitative. Denn jeder Mensch kennt Angst, Traurigkeit und Hemmungen bei entsprechenden Konflikten. Das quantitative Ausmaß der Störung ergibt sich durch die Unfähigkeit des Patienten seine inneren und äußeren Konflikte befriedigend und nicht kränkend zu lösen. Insgesamt ist bei der Einteilung der psychogenen Erkrankungen durch die deskriptive Beschreibung ein deutlicher Richtungswechsel eingetreten. Im Vordergrund steht jetzt nicht mehr der Nachweis einer Psychogenese, sondern die Beschreibung eines bestimmten Verhaltensmusters.

Abb. 1

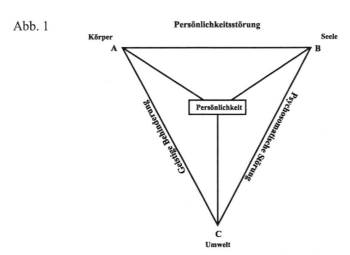

Die Einwirkungen auf die menschliche Persönlichkeit sind vom Säugling bis ins hohe Alter von unterschiedlichen Bedingungen des Lebens abhängig. Deshalb wollen wir hier, aus dem Blickwinkel der hausärztlichen Praxis, für den Einzelfall in dem persönlichen Kranksein des Patienten überlegen, warum gerade dieser Mensch mit seinen Lebensbedingungen nicht fertig wird, diese zu bewältigen aber als „normal" gilt. Denn jeder von uns entwickelt irgend wann einmal in sich drängende Bedürfnisse, jeder erleidet narzisstische Kränkungen, jeder von uns fühlt sich irgend einmal minderwertig. Für die Praxis ist in diesem Zusammenhang wichtig, dass der Arzt sich bemüht, die Natur des Menschen, seine Bedürfnisse, Ansprüche, Erwartungen, Beziehungen und Lebensumstände und deren konflikthafte und damit oft scheiternde Auseinandersetzung im ganz persönlichen Leben zu begreifen.

Um diese komplizierten und sehr persönlichen Zusammenhänge im täglichen Erleben beispielhaft darzustellen, soll ein Fallbeispiel aufzeigen, wie eine an sich banale Geschichte bio-psycho-soziale Auswirkungen hat, die zu erheblichen Verwicklungen führen können.

Ein Fallbeispiel - der Junge Axel B.:
Ein kleiner Junge von 5-6 Jahren wird ein ganzes Jahr lang von seiner Mutter ein bis zweimal pro Woche dem Hausarzt vorgestellt. Der Arzt stellt jeweils unterschiedliche kleinere Beschwerden fest. Es handelt sich u. a. um Mandelentzündungen, Erkältungen, Bronchitis oder grippale Infekte. Das Kind wird indikationsgerecht behandelt, erhält beispielsweise bei eitriger Tonsillitis Penicillin. Nebenbei fällt dem Arzt das blasse, sehr stille Kind und die überfürsorgliche Mutter auf.
Warum diskutieren wir hier diese alltägliche Krankengeschichte?
Die Diagnosen wurden immer korrekt gestellt und das Kind angemessen behandelt. Jedoch nach 3-4 Vorstellungen sind auch weitere Fragen notwendig.
Warum ist dieses Kind dauernd krank?
Warum ist es so blass und still?
Kann es sich bei der einengenden Überfürsorglichkeit der Mutter überhaupt ausreichend körperlich und psychisch entwickeln?
Kann sich eine belastbare (immun) biologische und persönliche Abwehr herausbilden? Hier ist eine weiterführende Diagnostik, die selbstverständlich von jedem Praktiker durchgeführt wird, notwendig, z. B. Blutbild, Vorstellung beim HNO-Arzt. Aber, und das ist hier das Entscheidende und der eigentliche Grund für die Vorstellung des Falles.
Die Ursache für das Kümmern des Kindes ist die Mutter.
Die Angst der Mutter sollte dem Arzt auffallen. Er sollte merken, dass die Mutter das Kind „präsentiert" (Balint), um über eigene (verdrängte) Probleme sprechen zu können. Erst wenn die Angst der Mutter behoben ist, kann sich das Kind ungestört entwickeln. Es wird dann aus eigener Kraft mit den Infekten und anderen Anfechtungen des Lebens besser fertig.

Diese scheinbar banale Geschichte stellt uns schon sehr entscheidende Einflussfaktoren dar:

Biologische E. - Infekte durch mangelnde immunologische Abwehr.
Psychische E. - Die fehlende Entfaltungsmöglichkeit des Kindes.
Soziale E. - Die ständige Überfürsorglichkeit der Mutter.

Diese bio-psycho-sozialen Bedingungen müssen auffallen, aufgegriffen und zur Verbesserung der Entwicklung des Kindes und der Beziehung zur Mutter beeinflusst werden. Leider liegen in der Praxis die Verhältnisse nicht so offen zu Tage. Die Diagnosen sind oft schwerer zu stellen und die Beziehungen komplizierter.

Wir werden im folgenden immer wieder die Zusammenhänge zu ergründen suchen und an Hand unterschiedlicher, möglichst charakteristischer Fallbeispiele darstellen. Dabei sollten möglichst die Überlegungen in drei Schritten erfolgen. Das sieht an Hand unserer kleinen Geschichte dann etwa so aus:

1. Was fällt mir zunächst auf? (Anamnese, körperlicher Befund)
Körperlich: *Erhöhte Temperaturen, geröteter Rachenring, Blässe.*
Psychisch: *Das stille Verhalten des Kindes, die Angst der Mutter.*
Sozial: *Die Überfürsorglichkeit der Mutter, die Abhängigkeit des Kindes.*

2. Was fällt mir weiterhin ein. (Differenzialdiagnose)
Körperlich: *Blutbild, Vorstellung beim HNO-Arzt.*
Psychisch: *„Präsentiersyndrom" der Mutter, eigentlich ist die Mutter krank.*
Sozial: *Familiensituation, gibt es Geschwister? Wie verhält sich der evtl. vorhandene Vater, wie verhält sich das Kind in der Gruppe, gibt es andere Beziehungspersonen?*

3. Was kann ich tun? (Therapieplan)
Körperlich: *Ausreichende medizinische Behandlung.*
Psychisch: *Beachtung und evtl. Behandlung der Angst der Mutter.*
Sozial: *Kur des Kindes, evtl. Eingliederung in Gruppe (Kita).*

Kommentar: Das „Präsentiersyndrom" oder der Hausarzt als Geburtshelfer bei der Hilfe für die Mutter.
Der Hausarzt hat das Kind etwa ein Jahr lang geduldig behandelt. Letztendlich hat er sich nachhaltig Gedanken gemacht über die ihm aufgefallene häufige Vorstellung des Kindes. Nachdenklich war er schon öfter geworden, dass er das Kind als besonders blass und still erlebt.
Aus dem spontanen Gefühl heraus hat er gelegentlich versucht, aufmunternd mit einem kleinen Scherz auf den Jungen zuzugehen. Da dieser sehr

zurückhaltend reagierte und sich sogar abwandte, machte er jedoch keine weiteren Versuche mehr, eine bessere Beziehung herzustellen. Das ängstliche Verhalten der Mutter verspürte der Arzt sehr bald.
Diese hatte das Kind schon sehr jung (mit 17 Jahren) geboren und war alleinerziehend geblieben. Daher verstand der Arzt die Unruhe und Ängstlichkeit der jungen Frau als Folge von Unerfahrenheit und evtl. überfordernder Verantwortung. Daraus erklärte er sich auch seine ungewöhnliche Geduld. Er versuchte, mehr als sonst in der Routine, der jungen Frau durch Ratschläge die Behandlung des Jungen leichter zu machen. Er beschloss, dieses, sein ihm unerklärliches Verhalten, in der Balintgruppe vorzustellen. In der Gruppe wurde dem Arzt bewusst, dass er sozusagen in der „Gegenübertragung" gefühlsmäßig auf die Unruhe und gespürte Angst der Mutter „väterlich" mit Geduld und mit Ratschlägen reagiert hatte. Die Angst der Mutter hatte ihm selbst Angst gemacht. So bagatellisierte er sein Gefühl und erklärte sich das auffällige Verhalten als Unerfahrenheit. In der Gruppe begriff er jetzt, dass die junge Frau auf Grund ihrer „Sprachlosigkeit" das „Angebot" des kranken Kindes machte, um über diesen Umweg dem Arzt die Chance zu geben, ihr eigenes Leid zu entdecken. Sicher durch diese Vorstellung geworden, konnte der Hausarzt nunmehr die Angst der Mutter ansprechen. Die junge Frau reagierte erleichtert und erzählte ihm ihre wahre Lebensgeschichte.
Das Kind, das „ihr Ein und Alles" darstellt, wurde nach einer Vergewaltigung, (sie sagte Überrumpelung) durch einen nahen Verwandten (Cousin) geboren. Sie brach ihre Oberschulausbildung ab, da sie sich von ihren Klassenkameraden verhöhnt fühlte. Niemandem hatte sie von den Umständen ihrer Schwangerschaft erzählt. Auch ihrer Mutter vertraute sie sich nicht an. Diese bezeichnete sie als Flittchen und ließ sie mit ihren Problemen allein. Die Angst hatte also einen sehr tiefen Grund. Sie war nachhaltig in ihrer gesamten Persönlichkeit verletzt worden. Scham und Verzweiflung hatten sie in die Enge und Isolation getrieben. Als einziges blieb ihr die Liebe des Kindes. Das Kind sollte gesund und behütet aufwachsen. Daher nahm sie die geringste Störung des Kindes als eine Bedrohung für sich selbst wahr.

In diesem Falle konnte das „Präsentiersyndrom" mit Hilfe der Gruppe erarbeitet werden und die Angst-(erkrankung) der Mutter fachpsychotherapeutisch behandelt werden. Zur Beantwortung der Frage, was macht uns (psychosomatisch) krank und (salutogenetisch) gesund, wurden in der Vergangenheit vielfältige Theorien und Erklärungsmodelle vorgelegt, die heute zu unserem allgemeinen Verständnis beitragen. Die wichtigsten seien im folgenden kurz dargestellt.

II.1 Wenn du möchtest, was du nicht darfst
Das Konversionskonzept nach S. Freud

Das Konversionskonzept wurde von Sigmund Freud (1856-1939) im Jahre 1895 in der Schrift „Studien zur Hysterie" beschrieben. Nach dem von ihm angenommenen Mechanismus soll es zu einer „libidinösen Abfuhr" kommen, wodurch unbewusste und verdrängte, „verbotene" erotische Impulse vom Bewusstsein dadurch ferngehalten werden, dass sie in somatische, überwiegend senso-motorische Symptome umgewandelt werden. Diese stellen somit einen Teil des Konfliktes, quasi symbolisch, dar. Deshalb sind in erster Linie die Willkürmuskulatur (z. B. als „Lähmung") und das Sinneswahrnehmungs-System betroffen.

Definition (nach M. Franz)
„Konversion bedeutet die symbolisch-expressive Umwandlung eines dem Bewusstsein nicht angstfrei zugänglichen emotionalen, sexuellen oder Beziehungskonfliktes in ein körperliches Symptom. Dieser Vorgang resultiert aus komplexen intrapsychischen, meist unbewussten Regulationsprozessen und geht im Gegensatz zu den psychosomatischen Störungen im engeren Sinne nicht mit strukturell-organischen Läsionen einher. "

Konversionssymptome dienen in erster Linie der Entlastung von psychosozialen und unbewussten seelischen Konflikten und besitzen meistens eine symbolisch-körpersprachliche Mitteilungsfunktion. So bedeutet z. B. die Armlähmung eines aggressiv gehemmten jungen Mannes, der durch seinen Vater abermals gedemütigt wurde, soviel wie „Ich will meine Hand trotz alledem nicht gegen Dich erheben."

Ein Fallbeispiel:
Ein junger Mann kommt zum Osterfest vom Grundwehrdienst nach Hause auf den elterlichen Bauernhof. Statt der erwarteten Wiedersehensfreude, empfängt der Vater ihn mit schlimmen Vorwürfen. Er sitze beim „Bund" nur nutzlos herum, statt ihm auf dem Hof zu helfen.
In der Kindheit war der Vater schon immer sehr grob zu ihm gewesen, hatte ihn wegen kleiner Verfehlungen schwer geschlagen und vor allem nur verächtlich auf ihn herabgesehen und ihn einen „Trottel und Nichtsnutz" oder „Versager" genannt. Unsägliche Wut überkommt den Sohn angesichts der abermaligen Demütigung, da er sich beim Militär doch gut entwickelt hat, sogar eine Schießauszeichnung bekam und somit vom Vater eine entsprechende Anerkennung erwartete. Eine plötzliche Armlähmung verbietet nun aber jede körperliche Auseinandersetzung.

Häufig liegen kindliche Entwicklungskonflikte und Traumatisierungen der psychosexuellen Entwicklung zugrunde. Diese werden im Erwachsenenalter in individuell bedeutsamen Schlüsselsituationen reaktiviert und als unannehmbarer, aber zum Ausdruck drängender Triebausbruch, Ausgangspunkt von unbewussten Abwehrmanövern unerträglicher aversiver Affekte. Dies führt im symptombezogenen Bereich bei den Betroffenen zum partiellen Verlust des logisch-rationalen Realitätserlebens und der Argumentationsfähigkeit. Das Symptom ist trotz deutlicher symbolischer Bedeutung den Patienten selber rätselhaft. Damit verbunden ist auch eine erstaunlich gleichgültige Haltung gegenüber den teils schwerwiegenden körperlichen Beeinträchtigungen.

Heute versteht man unter Konversionsstörungen nach ICD-10 (F44) dissoziative Störungen der Bewegungs- und Sinnesempfindungen (Sensibilität, Sensorik, Motorik), die nicht den Konzepten der Anatomie und Physiologie entsprechen. Es handelt sich meist um monomorphe Symptomatik mit sehr hartnäckiger Persistenz und mit sehr geringer Motivierbarkeit einer psychotherapeutischen Behandlung.

Näheres dazu im Kapitel VI.4 „Leben in zwei Welten" in diesem Buch.

II.2 Psychosomatische Volksweisheiten

Gibt es krankheitsspezifische psychodynamische Konflikte nach F. Alexander?

Franz Alexander führte die Theorien von Freud teilweise weiter. Er beschrieb u. a. für sieben spezielle Krankheiten, den sogenannten „heiligen Chikago-Sieben", einen bestimmten unbewussten ganz charakteristischen Konflikt. Hier unterschied er neben den Konversionssyndromen noch „vegetative Neurosen" (Organneurosen). Er verstand die körperlichen Syndrome als funktionelle Begleiterscheinungen von chronisch unterdrückten Affekten, sog. „eingeklemmten" Affekten, die zu entsprechender psychovegetativer Stimulierung oder Hemmung mit spezifischer Symptomatik führen. Beim Ulcus duodeni führe z. B. der unbewusste Wunsch nach „nährend-versorgt werden" zu einer „Scheinfütterungsphilosophie" mit einer „Andauung" der Schleimhaut. Oder die bewusste Erwartung eines Hypertonikers, sich demnächst gegen einen Angriff wehren zu müssen, führe zu einer ergotrophen Hochstellung des Blutdruckes. Diese Erscheinung hat später v. Uexküll treffend als „Bereitstellungskrankheit" bezeichnet.

Diese psychovegetativen Kopplungen sind aus der Erfahrung heraus bekannt und werden häufig im Volksmund sehr treffend beschrieben. Täglich

begegnen uns Redensarten, die auf die Häufigkeit und Vielfalt des Verknüpftseins von subjektivem Erleben und Körperfunktionen hinweisen. Durch Wiederholung sind diese auch konditionierbar, bedeuten aber noch keinen krankhaften Zusammenhang. Zum Beispiel *„mir schlägt der Ärger auf den Magen"* oder *„mir bleibt vor Schreck das Herz stehen"*.
Alexander suchte die Spezifität der vegetativen Störungen in ganz speziellen Konflikten, z. B. Angst, verdrängte feindselige Antriebe, Versagens- oder Abhängigkeitsstrebungen oder Minderwertigkeits- oder Schuldgefühle. Diese drücken sich dann ganz charakteristisch in Symptomen aus. Deshalb ging Alexander davon aus, dass man im Umkehrschluss auch bei einer klassischen psychosomatischen Erkrankung (Asthma bronchiale, Hypertonus, etc.) den zugehörigen spezifischen Konflikt finden könnte. Diese Vorstellungen haben sich so nicht ausreichend bestätigt gefunden. Allerdings finden wir, wie die Volksweisheiten es ausdrücken, „typische" Zusammenhänge, die vorsichtig betrachtet, zum allgemeinen Verständnis beitragen können.
Wir werden bei passender Gelegenheit bei den einzelnen Krankeitsbildern darauf zurückkommen und lassen hier den Altmeister des deutschen Humors, Wilhelm Busch, aus seiner Erfahrung voller Lebensweisheit plaudern, von Alexander Bienengräber hervorragend interpretiert.

Doch sei nie hastig oder schnell,
mach lieber alles rationell
und gib auf Deinen Kreislauf acht,
der ruhlos pulst bei Tag und Nacht,
denn dieser tut stets seine Pflicht,
solang er kreist, sonst tut er's nicht.
Auch psychisch wird er malträtiert,
wenn solches permanent passiert,
vermeide nur Gemütsbewegung,
sprich lieber sanft, mit Überlegung,
denn Ruhe, an sich schon praktisch
dient auch dem Kreislauf prophylaktisch.
Jedes Eilen, Wühlen, Hasten, jedes seelische Belasten,
jedes Treiben und Gesaus
zahlt nur negativ sich aus.
Ich hörte mal, dass man Verdruss
womöglich streng vermeiden muss!

II.3 Gelernte Hilflosigkeit
Lerntheorie und Verhaltenslehre

Seit Pawlow (1849-1936) weiß die Menschheit, dass physiologische Abläufe durch bedingte Reflexe lernbar sind. Voraussetzung ist bei Mensch und Tier ein funktionierendes Gedächtnis. Nur so kann man aus Erfahrung klug und den vielfältigen ständig wechselnden Anforderungen des Lebens unter unterschiedlichen Umweltbedingungen gerecht werden und überleben. Lernen und Gedächtnis sind also untrennbar miteinander verbunden. Durch Kodierung, Speicherung und Abruf von Informationen kann das Geschehen zukünftiges Verhalten beeinflussen.

Definitionen (nach M. Zaudig)
Lernen ist die Fähigkeit eines Lebewesens, Wissen und Fertigkeiten zu erwerben, zu speichern und zu erinnern.
Gedächtnis bezeichnet den Erhalt des Gelernten in einer Form, die es ermöglicht, das Gespeicherte wieder zu verwenden. Auf Grund verschiedener neuronaler Abläufe im Gehirn unterscheidet man verschiedene Formen des Lernens.
Nicht assoziiertes Lernen ist die Veränderung des Verhaltens aufgrund einzelner Reize. Auf dieser Ebene ist Habituation der einfachste Lernvorgang. Bei wiederholtem Einwirken eines Reizes reagiert der Organismus immer schwächer, bis zum völligen Ausbleiben von Reaktionen (Gewöhnung).
Assoziatives Lernen, hier wird eine Assoziation zwischen mehreren Ereignissen hergestellt und deren Informationen durch Lernen miteinander verknüpft. Dazu gehört die
Klassische Konditionierung, Ausgangspunkt ist eine angeborene Reflextätigkeit (z. B. das Wasser läuft einem vor dem Essen im Munde zusammen). Pawlows berühmte Entdeckung war, dass der natürliche Reiz, der reflexartig eine angeborene Reaktion auslöst, durch einen andersartigen Reiz ersetzt werden kann. Der Anblick des Futters löst natürlicherweise den Speichelfluss aus, (unconditioned stimulus, UCS). Wird jedoch unmittelbar vor der Gabe von Futter ein Licht- oder Tonsignal gegeben, so zeigt sich beim Tier nach einem „respontenten Lernen" der Speichelfluss bereits beim alleinigen Signal. Das Tier hat also gelernt, auf den „neutralen" Reiz gleichwertig zu reagieren. Fehlt im Anschluss die Koppelung, erfolgt der Abbruch (Extinktion) der Reaktion. Eine Wiederholung der alten Verstärkung führt zur „spontanen" Erholung des Vorganges. Viele pathologische Verhaltensweisen können durch Konditionierung entstehen. Bei einer Bulimiepatientin beispielsweise, die schon mehrere Fressanfälle aus dem

Kühlschrank befriedigt hat, kann durchaus schon beim Anblick des ge-schlossenen Kühlschrankes ein Heißhungeranfall oder ein Angstanfall (oder beides) auftreten.

Operantes Konditionieren - Lernen am Erfolg,
Ausgangspunkt ist hier die Beobachtung, dass eine bestimmte Verhaltens-weise durch Belohnung verstärkt wird, während eine Bestrafung das Auf-treten verringert, verzögert oder löscht (Skinner,1938, 1973).
Dadurch sind die Möglichkeiten des operanten Lernens vielfältiger, denn jede spontan auftretende Verhaltensweise kann verstärkt werden.
Primäre Verstärker *sind solche, die auf die unmittelbare Befriedigung eines Bedürfnisses gerichtet sind, z. B. das Stillen von Hunger.*
Sekundäre Verstärker *wirken indirekt durch Lob oder Strafe.*

Die Lerntheorie geht davon aus, dass das affektive Verhalten körperlicher Reaktionen auch das zentrale und periphere Nervensystem und den endo-krinen Bereich einbezieht. Seit durch Experimente belegt wurde, dass nicht nur das vegetative, sondern auch das Immunsystem konditionierbar ist, hat dieses Konzept an hervorragender theoretischer und praktischer Bedeutung gewonnen. Auf dieser Grundlage entwickelte sich auch die Verhaltenslehre und Verhaltenstherapie.

Definition der Verhaltenstherapie (nach Margraf 1996)
Die Verhaltenstherapie ist eine auf der empirischen Psychologie basieren-de psychotherapeutische Grundorientierung. Sie umfasst störungsspezi-fische und unspezifische Therapie-Verfahren, die aufgrund von möglichst hinreichend überprüftem Störungswissen und Änderungswissen eine syste-matische Besserung der zu behandelnden Problematik anstreben. Die Maßnahmen verfolgen konkrete und operationalisierte Ziele auf verschie-denen Ebenen des Verhaltens und Erlebens, leiten sich aus einer Störungs-diagnostik und individueller Problemanalyse ab und setzen an prädisponierten, auslösenden und/oder aufrechterhaltenden Problemän-derungen an.

Herausragende Beispiele sind die Kognitiven Modelle der Depression
• Das Modell der gelernten Hilflosigkeit (Seligman 1975)
Nach diesem Modell entwickeln sich die Symptome der Depression aus der wiederholten Erfahrung, einer unangenehmen Situation nicht entrinnen zu können. Lernt die Person, dass sie nicht die Kontrolle über die Situation hat und nicht in der Lage ist etwas zu ändern, können eine Reihe psychischer und somatischer Symptome, wie Passivität, Appetitlosigkeit und Ge-wichtsverlust auftreten.

• **Das kognitive Modell der Depressionsentstehung** (Beck)
Der Depression liegen negative Selbstäußerungen zugrunde, die im Laufe der individuellen Lerngeschichte erworben wurden und die über selbst initiierte Verstärkungsmechanismen des Symptoms aufrecht erhalten werden.

• **Die kognitive Entstehungstheorie** (Ellis)
Inadäquate Grundüberzeugungen (irrational believes) sind Kernpunkte für die Entwicklung affektiver Störungen.

II.4 Belastung und Enttäuschung - das Stressmodell

Obwohl eines der unspezifischsten, wird das Stressmodell in der psychosomatischen Medizin sehr häufig verwendet. Dabei ist es stark (zu stark) ausgeweitet worden. Häufig wird es auch zu sehr simplifiziert. Als Stress bezeichnete Hans Selye (1907-1982) eine komplexe Reaktion des Organismus auf spezifische Einwirkungen der Umgebung (Stressoren oder Stimuli). Walter Cannon (1871-1945) erweiterte die theoretischen Grundlagen mit der Beschreibung der „Notfallreaktion". Daraus entwickelte sich:

„Die Theorie des Allgemeinen Anpassungssyndroms"
(general adaptation syndrom GAS)

Der Ablauf erfolgt in drei Phasen:

1. Alarmreaktion
Dabei zeigt der Körper spontane Reaktionen auf Stressoreinwirkungen. Diese wirken sich als „unspezifische" Symptome aus. Klinisch erscheinen sie recht allgemein, wie sie z. B. als Initialstadium einer Infektion bekannt sind.

2. Adaptationsstadium
Eine daraus erfolgte Anpassung an die veränderte Reaktionslage ist dadurch mit einem erhöhten Widerstand (geringerer Reaktion) verbunden.

3. Erschöpfung
Der Körper reagiert mit einer Fehlregulation (Krankheit) z. B Hypertonus, Magengeschwür, Asthma bronchiale, allergische Reaktion oder letztlich mit Zusammenbruch.

Stressoren sind alle Veränderungen der Umwelt, die zu Reaktionen des Organismus führen. Es handelt sich oft um ubiquitäre Ereignisse, die auch durchaus nicht immer ungewöhnlich sein müssen. Dabei ist es gleichgültig, ob sie als angenehm oder unangenehm empfunden werden, oder ob sie physikalischer, biologischer, psychologischer oder sozialer Natur sind. Stress begleitet im Grunde jede Handlung unseres Lebens. Ein bestimmtes Maß an Stimulation ist sogar lebensnotwendig. Eine stimulierende Wirkung die einen Körper stärkt (Eustress), steht im Gegensatz zu einer überfordernden, schädigenden Wirkung (Dysstress).

Unter Berücksichtigung aller, der dem Stress nachfolgenden Reaktionen, ergibt sich die **Definition nach dem Medizinischen Lexikon.**

Stress (engl. Anstrengung, Druck) ist ein Zustand erhöhter Aktivität des Endokrinums, des Vegetativums und der neuronalen Netzwerke mit diffuser Erregung des Sympathicus und Symptomen des Adaptationssyndroms als Ausdruck der Reaktion auf heftige, die Integrität des Organismus attackierende Reize, (z. B. Kälte, Bakterien, Gifte, Verletzung, Operation, seelische Konflikte, Leistungsdruck) mit Aktivierung hypothalamischer Kerne u. Vermehrung des CRF-Gehaltes, gefolgt von vermehrter ACTH- danach Cortisol-Ausschüttung.
Parallel dazu Anstieg des melanozytenstimulierenden, des lipotrophen und des Wachstumshormons und des Prolactins. Ferner Blutbildveränderungen (Eosinopenie in der Abwehrphase), Leukozytose und Pseudopolyglobulie. (Das Versagen der Adaptationsmechanismen führt zum Tode).

Welche Organe von der Belastung betroffen werden, d. h. welche Krankheiten evtl. durch Stress entstehen, ist unbestimmt. Selye hielt es für das zufällige Ergebnis von vorheriger Konditionierung. Wir stehen auch hier wieder vor der eingangs gestellten Frage, was ist „normal" und einigten uns auf die ökologische Normalität, denn nur die Umwelt kennzeichnet die Grenzen zwischen Erforderlichem einerseits und Unzumutbarem andererseits. Das ist das grundsätzliche Problem am Stresskonzept, denn es sagt nichts darüber aus, wo die Grenze liegt zwischen „erforderlicher" Anregung oder schädigendem „Zuviel". Denn jeder Mensch ist anders, reagiert zudem in unterschiedlichen Situationen verschieden, je nachdem ob er „gut drauf" ist, erschöpft, zu wenig gegessen oder geschlafen hat, wann er eine Situation als angenehm oder unangenehm empfindet. Entscheidend ist fehlende Gratifikation für die Belastung. Das kann durchaus die gleiche Situation zu einem anderen Zeitpunkt sein, je nachdem, wie man sich auf die Bedingungen eingestellt hat.

II.5 Verstaubtes oder Hilfreiches für den Hausarzt?
Unbewusstes, Übertragung und Gegenübertragung

Über das Unbewusste publizierte S. Freud erstmalig zusammenhängend 1915. Diese Arbeit wurde von fundamentaler Bedeutung für das Verständnis seines psychologischen Denkens und die Entwicklung der psychoanalytischen Krankheitskonzepte.

Im Mittelpunkt der Darstellung stehen die von Freud angenommenen Funktionen des allem bewussten psychischen Geschehen zugrunde liegenden nicht bewussten Unterbaus des „Unbewussten". Die Überzeugung von der Realität des Unbewussten ergab sich für Freud mit dem aus dem Erleben mit Neurotikern festgestellten Vorgang der „Verdrängung". Diese Grundannahme erscheint als notwendige theoretische Konstruktion für die Herstellung des Gesamtzusammenhanges der vielen von Freud angenommenen psychischen Prozesse, die der direkten Analyse und der Beobachtung nicht zugänglich sind. Im Rahmen des gleichzeitig entwickelten „Topografischen" oder „Schichtmodells" ergab sich für Freud die Vorstellung von zwei Arten von Unbewusstem. Dem „deskriptiven Unbewussten" oder „Vorbewusstem" und dem „dynamischen Unbewusstem".

Zwischen den beiden Modalitäten besteht danach eine doppelte Barriere, ein „Zensor", der darüber wacht, dass die beiden Inhalte des Unbewussten im System dynamisches Unbewusstes nicht unmittelbar in die Systeme des Bewussten oder Vorbewussten gelangen.

In das dynamische Unbewusste geraten seelische Inhalte, insbesondere sexuelle Wünsche, die mit dem beherrschenden Ich-Bewusstsein nicht vereinbar sind. Sie werden einfach „verdrängt", d. h. ins Unbewusste verschoben und liegen dort im Verborgenen. Durch die Entwicklung des Modells der „ES-", „ICH-" und „ÜBERICH"- Schichtung der Persönlichkeit ergaben sich später noch weitere Modifizierungen und Konkretisierungen.

An der Vorstellung von der entscheidenden Rolle der im Unbewussten ablaufenden psychischen Vorgänge und deren gestaltender Kraft für die im Bewusstsein registrierbaren Vorgänge hat Freud auch später entschieden festgehalten. Sie ist auch heute noch eine charakteristische und eigenständige Grundkomponente des psychoanalytischen Denkens. Die Funktionsweise unbewusster, verdrängter psychischer Vorgänge hat Freud vor allem an Träumen studiert.

Hier kommen u. a. im Rahmen einer bildhaften Darstellung Personen, Dinge und Handlungen vor, die in zwei unterschiedlichen Bedeutungen belegt werden (Verdichtung) oder die Eigenschaft einer Person oder eines Dinges können auf eine andere Person oder ein anderes Ding verlagert werden (Verschiebung). Aus diesen Beobachtungen ergaben sich für Freud Schlussfolgerungen für Gesetze der Traumbildung, dem Unbewussten und der neurotischen Syndrome, sogar des Witzes.

Aus dem Studium des Traums verstand Freud die Entwicklung eines neurotischen Symptoms folgendermaßen:

Aufgrund eines Konfliktes zwischen dem handelnden Ich-Bewusstsein und einem Triebwunsch, in dem sich das stärkere Ich-Bewusstsein durchsetzt, wird der (unerwünschte, verbotene) Triebwunsch verdrängt und damit unbewusst. Er findet sich nun im System des dynamischen Unbewussten. Aufgrund einer Versuchungs- oder Versagungssituation kann es zu einer Wiederkehr des Verdrängten kommen, aber nicht als Inhalt im Klartext, sondern als „Kompromisslösung" zwischen Wunsch und Abwehr in Gestalt eines Symptoms, das beides beinhaltet. Die Gestaltung des Symptoms ist als Resultat der Wirkung des Zensors zu verstehen, der den Triebwunsch im Symptom unerkenntlich macht.

Nietzsche stellt diesen Vorgang prosaisch mit wenigen Worten dar: „Das habe ich gemacht, sagt mein Gedächtnis, dies kann ich nicht gemacht haben, sagt mein Stolz und bleibt unerbittlich. Endlich gibt das Gedächtnis nach." In Nietzsches Beispiel ist Stolz (Narzissmus) bzw. die Vermeidung von Scham und Schuld die Kraft der Abwehr (als Abwehrmotiv).

Freud, und mit ihm eine große Zahl der Analytiker noch heute, hielt und hält die Psychoanalyse für die kausale Therapie der Neurosen. Das beruht auf folgendem Theorem:

Notwendige Voraussetzung neurotischer Symptome ist die Unbewusstheit eines Konfliktes, dessen Abkömmlinge als getarnt-pantomimischer Ausdruck (Konversion), als magisches Ungeschehen-Machen (Zwangssymptome), als Affektäquivalent (z. B. Erröten, Herzrasen) u. a. zu dem Symptom werden. Durch Bewusstmachen dieses Konfliktes entfällt danach diese notwendige Voraussetzung und damit die Notwendigkeit des Symptoms.

Heute spricht man nicht mehr von Triebabwehr-Konflikten, sondern von Impulsabwehr-Konflikten. Diese stellt man sich auch realistischer erscheinend, nicht mehr als mühsam zu unterdrückende, praktisch vor sich hinkochende Konflikte vor, sondern mehr als Beziehungs-Erfahrungen (Wetzig - Würth), in deren Folge sich bestimmte Überzeugungen gebildet und fest verankert haben. Diese stellen so geprägt eine gewisse Modellwirkung für die Gestaltung weiterer Beziehungen dar. Sie behindern durch die dadurch erfolgende Einschränkung die Flexibilität des Denkens und Handelns. Diese frühen Beziehungserfahrungen sind nicht heillos festgefahren, sondern therapeutisch zu beeinflussen. Dazu steht uns die Sprache - als das therapeutische Gespräch - zur Verfügung. Noch nicht Gesagtes, oder als

Unsagbares aufwendig Abgewehrtes, wird dem Bewusstsein zugeführt, also „zur Sprache" gebracht. Die psychoanalytische Arbeit wird somit als „Rekonstruktionsarbeit" (Wetzig - Würth) verstanden, die zur bewussten Identität führt. Bei der tiefenpsychologisch fundierten Psychotherapie werden der aktuell wirksame neurotische Konflikt oder alte Beziehungsmuster in ihrer Wirksamkeit, für die gegenwärtigen Beziehungen aufgedeckt. Unter Begrenzung des Behandlungszieles durch konfliktzentriertes Vorgehen und durch Einschränkung regressiver Tendenzen wird eine Konzentration des therapeutischen Prozesses angestrebt und der therapeutische Aufwand erheblich gemindert. Das Unbewusste bewusst zu machen wurde zum Grundprinzip der psychoanalytischen Technik und war und ist Weg und Ziel jedes psychoanalytischen Verfahrens. Die Grundannahme der Übertragung und Gegenübertragung ist für das theoretische Krankheitsverständnis in der psychoanalytischen Krankheitslehre von weniger fundamentaler Bedeutung. Ihre Entdeckung erwies sich jedoch als grundlegend für die Beziehungs- und Gesprächsgestaltung.

Grundlage für das Zustandekommen eines psychoanalytischen Gesprächs ist die Fähigkeit oder das Bemühen des Patienten, dem Behandler, dem Analytiker, alles mitzuteilen, was immer ihm gerade zu seinen Problemen einfällt, ohne etwas auszulassen und ohne Rücksicht darauf, dass es ihm unangenehm oder peinlich sein könnte. Auch alles was dem Patienten im Moment nebensächlich, sinnlos oder unbedeutend erscheint, muss er mitteilen können. Dieses ungehinderte Nachgeben auf die Einfälle ohne Störung durch innere Einwände oder selbstkritische Bedenken, wurde von Freud „freie Assoziation" genannt. Sie wurde zur Grundregel in der Psychoanalyse.

Der Analytiker begegnet dem Patienten in „gleichschwebender Aufmerksamkeit" (Freud), ohne irgendwelche Abhaltungen, Vorbehalte oder äußere Störungen. In dieser Atmosphäre ist der Analytiker (auf Grund seiner Ausbildung und seiner Selbstanalyse) in der Lage, die freien Einfälle in sich aufzunehmen und verstehend zu erschließen. Die sich daraus ergebenden Mitteilungen sind „Deutungen" (Freud).

Anfangs stellten die Deutungen aus Freuds theoretischem Verständnis heraus vor allem Mitteilungen über verdrängte infantile Triebimpulse dar. Damit gelang Freud jedoch nicht, über bewusstes Wiedererleben des Verdrängten, zur Wiederherstellung der Ganzheit der Persönlichkeit zu gelangen. Freud entdeckte auf diese Weise die „Widerstände", die trotz seiner Bemühungen fortbestanden und verhinderten, dass das Verdrängte bewusst werden konnte. Bevor dem Patienten seine verdrängten Impulse (früher Triebe) gedeutet werden können, müssen also seine Widerstände überwunden werden.

Zunächst verstand Freud alles, was die psychoanalytische Arbeit behinderte, als Widerstand. Er beobachtete aber auch, dass sich häufig erotische oder aggressive Gefühle des Patienten gegen ihn persönlich richteten. Freud verstand diese Erscheinungen als Wiederbelebung von Empfindungen, die ihr eigentliches Ziel verfehlten und gewissermaßen auf den Analytiker delegiert (verschoben) werden. Diese Gefühle gelten eigentlich den ersten Objekten von Liebe, Hass, Wünschen und Befürchtungen, also Vater, Mutter oder den Geschwistern. Diese auf den Analytiker gerichteten Impulse und Gefühle waren von ihren ursprünglichen Objekten abgelöst und auf den Analytiker „übertragen" worden. „Übertragung" nannte Freud danach alles, was der Patient erlebt und was mit der Person des Analytikers verknüpft ist, obwohl es aus der Erfahrung einer früheren Objektbeziehung stammt. Die Übertragung, die zunächst nur zu stören schien, erwies sich in der Folgezeit als außerordentlich wichtige Grundlage in der psychoanalytischen Arbeit.

Die aufgeschlossene Mitarbeit des Patienten, das Entgegenbringen von Vertrauen und Verehrung (die als Ausdruck der Wiederbelebung früherer Gefühle von Zuneigung und Vertrauen gegenüber den Eltern verstanden werden können), also eine Art „positive Gefühle", bedeuten eine „positive Übertragung". Diese steht im Gegensatz zu gegenüber dem Analytiker auftretenden sexuellen oder „negativen Übertragungen", bei Vorherrschen negativer Gefühle und Äußerungen wie Feindseeligkeit, Misstrauen, Verachtung und Zweifel.

Durch Wiederholung oder Wiederbelebung in der Übertragung kann sich das Bewusstsein solcher Erlebnisse wieder erinnern und zu eigen machen. So kam Freud 1912 zu der Feststellung: *„Dass die entscheidenden Schlachten im Kampf um die Wiederherstellung der psychischen Gesundheit auf dem Felde der Übertragung geschlagen werden."*

Racker (1997) analysiert in seinem Buch die Übertragung sehr anschaulich und schreibt: *„Es entfaltet sich also nur, was bereits vorhanden ist und es kommt genau so zuerst zum Vorschein, wie es ursprünglich erlebt wurde."* Erst durch die Analyse der Konflikte, die die bis dahin schlummernden Fähigkeiten des Patienten wecken muss, kann sein Erleben neu geformt werden. Man könnte also der Analyse die gleiche Überschrift geben, die Nietzsche über eine seiner Schriften gesetzt hat: *„Wie man wird, was man ist."* Es wurde schon dargestellt, dass die grundlegende Aufgabe des Analytikers darin besteht, Unbewusstes bewusst zu machen. Voraussetzung dazu ist, dass er in der Lage ist, das Unbewusste im Patienten, seine Widerstände und Übertragungen zu begreifen oder intuitiv zu erfassen. Das geht nur soweit, wie das eigene Bewusstsein das Erleben von Triebimpulsen, Empfindungen und Fantasien zulässt.

Daraus ergibt sich die Forderung, dass ein Analytiker selbst analysiert werden sollte. Freud erkannte sehr bald, dass die Arbeit des Analytikers durch das Phänomen gestört wird, dass auch in ihm auf den Patienten gerichtete Impulse und Empfindungen aufsteigen, die ihn daran hindern, den Patienten in seinen infantilen Komplexen zu verstehen. Er entdeckte das Gegenstück zur Übertragung: „die Gegenübertragung".

Racker (1997) schreibt dazu: *„Auch die Gegenübertragung wurde zunächst als eine Störung und ernste Gefahr für die Arbeit des Analytikers angesehen - was sie ja auch tatsächlich sein kann. Später lernte man sie jedoch auch als ein gute Dienste leistendes Werkzeug zu schätzen. Soweit die Gegenübertragung Antwort auf die Übertragung ist, kann sie auch dem Analytiker anzeigen, was im Patienten in seiner Beziehung zum Analytiker vorgeht. Schließlich verstand man, dass die Gegenübertragung nicht nur das Verständnis des Analytikers zum Patienten mitbestimmt, sondern sich sogar mitbestimmend auf das Schicksal der Übertragung auswirkt. "*

So wird also deutlich, dass die Gegenübertragung dazu beiträgt, die Haltung des Analytikers, des „Objektes" der Übertragung, zu bestimmen. Das ermöglicht dem Analytiker ein „wertfreies" Beurteilen und Durcharbeiten der Übertragungskonflikte, somit dem Patienten das zurückzugeben, was zu ihm gehörte und seinen Lebensweg bis dahin behindert hat.

Literatur

1. Alexander, F.: Psychosomatic medicine. Its principles and applications. Norton, New York, 1950
2. Balint, M.: Der Arzt, sein Patient und die Krankheit. Fischers Bücherei, 1970
3. Bienengräber, A.: Nicht immer ist der Mensch nur heiter, er kann auch krank sein usw. Verlag Volk und Gesundheit, Berlin, 1970
4. Curschmann, D.: Der Allgemeinmediziner und sein Patient. Medizinpsychologische, psychotherapeutische und psychosoziale Kompetenz des Hausarztes. Kühlungsborn, 1989
5. Dörner, K. / U. Plog: Irren ist menschlich. Lehrbuch der Psychiatrie, Thieme, Leipzig, 1984
6. Engel, G. L.: The clinical Applications of the Biopsychosozial Modell. Americ Journal of Psychiatrie, 137, 535-544, 1980
7. Faber, F. R. / R. Haarstrick: Kommentar Psychotherapierichtlinien. Jungjohann Verlagsgesellschaft, Neckarsulm, 1991
8. Freud, S.: Das Unbewusste. Internationale Zeitschrift für Psychoanalyse 3, 189-203 u. 257-269, 1915
9. Freud, S.: Psychoanalyse. Ausgewählte Schriften. Reclams Universal Bibliothek Bd. 1065, Leipzig, 1984
10. Hoffmann, S. O. / G. Hochapfel: Einführung in die Neurosenlehre und psychosomatische Medizin. 4. Aufl., Schattauer, Stuttgart, New York, 1991
11. Janssen, P. L. / P. Joraschky / W. Tress: Leitfaden psychosomatische Medizin und Psychotherapie. Deutscher Ärzteverlag, Köln, 2006
12. Kielhorn, R.: Die Stellung der Psychosomatischen Grundversorgung in der Kassenärztlichen Versorgung. In Geyer, M. / R. Hirsch / J. A. Barth, Leipzig, Heidelberg, 1994

13. König, W.: Zum gegenwärtigen Stand der Psychosomatik. Psychosomatik Bd. II, Höck, K. / M. Vorwerg, (Hrsg.) J. A. Barth, Leipzig, 1988
14. Lexikon Medizin. 3. Aufl., Urban und Schwarzenberg, München, 1585, 1994
15. Mayer, A. E.: Grundrichtungen der Psychotherapie und ihre Modelle. (Hrsg) Jores A., Lehrbuch der Psychosomatik, 3. Aufl., Huber, Bern, Göttingen, Toronto, Seattle 1996
16. Mitscherlich, A.: Krankheit als Konflikt. Studien zur psychosomatischen Medizin, Suhrkamp, Frankfurt, 1966
17. Racker, H.: Übertragung und Gegenübertragung. Ernst Reinhardt Verlag, München, Basel, 5. Aufl., 1997
18. Rubinstein, S. L.: Das Denken und die Wege in seine Erforschung. Dtsch. Verl. d. Wissenschaften, Berlin, 1977
19. Scheerer, S. / R. Suske: Medizinische Psychologie, fachspezifische Psychotherapie und Psychosomatik. Z. Klinische Medizin, 2112-2117 u. 2119-2122, 1988
20. Schepank, H.: Psychisch versus psychogen - eine notwendige Begriffserklärung. Z. Psychosom. Med. 41, 101-107, 1995
21. Skinner, B. F.: Wissenschaft und menschliches Verhalten. Kinder, Berlin, 1973
22. Speidel, H. / E. Fenner: Psychoanalytische Krankheitskonzepte. In: Ahrens S, (Hrsg) Lehrbuch der psychotherapeutischen Medizin. Schattauer, Stuttgart, New York, 1997
23. Spitz, R.: Vom Säugling zum Kleinkind. Naturgeschichte der Mutter-Kind-Beziehungen im ersten Lebensjahr, Klett, Stuttgart, 1969
24. Tress W.: Psychosomatische Grundversorgung. Schaffauer, 2. Aufl., Stuttgart, 1997
25. Uexküll, Th. v.: (Hrsg) Integrierte Psychosomatische Medizin in Praxis und Klinik. Schattauer, Stuttgart, New York, 1992
26. Uexküll, Th. v.: (Hrsg) Lehrbuch der Psychosomatischen Medizin. 6. Aufl., Urban und Fischer, München, Jena, 2003
27. Wander, Maxie: Tagebücher und Briefe. Aufbau Verlag, Berlin, 1979
28. Wetzig-Würth, H. / H. P. Müller: Das psychotherapeutische Gespräch. Springer, Berlin, Heidelberg, New York, 2000

II.6 Vom Konflikt zur Krankheit

1. Psychodynamik der Symptombildung

Es hat sich allgemein bewährt, die beobachtbaren Störungen des Erlebens und Verhaltens in verschiedene Funktionauffälligkeiten (Symptome) zu ordnen. Bestimmte Konstellationen z. B. die Kombination von Wahrnehmungs- und Denkstörungen (paranoid-halluzinatorisch) werden als Syndrome bezeichnet. Syndrome sind unabhängig von der Ursache und können bei unterschiedlichen Krankheiten auftreten. Sie sind daher unspezifisch. Hier können sie Ausdrucksform einer gestörten Hirnfunktion sein. Die Ursachen dafür können traumatisch, zirkulatorisch, infektiös, degenerativ, toxisch oder neurochemisch sein. Aber auch andere Grundformen von Krankheiten können derartige Syndrome hervorrufen.

Zahlreiche psychopathologische Krankheitsbilder beruhen auch auf Konsum von Drogen, z. B. paranoid-haluzinatorische Syndrome, durch LSD und Exstasy. Erschöpfungssyndrome, durch Kokain oder Amphetamin oder, bei weitem bekannter, Störungen der Aufmerksamkeit, Wachheit, Motorik, Verlängerung der Reaktionszeit, Enthemmung des Antriebs und der Affekte sowie gesteigerter Rededrang, schon allein durch 40g Alkohol (1 L Bier).

Bei psychischen Störungen unterscheiden wir u. a. Prozesse des Bewusstseins, der Wahrnehmung, des Denkens, der Gefühle, des Gedächtnisses, des Antriebs und des Verhaltens. Eine der wichtigsten hier zu betrachtenden, psychodynamischen Annahmen lautet:
Hinter dem Syndrom steht der Konflikt.

Aus dieser Hypothese lässt sich schlussfolgern:
„Das Symptom ist nicht das Eigentliche, das Symptom hat einen Sinn, eine Bedeutung, das Symptom bringt etwas zum Ausdruck, das Symptom wird durch etwas aufrechterhalten und darüber hinaus, das Dahinterliegende ist schwer zugänglich, es ist unbewusst" (Rudolf).

Psychodynamisch betrachtet, spielt sich die Symptombildung auf drei Ebenen ab:

- **dem neurotischen Konflikt**
- **dem Strukturniveau und**
- **der Verarbeitungsfähigkeit von Konflikten und der strukturellen Vulnerabilität.**

Diese Bedingungen werden, wie auch das Zusammenwirken von konflikthaften und strukturellen Einflüssen in ihren typischen Mustern als **„die vier Grundkonflikte"** im folgenden beschrieben.

1. Bewusste und unbewusste Konflikte
Bewusste Konflikte begegnen uns täglich, sie machen nicht zwangsläufig krank. Sie bedeuten zwar eine emotionale Belastung und können das Wohlbefinden erheblich beeinträchtigen, doch lösen sie keine psychischen oder psychosomatischen Symptome aus. Bewusste Konflikte sind in der Regel lösbar, z. B. Konflikte durch eine ungewollte Schwangerschaft, bei einer Unentschiedenheit zwischen Ehefrau und Freundin, bei Generationsproblemen oder Ärger mit dem Chef.

Anders sieht die Situation schon aus, wenn die Unentschiedenheit zwischen Ehefrau und Freundin eigentlich dem Schutz gegen nicht eingestandene, sich aufdrängende Homo-Sexualität darstellt. Dann ist dieser Konflikt unbewusst und in der Endkonsequenz krankmachend. In diesem Falle ist der Mann nicht in der Lage, den manifesten Konflikt zu lösen, da er ihm selbst verborgen bleibt. Dem inneren Wunsch, der Sehnsucht, der Begehrlichkeit stehen nach außen zu akzeptierende Verbote im Wege, die evtl. auf schon vorerlebte Erfahrungen der Bestrafung, Beschämung, Beschuldigung, Bedrohung, Ängstigung oder Enttäuschung fixiert sind.

Bei unbewussten Konflikten stammen die heftigen Wünsche oder Emotionen häufig aus lebensgeschichtlich frühen Entwicklungsabschnitten. Dadurch sind die „kindlichen" Anteile in der Wunschwelt der Erwachsenen entsprechend vital und besonders intensiv.

Auf Grund der infantilen Heftigkeit sind diese Impulse dem Bewusstsein besonders unzuträglich und werden möglichst verdrängt. Es entsteht damit eine intensive Gegenbesetzung gegen eine innere Wahrnehmung der Bedürfnisse und Affekte. Die Gesamtheit der intrapsychischen Gegenaktivität wird als Abwehr bezeichnet. Es können sich somit starke intrapsychische Spannungen aufbauen, die die innere Balance belasten. Die Verdrängung der Bedürfnisse und Affekte verursachen Lücken des Erlebens und neurotische Einengungen des Verhaltens.

2. Triebkonflikt oder Beziehungskonflikt?
Der Begriff des Triebkonfliktes geht auf S. Freud zurück. Er beschrieb damit die Suche nach einer Befriedigung. Der Trieb, wie auch der später eingeführte Begriff „Impuls" sind an starken lustvollen körperlichen Vorgängen orientiert. Dieser tritt besonders beim Kleinkind zu Tage z. B. „orale Gier". Heute bevorzugte Begriffe wie „Wunsch" oder „Bedürfnis" beziehen sich im Gegensatz dazu auf eine Beziehungsproblematik. Man

hat also den Triebkonflikt im Interesse des spezifischeren und weniger negativ besetzten Beziehungskonfliktes verlassen.

Die Zuverlässigkeit der Beziehungsperson prägt beim Kleinkind die Erfahrung von Befriedigung oder Frustration seiner Bedürfnisse.

Die zugewandte, wohlwollende, bedürfnisbefriedigende Beziehungsperson (Mutter) wird zum „guten Objekt". Es entsteht die Überzeugung, dass das eigene Selbst die Zuwendung „wert" ist (Selbstwert). Das Kind entwickelt damit ein positives Bild des eigenen Selbst (Selbstbild, Identität). Anders herum ergibt sich aus der wiederholten Frustration die Vorstellung vom „bösen" Objekt. Aus der Wut und Enttäuschung erwächst ein negatives Bild des eigenen Selbst, das Zuwendung nicht zu verdienen glaubt. Um diesen schmerzlichen Erfahrungen künftig zu entgehen, werden die Bedürfnisse möglichst verdrängt. Das Kind kann natürlich andererseits versuchen zu bitten, zu betteln oder zu trotzen. Es kann sich aber auch gekränkt auf Dauer zurückziehen.

Die dabei häufig heftigen Reaktionen lösen selbstverständlich in der Bezugsperson (gegenüber dem „unartigen Kind") heftige Gegenreaktionen aus, die dann andererseits vom Kind gespürt werden und nun seinerseits Gegenreaktionen auslösen. Damit befinden wir uns schon unmittelbar in einem „zentralen Beziehungskonflikt" (s. Abb. 1 nach Rudolf).

Der zentrale Beziehungskonflikt (Abb. 1)

Die Arbeitsgemeinschaft Operationalisierte Psychodynamische Diagnostik (OPD) legte hierzu theoriefreie, deskriptive, am äußeren Verhalten operationalisierte Darstellungen besonders häufig vorkommender Konflikte vor.

Z. B: • Abhängigkeit versus Autonomie
Der Konflikt besteht hier zwischen dem Wunsch nach Beziehung mit
ausgeprägter Abhängigkeit und dem Bedürfnis nach emotionaler Nähe.
Leitaffekt ist die durch Nähe oder Distanz ausgelöste Angst, die um den
Grundbestand der Selbstständigkeit kreist.
• Versorgung versus Autarkie
Die Wünsche nach Versorgung und Geborgenheit führen zu starker Ab-
hängigkeit oder werden stattdessen als Selbstgenügsamkeit und An-
spruchslosigkeit abgewehrt.

3. Strukturelle Vulnerabilität
Neben der Bedeutung der unbewussten Konflikte stellt die Berücksichtigung persönlichkeitsstruktureller Merkmale den zweiten psychodynamisch
wichtigen Zugang für das Verständnis psychischer Störungen dar. Die
Persönlichkeitsstruktur reift unter dem Einfluss der frühen Entwicklungs-
bedingungen heran. Sie garantiert die Verfügung über wichtige regulieren-
de Funktionen, die das intrapsychische und intrapersonelle Gleichgewicht
halten. Unter dem anhaltenden Druck von konflikthaften emotionalen
Spannungen und Traumatisierungen kommt es zu Reifungsstörungen der
Struktur, die in leichten Fällen sich als erhöhte Störbarkeit, in schweren
Fällen durch Funktionsausfälle oder Defiziten bemerkbar machen.
Die OPD legte hierfür 6 strukturelle Kategorien vor:
**Selbstwahrnehmung, Steuerung, Abwehr, Objektwahrnehmung, Kom-
munikation, Bindung**
Von struktureller Vulnerabilität wird im dynamischen Sinne gesprochen,
wenn die Störbarkeit der strukturell verankerten Funktionen gemeint ist.
Unter dem Druck intrapsychischer und zwischenmenschlicher Anforderungen gelangt die Struktur bisweilen an die Grenzen ihrer Belastbarkeit.
**Je geringer das Integrationsniveau ist, desto geringere Belastungen
genügen zum Aufreten von Störungen.** Am ausgeprägtesten findet man
diese im zwischenmenschlichen Bereich, wo Kontaktaufnahme, Verständigung und Aufnahme tragfähiger emotionaler Bindungen auf subjektiv-
leidvolle Weise misslingen können.

4. Die Möglichkeiten der Verarbeitung von Konflikt und struktureller Vulnerabilität
Das psychodynamische Konzept von Verarbeitung schließt die Konzepte
von Abwehr und Anpassung mit ein. Sie wird als übergeordnete Strategie
verstanden. Die Verarbeitung umfasst das gesamte, bereits in der Kindheit
einsetzende Bemühen um eine psychische Ausgeglichenheit. Ziel ist:
größtmögliche Autonomie des Selbst bei gleichzeitig bestmöglichen Be-

ziehungen zu anderen. Im Extremfall handelt es sich um Strategien ums Überleben. Es geht um Verhaltensmuster, die sowohl das Gleichgewicht nach innen, wie Anpassung nach außen ermöglichen und somit wichtige Charakterzüge des Menschen markierten, von Vorwerk als *Havarieschaltung* bezeichnet. Vieles, was in der älteren Literatur als „Neurosenstruktur" beschrieben ist, basiert auf solchen Verarbeitungsmustern, die dazu dienen, konfliktbedingte Einschränkungen zu kompensieren. Diese Verhaltensmuster engen zwangsläufig den Bewegungsspielraum der Persönlichkeit ein. Es ist oft schwierig einzuordnen, wann eine neurotische Einengung noch als „gesund" oder „normal" gelten kann, oder ab wann sie als „krank" (z. B. im Sinne einer Persönlichkeitsstörung) angesehen werden muss. Von besonderer Bedeutung für die aktuelle Erkrankung ist das krisenhafte Zusammenbrechen der Verarbeitungsmöglichkeiten. Als wichtige Formen der neurotischen Strukturen unterscheiden wir:

• **schizoid:**
Distanzierung und Vermeidung von emotionalem Kontakt und emotionale Bindung, Unterbrechung der Kommunikation

• **regressiv:**
regressiv-depressiv; passiv-oral, hilflos, kränkbar, enttäuscht, Rückzugneigung

• **narzisstisch:**
Bemühen einem hohen Ideal gerecht zu werden (körperlich, geistig, leistungsmäßig) zur Erlangung von Annäherung, Tendenz zur Rivalisierung

• **zwanghaft:**
Sicherheit durch Ordnung, Prinzipien, Regeln, Pflichten, Vermeidung von Spannungen und Emotionen

• **hysterisch:**
emotionalisiert, sexualisierter Umgang mit der Realität, Agitiertheit, Dramatisierung, Verwirrung

Die Symptombildung nach Rudolf (s. Abb. 2 auf der nächsten Seite) zeigt schematisch, wie aus dem Zusammenwirken von Konflikt, struktureller Vulnerabilität und Verarbeitung schrittweise Symptome entstehen können. Die „zentralen Bedürfnisse" (1) prägen entsprechend den „frühen Erfahrungen" (2) die Ausgestaltung des Ichs, des Selbst und seiner „Objektbeziehungen" (3). Fehlerhafte Beziehungserfahrungen hinterlassen eine störbare Struktur (störbare Vulnerabilität). Aus unerfüllbaren Wünschen entstehen evtl. heftige Affekte oder Frustrationen. Die Persönlichkeit bemüht sich ständig um die Wahrnehmung oder Wiederherstellung eines Gleichgewichtes. Das geschieht intrapsychisch durch Abwehr, interpersonal durch Verarbeitung. Die Symptombildung erfolgt entsprechend unterschiedlicher Bedingungen auf unterschiedliche Weise.

Abb. 2 Symptombildung nach Rudolf

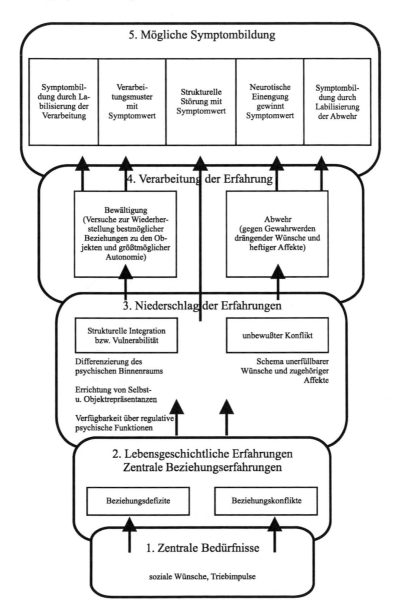

Symptombildung durch Labilisierung der Abwehr
Dieses stellt das klassische psycho-dynamische Modell der Symptoment-stehung dar. Das Gleichgewicht zwischen Bedürfnis und Abwehr wird durch bestimmte Ereignisse gestört. Es entsteht entweder eine starke Versuchung (die Befriedigung ist evtl. doch möglich) oder eine Versagung (die Befriedigung wird noch mehr in Frage gestellt). Neben diesen negativen Folgen besitzt die Symptombildung die Chance zu neuen Lösungsversuchen, evtl. einer neuen Kompromissbildung zwischen Bedürfnisbefriedigung und Abwehr.

Verarbeitungsmuster mit Symptombildung
Verändern sich die Verarbeitungsprozesse evtl. auch aktiv, mit dem Ziel ausreichend stabile Beziehungen oder Selbstregulationen zu erreichen, entstehen andere Symptome, als unter dem eher vermeidenden Verhalten der neurotischen Einengung.

Strukturelle Störung mit Symptomwert
Andere Symptome entstehen wiederum bei nicht bewältigten strukturellen Störungen. (Affektüberflutung, verzerrte Objektwahrnehmung, höhere Kränkbarkeit). Es sind vor allem die „dramatischen" Persönlichkeitsstörungen, z. B. Borderline, die sich auf diese Art der Symptombildung heraus bilden.

Neurotische Einengung gewinnt Symptomwert
Wenn Konflikte dauerhaft und stabil abgewehrt werden, kann es durch Vermeidensverhalten oder Ängstlichkeit zu einer Einengung des Erlebens, der zwischenmenschlichen Beziehungen oder des Handlungsspielraumes mit Symptomwert kommen.

2. Die vier Grundkonflikte und die vier zentralen Ängste
In den vier Grundkonflikten kommen die zentralen Grundbedürfnisse des Menschen zum Ausdruck. Das Bedürfnis in Beziehung zu sein, geborgen zu sein, autonom und identisch zu sein.
Ihre Konflikthaftigkeit resultiert aus lebensgeschichtlich frühen Beziehungserfahrungen, in denen die Grundbedürfnisse nicht realisiert werden konnten. Es entsteht eine unbewusste Spannung zwischen dem unerfüllten Bedürfnis und einer ängstlichen, beschämenden, Schuldgefühle machenden Frustrationserfahrung. Dadurch werden die Entwicklung des Selbst und die Objektvorstellungen geprägt. Konflikt und Entwicklung der Struktur der Persönlichkeit sind dabei eng miteinander verwoben.

1. Der Grundkonflikt der Nähe
Ein zentrales Entwicklungsziel in den ersten Lebensmonaten ist die Harmonisierung des Kontaktes und das Anpassen des noch ungeprägten Selbst auf die unbekannte Umwelt.
Es müssen sich erst schrittweise Vorstellungen entwickeln vom Selbst, von der Umwelt und den unmittelbaren Bezugspersonen. Damit entwickelt sich die Erfahrung, unmittelbar mit einbezogen zu sein, eine Beziehung zu erleben. Auf diese Weise entsteht der Eindruck:
„Es gibt eine Beziehung, folglich gibt es mich selbst".
Der Grundkonflikt entsteht aus den Spannungen zwischen Hinwendung, Beziehungsaufnahme einerseits und Rückzug und Beziehungsvermeidung andererseits. Es ist die Spannung zwischen Nähe-Wunsch und Nähe-Angst und Distanz-Wunsch und Distanz-Angst.

2. Der Grundkonflikt der Bindung - der depressive Grundkonflikt
Auf der Grundlage des entstandenen Beziehungssystems entwickelt sich weiter die Fähigkeit zur Wahrnehmung und des Wiedererkennens wichtiger Beziehungspersonen und die gefühlsmäßige Bindung an sie. In diesem Reifeschritt wird die Grundlage für das Erleben von Sicherheit in der Umwelt und zum eigenen Körper gelegt. Die Erkenntnis aus dieser Entwicklung könnte lauten: *„Es gibt für mich die Möglichkeit Sicherheit und Wohlbehagen zu finden, folglich bin ich liebenswert".*
Zweifel an diesem Eindruck bestimmen das Erleben des depressiven Grundkonfliktes: *„Obwohl ich es dringend brauche, kann ich, darf ich kein gutes Objekt erlangen und bei ihm Sicherheit finden, folglich bin ich wertlos, ausgeliefert, hilflos".*

3. Der Grundkonflikt der Autonomie
Nach ausreichender Stabilisierung der Bindungserfahrung kann sich das Autonomiesystem entwickeln. Neugier und Interesse in Verbindung mit zunehmender körperlicher Aktivität führen zu einer Umorientierung, zum eigenverantwortlichen Handeln. So entsteht langsam die Überzeugung:
„Ich bin in der Lage nach eigenem Willen und Überzeugung in der Auseinandersetzung mit anderen und der Umwelt effektiv zu handeln".
Im Grundkonflikt der Autonomie hat sich diese Überzeugung nicht genug herausgebildet. Sie wird daher, mit Rücksicht auf die sichere Bindung, dieser untergeordnet, d. h. in der ängstlichen Sorge um den Fortbestand der sicherheitsgebenden Bindung wird auf ein selbstbestimmtes Handeln verzichtet. Der Grundkonflikt der Autonomie ist durch Angst in jeder Form gekennzeichnet, (z. B. generalisierte Angst, anfallsartige Panik, oder phobisch gebundene Angst).

4. Der Grundkonflikt der Identität
Im weiteren Verlauf der kindlichen Entwicklung bildet sich nach Erlangen der kognitiven, emotionalen und sozialen Reifung der Aufbau eines Identitätsmusters heraus. Dieses erlaubt eine eindeutige Positionierung im Beziehungssystem und eine soziale Zuordnung. Daraus erfolgt in etwa die Überzeugung: *„Ich weiß wer ich bin, wo ich hingehöre und wie die anderen sind. In dieser Position finde ich mich unterstützt und befinde mich in sicheren Beziehungen".*
Wurde das Erlangen dieser Position erschwert oder unmöglich, entstehen Verwirrungen und Verwicklungen in den Beziehungen als Grundkonflikt der Identität. Hier stehen in Folge Verwirrung, Beschämung, stark wechselnde Affekte und Erotisierung im Vordergrund.

Aus den vier Grundkonflikten lassen sich psychodynamisch die vier zentralen Ängste ableiten:
1. Die Angst sich selbst zu verlieren.
2. Die Angst, sein Objekt zu verlieren.
3. Die Angst, die Selbstverfügbarkeit oder Zustimmung der Objekte zu verlieren.
4. Die Angst, Aspekte der psychosexuellen, körperlichen oder sozialen Identität zu verlieren.
Angst ist eine natürliche Erscheinung. Angst ist notwendig zur Sicherheit des Menschen. Angst passte sich evolutionär und in der Entwicklung der Persönlichkeit nicht ausreichend an die moderne Umwelt und die Formen des sozialen Zusammenlebens an. Mehr zum Thema Angst lesen Sie im Kapitel VI.1 Viel verloren - alles verloren - Angst und Depression.

Literatur

1. (Hrsg.): Arbeitskreis OPD, Operationalisierte Psychodynamische Diagnostik, Grundlagen und Manual. Huber Verlag, Bern, 1996
2. Balint, M.: Primärer Narzissmus und primäre Liebe. Jahrb. Psychoanalyse I, 1966, 1-14
3. Freud, S.: Psychische Behandlung (Seelenbehandlung) in GWV. Imago publishing, London, 287-315, 1905
4. Klußmann, R.: Körpersymptom - Affekt - Bindung. 2002
5. Rudolf, G.: Psychotherapeutische Medizin und Psychosomatik. Thieme, Stuttgart, New York, 2000
6. Rudolf, G. / P. Buchheim, J. Küchenhoff, A. Muhs, D. Pouget-Schors, U. Rüger, G. H. Seidler, F. Schwarz: Struktur und struktur. Störung. Zsch. Psychosom. Med., 197-212, 1995
7. Spitz, R.: Die Entstehung der ersten Objektbeziehungen. Klett Verlag, Stuttgart, 1957
8. Strauß, B. / S. Schmidt: Die Bindungstheorie und die Relevanz für die Psychotherapie. Teil 2. Mögliche Implikationen der Bindungstheorie für die Psychotherapie und Psychosomatik. Psychotherapeut, 42, 1-16, 1997
9. Zepf, S.: Allgemeine Psychoanalytische Neurosenlehre, Psychosomatik und Soziallehre. Psychosozial - Verlag, Gießen, 2001

II.7 Frühe Wurzeln von Beziehungen, Fundament oder Chaos?
Die Bindungstheorie nach J. Bowlby

Der Mensch ist ein absolut soziales Wesen. Ohne mitmenschliche Beziehungen ist er nicht überlebensfähig. Daher haben wir von Geburt an ein primär menschliches Bedürfnis nach enger emotionaler Beziehung.
Der englische Psychiater und Psychoanalytiker John Bowlby (1959) entwickelte die Bindungstheorie, um die vielfältigen psychopathologischen Beziehungsstorungen von Kindern und Erwachsenen zu erklären. Seine Feststellungen beflügelten seitdem die Bindungsforschung und die Entwicklungpsychologie.
Das Bindungsverhaltenssystem definierte Bowlby als angeborenes Verhaltenssystem, dessen Aufgabe darin besteht, bei allen höher entwickelten Lebewesen, besonders den Nesthockern, wie den Menschen, durch die Gewährleistung von Nähe Sicherheit gegenüber äußerer Gefahr zu geben. Das Bindungsverhalten bezeichnet alle Verhaltensweisen, die dazu dienen, die Nähe zu einer Bindungsperson, in der Regel zur Mutter, herzustellen und aufrecht zu erhalten. Beim Menschen gehören dazu
Saugen - Anklammern - Weinen - Lächeln - Protest bei Trennung.

Das Bindungssystem wird aktiviert, sobald sich das Kind von einer äußeren oder inneren Gefahr bedroht fühlt (Trennung, Krankheit, Müdigkeit, Schmerz). Es sucht dann Schutz bei der Bindungsperson, der Mutter. In der Mitte des ersten Lebensjahres hat ein Kind die Fähigkeit entwickelt, seine Bindungsperson zu vermissen und nach ihr zu suchen.
Auf die kindlichen Beziehungsbedürfnisse reagiert die Beziehungsperson in der Regel intuitiv mit feinfühliger Zuwendung. Das Erleben von Nähe, Zuverlässigkeit und Vorhersagbarkeit ermöglicht dem Kind die Entwicklung eines Sicherheitsgefühls. Das jeweils durch Trennungsangst aktivierte Bindungssystem wird bei Zuwendung wieder deaktiviert.
Gegen Ende des ersten Lebensjahres zeigen Kleinkinder bei Trennung bereits ein breites Spektrum unterschiedlicher Verhaltensweisen. Hier treten dann schon individuelle Unterschiede des Bindungsverhaltens in Erscheinung. Je sicherer sich das Kind der verständnisvollen und zuverlässigen Unterstützung der Eltern gewiss sein kann, desto angstfreier und ungestörter kann es selbstständig werden und um so natürlicher dem Erkundungsdrang der Umwelt folgen.
Jedes Kind bildet eine Hierarchie von Bindungen zu seinen verschiedenen Bindungspersonen, wobei der Mutterbindung besonderes Gewicht zukommt (Monotrophiehypothese).

Die Bindungsmuster von Kindern:
Die ersten Beschreibungen der individuellen Unterschiede des kindlichen Bindungsverhaltens gehen auf Untersuchungen der kanadischen Entwicklungspsychologin Ainsworth (1978) zurück. Sie beschrieb im wesentlichen drei Muster der Bindungsqualität bei Einjährigen, ein viertes Muster wurde später ergänzt. Sie setzte Kinder einer „fremden Situation" aus, in der die Mutter bei weiterer Anwesenheit einer fremden Person den Raum verließ und später zurückkehrte. Anhand dieses Experimentes wurden folgende Bindungsmuster postuliert:

• *sicher gebunden (Typ B)*
Die Kinder zeigen bei Trennungssituationen offen ihren Kummer, lassen sich schnell trösten und wenden sich bald wieder ihrem Spiel zu. Es besteht eine gewisse Ausgewogenheit zwischen Bindungs- und Erkundungsverhalten.

• *unsicher - vermeidend (Typ A)*
Die Kinder zeigen in der Trennungssituation wenig Kummergefühle, sie konzentrieren sich vor allem auf ihr Spiel. Bei Wiederkehr der Beziehungsperson vermeiden sie dann aktiv die Nähe. Das Erkundungsverhalten dominiert gegenüber dem Bindungsverhalten.

• *unsicher ambivalent (Typ C)*
Die Kinder weinen heftig bei der Trennung und lassen sich nur schwer beruhigen. Sie zeigen einerseits Nähewünsche, aber auch Kontaktwiederstand in Form von Ärger, Wut oder passiver Verzweiflung. Hier dominiert das Bindungsverhalten auf Kosten des Erkundungsverhaltens.

• *desorientiert - desorganisiert (Typ D)*
Dieses zusätzliche Muster findet man bei Kindern, die bei der Trennung keine Bewältigungsstrategien zeigen und bei der Wiedervereinigung unangepasst reagieren, z. B. mit stereotypen Bewegungen oder Phasen der Starrheit oder mit Angst. Desorganisiertes Verhalten findet man bei misshandelten oder vernachlässigten Kindern oder bei Kindern, deren Eltern eigene Trauerprozesse noch nicht verarbeitet haben.

Diese Bindungsmuster sind nicht starr. Sie sind veränderbar, d. h. sie sind dynamisch. Veränderungen sind u. a. möglich durch Verbesserung der Vertrauensbeziehung, bei besserer Unterstützung und Kommunikationsqualität, aber auch bei Zurückweisung und Vernachlässigung. Grundsätzlich gilt jedoch: Je sicherer das Bindungsmuster ist, desto besser können

Widersprüche oder Belastungen toleriert werden, d. h., sicher Gebundene haben eine balancierte Aufmerksamkeit gegenüber affektiven Einflüssen. Kinder mit unsicherem Bindungsmuster haben es schwerer, sowohl positive wie negative Gefühle zu verarbeiten. Kinder mit einer sicheren Bindungsqualität weisen mit 6 Jahren bereits ein sicheres Selbstbild auf, während unsichere Kinder sich eher selber idealisieren.

Im Jugendalter zeigen die sicher gebundenen Kinder ein positiveres Selbstkonzept und eine klare Identität. Die erhöhte Anpassungsflexibilität sicher gebundener, ermöglicht ihnen eher die Einstellung, dass Schwäche, Angst, Überforderung prinzipiell lösbar sind. Diese Fähigkeiten positiver sozialer Reaktionen sind auch später die Grundlage für eine gelungene Lebensanpassung. Man baut sich Beziehungen auf, die jenen ähnlich sind, die man bereits kennt. Entwicklungspsychopathologische Untersuchungen ergaben, dass Bindungsunsichere weniger Vertrauen und Nähe in engen Freundschaftsbeziehungen entwickeln können und eine geringere soziale Eingebundenheit in gleichaltrigen Gruppen zeigen. Sie neigen häufiger zu Aggressionen und unter Stress eher zu Feindseligkeiten. Was anfangs für Freundschaften gilt, ist später auch bei Partnerbeziehungen zu beobachten.

Das Erwachsenenbindungsinterview
(Adult Attechment Interview, AAI, George, 1985)
Zur Erfassung der Frage, wie elterliche Bindungserfahrung an die nächste Generation weiter gegeben wird, wurde das Adult Attachment Interview, AAI, 1985 von George et al entwickelt. Ziel dieser Methode ist es, ein generalisiertes Arbeitsmodell von Bindung zu erfassen. So konnte u. a. in Langzeituntersuchungen von Schwangeren zu 75% die Bindungsentwicklung ihrer Kinder vorausgesagt werden. Im AAI werden folgende Gruppen unterschieden:

• *sicher autonome Personen (F = free evaluate)*
Sie haben einen flexiblen Zugang zu bindungsrelevanten Gefühlen und zeichnen sich überwiegend durch offenen Umgang mit Bindungsbedürfnissen aus.

• *unsicher - distanzierte Personen (D = dismissing)*
Ihnen fehlt ein freier emotionaler Zugang zu bindungsrelevanten Gefühlen. Sie neigen eher zur Minimierung und Deaktivierung von Bindungsbedürfnissen.

• *unsicher - verstrickte Personen (E = enmeshed preoccupied)*
Sie hyperaktivieren Bindungsbedürfnisse und zeigen starke emotionale Erinnerungen an ihre Kindheit.

• *Personen mit ungelösten Traumen, ungelöster Trauer (U = unresolved)*
Sie bieten emotionale Desorientierung und Schwierigkeiten beim Umgang
mit Verlust und Missbrauch.

• *Personen die nicht klassifizierbar sind (CC = cannot classify)*
Sie entwickeln in hohem Maße deaktivierende und hyperaktivierende
Verhaltensweisen (z. B. Idealisierung und Wut).

Ein wichtiger Gesichtspunkt ist die Bindungssicherheit und die Fähigkeit
der Mutter zur Selbstreflexion (Mentalisierung).
Von ihrer „Reflective Functioning" (Fonagy, 1991) hängt es ab, ob sie sich
das Kind als mentales (geistig-seelisches) Wesen vorstellen kann, d. h. als
Wesen mit Wünschen, Gefühlen, Absichten, Bedürfnissen und Zielen.

Die Bedeutung der Bindungsforschung für die Psychosomatik
Die Erkenntnisse der Bindungsforschung sind, für den mit psychosomatischen Erkrankungen befassten Arzt, interessant für das Verständnis bestimmter psychopathologischer Entwicklungen. Es gibt aber auch ganz
einfache und praktische Hintergründe.
Zum Beispiel ein Patient, der in diesem Moment einen Arzt aufsucht, da
ihn seine psychische Not dazu zwingt, „aktiviert" in diesem Moment sein
Bindungssystem, da er allein mit Schmerz oder Krankheit nicht fertig wird.
Die Kenntnisse des Bindungsverhaltens können dann dem Arzt den Zugang zu dem auf psychischer Ebene schwer zugänglichen und erreichbaren
Patienten erleichtern. Dazu muss grundsätzlich davon ausgegangen werden, dass bei psychischen Störungen nicht immer unsichere Bindungsre-
präsentationen vorliegen, sondern eher eine Häufung von unsicherer
Bindungsorganisation beobachtet wird.

Sichere Bindungsorganisation schützt andererseits auch nicht grundsätzlich vor psychischen Erkrankungen, sie stellt aber eine günstige Voraussetzung dafür dar, um unterstützende Beziehungen aufsuchen und nutzen zu
können.

• *Unsicher - verstrickte Bindung*
wurde in empirischen Untersuchungen gehäuft gefunden bei Depressionen,
Angst- und Essstörungen.

• *Unsicher - distanzierte Bindung*
wurde gehäuft bei Delinquenten, Drogenmissbrauch und Essstörungen
gefunden.

• *Desorganisierte, desorientierte Bindung*
konnte vermehrt bei dissoziativen Störungen und bei Suizidalität gefunden
werden. Hier konnte keine stabile Bindungsstrategie entwickelt werden. Es
gibt offenbar die engsten Beziehungen zu psychopathologischen Entwicklungen.

Bowlby beschrieb seine Vorstellungen von der Bedeutung der Bindungstheorie wie folgt: „Ein Therapeut, der die Bindungsstheorie anwendet,
müsse die Voraussetzungen dafür schaffen, dass der Patient seinen Selbst-
und Objektrepräsentanzen nachspüren und diese mit Hilfe der in der
therapeutischen Beziehung gewonnenen Erkenntnisse und Erfahrungen
strukturieren kann (Zit. n. Joraschky et al., 2006).

Bindungsmuster der Therapeuten
Schauenburg et al, 2006, untersuchten Persönlichkeitsmerkmale von Therapeutinnen und Therapeuten aus bindungstheoretischer Betrachtungsweise. Die Autoren beschäftigte dabei folgende Frage:
Sind evtl. schwierige biografische Erfahrungen möglicherweise eine von
vielen Voraussetzungen, um ein „guter" Therapeut zu werden und wenn ja,
wie gut, bzw. auf welche Art muss jemand seine Erfahrungen verarbeitet
haben, um diesen Beruf erfolgreich und zur eigenen Zufriedenheit ausüben
zu können?

Ob ein nutzbringendes psychotherapeutisches Arbeitsverhältnis zustande
kommt, hängt im wesentlichen von 3 Faktoren ab:

*1. Ob ein Patient auf Grund seiner bindungsbezogenen Erwartungen und
Haltungen in der Lage ist, auf ein Hilfsangebot einzugehen.*
*2. Ob sein Psychotherapeut in der Lage ist, ein hilfreiches Angebot zu
machen und es zum Nutzen des Patienten zu gestalten.*
*3. Ob dann, aus dem was die beiden miteinander tun, etwas Hilfreiches
entsteht.*

Daraus wird deutlich, dass nicht nur das Hilfesucheverhalten des Patienten,
sondern auch das therapeutische Fürsorgeverhalten des Therapeuten durch
deren jeweiliges Bindungsmuster bestimmt wird. Hier beeinflusst das Bindungsverhalten des Therapeuten dessen Fähigkeit, sich feinfühlig genug
auf den Patienten einstellen zu können, d. h. ob sein Hilfeangebot als
stützend erlebt wird oder nicht. Empirische Untersuchungen der bisherigen
Forschung ergaben, dass der Person des Therapeuten für das Gelingen
einer therapeutischen Beziehung entscheidende Bedeutung zukommt. Das

gilt mehr als die jeweilig angewandte Methode oder Alter, Geschlecht oder Erfahrung des Therapeuten. Gute Fähigkeiten zur Mentalisierung werden nach Fonagy (2004) mit hoher Bindungssicherheit verknüpft. Sicher gebundene Therapeuten müssten demnach dem Patienten am hilfreichsten sein. Sie sollten u. a. in schwierigen Situationen nicht mit einer unangemessenen Aktivierung eigener (unsicherer) Bindungsstrategie reagieren.

Prozentuale Verteilung der Bindungsmuster im
Erwachsenen-Bindungs-Prototypen-Rating (EBPR)
bei Therapeuten, Patienten und Studenten, n. Schauenburg et al., 2006

Bindungsmuster	Therapeuten (N=31)		Patienten (N=45)		Studierende (N=65)	
	N	Prozent	N	Prozent	N	Prozent
Sicher	14	45,2	-	0	20	30,8
Unsicher ambiv.	4	12,9	13	28,9	7	10,8
Unsicher vermeid.	7	22,6	9	20,0	20	30,8
Unsicher gem..	6	19,4	23	51,1	18	27,7

Das Erwachsenen-Bindungs-Prototypen-Rating (EBPR) erlaubt die Erfassung ausgewählter prototypischer Persönlichkeitsmerkmale, die erfahrungsgemäß mit dem jeweiligen Bindungsspektrum zusammenhängen (Strauß et al., 1999).
Anhand von 31 untersuchten Therapeutinnen und Therapeuten ergaben sich bei Schauenburg, im Vergleich zu Patienten und Studierenden, dass die Vermutungen aus Erfahrungen in unterschiedlichsten Balintgruppen, die dort rein subjektiv gewonnen wurden, hier an relativ kleinen Zahlen eher bestätigen:
Auch Therapeutinnen und Therapeuten haben Probleme mit ihrer Beziehungsfähigkeit, allerdings deutlich weniger als die Patienten und die Studierenden. Weitere Untersuchungen an größeren Stichproben sollten das mehr differenzieren.
Die Bindungstheorie bietet somit eine wissenschaftliche Theorie an, die zentrale Grundannahmen der klinischen Psychosomatik aufgreift (Scheidt et al., 1999). Auch hier sind in Zukunft weitere Erkenntnisse zu erwarten.

In weiteren Kapiteln des Buches werden Probleme der Beziehungen in der täglichen Praxis sowohl in deren klinischer Auswirkung als auch in der Beziehungsklärung im Gespräch und in der Balintarbeit weiter erläutert.

Literatur

1. Ainsworth, M. D. S. / Blehar, M. C. / Waters, E. / Wall S.: Patterns of attechment.
A psychological study of the Strange Situation. Hilldale, N. J., Erlbaum, 1978
2. Bowlby J.: Elternbindung und Persönlichkeitsentwicklung. Dexter, Heidelberg, 1995
3. Fonagy, P. / Gergely, G. / Jurist, E. L.: Affektregulierung, Mentalisierung und die Entwicklung des Selbst. Stuttgart, Klett und Cotta, 2001
4. George, C. / Kaplan, N. / Main M.: The Adult Attechment Interview. AAI, In Solomon, J./ George, C. (eds) Attachment Disorganizations, University of California, Berkeley, 1985
5. Grossmann, K. E. / K. Grossmann: Die Entwicklung psychischer Sicherheit in Bindungen - Ergebnisse und Folgerungen für die Therapie. Zschr. Psychosom. Medizin u. Psychother., 53, 2007
6. Joraschky, P. / K. Petrowski: Bindungstheorie. In Janssen, P. L. / P. Joraschky / W. Tress: Leitfaden Psychosomatische Medizin und Psychotherapie. Dtsch. Ärzteverlag Köln, 2006
7. Köhler, L.: Entstehung von Beziehungen, Bindungstheorie. In Uexküll Th. v. (Hrsg) Psychosomatische Medizin, Urban und Fischer, 6. Aufl., München, Jena, 2003
8. Lieberz, K.: Entwicklungspsychologie. In Studt, H. H. / E. R.Petzold, Psychotherapeutische Medizin. De Gruyter, Berlin, New York, 2000
9. Schauenburg, H. / U. Dinger / A. Buchheim: Bindungsmuster von Psychotherapeuten. Z. Psychosom Med. Psychother. 52, 358-372, 2006
10. Scheidt, C. E. / E. Waller: Bindungsrepräsentation, Affektregulierung u. Psychophysiologische Reaktionsbereitschaft. Zschr. Psychosom. Med., 45, 313-332, 1999
11. Siegel, C. E.: Wie wir werden die wir sind. Neurobiol. Grundlagen subj. Erlebens und die Entwicklung des Menschen in Beziehungen, Junfermann, Paderborn, 2006
12. Strauß, B. / A. Buchheim / H. Kächele (Hrsg.) Klinische Bindungsforschung,Theorien, Methoden, Ergebnisse. Schattauer, Stuttgart, 2002

II.8 Salutogenese - ein Geheimnis?
Wie entsteht Gesundheit und wie wird sie bewahrt?

Ich möchte Sie gerne in diesem Kapitel an der Geschichte eines neuen Begriffs aus dem 20. Jahrhundert teilnehmen lassen, der eine gewisse gedankliche Revolution verursacht hat: Der Begriff **Salutogenese**.

Im ersten Teil werde ich den Begriff Salutogenese ausführlich erklären und seinen Beitrag zur Theorie der Medizin und der Psychotherapie besprechen. Im zweiten Teil werde ich auf seine Anwendung im Rahmen der Medizin einschließlich der Psychotherapie hinweisen.

Der Begriff Salutogenese steht dem bekannten Begriff Pathogenese gegenüber. Er stellt die Frage: Wie entsteht Gesundheit und wie wird sie bewahrt? Welche Faktoren ermöglichen Gesundheit?

Die Pathogenese stellt die andere Frage: Warum ist eine gewisse Person an einer bestimmten Krankheit erkrankt und welches sind die Ursachen ihrer Entstehung?

Im Grunde genommen stehen Salutogenese und Pathogenese nicht im Gegensatz einander gegenüber, sondern sie ergänzen sich, denn die Faktoren der Pathogenese implizieren salutogenetische Optionen. Menschen sind beinah immer teilweise krank und teilweise gesund. Bei den meisten „gesunden" Menschen überwiegen salutogenetische Faktoren die pathogenetischen. Aber auch bei erkrankten Menschen gibt es immer ein gewisses Maß von gesunden „salutogenetischen" Kräften. Es besteht also ein dynamisches Verhältnis zwischen patho- und salutogenetischen Faktoren.

Aaron Antonovsky, ein israelischer Gesundheits-Soziologe, stellte die grundlegende Frage: Welche Faktoren und Ressourcen ermöglichen es dem Menschen relativ gesund zu bleiben?

Auf dieser Basis formulierte er Konzepte und Hypothesen, die er empirisch soziologisch-wissenschaftlich untersuchte.

Der Ursprung dieses Gedankens entstand in den 70er Jahren des vorigen Jahrhunderts, bei der Bearbeitung einer psycho-sozialen Forschung, die Antonovsky mit mir zusammen geleitet hatte.

Thema war die Anpassung von Frauen an die Schwellensituation der Menopause in verschieden Sub-Kulturen. Wir erforschten damals, unter anderem, Frauen im Alter von 45-54 Jahren, die aus Mitteleuropa stammten. Es stellte sich heraus, dass wir diese Bevölkerung in zwei Gruppen teilen konnten, nämlich die, die vor 1939 nach Palästina gekommen waren und die, die nach 1945 dort hin emigrierten. Man konnte demonstrieren, dass diejenigen, die nach dem Holocaust eingewandert waren und die beinah alle in Vernichtungslagern gewesen waren, sich schlechter an die Menopause angepasst hatten, im Vergleich zu denen, die schon vor der

Shoah eingewandert waren. Da überraschte uns Antonovsky mit der kreativen Erklärung, dass er sich vor allem für die große Minderheit (zirka 30%) von Frauen interessierte, die obwohl sie in den Lagern verfolgt wurden, sich doch gut an die Menopause angepasst hatten. Woher haben diese Frauen die Kräfte und **Ressourcen** für diese gute Anpassung genommen?

Er versuchte diesen Befund mit dem soziologischen Begriff „**Hardiness**" (eine Art von psycho-sozialer Abhärtung) zu erklären. „Hardiness" ist eine Eigenschaft der Persönlichkeit, welche aus drei Komponenten konzipiert wurde. Das Gefühl zu beherrschen, Verpflichtungen im Leben zu haben und Veränderungen als eine Herausforderung aufzufassen.

Ab dieser Zeit begann Antonovsky sich für den Teil der Bevölkerung zu interessieren, der trotz gleicher Bedingungen, das untersuchte Defizit oder die Krankheit gerade *nicht* hatte, also eine relativ gesunde Bevölkerungsgruppe, die die Ärzte nicht interessierte, weil diese eben immer Pathogenese und Risikofaktoren orientiert waren.

Er erforschte intensiv über 4 Jahre eine Bevölkerungsgruppe von Menschen, die im Alter von 65 Jahren pensioniert wurden und verglich diese mit einer Gruppe von noch Arbeitenden im Alter zwischen 60 und 65 Jahren. Er gebrauchte gerne die folgende Methapher, die mir auch sehr zusagt:

Wenn ein Mensch geboren wird, wird er in einen Fluss geworfen und muss schwimmen lernen. Die meisten lernen schwimmen, mal schneller und kräftiger und mal langsamer und schwächer. Einige können nicht weiter schwimmen und werden Gegenstand der Medizin. Die schwimmen weiter oder schwimmen nach einer Behandlung wieder.

Schließlich kam er zu einer Formulierung eines gemeinsamen Nenners dieser relativ gesunden Gruppen. Das ist eine gewisse Art „in der Welt zu stehen", eine bestimmte Weise, das Leben und die Beziehungen mit der Umwelt aufzufassen, also ein gewisser Bewältigungsstil. Er nannte diese Einstellung „**Sense Of Coherence (SOC)**, also ein Zusammengehörigkeitsgefühl, welches aus 3 Komponenten besteht:

Comprehensibility: umfassendes Begriffsvermögen. Also ein Potential von Verständnis und realistischer Orientierung, kein Tohuwabohu. Die Informationen, die man von innen und aus der Umgebung erhält, können in eine gewisse Ordnung gebracht und interpretiert werden. Dieses ist die **kognitive** Komponente des Zusammengehörigkeitsgefühls.

Manageability: eine Situation ist beeinflussbar. Nachdem wir die Situation, in der wir uns befinden, begriffen, verstanden und erfasst haben, sind wir in der Lage, diese zu beeinflussen und sie aktiv mitzulenken. Das ist die **Verhaltens**-Komponente in dem Zusammengehörigkeitsgefühl.

Meaningfulness: Bedeutung, Sinn. Das heißt, wir können der Situation, in der wir leben, Sinn geben. Es gibt in ihr Dinge, die wir als ethische Werte ansehen, an die wir glauben und für die wir bereit sind uns einzusetzen. Es gibt Ziele im Leben, die man erreichen will. Das ist die **emotionale** Komponente des Zusammengehörigkeitsgefühls.

Es ist wahrscheinlich, dass das SOC-Potential schon in der frühen Kindheit entsteht. Antonovsky nahm an, dass es sich vor dem Alter von 10 Jahren entwickelt und sich später nicht mehr grundsätzlich ändert. Wir wissen heute, dass der SOC schwächer und stärker werden kann, abhängig von Lebensereignissen, von Gemütszuständen, Angst und/oder Depression (Schnyder, 2000).

Der SOC ist also eine „Eigenschaft" (ein Trait), die sich in der Kindheit entwickelt, aber dessen Entwicklung sicher nicht abgeschlossen ist und vor allem in der Pubertät und in den 20er Lebensjahren neue Entwicklungschancen bekommt.

Kann man den SOC entwickeln? Die gegenwärtig herrschende Meinung ist, dass man bei Menschen den SOC fördern und ermutigen kann. Vor allem die zwei ersten Komponenten (Sack M. 1994).

Besteht auch ein SOC von Familien, Gruppen und Kulturen? Ein gesellschaftliches Zusammengehörigkeitsgefühl und stützende Ressourcen wie Kultur, Religion und dergleichen können in gewissen Gruppen und Gemeinden zur Stärkung eines kollektiven SOCs beitragen. Es gibt auch Untersuchungen über die Ausprägung des SOC in der Familie, also deren Bewältigungskompetenz (coping) von Stress, etwa bei einer schweren Krankheit. Die Frage kann erweitert werden:

Welche Rolle spielt der SOC bei der Bewältigung von **chronischen Krankheiten?**

Welche Bedeutung hat er bei der Bewältigung von **traumatischen Extrem-Situationen** (PTSD), bei Reaktionen auf Kämpfe, auf die Spätfolgen des Holocaustes?

Welche Beziehungen bestehen zwischen dem SOC und Merkmalen wie Reifheit, „Hardiness", Hoffnung, Optimismus, Bewältigungs-Stil, „Self Efficaty", „Locus of Controle", Beherrschung, Selbstwert, Selbst-Integrität, „Learned Resourcefulness", Ressourcen des allgemeinen Widerstands etc.

Welche Rolle spielen die Kernfamilie, Verwandschaft, Freunde, Arbeitskollegen und Vorgesetzte, Organisationen und Gemeinde etc. (Lorenz R. F., 2008).
Ich möchte mich in diesem Kapitel nicht weiter mit der SOC Forschung beschäftigen, sondern mehr allgemeine Fragen behandeln, die den Begriff Salutogenese angehen:

1. Welche Bedeutung hat dieser Begriff für das theoretische medizinische Denken?
2. Welche Bedeutung hat dieser Begriff für die medizinische Praxis?
3. Welche Bedeutung hat die Salutogenese für die Psychotherapie?

Die Salutogenese und ihr Einfluss auf das medizin-theoretische Denken
Salus bedeutet im lateinischen:
Gesund, in Ordnung, ganz, gerettet oder erlöst, sicher. Der Begriff Salus war niemals ein zentraler Begriff in der modernen Medizin. Die meisten Ärzte beschäftigten sich mit der kurativen Medizin, die als Ziel die Behandlung von Krankheiten hat. Die Hygiene und später die öffentliche Gesundheit standen wohl nie recht im Mittelpunkt der Medizin.

Prävention
Lindemann und vor allem Gerald Caplan haben die Begriffe „primäre, sekundäre und tertiäre Prävention" entwickelt. Es gibt aber wichtige Unterschiede zwischen den verschiedenen Stufen der Präventionen und der Idee der Salutogenese:
Prävention meint die Verhinderung von Krankheiten in einem frühen Stadium und der Entwicklung von Komplikationen, meint aber nicht Gesundheitsförderung. Die Ausgangspunkte sind nicht die gleichen.
Antonovsky hat darauf hingewiesen, dass Gesundheit und Krankheit zwei Pole auf einem Kontinuum sind. Er sprach von
„Health - Dis-ease - Disease": Gesundheit - Unbehaglichkeit - Krankheit.
Hierdurch entstand ein neues Ziel und die Frage:
Wodurch kann man Gesundheit fördern?
Er sah innere und äußere Ressourcen, nämlich die innerliche Wahrnehmung, das Gefühl, dass die gegebene Situation eine Bedeutung hat und dass es Handlungsmöglichkeiten gibt. Dazu gibt es meistens äußere Ressourcen in der Umgebung oder der Gesellschaft, auf die man sich stützen kann.
Deutsche soziologisch-psychologische Untersuchungen über Gesundheit entwickelten den gemeinsamen Nenner der primären Prävention und der Salutogenese, also die **Gesundheits-Förderung**. Die Basisidee ist, dass

man durch einen gesünderen Lebensstil weniger Risiken hat, chronisch krank zu werden. Als Arzt und Kliniker möchte ich gerne die tertiäre Prävention besprechen. Es gibt viele Berührungen zwischen dem Begriff Salutogenese und der tertiären Prävention. Die tertiäre Prävention, also die Verhinderung von Komplikationen und Rezidiven einer chronischen Krankheit und auch die Rehabilitation versuchen, den noch gesunden, noch funktionierenden Teil des Patienten zu fördern.

Der SOC bei psychiatrischen chronischen Kranken
In diesem Zusammenhang ist es wichtig zu vermelden, dass bei Patienten die einen Suizidversuch gemacht haben, der SOC einen prognostischen Wert hat. Patienten mit einem schwachen SOC hatten öfters die Neigung noch einen Selbstmordversuch zu machen, und die mit einem hohen SOC hatten diese Neigung nicht (Petri, 1992).
In einer anderen Untersuchung war die allgemeine Prognose von Schizophrenen mit einem hohen SOC besser, als von denen, die einen schwachen SOC hatten (Bengtsson-Tops, 2001).

Salutogenese - SOC und Stress Forschung
Zum Verständnis der Entwicklung des Menschen hat die Stress-Forschung, inklusive die Erforschung der Anpassung an stressvolle Lebensereignisse und deren Bewältigung beigetragen.
Meistens stehen dem Menschen innerliche und äußerliche Ressourcen zur Verfügung, auf die er sich verlassen kann. Das können z. B. innere „Schemata" sein, eine Art „Rezepte" und Richtlinien, die aus früheren Lebenserfahrungen stammen, also latent bereit liegen. Dadurch kann man mit Bewältigungs-Strategien reagieren und ausprobieren, ob das Problem und die Spannung dann gelöst werden.
Nicht jede Spannung ist also schädlich. Nach einem bestimmten Lebensereignis, einem Trauma, einer Krankheit oder Verletzung, entsteht oft ein neuer Zustand auf einer Ebene, der nicht unbedingt „ruhig und harmonisch" ist, sondern der eine gewisse Spannung enthält, die als Herausforderung erlebt werden kann. Ein anderer Teil wird als gefährlich bewertet, weil das Individuum kein adäquates „Schema" und keine verlässlichen inneren und äußeren Ressourcen hat, um das Problem zu lösen oder zu lindern. Solch ein als Gefahr erlebter **Stress**, gegenüber dem man sich hilflos fühlt, ist pathogen. Auch bedeutsame Entbehrungen können so wirken.
Es handelt sich nicht nur um psychische Stress-Erlebnisse und Erfahrungen, sondern untrennbar auch um Prozesse auf der körperlichen Ebene (die bekannten neuro-endokrinologischen und neuro-immununologischen

Verknüpfungen). All das kann zu jenem Zustand führen, den M. Balint als die „unorganisierte Krankheit" bezeichnet hat.

Das Bio-Medizinisch-Technische Paradigma
Das in der Medizin akzeptierte Bio-Medizinisch-Technische Paradigma hat immer weiter enorme Erfolge, hauptsächlich in den Bereichen der Chirurgischen Fächer, Intensivtherapie, interventionelle Innere Medizin, Infektiologie u. a. Trotzdem hat dieses Paradigma im Laufe der Jahre auch viel Unbehagen erweckt, vor allem bei den Patienten und bei einem Teil der Ärzte und anderen Therapeuten (Foss, Rothenberg, 1987).
Denn durch dieses Paradigma wurde die Medizin mehr und mehr fraktioniert, also auf die Krankheit und nicht auf den Patienten gerichtet, beinahe unhuman, nicht mehr interessiert an der Person selbst, die überwiegend repräsentiert wird in der **Lebensgeschichte des Patienten, in seinem gesellschaftlichen-kulturellen Hintergrund** und an den subjektiven Erfahrungen des Kranken und seiner Familie. Es entstand darum ein gewisser Aufstand und es entwickelten sich zusätzliche und alternative Paradigmen. In diesem Rahmen und auf diesem Hintergrund muss man die ursprüngliche Frage und Idee der Salutogenese sehen. Diese Frage wurde zwar durch einen Soziologen gestellt, aber inmitten von Ärzten und Medizinstudenten.

Salutogenese und die medizinische Praxis
Die Idee der Salutogenese führt an erster Stelle dazu, dass man nach einer anderen Art von Anamnese strebt mit zusätzlichen Fragen. Das steht im Gegensatz zu der Einstellung von vielen Ärzten, die meinen, dass eine biographische Anamnese in unserer modernen Zeit überflüssig ist. Sie meinen, man sollte sich auf die gegenwärtigen Klagen, Symptome und Zeichen konzentrieren und eine kurze Anamnese aufnehmen, die sich nur darauf beschränkt.
Eine breitere Anamnese, die auch den soziokulturellen und ökonomischen Hintergrund des Patienten und dessen Familie erfasst, nehme zu viel Zeit. Man hat sie nicht nötig, um eine Diagnose zu stellen, die sich natürlich auf die Pathogenese konzentriert, so wie diese in den offiziellen Klassifikationen formuliert wurde (Berger, 2002).
Die Hauptströmung der Medizin hat gegenwärtig eine „**evidence based**", auf „harten" Beweisen basierte Orientierung, im Gegensatz zu der salutogenen Haltung die „**narrative based**", die auf die Geschichte des Patienten und die Faktoren des „**coping**" **(Bewältigung)** gerichtet ist. Wie wir schon erwähnten, hat sich in bestimmten Bereichen der Medizin, im Gegensatz zum bio-technischen Denken, eine Haltung entwickelt, die ein breiteres

Interesse für allgemeinere und tiefere Fragen hat. Ein Interesse für die Lebensgeschichte des Patienten und dessen Familie, seinen gesellschaftlichen und kulturellen Hintergrund, die Ressourcen, die ihm zu Verfügung stehen, die Formen von Bewältigung, die er in der Vergangenheit gebraucht hat und in wie fern diese gelungen waren. Die Tatsache, dass der Arzt sich auch für die gesunden Aspekte vom Patienten interessiert, eröffnet neue Perspektiven.

Natürlich muss diese salutogene Haltung auch das innere Interesse des Arztes sein und die Arzt-Patienten-Beziehung erfassen. Solch ein salutogenes Interesse des Arztes darf selbstverständlich nicht eine gute medizinischen Untersuchung verdrängen. Wie schon gesagt, wendet sich die salutogene Haltung an das Denken und Fühlen des Menschen, an das Erkennen seiner Realität, an die aktive Lebens- und Krankheitsbewältigung, an seine Werte, seinen Glauben und seine Ziele. So kann die salutogene Haltung in der Begegnung einen wichtigen neuen Aspekt hinzufügen.

Richtig verstanden fördert die salutogene Haltung die **Autonomie des Patienten**. Sie ermöglicht einen Dialog zwischen Arzt und Patient, der dem zwischen zwei Gleichwertigen ähnelt, obwohl der Arzt - bezogen auf den Beratungsanlass - die Stufe des Experten einnimmt und dies muss.

Solche Beziehungen verbessern auch die Compliance. Der Patient übernimmt seinen Teil der Verantwortung für seine Krankheit und Behandlung, sein „Krankheitsverhalten" bessert sich, und er schiebt nicht alles auf die Schultern des Arztes.

Auch das moderne Thema „Lebensqualität" hängt mit der Idee der Salutogenese zusammen. Es gibt z. B. chronisch Schwerkranke und infaust Kranke, die nach ernsthaftem Überlegen beschlossen haben, kürzer zu leben, aber dann mit einer relativ guten Lebensqualität. Ein Arzt mit einer salutogenen Haltung würde mit dem Patienten so etwas verständnisvoll und empathisch besprechen können.

Salutogenese und Psychotherapie
Antonovsky selber war nicht sicher, ob man im Rahmen einer Psychotherapie mit angemessenen Methoden den SOC fördern oder bekräftigen kann. Die salutogene Frage ist im Grunde genommen eine logische und rationale Frage, der SOC als einer ihrer Komponenten, ist eine gewisse Art, um „in der Welt" zu stehen.

Man kann also annehmen, dass die Ideen der Salutogenese näher zu systemischen und supportiv-pädagogischen Konzepten, zu kognitiven oder zu rational-emotiven Konzepten der Verhaltens-Psychotherapie stehen als zu tiefenpsychologisch orientierten Richtungen.

Man kann also mit dem Patienten so arbeiten, dass er überzeugt wird, dass es eine Möglichkeit gibt, die „selbe Welt" auf eine andere Weise aufzunehmen, so dass man die 3 SOC Komponenten entwickeln kann. Man kann auch mit dem Patienten daran arbeiten, dass er eine andere und neue Fassung von seiner Lebens-Geschichte, seinem Narrativ findet. Diese neue Fassung wäre dann weniger abgeschlossen, es gäbe in ihr weniger Motive von „keine andere Wahl" und mehr Motive von Hoffnung. Man kann auch in dieses neue Narrativ mit einer salutogenen Perspektive eine Förderung der SOC Elemente einbauen.

Die Ideen der Salutogenese und des SOC's passen auch sehr gut zu den psychotherapeutischen Einstellungen, die auf der philosophischen Basis des Existentialismus, Humanismus, der Logotherapie und der Anthropologie aufgebaut sind.

Viel schwieriger ist es, Verbindungen zwischen dem SOC und den psychoanalytischen oder psychodynamischen Psychotherapien zu finden. Dabei scheint es mir wichtig, dass ein analytischer Therapeut sich auch für den gesunden Teil des Patienten interessieren sollte und für Perioden, in welchen der Patient sich wohl fühlte und gut funktioniert hat und nicht nur für die „pathogenen" Konflikte. Soweit jedenfalls mein Eindruck von analytischen Therapien.

Zum Abschluss möchte ich noch darauf hinweisen, dass der salutogene Ansatz und das Stärken des „Sense Of Coherence", ein wichtiges Konzept ist, um den professionellen Stress und den „burn out" von Ärzten und Therapeuten, der in der gegenwärtigen gesellschaftlichen und politischen Situation immer häufiger wird, zu verhindern.

Literatur:

1. Antonovsky, A. / Maoz B. / Dowty, N. / Wijsenbeek, H.: Twenty-five years later. A limited study of the sequelae of the concentration-camp experience. Social Psychiatry 6. 186-193, 1971
2. Antonovsky, A. / Sagy, S.: The development of a sense of coherence and its impact to stress situations. Journal of social Psychology 126 (2), 213-225, 1986
3. Antonovsky, A.: Unraveling the Mystery of Health. How People Manage Stress and Stay Well. San Francisco, Jossey Bass, 1987
4. Antonovsky, A. / Sourani, T.: Family Sense of Coherence and Family adaptation. Journal of Marriage and the Family 50, 78-92, 1988
5. Antonovsky, A. et al.: Attitudes toward Retirement in an Israeli Cohort. Medical Psychotherapy An International Journal 3, 171-186, 1990
6. Antonovsky, A.: Personality and health: Testing the sense of coherence model. In Howard S. Friedman (ed.): Personality and disease. Wiley series on health psychology / behavioral medicine. Pp. / 155-177, John Wiley & amp; Sons, New York, 1990

II.8 Salutogenese

7. Antonovsky, A.: The structural sources of salutogenic strengths.
In: Personality and Stress: Individual differences in 5he stress process Wiley,
Studies on occupational stress (Cooper, C. L. / Payne, R. Eds. pp. 67-104 John Wiley & amp:
Sons, Chichster, England, 1991
8. Antonovsky, A.: Can attitudes contribute to health? Advances Fall 8 (4) 33-49, 1992
9. Antonovsky, A.: The structure a properties of the sense of coherence scale.
Social since and Medicine 36, 725-733, 1993
10. Baro, F. / Wagenfeld, M. O. / Gallagher, T. J.: Sense of coherence in caregivers to
demented elderly persons in Belgium. In: Neuropsychiatry in Old Age. An update.
Psychiatry in Progress series (Costas N. Stefanis H. H. Hrsg) S. 145-156,
Hogrefe & Huber Hrsg., Göttingen, 1996
11. Bengtsson - Tops, A. / Hanson, L.: The validity of Antonovsky's Sense of Coherence
measure in a sample of Schizophrenic patients living in the community.
In: Issues and Innovations in Nursing practice. Blackwell Science Ltd. U. K., 2001
12. Berger, R. / Maoz, B.: Ein neuer Weg in der Medizinischen Ausbildung. Ein Königsweg
zwischen Realität und Traum (aus Israelischer Sicht). Balintjournal 3, 72-77, 2002
13. Caplan, G.: Principles of Preventive Psychiatry New York, N.Y., U.S. Basic books, 1964
14. Dahlin, I. / Cederblad, M. / Antonovsky,A. / Hagnell, O.: Childhood vulnerability and
adult invicibility. Acta Psychiatrica Scandinavica 82 (3), 228-232, 1990
15. Foss, L. / Rothenberg, K.: The Second Medical Revolution. From Biomedicine to
Infomedicine. Forward by George Engel, Boston, U.S., New Science Library, 1987
16. Göpel, E.: Systemische Gesundheitsförderung. Mabuse Verlag Frankfurt am Main,
S. 14-18, 2008
17. Kleinman, A. M.: The Illness Narratives, Suffering Healing and the Human condition.
N.Y., U.S. Basic books, 1988
18. Lorenz, R. F.: Salutogenese. Grundwissen für Psychologen, Mediziner, Gesundheits-
Pflegewissenschaftler, München, Verlag Reinhardt, 2005
19. Lorenz, R. F.: Der systemische Charakter Salutogenetischer Beziehungsgestaltung.
In: Systemische Gesundheitsförderung, Göpel E. (Hrsg.), Mabuse Verlag Frankfurt am Main,
S. 50-76, 2008
20. Petri, E. K. / Brook, R.: Sense of Coherence, self-esteem, depression and hopelessness,
as correlates of reattempting suicide. British Journal of clinical Psychology 31(3), 293-300,
1992
21. Rachman, S. / Rosenbaum, M.: On Coping skills, Self-Control and adaptive behavior.
In: Learned Resourcefulness in the Performance of Hazardous Tasks.
Springer series on behavior Therapy and Behavior Medicine, 24. Springer publishing Co, Inc,
New York N.Y. U.S., 1990
22. Rothman, S. / Scholyz, P. E. / Rothmann, J. C. / Fourie, M.: The relationschip between
individual variables and work related outcomes. International Council for Small business,
47th World Conference, 2002
23. Sack, M. / Lamprecht F.: Lässt sich der Sense of Coherence durch Psychotherapie
beeinflussen? In: Lamprecht, F. / Johnen, R. (Hrsg): Salutogenese ein Konzept der Psychosomatik. Frankfurt a. M., VAS Verlag für akademische Schriften, DS. 172-179, 1994
24. Schnyder, U. / Buehl, I. S. / Sensky, T. / Klaghofer, R.,:
Antonovskys Sense of Coherence, Stat of trait? Karger AG, Basel, 2000

III Kein körperlicher Befund - was nun?

Die Diagnose

Als allgemeine Orientierung gilt heute in der Praxis, dass man die Diagnose einer psychosomatischen Erkrankung niemals als Ausschlussdiagnose verstehen sollte, nur weil die gängigen somatischen Untersuchungsmethoden in diesem Falle versagt haben. Hierbei hilft dann ein ausführliches psychosomatisch-psychotherapeutisches Gespräch, das möglichst alle psychodynamischen Aspekte berücksichtigt. In jedem Falle ist selbstverständlich eine gründliche körperliche Untersuchung Voraussetzung, die im Ausmaß und in der Methodik der konkreten Situation Rechnung trägt. Dabei besteht oft die Gefahr, die bei dem Patienten somatisch orientierten Krankheitskonzepte und Behandlungserwartungen weiter zu fixieren. Bei der Suche nach dem Verständnis für das Kranksein oder die Krankheit benötigt man heutzutage nicht mehr das Finden eines für Behandler und Patienten „plausiblen" Konfliktes. Damit ergibt sich eine deutliche Abkehr von der Psychoanalyse. Wichtig ist das Einfühlen in das Krankheitserleben. Dazu ist jeder Arzt/Ärztin in der Lage. Ein großes psychotherapeutisches Inventar ist nicht erforderlich. Je besser dieser Mensch dem Behandler in seiner Umwelt, seinem Verhalten und seinen Reaktionen bekannt ist, so wie wir es in der Regel beim Hausarzt finden, um so besser gelingt es diesem, die „Tarnkappe" zu lüften, d. h. konkret hinter die Bewältigungsfassade zu schauen. Viele Menschen sind wie die Indianer geworden, die ihre Gefühle nicht zeigen (können, wollen oder dürfen). Am besten gelingt der Zugang, wenn sich der Arzt bemüht, sich in den Menschen hineinzuversetzen und darüber nachdenkt, wie er selbst in einer derartigen Situation fühlen oder handeln würde. Die Begegnungen mit einem Menschen, der offensichtlich „anders krank" ist, also kein dem erlernten Verständnis gemäßes Symptom bietet, löst bisweilen Hilflosigkeit, Ratlosigkeit und demzufolge auch Verdacht aus, hier könnte etwas nicht mit rechten Dingen zugehen. Die Vermutung einer Aggravation kann aufkeimen. Denn der Arzt, ausgebildet alle Krankheitszeichen in Kategorien zu ordnen und mit einer Diagnose zu benennen, gerät daher bei Fehlen konkreter Anhaltspunkte in Verlegenheit. Deshalb haben die Kollegen vor uns praktische „Namen" erfunden, unter denen dann solch ein Übel verschwinden könnte.

Hypochondrie oder vegetative Dystonie, diese (teilweise negativ besetzten) Begriffe wollen wir heute möglichst vermeiden. Der Hausarzt ist im diagnostischen Prozess in der glücklichen Lage (wie sie keinem weiteren klinischen Fach vergönnt ist), durch unmittelbare persönliche Nähe in der Praxis und im Umfeld größtmögliche Einblicke in viele biopsychosozialen

69

Daten des Lebenslaufes seiner Patienten zu gewinnen. Er übersieht also den Krankheitsprozess objektiv und subjektiv genauer, als er ihn an der Ausbildung an der Universität und im Krankenhaus oder gar aus Lehrbüchern kennengelernt haben kann.

Im Erleben des Kranken ist dieser Prozess kompliziert und je nach Betroffenheit unterschiedlich beeinflussend. Die Diagnose ist kein statischer Befund, sondern ein wachsender Vorgang. Dieser sollte aber nicht mit der unschönen Bezeichnung „Patientenkarriere" belastet werden. Eine Krankheit ist zwar bestimmten biologischen Gesetzen unterworfen, doch sie nimmt immer einen individuellen Verlauf, der in jeder Phase wieder von unterschiedlichsten Lebenseinflüssen abhängt, mit neuen Erfahrungen, Hoffnungen, Enttäuschungen, Ängsten, Aufgaben, Anpassungen, Verzweiflungen und Bewältigungen. Jede Situation ist dem Arzt unmittelbar erlebbar und prägt die Dynamik der Arzt-Patienten-Beziehung und damit das gegenseitige Handeln. Die diagnostische Zuordnung psychosomatischer Störungen ist, wie eingangs schon betont, seit langem problematisch. Krankheitsbilder, die ursprünglich als „typisch" psychosomatisch galten und nach F. Alexander zu den „heiligen Chikago-Sieben" gezählt wurden, findet man jetzt nach ICD-10 unter den einzelnen Organen (z. B. Astma bronchiale, J 45).

Mit der Einführung der Bezeichnung „somatoforme Störung" im DSM III und später im ICD-10 ist eine deutliche Veränderung im Verständnis eingetreten. Im Vordergrund steht nicht mehr der Nachweis oder die Widerlegung einer Psychogenese, sondern die Beschreibung eines typischen Verhaltensmusters. Dieses enthält im Gegensatz zu unserem bisherigen Krankheitsverständnis, dem im deutschen Sprachraum üblichen Beschreiben von Symptomen, auch typische kognitive Überzeugungen, d. h. die subjektiven Krankheitstheorien und typischen Interaktionsbereitschaften. Die unterschiedlichen Auffassungen von Patienten, die vom Vorliegen einer primären organischen Krankheit überzeugt sind und den Ärzten, die eine solche nicht nachweisen können, bedeuten nicht länger unüberwindliche Gegensätze. Sie werden heute als charakteristische Ausgangssituationen somatoformer Störungen akzeptiert. Diese Sichtweise erlaubt es darauf zu verzichten, entweder auf organischer Seite eine „richtige" Körperkrankheit oder auf psychotherapeutischer Seite eine konfliktbeladene Lebensgeschichte oder einen krankmachenden Konflikt nachzuweisen. Die Übernahme des bekannten Begriffs Somatisierung macht immerhin noch die herkömmliche Vorstellung eines psychischen Konfliktes, der sich irgendwie im Körper ausdrückt, möglich.

Die ICD-10 versteht darunter, allerdings theorielos, eine vielfältige Körperbeschwerde, die mit der Befürchtung und/oder Überzeugung schwerer körperlicher Krankheit verbunden ist. Alle einzelnen Unterformen sind, mehr oder weniger ausgeprägt, durch diese entscheidenden Umstände gekennzeichnet (siehe dazu unter Differenzialdiagnose in diesem Buch). Die somit geschaffenen Begrifflichkeiten, die daran anknüpfenden vorwiegend psychodynamischen Modellvorstellungen und die daraus resultierenden interaktionell zentrierten Therapieansätze eröffnen neue Wege in der psychotherapeutischen Medizin und in der Allgemeinpraxis. Diese Wege sich zu erschließen, soll dieses Buch eine Hilfe sein.

Weiterhin benötigt der Praktiker bei Schwierigkeiten, die ihm durch die neue, überwiegend psychiatrisch geprägte Nomenklatur, die mehr der Realität psychiatrischer Einrichtungen als der Vielfalt der hausärztlichen Wirklichkeit entspricht, eine Orientierungshilfe. Wir wollen hiermit versuchen, aus der Sicht und der Erfahrung der täglichen Praxis zur Klärung alltäglicher Probleme beizutragen.

Vorkommen psychosomatischer Störungen

1. In der Allgemeinbevölkerung

In der epidemiologischen Studie von Dilling und Weyerer (1984) in einer ländlichen Bevölkerung Bayerns zeigt sich eine bedeutsame psychiatrisch-psychosomatische Behandlungsbedürftigkeit von 9,4% der Gesamtbevölkerung mit einer Psychoneurose, bei 1,8% mit einer psychosomatischen Störung und bei 2,5% mit einer Persönlichkeitsstörung.

Schepank und Mitarbeiter (1987) wiesen in einer in funktionelle und psychosomatische Störungen differenzierenden Studie für die Stadtbevölkerung von Mannheim nach, dass 26% der Einwohner unter psychoneurotischen und psychosomatischen Störungen litten, die behandlungsbedürftig waren (34% Frauen, 18% Männer).

Psychoneurosen wurden in 7,2%, Persönlichkeitsstörungen in 5,7%, Süchte in 1,5% und funktionelle und psychosomatische Störungen in 11,6% gefunden. Bei den Personen, bei denen Behandlungsbedürftigkeit festgestellt wurde, berichten die Frauen in 43% über Übermüdung und Erschöpfung, in 41% über Kopfschmerzen und in 40% über Schlafstörungen, während die Männer in 39% über Oberbauchbeschwerden, in 38% über Schlafstörungen und in 21% über Unterbauchbeschwerden klagten.

Psychosomatische Störungen in der Bevölkerung (n=66, n. Schepank, 1987)

Krankheit	Männer	Frauen	
Anorexia nervosa	0%	0,6 - 2%	Studentinnen mit 18 Jahre
Asthma bronchiale	0,3%	1%	
Magenulcus	2,3%	1,8%	
Morbus Crohn	0,3%	0%	
Colitis ulcerosa	0,3%	0,6%	
Rheumatische Arthritis	1,2%	1,2%	
Psychogen bedingte Dermatosen	1,5%	1,2%	
Adipositas	1,5%	3,2%	
Migräne	2,1%	6,0%	
Psychovegetativ/psychosomat. Prägnanzsyndrome	15 - 20%	20 - 25%	
Psychovegetativ/psychosoziale Mischsyndrome	10 - 15%	20%	
Kopfschmerzen	20%	40%	

2. In der Allgemeinpraxis

In einer Übersicht von 54 Studien aus westlichen Ländern fand Pflanz (1963), dass etwa 1/3 der Patienten, die einen Allgemeinarzt aufsuchen, an psychovegetativen Störungen leiden. In einer ebenfalls sehr weit ange-legten Studie von 15 Allgemeinpraxen in Manchester (von Bridges und Goldberg, somatisations study, 1985) wurden ebenfalls 1/3 der Patienten als psychisch krank diagnostiziert. Davon waren 5% rein psychiatrisch krank, d. h. frei von gleichzeitigen körperlichen Beschwerden. Von den Patienten, die gleichzeitig körperliche Beschwerden äußerten, wurden nur die Hälfte richtig erkannt, während bei rein psychiatrisch Kranken die Trefferquote 95% betraf. Auch in weiteren Studien aus Österreich (Strotzka, 1969) und Mannheim (Zintl-Wiegand et al, 1978) bestätigte sich der hohe Anteil von bis zu 1/3 der Patienten als psychogen krank. Bei den Symptomen standen überwiegend depressive und Angststörungen im Vor-dergrund. Auch hier traf es zu, dass Hausärzte dazu neigen, seelische Störungen zu übersehen, wenn gleichzeitig körperliche Symptome nach-weisbar waren. Das betraf vor allem funktionelle Erkrankungen, die von den Hausärzten nicht als solche diagnostiziert wurden, vor allem dann, wenn der Patient selbst eine Psychogenese nicht sah (Tress, 1997). Zu bedenken ist in diesem Zusammenhang vor allem das dann fehlende gegenseitige Verständnis und dass, bei unzureichendem Erkennen des psychischen Hintergrundes, dessen besondere Behandlung ausbleibt (Meyer, et al., 1991). Daraus besteht unter Umständen die Gefahr der

Chronifizierung und damit des Anstiegs der Behandlungskosten, sowie die Belastung des Arzt-Patienten-Verhältnisses. Daraus ergibt sich die hohe Verantwortung des niedergelassenen Arztes für eine angemessene Diagnostik auch der psychogenen/psychosomatischen Störungen und begründet letztendlich auch die Notwendigkcit der kassenärztlichen Einführung der Psychosomatischen Grundversorgung.

Geschlechtsdifferenzen

Frauen neigen mehr zu depressiven und psychosomatischen Störungen, sie suchen den Arzt häufiger auf und lassen sich häufiger Medikamente verschreiben. Männer neigen dagegen eher zu krankhaften Suchtverhalten, sie sind mindestens genauso „hypochondrisch" wie das weibliche Geschlecht, das der Bezeichnung den Namen gegeben hat.

Verlaufsbeobachtungen und Prognose

Studien von Verlaufbeobachtungen psychogen bedingter Erkrankungen zeigten, dass insgesamt die Häufigkeit, bezogen auf die Gesamtbevölkerung in etwa gleich bleibt. Nach 3 Jahren sind ungefähr 80% derselben Menschen weiterhin krank (20% haben sich gebessert, 20% kommen wieder dazu). Allerdings und das macht die Betreuung nicht leichter, haben inzwischen 75% ihr Leitsymptom gewechselt, z. B. der Herzneurotiker erscheint jetzt alkoholkrank, der vormalige Kopfschmerzenpatient ist jetzt depressiv oder an Stelle der Partnerkonflikte besteht nach der Trennung eine entzündliche Darmerkrankung.

Unter Verlaufsaspekten ist die nosologische Zuordnung einer psychogenen Erkrankung deshalb nicht immer aufrecht zu erhalten. Es ist daher hilfreich davon auszugehen, dass uns seelisch bedingte oder mitbedingte Krankheitsbilder mal eher mit körperlichen Befunden, ein anderes mal dagegen im seelischen Erleben und/oder mit Störungen des zwischenmenschlichen Verhaltens begegnen, wobei im Laufe der Zeit der Prägnanztyp wechseln kann (Symptomwandel).

Der Hausarzt hat die einmalige Chance psychosomatische Symptome noch „unorganisiert" (Balint) praktisch in statu nascendi anzutreffen und die körperliche und seelische Therapie in seine Hand zu nehmen. Hierzu bedarf es neben den gründlichen klinischen Kenntnissen, einer psychosomatischen Grundorientierung und Auffassung. Das gilt auch für die Betreuung, sowohl Arzt als auch Patient, sehr nachhaltig belastender Erkrankungen, der chronischen Leiden oder multimorbider älterer Menschen. Unter Einbeziehung auch sozialer Hintergründe, Bedingungen und Mitverursachungen gelingt es dann eher ein sinnvolles Leben in der Krankheit anzustreben oder gar zu ermöglichen.

Komorbidität

Das Prinzip der Komorbidität ist heute in der ICD-10 „geregelt". Es konnte sich bis dahin wegen unterschiedlicher Lehrmeinungen und Interpretationen in der psychosomatischen Medizin nicht durchsetzen. Die berechtigte Kritik gilt vor allem der allzu starren Anwendung. Jetzt ist dadurch das Betrachten zwei unabhängiger Erkrankungen gleichzeitig möglich. Durch diese Sichtweise hat es in der Psychosomatik auch Fortschritte gegeben, z. B. bei den Essstörungen. Aber auch hier bleiben noch viele Unklarheiten bestehen, z. B. ob eine Persönlichkeitsstörung oder eine Depression unabhängig von einer Anorexie nervosa bestehen können oder in enger Beziehung zueinander stehen oder gar deren Ausdruck sind. Grundsätzlich ist es eine Auffassungsfrage, zu der sich die psychosomatische Medizin mit ihrem bio-psycho-sozialen Modell nach Engel bekennt, enge Verflechtungen aller Lebensbedingungen in Gesundheit und Krankheit zu verstehen. Die notwendigen Brücken zwischen der seelenlosen Körpermedizin und der körperlosen Seelenheilkunde sind auch heute noch nicht überall und tragbar geschlagen. Auf breiter Ebene wird eine „personale" Heilkunde (Danzer) angestrebt, die den Patienten und seine Erkrankung in seiner tatsächlichen Komplexität wahrnimmt und respektiert, und die Einzug in alle Fachgebiete der Medizin nimmt (integrierte psychosomatische Medizin, v. Uexküll). Das Konzept der Komorbidität bedeutet insofern lediglich eine Zustandsbeschreibung. Es lässt auch zu, dass die unterschiedlichen Krankheitserscheinungen zeitlich voneinander beginnen oder enden. Aus Gründen der validen Zustandsbeschreibung im Sinne der Statistik ist das Konzept auch sinnvoll und für die Routinediagnostik auch nützlich. Zum tieferen Verständnis der Entstehung und dem Verlauf psychogener Krankheiten trägt es allerdings nicht bei.

IV Was ist das für eine seltsame Erkrankung?
Die psychosomatische Differenzialdiagnose

Den Ausgangspunkt unserer differenzialdiagnostischen Überlegungen bildet das subjektive Krankheitserleben und das beobachtete Krankheitsverhalten. Hier steht die Klage über körperliche Symptome, sowie geäußerte Befürchtungen und Überzeugungen im Vordergrund. Im Gespräch wird nicht nur die Befindlichkeit des Patienten beurteilt, sondern auch deren Zuordnung ausgehandelt. Damit spiegelt die Diagnose auch den Beziehungsstil zwischen Arzt und Patient wieder.

Diese Voraussetzungen stets im Auge, sollte die Differenzialdiagnose der psychogenen/psychosomatischen Erkrankung möglichst zielgerichtet in drei Schritten erfolgen:

1. Abgrenzung von primär körperlich verursachten Krankheiten
Eine chronische oder bedrohliche körperliche Erkrankung (z. B. Karzinom oder Niereninsuffizienz) verursacht verständlicherweise auch psychische Symptome und Beschwerden, wie Angst oder depressive Reaktionen. Dadurch begegnet uns oft ein schwieriges Mischbild. Gelegentlich kommt es auch vor, dass ein Patient körperlich schwer krank ist, aber in seiner Beschwerde den psychischen Aspekt betont. Dadurch kann er u. a. die Wahrnehmung der lebensbedrohlichen Situation zu Gunsten einer hoffnungsvolleren Störung abwehren. Im Falle, dass psychische Faktoren eine körperliche Krankheit wesentlich beeinflussen, können diese je nach Schweregrad zusätzlich nach ICD-10 unter F 54 eingeordnet werden. Diese betrifft auch die sogenannten psychosomatischen Krankheiten im engeren Sinne, wie z. B. Asthma bronchiale, Neurodermitis, Magenulcus, Colitis ulcerosa oder Morbus Crohn.

Das gilt auch bei weiteren Erkrankungen, z. B. Multipler Sklerose oder Myasthenie. Einen Sonderfall stellen hier die seltenen artifiziellen Störungen dar, die gelegentlich auch bizarre Selbstverletzungen bis hin zu Verstümmelungen bieten. Diese sind dann aber überwiegend bei den schweren dissoziativen Störungen oder Persönlichkeitsstörungen angesiedelt.

2. Abgrenzung von anderen psychischen Störungen
Angststörungen
Die Klagen über körperliche Beschwerden sind häufig mit geäußerten oder signalisierten Ängsten aufs Engste verbunden. Es ist immer wieder schwierig zu entscheiden, wo der diagnostische Akzent zu setzen ist. Bei den eigentlichen Angststörungen werden die körperlichen Beschwerden derart

intensiv erlebt, dass immer wieder Veranlassung besteht, hier zu suchen. Besonders Patienten, die als Selbstideal ein Bild von Autonomie und Stärke entwickelt haben, können Angst als Beschwerde nur schwer zulassen. Im Erleben ist ihnen Angst nur als Gefahr durch körperliche Erkrankung möglich. Hier zeigt sich die Angst im Angstverhalten (Notarztrufe, akute Krankenhauseinweisungen, Medikamentenmissbrauch). Hiervon die als Angstäquivalente auftretenden Erlebnisweisen bei somatoformen autonomen Funktionsstörungen, z. B. im kardiovaskulären System, abzugrenzen, gelingt nicht immer. Oft ist es eine Frage des Aushandlungsprozesses zwischen Patient und Untersucher und dessen Grundeinstellung, wie die Akzente gesetzt werden. Entscheidend für die Beurteilung sollte immer das Krankheitserleben des Patienten sein. Während bei der eigentlichen Angststörung die Motivation zu eingreifenden diagnostischen Maßnahmen eher gering ist, begegnet man bei den somatoformen Störungen u. U. einer bemerkenswerten Hartnäckigkeit.

Depressive Störungen
Die Abgrenzung von den unterschiedlichsten Formen der Depression ist sehr wichtig (s. dort). Es treten bei allen depressiven Störungen unterschiedlich gewichtete Beeinträchtigungen des körperlichen Befindens auf. Müdigkeit, Schlaflosigkeit, Erschöpfung, Appetitverlust, Gewichtsverlust, Schmerzen unterschiedlichster Art. Erst die als typisch psychogen zu verstehenden Erscheinungen des depressiven Geschehens, wie Gefühle des Herabgestimmtseins, Zukunftslosigkeit, Selbstwertminderung, Freudlosigkeit und Schuld in episodenhaftem oder chronisch rezidivierendem Auftreten, können dann sowohl vom Untersucher als auch vom Patienten eventuell als depressiv verursacht verstanden werden.

Depersonalisierungssyndrom
Klagt ein Patient u. a. über Gefühls- und Leblosigkeit seines Körpers, kann dieses ein Teil eines Depersonalisierungssyndroms sein. Dieses wird überwiegend bei Adoleszenten oder bei schizoiden Patienten beobachtet. Weitere Hinweise ergeben sich aus spezifischen Syndromen.

Posttraumatische Belastungsstörung
Körperlich-vegetative Störungen im Rahmen einer posttraumatischen Belastungsstörung (PTBS) (s. dort) sind meistens durch offenkundige Zusammenhänge zu einem gravierenden, bedrohlich erlebten Trauma (Unfall, Katastrophe, Vergewaltigung, Geiselnahme) von anderen Störungen unterscheidbar.

Koenästhetische Schizophrenie
Hier kann das Bild einer funktionellen Körperstörung oder einer somato-
formen Schmerzstörung vorgetäuscht werden, indem der Patient seine
Aufmerksamkeit ganz auf einen beeinträchtigten Körperbereich zentriert.
Meist ist die psychotische Anmutung der Klagen genug Hinweis, der zur
Prüfung weiterer pathologischer Kriterien und damit zur richtigen Diagno-
se führt.

Differenzialdiagnose körperlicher Beschwerden ohne klinischen Befund

Abgrenzung von primär körperlichen Störungen
• primär körperliche Krankheiten
(nicht erkannt oder in Bedeutung verleugnet)
• primär körperliche Krankheiten mit psychosomatischen Faktoren
• artifizielle Störungen (F 68.1)

Abgrenzung von anderen psychischen Störungen
• Angststörungen (F 40, F 41)
• depressive Episode mit somatischen Störungen (F 32)
• rezid. depressive Störung mit somatischen Symptomen (F 33)
• Depersonalisation
• Posttraumatische Störungen und Belastungsreaktionen (F 43)
• Koenaestthetische Schizophrenie

Somatoforme Störungen im weiteren Sinne
• Somatisierungsstörungen (F 45.0)
• undifferenzierte Somatisierungsstörungen (F 45.1)
• hypochondrische Störungen (F 45.2)
• somatoforme autonome Funktionsstörung (F 45.3)
• anhaltende somatoforme Schmerzstörung (F 45.4)
• andere somatoforme Störungen (F 45.8)
• nicht näher bezeichnete somatoforme Störungen (F 45.9)

3. Differenzierung der somatoformen Störungen im weiteren Sinne
Somatoforme Störungen (F 45)
Das Charakteristikum ist die wiederholte Darbietung körperlicher Symp-
tome in Verbindung mit hartnäckigen Forderungen nach medizinischen
Untersuchungen, trotz vorangegangener negativer Ergebnisse und der
Versicherung der Ärzte, die Symptome seien nicht körperlich begründbar.
Im Falle vorhandener körperlicher Veränderungen erklären diese nicht die
Art und das Ausmaß des Leidensgefühls und die innere Beteiligung des

Patienten. Wenn Beginn und Fortdauer der Symptome eine enge Beziehung zu unangenehmen Lebensereignissen, Schwierigkeiten oder Konflikten aufweisen, widersetzt sich der Patient gewöhnlich den Versuchen, die Möglichkeit einer psychischen Ursache zu diskutieren, dieses sogar bei offensichtlichen depressiven oder Angstsymptomen. Das Ergebnis der psychischen Verursachung der Beschwerden ist dann für den Patienten eine Enttäuschung.

Bemerkenswert ist darüber hinaus, dass sehr häufig ein gewisses aufmerksamkeitssuchendes (histrionisches) Verhalten gezeigt wird. Das ist vor allem bei Patienten zu beobachten, die sehr empfindlich darauf reagieren, dass es ihnen nicht gelungen ist, die Ärzte von der grundsätzlich körperlichen Natur ihrer Beschwerden und der Notwendigkeit weiterer Nachforschungen zu überzeugen.

Die Abgrenzung vom hypochondrischen Wahn hängt gewöhnlich davon ab, wie gut man den Patienten inzwischen kennen gelernt hat. Der Patient ist demgegenüber immerhin noch zu einem gewissen Grade, wenn auch nur kurzfristig, einer Argumentation zugänglich.

Somatisierungsstörung (F 45.0)
Charakteristisch sind multiple, wiederholt auftretende und häufig wechselnde körperliche Symptome, die wenigstens 2 Jahre bestehen. Die meisten Patienten haben eine lange und komplizierte „Patientenkarriere" hinter sich. Das betrifft sowohl die Hausarztpraxis als auch die spezialisierten medizinischen Einrichtungen, in denen zuvor viele negative Untersuchungen oder sogar Operationen durchgeführt wurden.

Die Symptome können sich auf jedes Körperteil oder jedes System beziehen. Zu den häufigsten gehören gastrointestinale Beschwerden, (z. B. Schmerz, Aufstoßen, Rumination, Erbrechen oder Übelkeit), abnorme Hautempfindungen (z. B. Jucken, Brennen, Taubheitsgefühl, Ausschlag oder Wundsein). Auch sexuelle und menstruelle Störungen sind häufig. Depression und Angst kommen häufig vor und können eine spezifische Behandlung erfordern.

Der Verlauf der Störungen ist chronisch fluktuierend und häufig mit einer langdauernden Störung des sozialen, interpersonalen und familiären Verhaltens verbunden. Die Störung ist weitaus häufiger bei Frauen als bei Männern und beginnt meist im frühen Erwachsenenalter. Abhängigkeit oder Missbrauch von Medikamenten (gewöhnlich Tranquilizer und Analgetika) resultieren häufig aus zahlreichen Verschreibungen (mehrere Behandler).

Diagnostische Leitlinien

Eine eindeutige Diagnose fordert folgende Kriterien:
- mindestens 2 Jahre anhaltende multiple und unterschiedliche Symptome, für die keine ausreichende somatische Erklärung gefunden wurde
- hartnäckige Weigerung, den Rat oder die Versicherung der Ärzte anzunehmen, dass für die Symptome keine körperliche Erklärung zu finden ist
- eine gewisse Beeinträchtigung familiärer und sozialer Funktionen durch die Art der Symptome und das daraus resultierende Verhalten

Abzugrenzen sind
Körperliche Störungen: Bei Patienten mit chronifizierten Somatisierungsstörungen besteht eine ebenso große Wahrscheinlichkeit, eine zusätzliche körperliche Erkrankung zu entwickeln, wie bei jeder anderen altersentsprechenden Person. Weitere Untersuchungen und Überlegungen sind immer dann erforderlich, wenn sich die Beschwerden wesentlich verändern.
Affektive (depressive) und ängstliche Störungen: Unterschiedliche Schweregrade und Angst begleiten die Somatisierungsstörungen sehr oft. Diese müssen in der Regel nicht getrennt betrachtet werden. Der Beginn nach dem 40. Lebensjahr ist ein Hinweis auf eine mögliche frühe Manifestation einer primär depressiven Störung.
Hypochondrische Störungen: Bei der Somatisierungsstörung liegt der Hauptakzent auf den Symptomen selbst. Bei der hypochondrischen Störung ist die Aufmerksamkeit mehr auf das Vorhandensein eines zugrundeliegenden ernsthaften Krankheitsprozesses und seine Begleitfolgen gerichtet. Außerdem ist bei der Somatisierungsstörung ein ausgeprägter Medikamentenverbrauch und schlechte Compliance zu beobachten, während sich Patienten mit hypochondrischen Störungen typischer Weise vor Medikamenten oder deren Nebenwirkungen fürchten.
Wahnhafte Störungen: Die bizarren Formen der Überzeugungen zusammen mit der geringen Anzahl und deren größeren Beständigkeit der körperlichen Symptome sind eher typisch für wahnhafte Störungen.

Undifferenzierte Somatisierungsstörungen (F 45.1)
Wenn zahlreiche, unterschiedliche und hartnäckige körperliche Beschwerden vorliegen, das vollständige und typische Bild der Somatisierungsstörung aber nicht erfüllt ist oder nur eine kurzdauernde (weniger als 2 Jahre) und weniger auffällige Symptomatik vorliegt, wird der Begriff der undifferenzierten Somatisierungsstörung verwendet. Beispielsweise kann die betonte und dramatische Art der Beschwerdenschilderung fehlen.

IV Was ist das für eine seltsame Erkrankung?

Hypochondrische Störung (F 45.2)
Vorherrschendes Kennzeichen ist die beharrliche Beschäftigung mit der Möglichkeit, an einer oder mehreren schweren fortschreitenden körperlichen Krankheiten zu leiden. Die Patienten manifestieren anhaltende körperliche Beschwerden oder ständige Beschäftigung mit ihren körperlichen Phänomenen. Normale oder allgemeine Empfindungen und Erscheinungen werden von den betroffenen Personen als abnorm oder belastend interpretiert. Die Aufmerksamkeit wird meist nur auf ein oder zwei Organe oder Organsysteme fokussiert. Die befürchtete Erkrankung kann benannt werden. Zwischen den einzelnen Konsultationen variiert der Grad der Überzeugung und die vorwiegende Betonung einer Erkrankung gegenüber einer anderen. Es wird also auch die Möglichkeit in Erwägung gezogen, dass auch noch andere Erkrankungen, die bis dahin nicht entdeckt wurden, existieren können.
Häufig finden sich erhebliche Depressionen und Angst. Diese können auch eine eigene Diagnose rechtfertigen. Diese Störungen treten dann aber selten nach dem 50. Lebensjahr auf. Der Verlauf der Symptome ist im allgemeinen chronisch und wechselhaft. Fixierte Wahnvorstellungen über körperliche Funktionsstörungen können vorkommen. Dieses Symptom tritt bei Männern und Frauen gleichermaßen auf. Es lassen sich keine besonderen Familienauffälligkeiten beschreiben.
Viele Patienten, besonders diejenigen mit leichterer Ausprägung, bleiben innerhalb der Primärversorgung beim Hausarzt oder anderen nichtpsychiatrischen Spezialfächern. Die Überweisung in psychiatrische Behandlung wird oft übelgenommen. Der Grad mit dieser Störung verbundenen Behinderung ist sehr unterschiedlich. Einige Patienten dominieren und manipulieren Familie und soziales Umfeld mit ihren Symptomen, ein kleiner Teil lebt jedoch noch normal.

Abzugrenzen sind:
Somatisierungsstörungen: Bei der hypochondrischen Störung liegt der Akzent mehr auf der Erkrankung und ihren künftigen Folgen als auf den einzelnen Symptomen. Die innerliche Inanspruchnahme bezieht sich auf ein oder zwei Erkrankungen, während bei der Somatisierungsstörung zahlreiche, oft wechselnde Beschwerden bestehen. Man findet auch keine deutliche Geschlechtspräferenz und keine besonderen familiären Auffälligkeiten.

Depressive Störungen: Wenn depressive Störungen im Vordergrund stehen und deren Entwicklung hypochondrische Ideen vorausgehen, kann die depressive Störung primär sein.

Wahnhafte Störungen: Die Überzeugungen sind bei hypochondrischen Störungen nicht so fixiert wie bei depressiven oder schizophrenen Erkrankungen mit körperlichen Wahnideen. Wenn die betreffende Person in wahnhafter Weise überzeugt ist, dass sie eine unangenehme Erscheinung darstellt oder einen ungestalteten Körper besitzt, ist von einer wahnhaften Störung auszugehen.

Angst- und Panikstörungen: Die körperlichen Symptome der Angst werden zwar manchmal als Zeichen einer ernsthaften Krankheit interpretiert, die Patienten lassen sich dann aber durch plausible Erklärungen beruhigen und sie entwickeln nicht die Überzeugung, von einer schwerwiegenden körperlichen Erkrankung befallen zu sein.

Somatoforme autonome Funktionsstörungen:
Die Symptome werden von den Patienten so geschildert, als beruhten sie auf der körperlichen Krankheit eines Systems oder eines Organs, das weitgehend oder vollständig vegetativ innerviert und kontrolliert wird, so etwa des kardiovaskulären, des gastrointestinalen, des respiratorischen oder des urogenitalen Systems. Es finden sich meist zwei Symptomgruppen, die beide nicht auf eine körperliche Krankheit des betreffenden Organs oder Systems hinweisen.
Die erste Gruppe umfasst Beschwerden, die auf objektivierbaren Symptomen der vegetativen Stimulation beruhen, wie Herzklopfen, Schwitzen, Erröten oder Zittern. Die zweite Gruppe ist mehr idiosynkratisch, subjektiv und unspezifischer und besteht etwa aus Gefühlen wie z. B. fließenden Schmerzen, Brennen, Schwere, Enge, oder dem Gefühl aufgebläht zu sein. Die Kombination einer eindeutigen vegetativen Beteiligung mit zusätzlichen nichtspezifischen subjektiven Beschwerden und einem hartnäckigen Beharren auf einem besonderen Organ oder Organsystem als Ursache der Störung, ergibt das typische klinische Bild.
Bei vielen Patienten mit dieser Störung kann man psychische Belastungsfaktoren oder gegenwärtige Schwierigkeiten und Probleme feststellen, sie sind jedoch nicht generell zu finden und nicht „organspezifisch". Die verschiedenen Begleitsymptome wie z. B. Flatulenz, Aufstoßen oder Hyperventilation stören erstaunlicherweise die wesentlichen physiologischen Funktionen des Organs nicht. Bei der Klassifikation wird in der ICD-10 die fünfte Stelle nur genutzt, um das Organ oder das Organsystem näher zu bezeichnen.

IV Was ist das für eine seltsame Erkrankung?

Es sind folgende Unterscheidungen vorgesehen:
• Somatoforme autonome Funktionsstörung des kardiovaskulären Systems (F 45.30)
• Somatoforme autonome Funktionsstörungen des oberen Gastrointestinaltraktes (F 45.31)
• Somatoforme autonome Funktionsstörungen des unteren Gastrointestinaltraktes (F 45.32)
• Somatoforme autonome Funktionsstörungen des respiratorischen Systems (F45.33)
• Somatoforme autonome Funktionsstörungen des urogenitalen Systems (F 45.34)
(Nähere Beschreibungen dazu in den einzelnen Kapiteln der Speziellen Symptomatik).

Diagnostische Leitlinien:

Für eine eindeutige Diagnose müssen folgende Kriterien erfüllt sein:
- hartnäckige und störende Symptome der vegetativen Stimulation, wie etwa Herzklopfen, Schwitzen, Zittern, Erröten usw.
- zusätzlich vegetative Symptome, bezogen auf ein bestimmtes Organ oder System
- intensive und quälende Beschäftigung mit der Möglichkeit einer ernsthaften, aber nicht näher bezeichneten Erkrankung des Organs oder Organsystems, die Beschäftigung wird auch nach wiederholten Erklärungen und Versicherungen der Ärzte nicht aufgegeben
- kein Anhalt für eine eindeutige Störung der Struktur oder Funktion des betreffenden Systems oder Organs

Abzugrenzen sind:
Generalisierte Angststörungen, GAD: Bei der generalisierten Angststörung (GAD) überwiegen die psychischen Komponenten im Rahmen der autonomen Stimulation, wie etwa Furcht oder ängstliche Vorahnungen und es fehlt ein konsistenter körperlicher Symptomfokus für die anderen Symptome.

Somatisierungsstörung: Bei der Somatisierungsstörung können zwar vegetative Symptome vorkommen, sie stehen aber verglichen mit anderen Empfindungen und Gefühlen weder im Vordergrund, noch dauern sie an. Die Symptome werden auch nicht so hartnäckig einem Organ oder Organsystem zugeordnet.

Anhaltende somatoforme Schmerzstörung (F 45.4)
Die vorherrschende Beschwerde ist ein andauernder und quälender Schmerz, der durch einen physiologischen Prozess oder eine körperliche Störung nicht vollständig erklärt werden kann. Er tritt in Verbindung mit emotionalen Konflikten oder psychosozialen Belastungen auf.
Diese sollten schwerwiegend genug sein, um als entscheidende ursächliche Einflüsse zu gelten. Die Folge ist gewöhnlich eine beträchtliche persönliche oder medizinische Betreuung oder Zuwendung.
Hier sind ein vermutlich psychogener Schmerz (siehe Kapitel chronischer Schmerz) oder Schmerzen im Zusammenhang mit einer depressiven Störung oder einer Schizophrenic nicht zu berücksichtigen.
Schmerzen aufgrund bekannter oder psychophysiologischer Mechanismen wie Muskelverspannung oder Migräne, die wahrscheinlich auch psychogen sind, gehören hier ebenfalls nicht her.
Ein wichtiger Indikator für eine somatoforme Schmerzstörung kann die Schmerzbeschreibung sein. Diese Patienten beschreiben „ihre" Schmerzen meist mit starken emotionalen Begriffen, z. B. scheußlich, grauenhaft, beängstigend, nicht auszuhalten, usw.
Der Beginn liegt üblicherweise vor dem 35. Lebensjahr. Junge Frauen sind am häufigsten betroffen. Die Lokalisation variiert stark. Besonders betroffen sind die Extremitäten, Gesicht und Unterleib (junge Frauen).

Auszuschließen sind:
Organisch bedingte Schmerzen: Das Hauptproblem ist die Differenzierung bei histrionischer Verarbeitung organischer Schmerzen. Wenn eine eindeutige körperliche Diagnose noch nicht zu stellen ist, können Patienten leicht verängstigt oder vorwurfsvoll reagieren und schließlich ein aufmerksamkeitssuchendes Verhalten entwickeln.

Somatisierungsstörungen: Hier treten vielerlei Schmerzen auf, die aber verglichen mit den Beschwerden, die außerdem noch bestehen, nicht so anhaltend und vordergründig sind.

Sonstige somatoforme Störungen (F 45.8)
Hier werden alle anderen Störungen der Wahrnehmung der Körperfunktion und des Krankheitsverhaltens eingeordnet, die nicht durch das vegetative Nervensystem vermittelt werden, die auf spezifische Teile oder Systeme des Körpers begrenzt sind und mit belastenden Ereignissen und Problemen in Verbindung stehen.
Gefühle von Schwellung, Bewegung der Haut oder Parästhesien, sowie Kribbeln und Taubheit sind typische Beispiele.

IV Was ist das für eine seltsame Erkrankung?

Hierzu gehören auch Störungen wie z. B.:
• „Globus hysterikus":
Kloßgefühl in der Kehle, Dysphagie und andere Schluckstörungen
• „Torticollis": psychogener Schiefhals
• psychogenes Jucken
• psychogene Dysmenorrhoe
• Zähneknirschen

Abb. 1
Modell der Entstehung funktioneller Störungen (nach Schüssler / 1999)

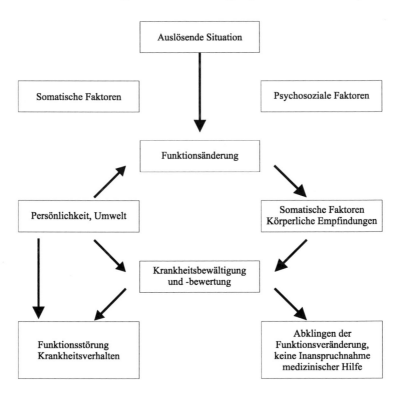

Abgrenzung von somatoformen und anderen psychogenen Erkrankungen
in der Übersicht nach Rief und Hiller:

Differenzialdiagnose	**überlappende Merkmale**	**differenzierte Merkmale**
Depressive Störung	klagsam, passive Haltung, resigniert, demoralisiert,	affektive Symptome, deprimierte, niedergeschlagene Stimmung, antriebslos, suizidal,
Angststörung	körperliche Symptome, Angst, mit dem eigenen Körper könne etwas nicht in Ordnung sein,	Angstgefühle, situationsspezifische Ängste, plötzliche Angstattacken, soziale Ängste, Sorgen und Befürchtungen mit allgemeiner ängstlicher Anspannung,
Psychotische Störung	beunruhigende Körpersensationen, Todesängste	Halluzinationen, Wahnideen, extrem inadäquater oder verflachter Affekt, Denkstörungen
Persönlichkeitsstörungen	keine	lang andauernde und tief verwurzelte Erlebens- und Verhaltensmuster
akzidentelle Störung	groteske körperliche Symptome, Wunsch nach Behandlung	Symptome sind offensichtlich selbst erzeugt, Symptome sind erfunden, Wunsch Patientenrolle einzunehmen, Vorteilsnahme
körperliche Erkrankung	körperliche Symptome	eindeutige pathologische, medizinische Befunde
„klassische" psychosom. Erkrankungen	körperliche Symptome	Vorliegen einer klaren Gewebs- o. Organschädigung

IV Was ist das für eine seltsame Erkrankung?

Wechselseitige Beeinflussung bio-psycho-sozialer Faktoren durch die Achse Enterisches Nervensystem (ENS) - Zentrales Nervensystem (ZNS): „brain gut axis" und deren therapeutische Beeinflussung (nach Schüssler, 1999).

Abb. 2

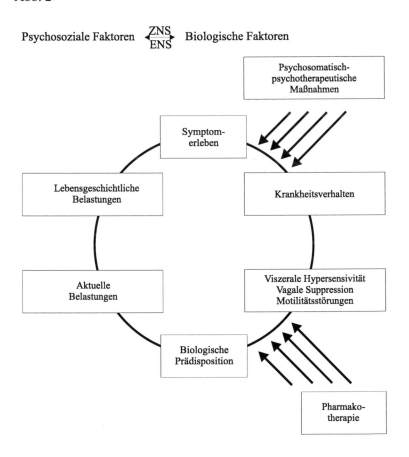

Literatur

1. Alexander, F.: Psychosomatische Medizin. De Gruyter, Berlin, 1971
2. Balint, M.: Der Arzt, sein Patient und die Krankheit. Fischers Bücherei, 1970
3. Danzer, G.: Psychosomatik, Gesundheit für Körper und Geist. Primus Verlag, Darmstadt, 1998
4. Dilling, H. / S. Weyerer / R. Castell: Psychische Erkrankungen in der Bevölkerung. Enke Verlag, Stuttgart, 1984
5. Dilling, H. / W. Mombour: M.-H. Schmidt (Hrsg.): Internationale Klassifikation psychischer Störungen. Kapitel V (F) Klinisch-diagnostische Leitlinien, ICD-10, Hans Huber Verlag, Bern, Göttingen, Toronto, 1991
6. DIMDI (Hrsg.): Internationale statistische Klassifikation der Krankheiten und verwandter Gesundheitsprobleme. ICD-10, Hans Huber Verlag, Bern, Göttingen, Toronto, 1999
7. Hess, Helga: Zur Epidemiologie neurotisch-funktioneller Störungen. Zsch. Klin. Med. 44, 2185, 1989
8. Heuser, J. / W. Rief: Therapie somatoformer Störungen. Psycho, 26, 39 - 43, 2000
9. Hiller, W. / W. Rief: Diagnostik und Differenzialdiagnostik somatoformer Störungen. Psycho, 26, 23-30, 2000
10. Loew, Th. / N. Hartkamp / E. Leibing: Somatoforme autonome Funktionsstörungen, Diagnostik und Therapie. Eine Übersicht der empirischen Literatur, Zschr. psychosom. Med. 44, 108-126, 1998
11. Meyer, A. E. et al. (Hrsg.): Gutachten zum Psychotherapeutengesetz. Bundesgesundheitsministerium, 1991
12. Müller D.: Diagnostik und Therapie psychischer Störungen. Seminar Hausarzt - Praxis, 12, 22-25, 1999
13. Rief, W. / W. Füller: Somatisierungsstörung und Hypochondrie. Hogrefe Verlag, Göttingen, Bern, Toronto, Seattle, 1998
14. Rudolf, G.: Somatoforme Störungen. Quellentexte zu den Leitlinien, Zschr. Psychosom. Med. 44, 103-107, 1998
15. Sack, M. / Th. Loew / C. E. Scheidt: Diagnostik und Therapie der Somatisierungsstörung u. undifferenzierten Somatisierungsstörung. Eine Übersicht zur empirischen Literatur. Zschr. Psychosom. Med. 44, 214-232, 1998
16. Schepank, H. (Hrsg:): Psychogene Erkrankungen der Stadtbevölkerung. Springer, Berlin, 1987
17. Strotzka, H. et al.: Eine sozialpsychiatrische Feldstudie. Österreicher Bundesverlag f. Unterricht, Wissenschaft und Kunst, Wien, München, 1969
18. Tölle, R.: Funktionelle Beschwerden - Somatisierungsstörungen. Dtsch. Ärztblatt, 96, 128-130, 1999
19. Tress, W.: Psychogene Erkrankungen in hausärztlichen Praxen. Zschr. Psychosom. Med., 1997
20. Uexküll, Th. v. (Hrsg.): Integrierte Psychosomatische Medizin in Praxis und Klinik, Schattauer Verlag, Stuttgart, New York, 1992
21. Zintl - Wiegand, A. / B. Cooper: Psychische Erkrankungen in der Allgemeinpraxis. Eine Untersuchung in Mannheim, Nervenarzt, 50, 352-359, 1979

V Nur eine gestörte Funktion der Organe?
„Spezielle" Psychosomatik

V.1 Herzsensationen - Herzlichkeit oder herzlos?
Störungen des Herz-Kreislaufsystems

1. Somatoforme autonome Funktionsstörungen des kardiovaskulären Systems - Herzbeschwerden ohne Herzkrankheit Funktionelle Herzbeschwerden

Das Krankheitsbild

Im Vordergrund des Geschehens stehen als heftig erlebte Herzbeschwerden (Druckschmerz, Stechen, Stolpern, Brennen). Begleitet werden diese von offensichtlich vegetativen Zeichen: Schwitzen, Erröten, Zittern. Dazu werden meist, mehr oder weniger, allgemein erlebte Gefühle der Schwere, Mattigkeit und Beunruhigung beklagt. Die Patienten beschäftigen sich intensiv beobachtend mit den Beschwerden und sind in der Regel sehr besorgt. Wiederholte Beteuerung durch die oft wechselnden Ärzte hinsichtlich der Unbedenklichkeit für das Herz bringen dem Patienten nur selten und dann nur vorübergehend Beruhigung. Die funktionellen Störungen können z. B. durch Schreck, persönliche Auseinandersetzungen, Enttäuschungen, Trauer oder auch Schlafmangel ausgelöst werden. In der Regel wird Angst, bis hin zu Todesangst, erlebt. Das Erlebnis der Todesangst und die Vorstellung, es könnte sich um eine ernsthafte, bedrohliche Herzkrankheit (Herzinfarkt!) handeln, beeinträchtigt das Denken und Fühlen der Betroffenen vordergründig und nachhaltig.

Folgerichtig löst die Angst durch beobachtete Unregelmäßigkeiten - die durchaus normal sind - weiter Herzsensationen aus. So kann eine unendliche Kette von jahrelangen Beschwerden entstehen. Bisherige Bezeichnungen, die uns noch sehr vertraut sind, gelten als überholt: Herzneurose, neurozirkulatorische Asthenie, Effort-Syndrom, vegetative Dystonie oder veg. Ausnahmezustand oder im angloamerikanischen Sprachgebrauch: soldiers heart, anxiety neurosis, neurocirculatory asthenia.

Die Symptomatik tritt meistens im Alter von 20-40 Jahren auf, kommt aber auch im höheren Lebensalter vor. Die Wahrscheinlichkeit, dass sich im Zuge der Beschwerden eine organische Herzerkrankung entwickelt, ist gering. Daher ist die Lebenserwartung nicht beeinträchtigt. Gefährdet sind die Patienten durch die Neigung zur Chronifizierung, durch unangebrachte ängstliche Vermeidungshaltung und die Gefahr übermäßigen Gebrauchs von Tranquilizern oder Schlafmitteln. Eine „Heilung" ist schwierig, langwierig und eher selten.

V.1 Herzsensationen - Herzlichkeit oder herzlos?

Klinische Befunde
Die Diagnose kann anhand der Kriterien der somatoformen autonomen Funktionsstörungen (F 45.3, s. dort) gestellt werden. Vegetative Beschwerden sind in der Regel vorhanden, Schweißausbrüche, Unruhe, Angst, Störungen der Bewusstseinslage treten nicht auf. Im EKG und röntgenologisch finden sich keine pathologischen Befunde. Situativ können der Blutdruck und die Herzfrequenz erhöht sein. Wiederholte körperliche Abklärungen und Durchführung unzähliger Spezialuntersuchungen mit absehbar geringem Erklärungswert sollten möglichst vermieden werden. Ihre Durchführung und die unüberlegte Deutung von Bagatellbefunden verstärken ungewollt die Überzeugung des Patienten von einer bisher nur nicht entdeckten schweren Herzerkrankung. Damit ist dann der Einstieg in die Chronifizierung ausgelöst.
Zur somatischen Diagnostik gehört der Ausschluss einigermaßen wahrscheinlicher organmorphologischer Veränderungen durch:

• Anamnese
• körperliche Untersuchung, kleine Labordiagnostik
• kardiale Diagnostik: Ruhe-, Belastungs- und Langzeit-EKG, Herz-Echo, Koronargraphie
• bei begründetem Verdacht (oder hartnäckiger Forderung) extrakardiale Diagnostik: Lungenfunktion, Röntgen (Thorax, WS), Ösophagus, evtl. Nebenniere

Psychosomatische Basisdiagnostik
Die Patienten fallen als Persönlichkeiten dem Arzt immer auf, weil sie beharrlich immer wieder die gleichen Beschwerden vortragen. Dabei fordern sie u. U. kategorisch immer wieder neue Spezialuntersuchungen. Sie lassen sich aber auch nicht von Experten von ihren Überzeugungen und Befürchtungen um eine noch nicht gefundene Herzerkrankung abbringen, (Koryphäenkiller). Als Auslöser für ihre Beschwerden lassen sich oft psychische Ursachen finden, das betrifft typischerweise vor allem Trennungs- und Verlusterlebnisse und deren Folgen. Die Patienten können aufgrund ihres Angsterlebnisses in einen Typ A, einen besonders ängstlichen Typ, und in einen Typ B, der weniger ängstlich ist, unterschieden werden (Richter und Beckmann, 1986, Hermann-Lingen, 2000). Die depressiv anklammernden Patienten vom Typ A neigen zu hypochondrischem Erleben und werden teilweise von ihrer Angst überflutet. Sie vermeiden körperliche und seelische Belastungssituationen und entwickeln eine zunehmend soziale Einengung. Patienten des Typ B können ihre Ängste innerlich besser abwehren und haben eine Tendenz, psychische Probleme

überhaupt zu leugnen. Sie versuchen demgegenüber ihre Schwierigkeiten durch Leistung zu überspielen.

Ein Fallbeispiel: Herr Christoph D.

Der 28-jährige Medizinstudent im 10. Semester klagt über akut aufgetretene Herzschmerzen, -klopfen und -rasen, über Brustschmerzen mit Ausstrahlung in den linken Oberarm, in beide Schultern und ins Epigastrium. Er berichtet über seine Angst, einen Herzinfarkt erlitten zu haben, so wie einst sein Vater, der daran mit 45 Jahren verstarb.
Der junge Mann macht einen nervösen und unruhigen Eindruck,

Somatischer Befund:
Ein kräftiger junger Mann, 168 cm, 69 kg, RR 190/110, Puls 104/min regelmäßig, Haut und sichtbare Schleimhäute gut durchblutet, keine Dyspnoe, keine kardiovaskulären Insuffizienzzeichen, Abdomen unauffällig, Neurosensorium intakt, Stütz- und Halteapparat altersgerecht. EKG in Ruhe und bei Belastung unauffällig, weitere Blutdruck- und Pulswerte in Folge regelrecht, Cholesterin 280 mg/dl, Triglyceride 310 mg/dl.

Anamnese:
2-5 Zigaretten/d, Alkohol sporadisch, dann gelegentlich zuviel, Freizeitsport, Ernährung mitteleuropäisch, übliche Kinderkrankheiten, sei nie ernstlich krank gewesen. Der Patient ist nach Darstellung der Befunde nicht zufrieden, es geht ihm weiterhin schlecht.

Nach weiterem vertiefendem Gespräch:

Jetzt gibt der Patient seine gelegentlichen Probleme preis!
Er hatte sich einmal auf einen „Seitensprung" eingelassen. Seine damalige Freundin hatte ihn daraufhin gnadenlos verlassen, obwohl er seinen Fehler bereute. Er fühlte sich durch die Trennung beschämt und fallengelassen. Das Herz zersprang ihm quasi, wenn er sich in der Nähe der ehemals gemeinsamen Wohnung aufhielt. Seitdem habe er Antriebsschwäche, Ein- und Durchschlafstörungen, gelegentlich Durchfälle und 3 kg Gewichtsverlust. Abendlicher Alkoholgenuss erleichtere zwar das Einschlafen, nachts wache er dann aber mit schrecklichen Selbstzweifeln und Wut gegen seine ehemalige Freundin auf. Weitere anschließende Gespräche erbrachten dann eine ambivalente Mutterbindung, die schon früher gelegentlich die Freundin zur Verzweiflung gebracht hatte.

Was fällt zunächst auf? (Die Diagnose)
Anamnese: Vater mit 45 Jahren an Herzinfarkt gestorben, Auftreten der *ersten Beschwerden nach Trennungskonflikt.*
Befund: 28-jähriger kräftiger junger Mann, anfänglich erhöhte Blutdruck werte, Puls beschleunigt.
Psychisch: Nervös, unruhig, irritiert durch Trennungskonflikt.
Sozial: Früher Tod des Vaters (Herzinfarkt), ambivalente Mutterbindung.

Was fällt mir noch auf? (Differenzialdiagnose)
Körperlich: Weitere Untersuchungen einschließlich Ruhe- und Belastungs-EKG unauffällig, deutliche vegetative Stigmata, Gewichtsverlust.
Psychisch: Selbstwertprobleme (narzisstische), Wut.
Sozial: Übertragung der ambivalenten Mutterbindung auch auf Freundin.

Was kann ich tun? (Therapieplan)
Körperlich: Erläuterungen der unbedenklichen körperlichen Befunde, keine Medikamente!
Psychisch/Psychosomatisch: Klärung des auslösenden Konfliktes, Darstellung des Zusammenhangs mit Trennungsangst und Wut.
Sozial: Klärung der Beziehung zur Mutter.

Kommentar zur Arzt-Patienten-Beziehung: „Die Kränkung" oder: Schwierigkeiten mit einer „privilegierten" Beziehung oder: Der Hausarzt springt als verständnisvoller „Vater" ein.
Während der ersten Begegnung ist der Patient, aber auch der Hausarzt, etwas befangen. Sie kennen sich seit langem privat. Der Arzt war langjähriger Studienfreund des zu früh verstorbenen Vaters des jungen Mannes. Sie haben sich jetzt lange nicht gesehen, etwa seit Studienbeginn und Tod des Vaters. Auf einen vertrauten Ton des Arztes kann der Patient zunächst nicht recht eingehen. Er ist völlig durch seine Beschwerden in Anspruch genommen.
Die Erinnerungen an den plötzlichen Tod des Vaters, der vorher nie über Beschwerden geklagt hatte, stehen scheinbar im Vordergrund seiner Ängste. (Über die klinische Symptomatik eines akuten Herzereignisses ist er auf Grund seines Studiums ausreichend informiert).
Die ersten Begegnungen enden mit der Erläuterung der bis dahin regelrechten organischen Befunde. Den erhöhten Blutdruck und die Frequenzsteigerung kann der Patient als Ergebnis seiner Beunruhigung akzeptieren. Am folgenden Tag klagt der junge Mann weiter über Unruhe und Herzschmerzen. Er macht einen ängstlichen und irritierten Eindruck. Der Patient bittet um eine Wiederholung der Untersuchungen. Diese sind jetzt,

einschließlich Blutdruck und Herzfrequenz, im Normbereich. Der Arzt spürt einen tiefergehenden Konflikt und fragt vorsichtig nach. Der Patient berichtet daraufhin von Schlafstörungen und gibt seine Beunruhigung zu. In der vollen Sprechstunde finden beide nicht die rechte Ruhe, um über mehr zu sprechen. Einen gesonderten Termin nimmt der junge Mann gerne an. Hier kann sich auch der Arzt besser auf den Patienten einlassen. Dieser erzählt von seinem „Seitensprung", den er bitter bereut. Er schämt sich. Ärgerlich berichtet er über die „unangemessene" Reaktion der Freundin. Sie habe ihn sofort „fallen lassen" und ihn wie einen „Sündenbock" behandelt. Er fühle sich dadurch gedemütigt und gekränkt. Er kann sich jetzt auch „erinnern", dass seine Brustschmerzen, vor allem ein Gefühl der Enge und des Druckes in der Herzgegend, vor allem in Verbindung mit seinen Selbstvorwürfen und Selbstzweifeln auftraten. Besonders stark äußern sich diese in der Nähe der Wohnung der Freundin, wohin er immer wieder gehen muss.

Zunächst kann der junge Mann mit dem „Angebot" des Arztes nicht viel anfangen. Er ist ganz auf seine Beschwerden und der Vermutung der organischen Verursachung und der Angst vor den schlimmen Folgen orientiert. Der Hausarzt „spürt" jedoch einen tieferen Konflikt und wendet sich, über die normale „Routine" hinaus, dem Patienten intensiver zu. In der Situation der vertieften Zuwendung kann sich der Patient plötzlich „erinnern". Das ist hier auch nicht besonders schwierig, denn der Konflikt ist sehr aktuell und beherrscht das ganze Denken des jungen Mannes. Im Rahmen der ablaufenden Übertragung und Gegenübertragung können sich danach Arzt und Patient über die Bedeutung der „Kränkung" verständigen.

Psychodynamik

Psychodynamisch finden sich bei Patienten mit somatoformen autonomen Funktionsstörungen des Herzens oft emotionale Trennungskonflikte mit Personen, zu denen eine starke persönliche Abhängigkeit besteht (Tod, Scheidung, Liebesenttäuschung). Vor allem die gefühlsmäßigen Schwankungen zwischen Für und Wider (Versuchungs- und Versagenssituation), die sich fortwährend vor allem in der Fantasie abspielen, greifen tief in das Innere des Menschen: Sie sind bis „ans Herz" erschüttert. Betroffen sind vor allem Menschen, deren Mütter als überbesorgt und unsicher geschildert werden. Diese hatten ihr Kind stark an sich gebunden und damit dessen selbstständige Entwicklung gehemmt und somit den „lockeren" Umgang des Kindes mit Angstgefühlen behindert. Eine selbstsichere Autonomie konnte sich daher bis zum Erwachsenenalter nicht entwickeln. Aus der erlebten Unsicherheit heraus bildet sich statt dessen eine schwankende, latent aggressive Tendenz, einerseits gegen die an sich schutzgebende, andererseits aber auch einengende und kleinhaltende Bezugsperson. Der ambivalente Konflikt entsteht aus der Angst vor dem Objektverlust, der gleichzeitig gewünscht und gefürchtet wird (Lindner, 1999). Gelegentlich beobachtete depressive Persönlichkeitsstrukturen sind nicht unbedingt typisch. Sie gehören auch zu einer „Herzpersönlichkeit", die es in diesem Sinne nicht gibt.

Differenzialdiagnose
In der Medizin ist nicht alles Typische typisch! So gilt:
• nicht jeder Herzschmerz kommt vom Herzen
• nicht jeder Herzschmerz ist bedrohlich
• auch ein gesundes Herz macht Herzschmerz
• bedrohliche Herzschmerzen werden manchmal weniger dramatisch erlebt.

Bei akuten Herzsymptomen wird jeder Arzt/Ärztin, schon von der Ausbildung her, besonders wachsam und sorgfältig sein. In jedem Fall steht die Sorge wegen einer bedrohlichen Erkrankung im Vordergrund der Überlegungen. Es gilt, sofort eine objektive Gefahr zu erkennen.
Funktionale Herzschmerzen sind immer von koronaren Herzerkrankungen abzugrenzen, d. h. von allen Formen der Angina pectoris. Auch der Infarkt ist grundsätzlich auszuschließen. Sowohl eine Hyperthyreose als auch Schmerzen, die von der Speiseröhre ausgehen, sind differenzial-diagnostisch entsprechend zu erwägen.
Auch kommen „kardiale" Beschwerden vor, die durch eine zu große Magenfüllung (Luft oder Speise), genannt Roemheld-Syndrom, ausgelöst werden. In Frage kommen auch Intercostalneuralgien oder pulmonale Erkrankungen.

Abb. 1 nach Hermann-Lingen

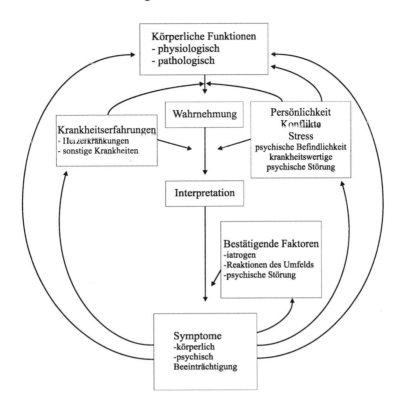

Auf das Herz bezogene Schmerzen und die möglichen Ursachen (nach Werner et al., 1991):

• Herz-Kreislauf: akuter Herzinfarkt, instabile und stabile Angina pectoris, Kardiomyopathie, Perikarditis, Aneurysma dissecans der Aorta, arterielle Hypertonie

• Endokrinium: Hyperthyreose, Phäochromozytom

• Peripheres NS: Herpes Zoster, Intercostalneuralgie

• WS und knöcherner Thorax: HWS/BWS-Syndrom, Osteolysen, Tietze-Syndrom

• Magen-Darm: Ösophagitis, Hiatushernie, Ulcus ventriculi/duodeni, Pankreatitis, Roemheld-Syndrom, Cholczystitis/Cholangitis

• Lunge: Pleuritis, Pneumothorax, Lungenembolie

V.1 Herzsensationen - Herzlichkeit oder herzlos?

Bei der Differenzierung gegenüber organischen Erkrankungen ist es immer ein wichtiger Hinweis, dass es bei funktionellen Herzbeschwerden nicht zur Verstärkung durch körperliche Belastung kommt. Dagegen beobachtet man manchmal eine Hyperalgesie der linken Brustseite (schon beim vorsichtigen Aufsetzen des Stethoskops werden Schmerzen beklagt). Auch der Charakter des Herzschmerzes wird anders dargestellt. Er wird als nadel- oder messerstichartig beschrieben. Nitropräparate bringen keine Besserung. Die ängstliche Fixierung auf die Beschwerden fällt in jedem Falle auf. Die beschriebenen psychosozialen Konflikte (Trennungsproblematik, Objektverlust) sind nicht in jedem Falle vordergründig, doch wenn auffällig, dann richtungsweisend.

Grundzüge der somatischen Therapie

Die Bedeutung einer grundsätzlich nicht ausufernden Diagnostik wurde schon betont. Grundlage für das weitere Schicksal des Patienten ist ein ausführliches (verständliches) Gespräch, das die ursächlichen Zusammenhänge klärt. Zur anfänglichen Überwindung der besorgten Unruhe und Angst kann man durchaus leichte Sedativa geben.
Spezifische Herzmittel, die entsprechend im Beipackzettel beschrieben sind, sollte man möglichst vermeiden, um die Assoziation, dass es wohl doch nicht ohne (bedrohlichen) Grund verschrieben wurde, gar nicht erst aufkommen zu lassen.
Wichtig ist die Überwindung einer eventuellen Schon- und Vermeidungshaltung und des damit verbundenen Trainingsmangels. Auf eine vielseitig gesunde Ernährung ist zu achten, ohne kategorische Einschränkungen und Verbote. Nikotin sollte allerdings gemieden werden.

Psychosomatisches Behandlungsprinzip

Der Hausarzt wird zunächst ein vertrauensvolles vertiefendes Gespräch suchen. In diesem sollten die persönlichen Konflikte zur Sprache kommen. Dabei muss man behutsam sein und warten können, bis der Patient in der Lage ist, über seine Befürchtungen und Ängste zu reden.
Andererseits darf man bei einem unaufhörlichen Redeschwall die angegebenen Beschwerden nicht vordergründig sehen. Gelegentlich ist es sehr schwer, sich nicht verleiten zu lassen, dem Patienten in seinem beharrlichen Klagen zu folgen und weitere (unnötige) Untersuchungen abzulehnen.
Im Gegensatz kann es dann aber auch passieren, irgendwo einen Konflikt „entdeckt" zu haben, dem man dann allzu gerne (und oft voreilig!) alle Probleme „unterschiebt".

Die überwiegend hartnäckige Organfixierung und die anklammernde Haltung des Patienten ist für den Arzt und sein Team sehr belastend (Herrmann und Ringer, 1999). Daher ist es dann schwierig, bei einer freundlichen, akzeptierenden und geduldigen Position zu bleiben. Auch wenn es fürchterlich „nervt", ist es nicht ratsam, den Patienten, zur eigenen Entlastung, zu einem Experten „wegzuschicken". Es kommt dadurch zum Vertrauensverlust und zu einem weiteren „Objektverlust". Ein schwerer und nicht wieder gut zu machender Fehler besteht darin, dem Patienten kategorisch zu erklären: „Sie haben nichts", oder „Ich kann bei Ihnen nichts finden". Das kann der Patient nicht verstehen oder akzeptieren. Schließlich hat er doch „seine" Beschwerden! Er wird Ihnen also Ihre Erklärungen nicht glauben wollen oder können. Er wird zunächst an Ihrer Kompetenz und Ihren Untersuchungen zweifeln. Entweder er verlangt von Ihnen, oder, was weit schlimmer ist, von einem anderen Arzt, weitere „gründlichere" Untersuchungen (die dann auch nichts anderes erbringen können). In jedem Falle ist aber das vertrauensvolle Arzt-Patienten-Verhältnis erheblich erschüttert.

Herzrasen - Funktionelle Herzrhythmusstörungen, Herzrhythmusstörungen ohne organische Ursache

Das Krankheitsbild

Durch Erregung des autonomen Nervensystems kann die normale Autonomie des Sinusknotens verändert werden. Die dadurch entstehenden Herzrhythmusstörungen werden teilweise mit unangenehmen kardialen Symptomen erlebt: Herzrasen, -stolpern, -klopfen, -jagen, Aussetzen des Pulses, Pulsationen bis in den Hals. Bei vorgeschädigtem Herzen bedeuten Herzrhythmusstörungen evtl. eine Gefahr. Für deren Einschätzung ist das Ausmaß der linksventrikulären Funktionseinschränkung entscheidend. Bei gesundem Herzen sind funktionelle Rhythmusstörungen harmlos.

Klinische Befunde

Funktionelle Herzbeschwerden bestehen in Veränderungen der Herzfrequenz: Tachykardie mehr als 100/min, Bradykardie weniger als 60/min und deren Regelmäßigkeit (supraventikuläre Arrhythmie). Bei allen Störungen ist ein kardiologischer Ausschluss einer organischen Ursache erforderlich.

Durch Tasten des Pulses und Feststellung eines Pulsdefizites erfolgt die erste Orientierung. Dieser schließen sich dann Ruhe-, Belastungs- und evtl. Langzeit-EKG an. Im besonderen Falle werden auch Echokardiographie, Herzkatheter und andere elektrophysiologische Spezialfragen geklärt.

Psychosomatische Basisdiagnostik
Alle Rhythmusstörungen können zu psychischen Beeinträchtigungen führen. Es werden Angstgefühle, Schwindel, Sehstörungen, Atemnot und allgemeine Schwäche beobachtet. Situative und konflikthafte Auslösungen gibt es bei vielen Patienten. Es stehen Erlebnisse der Anspannung und starke Affekte im Vordergrund. Wann primär Angst ursächlich ist, kann nur vermutet werden. Es spielt jedoch im Erleben immer eine wesentliche Rolle. Der Herzkranke „ohne Befund" ist ein Angstpatient (B. Luban-Plozza u. a., 2002).

Psychodynamik
Es entsteht immer wieder der Eindruck, als wären Menschen betroffen, die ihre Gefühle übermäßig kontrollieren und abwehren, oder diese gar als Schwäche verstehen. Die Rhythmusstörung erscheint als Ausdruck eines inneren Kampfes. Im Gegensatz zum dargestellten äußeren Bild ist die erlebte Angst jedoch stärker als vor sich und anderen zugegeben werden kann. Unausgelebt führt die Angst evtl. zu weiteren Beschwerden oder ist die Ursache für ein neuerliches Auftreten der Rhythmusstörungen.

Differenzialdiagnose
Ausgeschlossen werden müssen in jedem Falle Rhythmusstörungen bei koronaren Herzkrankheiten, Myokardinfarkt, Kardiomyopathie, Herzinsuffizienz, Cor pulmonale oder Myokarditis. Aber auch endokrine Störungen, z. B. Hyperthyreose, kommen als Ursache in Frage. Berücksichtigt werden müssen auch entzündliche oder toxische Verursachungen.

Grundzüge der somatischen Therapie
Der Umgang mit funktionellen Störungen des Herzrhythmus entspricht weitgehend dem bei den funktionellen Herzbeschwerden beschriebenen Grundsätzen. Aber auch hier haben sich nebenher leichte Sedativa, besonders Phytotherapeutika, bewährt. Jede ernsthafte organische Erkrankung erfordert eine spezifische Therapie und gehört gegebenenfalls in die Hände eines Kardiologen.

Psychosomatische Behandlungsprinzipien
Arzt und Patient begegnen sich bei Beschwerden mit funktionellen Rhythmusstörungen oft in Zeiten eines emotionalen Staus. Hier ist schon die Fähigkeit des Arztes, Ruhe zu bewahren, eine wichtige Grundlage für weitere evtl. später anschließende vertiefende Gespräche. Nach Ausschluss organischer Ursachen und möglichst Beruhigung des Patienten, sind die psychosozialen Hintergründe zu erfassen. Durch konfliktorientierte Ge-

sprächsführung kann der Arzt im Rahmen der psychosomatischen Grundversorgung schon Lösungswege zur eigenständigen Bewältigung aufzeigen. Mit der Wahrnehmung der psychischen Prozesse wird der Patient dazu befähigt und ermutigt.

Im Rahmen einer vertrauensvollen Arzt-Patienten-Beziehung wird der Arzt weiterhin begleitend emotionale Unterstützung bieten. Hilfreich ist das Erlernen des Autogenen Trainings, besonders in der Gruppe.

Hypertone Regulationsstörungen - Situationshypertonie - - Weißkittelhypertonie

Das Krankheitsbild

Jeder Mensch kennt Blutdruckerhöhungen bei körperlichen und seelischen Belastungssituationen. Hypertone Blutdruckwerte ergeben sich häufig schon allein aus der aktuellen Praxissituation, Weißkittelhypertonie genannt. Besonders und wiederholt tritt diese Erscheinung erfahrungsgemäß bei einer besonderen Erwartungshaltung auf. Diese Anpassungsregulierungen sind natürlich und bedürfen keiner weiteren Sorge. Hier gilt es, nachhaltige und unangemessene hypertone Regulationsstörungen herauszufinden. In der Regel sind junge Menschen betroffen. Auffällig ist der Anfallcharakter. Die Prognose ist eher gut. Es gibt aber auch Übergänge in eine echte Bluthochdruckkrankheit.

Klinische Befunde

Regelmäßige Blutdruckkontrollen ohne Erwartungshaltung und Leistungsdruck nach ausreichender „Gewöhnungsphase" ergeben meistens rasch ein realistisches Bild. Im Zweifelsfalle bringt die Langzeit-Blutdruck-Messung noch weitere wertvolle Erkenntnisse.

Psychosomatische Behandlungsprinzipien

Ausgehend vom physiologischen Anpassungsverhalten sind dem Patienten die derzeitigen Regulationsstörungen zu erklären.

Stressbewältigungsmaßnahmen, Autogenes Training, Einschränkungen des Nikotinabusus, regelmäßigere Lebensführung und angepasste berufliche Belastung mit körperlichem Ausgleich, regelmäßiger und ausreichender Schlaf (Cave: Schlafmittel oder Alkohol) und Klärung psychosozialer Belastungssituationen (Ehe, Arbeitsplatz) haben sich bewährt, sofern sich der alexithym abwehrende Patient auf dieses für ihn gefährliche Pflaster einlassen kann.

Hypotone Regulationsstörung

Das Krankheitsbild
Hypotone Blutdruckwerte unter 110/mmHg systolisch werden oft vom Betroffenen nicht bemerkt. Erst orthostatische Dysregulationen (Orthostase-Syndrom) machen dann auf „Kreislaufstörungen" aufmerksam. Die niedrigen Blutdruckwerte werden sehr häufig beobachtet. Sie werden als Normvariante der Blutdruckregulation verstanden. Es gilt jedoch, davon sekundäre Formen der Hypotonie auszuschließen (s. Differenzialdiagnose). Eine Beeinträchtigung der Lebenserwartung ist nicht zu erwarten, im Gegenteil, sie liegt eher über dem Durchschnitt der Gesamtbevölkerung. Die hypotone Regulationsstörung hat nur im deutschsprachigen Raum eine krankheitswertende Bedeutung.

Klinische Befunde
Die Patienten klagen teilweise über (flüchtige) Sehstörungen, Schwindel, Müdigkeit, Gleichgewichts- und Bewusstseinsbeeinträchtigungen als Zeichen einer mangelnden zentralen Durchblutung. Weitere subjektive Beschwerden kommen vor: Schwäche, Herzklopfen, schnelle Ermüdbarkeit, kalte Füße und Beklemmungsgefühl. Eine ausführliche Anamnese und weitere Untersuchungen, evtl. unter Belastung, bringen die Abgrenzung gegenüber den Formen der sekundären Hypotonie.

Psychosoziale Befunde
Die Patienten haben, wenn überhaupt, überwiegend unter den subjektiven Erscheinungen zu leiden (Müdigkeit, Frieren, Erschöpfbarkeit).
Diese ziehen unter Umständen auch psychische Beeinträchtigungen nach sich (mangelnder Antrieb, Inaktivität, Resignation). Das hat dann gegebenenfalls auch soziale Folgen, andererseits sind depressive und neurasthenische Störungen Hintergrund der Symptomatik.

Differenzialdiagnose
Aus dem bisher über hypotone Regulationsstörungen Gesagtem, darf nicht geschlussfolgert werden, dass hypotone Blutdruckwerte grundsätzlich unbedenklich sind.

Sekundäre Formen der Hypotonie
• kardiopulmonal: Vitien, Myokardinsuffizinz, Rhythmusstörungen, Erkrankungen des Perikards, Lungenembolie, Spannungspneumothorax
• zentralnervös: autonome Neuropathien, Depression, Anorexia nervosa
• neurovaskulär: Immobilisation, vasovagale Reaktion, Carotis-Sinus-Syndrom, Hustensynkope

• endokrin: Phäochromozytom, Karzinom, Morbus Addison, Hypothyreose, Hyperbradykininämie
• hypovolämisch: Vasodilatantien, Sympathicolytica
• vestibulär: vestibulärer Schwindel

Grundzüge der somatischen Medizin
Eine körperliche Trainingsbehandlung ist in vielen Fällen hilfreich. Eine kochsalzreiche Ernährung ist von Fall zu Fall anzuraten. Die symptomatische Behandlung mit Ergotamin-Präparaten und Sympathicomimetica verführt zu jahrelanger Einnahme ohne nachhaltigen Effekt. Sauna, Bürstungen und Kneippkuren sind dagegen empfehlenswert.

Psychosomatische Basisbehandlung
Die Motivation zur aktiveren Lebensgestaltung steht im Vordergrund. In der Interaktionsmotivierung mit dem Patienten können psychosoziale Probleme mit depressiven und adynamischen Einstellungen besprochen werden. Die subjektiven Begleitbeschwerden, die sehr hartnäckig sein können, erfordern viel Geduld vom behandelnden Arzt und nehmen gelegentlich im Rahmen der psychosomatischen Grundversorgung viel Zeit in Anspruch.

Vasovagale Synkope - Ohnmacht
Das Krankheitsbild
Durch akute Erniedrigung des Blutdrucks und Abfall der Herzfrequenz, infolge Überwiegen des Vagotonus, kommt es kurzfristig durch Minderung der Hirndurchblutung zu Bewusstseinslosigkeit. Vorausgegangen sind dem Ereignis Blässe, Schweißausbruch und unregelmäßige Atmung. Vasovagale Synkopen sind relativ häufig. 30% aller gesunden Erwachsenen haben diese schon erlebt. Obwohl keine nachhaltigen körperlichen Folgen zu erwarten sind, werden einzelne Menschen vor allem bei häufigeren Wiederholungen seelisch sehr belastet und verunsichert.

Klinische Befunde
Die Betroffenen geben vor der Bewusstlosigkeit Sehstörungen und Schwindel an oder die Reaktion erfolgt derart schnell, dass erst das Erwachen wieder registriert wird. Daher kommt auch die allgemein gebräuchliche Bezeichnung „Ohnmacht".
Vor und nach dem Ereignis sind die internistischen und neurologischen Befunde regelrecht, eine Bedrohung erfolgt durch die Sturzgefahr.

Psychosomatische Basisdiagnostik

Vasovagale Synkopen können durch Schmerz oder plötzlichen Schreck ausgelöst werden. Daher muss auch bei ärztlichen Eingriffen mit dem Auftreten gerechnet werden. (Zahnarzt!) Ebenso konnen grelle Sinnesreize auslösend wirken. Die Ohnmacht kann als misslungener Fluchtversuch verstanden werden.

Zur Vorbereitung der (fantasierten) Flucht wird die Muskulatur plötzlich vermehrt durchblutet, ein dadurch vermindertes Herz-Minuten-Volumen führt aktuell zur zentralen Mangeldurchblutung. Das löst vorübergehend Bewusstlosigkeit aus und enthebt die Person der Auseinandersetzung mit der Gefahr. Im Tierreich beobachtet man in ähnlichen Situationen den „Totstellreflex". (Der ist aber noch anders gedacht, da Beutegreifer nur auf sich bewegende Opfer reagieren.)

Differenzialdiagnose

Im Gegensatz zu vasovagalen Synkopen kommt es bei der „hysterischen" Ohnmacht im Rahmen einer dissoziativen Störung nicht zu Blutdruckabfall oder Herzfrequenzänderungen.

Wir unterscheiden als somatische Synkope-Formen:
• Morgagni-Adam-Stokes-Anfall: Folge einer kardialen Störung
• Reflexsynkopen: hypertensiver Carotis-Sinus, Bulbusdruck, Hustensynkope

Weiterhin sind neurologische und vestibuläre Erkrankungen auszuschließen.

Grundzüge der somatischen Medizin

In der akuten Situation muss der Patient hingelegt werden (Kopf tief, Beine hoch) und anschließend beruhigt werden.
(Cave: keine Medikamente, keine Beatmung oder Herzmassage).

Psychosomatisches Behandlungsprinzip

Auf der Grundlage verständlich gemachter physiologischer Abläufe und normaler Untersuchungsbefunde kann der Arzt im vertrauensvollen Gespräch den Patienten über die Unbedenklichkeit und Einmaligkeit des Geschehens aufklären. In vorsichtiger Führung ist eine Fixierung und ängstliche Erwartungshaltung abzufangen.

2. *Essentielle Hypertonie - Bluthochdruckerkrankung, I10*
Das Krankheitsbild

Ist der Blutdruck bei mehrmaligen Messungen unter Ruhebedingungen (im Sitzen) erhöht, spricht man nach Ausschluss sekundärer Hypertonieformen von essentiellcr (primärer) Hypertonie.
Derzeit gilt folgende Einteilung:
• Hypertonie Grad I: 140/90 mmHg-159/99 mmHg
• Hypertonie Grad II: 160/100 mmHg-179/109 mmHg
• Hypertonie Grad III: über 180/110 mmHg

Einc maligne Hypertonie liegt dann vor, wenn Mehrfachmessungen diastolische Werte über 120 mmHg einschließlich Visusverschlechterung, Nierenbeteiligung, Linksherzinsuffizienz und Gewichtsabnahme ergeben. Der Altershochdruck (über dem 60. Lebensj.) wird begrifflich vom juvenilen Hypertonus unterschieden.
Im Gegensatz zu vielfach geäußerten Annahmen klagen Hypertoniker nicht häufiger als die gesunde Durchschnittsbevölkerung über Beschwerden (v. Uexküll). Die Entdeckung erfolgt meistens durch Zufall. Ideal wäre ein frühzeitiges Erkennen durch gezielte Kontrollen. Beschwerden, wie Schwindel, Ohrensausen, Flimmern vor den Augen sind, soweit organisch bedingt, schon Folgeerscheinungen durch Gefäßkomplikationen oder anderer Herkunft. Die Ursachen für den essentiellen Hypertonus sind multifaktoriell: Im Zusammenwirken von genetischen Faktoren, Übergewicht (erhöhtes Herzminutenvolumen), Hyperinsulinämie, Stress (gesteigerte sympathische Aktivität und Katecholaminausschüttung), Alkohol (ebenfalls Aktivierung des sympathischen Systems), mangelnde körperliche Aktivität und psychosomatische Einflüsse.
15% der Gesamtbevölkerung haben zu hohen Blutdruck, 95% davon sind essentielle Hypertonien. Das Vorkommen steigt parallel mit dem Alter (2/3 aller über 65-jährigen). Die Lebenserwartung ist abhängig von der Fähigkeit die Lebensbedingungen anzupassen. Trotz aller Fortschritte in der Behandlung und der Aufklärung stirbt heute noch über die Hälfte der Hypertoniker an den Komplikationen, wie Herzinfarkt oder Herzinsuffizienz bzw. apoplektischem Insult. Bei schweren Folgen der malignen Hypertonie rechnet man nur mit einer 5-Jahres-Überlebensrate von 5%.

Klinische Befunde
Die Patienten fallen primär nicht durch Beschwerden auf. Für die Diagnose zugrunde gelegt werden sollten mindestens drei zu verschiedenen Tageszeiten gemessene erhöhte Blutdruckwerte. Gemessen wird in sitzender Körperhaltung nach 5-10 min. Ruhe, d. h. nicht sofort zu Beginn der

Konsultation sich auf den Blutdruck „stürzen" (Weißkittelhypertonie!). Bei unterschiedlichen, unklaren Werten innerhalb des Tagesverlaufes kann die 24-Stunden-Blutdruckmessung weiter helfen. Auch sollte man immer beidseits messen.

Bei der Anamnese ist die familiäre Vorbelastung zu erfragen: Diabetes mellitus, Herzinfarkt, Apoplex und Nierenerkrankungen. Weiterhin interessieren Verlauf des Körpergewichts, Ess- und Trinkgewohnheiten (Kochsalz, Genussmittel, Alkohol), Medikamente (Kontrazeptiva, Steroide), Nikotin, Berufsanamnese und der Schlafrhythmus. Beschwerden, wie Kopfschmerzen, Ohrensausen oder Nasenbluten kommen bei der Bluthochdruckkrankheit vor und sollten Anlass zu Kontrollen sein.

Weiterführende Untersuchungen:
EKG, Echokardiographie, Röntgen Thorax, Sonographie Herz und Nieren, Labor: Hb, Hk, Elektrolyte, Cholesterin, Glucose, T3, T4, HS, Kreatinin, Urin: EW, Glucose, Sediment.

Psychosomatische Basisdiagnostik
Hypertoniepatienten sind in ihrer Gesamtheit psychisch unauffällig. Es findet sich auch keine einheitliche Persönlichkeitsstruktur.

In vielen Beobachtungen wurden allerdings immer wieder ähnliche Verhaltensweisen beschrieben: aktiv, beherrscht, zuverlässig, freundlich, strebsam, (über-)angepasst und dabei erstaunlich unsicher und verletzlich. V. Uexküll beschreibt die Persönlichkeit als „betont normal". Doch diese „Normalität" wird bei den hohen persönlichen Ansprüchen und den Erwartungen der Umwelt nicht in diesem Maße durchgehalten. Irgendwann entsteht eine unterdrückte (uneingestandene) Spannung.

Ein Fallbeispiel: Herr Erik F.
Ein 25-jähriger Mann wird nach einer Schwindelattacke akut in eine Klinik eingewiesen. Hier wird der ambulant gemessene Blutdruck von 220/110 mmHg bestätigt.

Zur Anamnese berichtet der junge Mann, dass seine Mutter vor 5 Jahren, 55-jährig, an Brustkrebs verstorben ist. Er ist Zwilling. Bei dem Zwillingsbruder ist unlängst ebenfalls ein erhöhter Blutdruck festgestellt worden. Ein älterer Bruder (31) und eine ältere Schwester (34) seien gesund. Der Vater (63) habe schon lange zu hohen Blutdruck. Weitere persönliche und Familienanamnese ist unauffällig.

Der Vater sei streng und eigenbrödlerisch. Er führt eine kleine Firma. Hier muss immer Ordnung herrschen, auch im Haushalt. Der Vater dulde keine Haushälterin, so dass der Patient, der als einziger im Hause geblieben ist, alle Haushaltsarbeiten verrichten muss. Er tue das auch gern, um den Vater zu entlasten. Dieser trinke allerdings nach der Arbeit sehr viel, sei dann reizbar und unduldsam. Dadurch traue der Sohn sich nicht, um ein eigenes Leben zu führen, etwa Freizeit in Anspruch zu nehmen oder Freunde zu haben. Der Vater nehme ihn nur wahr, wenn er etwas falsch gemacht oder vergessen habe. Ein persönliches Wort untereinander kommt nicht vor. Der Patient fühlt sich unverstanden und „ausgenutzt". Er wagt aber nicht, wie die anderen Geschwister, das Haus zu verlassen, da der Vater auf ihn „angewiesen" sei.

Nachfolgende Blutdruckmessungen waren, solange der Mann im väterlichen Haushalt blieb, ständig erhöht (um 160/100 mmHg). Der Patient macht einen schüchternen, unsicheren Eindruck. Es ist ihm keine freie Rede möglich, er stottert. Sonst ist der junge Mann körperlich gesund.

Was fällt zunächst auf? (Diagnose)
Anamnese: *Ohne Beschwerden plötzlich Schwindel, erstmalig erhöhter Blutdruck, Mutter vor 5 Jahren gestorben an (Brustkrebs), Vater (63) und Zwillingsbruder ebenfalls Hypertonus, Vater Alkohol.*
Befund: *Erstmalig 220/110 mmHg, weiterhin 160/100 mmHg.*
Psychisch: *Schüchtern, stottern, unsicher.*
Sozial: *Abhängig vom Vater (ausgenutzt), Mutter fehlt seit 5 Jahren.*

Was fällt weiterhin auf? (Differenzialdiagnostik)
Körperlich: *Bei Fortbestehen der Abhängigkeit weiterhin erhöhte Blutdruckwerte, EKG o. B.*
Psychisch: *Unterdrückte Gefühle, betonte Unterordnung, wagt nicht aus dem Haus zu gehen, „Lastesel".*
Sozial: *Verzicht auf Freizeit und Freunde (Freundin).*

Was kann ich tun? (Therapieplan)
Körperlich: *Erläuterung der physiologischen Zusammenhänge, evtl. Gabe leichter Antihypertonika oder Sedativa.*
Psychisch: *Kommunikationsfördernde Maßnahmen (Sportverein), Stabilisierung des Selbstwertgefühls.*
Sozial: *Trennung vom Vater, Lösen der Abhängigkeit.*

Kommentar zur Arzt-Patient-Beziehung: „Unter Druck" oder der Hausarzt als Komplize
Der Patient kommt nach einem dreitägigem Klinikaufenthalt zum Hausarzt. Er war vom Notarzt eingewiesen worden, da ihm schwindlig war. Der junge Mann erscheint dem Hausarzt sehr unsicher und bedrückt. Er kann

seinen Bericht nicht frei vortragen. Er stottert. Zögernd gibt er an, es bereut zu haben, sich einweisen zu lassen. „Ich habe zu Hause sehr gefehlt. Der Vater hat sehr geschimpft." Krank fühle er sich nicht mehr, schwindlig sei ihm aber immer noch etwas.

Der Blutdruck beträgt jetzt 160/100, ansonsten unauffälliger körperlicher Befund. Der Mann will aber wieder arbeiten. Auf ein Gespräch kann er sich nicht recht einlassen. Zu Kontrollen will er aber kommen. Die nächsten Begegnungen spielen sich ähnlich ab. Der Patient nimmt seinen erhöhten Blutdruck zur Kenntnis, klagt aber nicht über Beschwerden. Bei Fragen nach seiner Arbeit und seinem zu Hause, antwortet er ausweichend: „Es geht schon."

Da der Hausarzt die familiäre Situation kennt, bleibt er geduldig. Er vermutet, dass die konstant erhöhten Blutdruckwerte (und der „Schwindel"), sowie die geringe Klagsamkeit des Patienten ihre Wurzeln in familiären Konflikten haben.

Auf vorsichtige Versuche, den jungen Mann auf mehr Eigenständigkeit zu bewegen, etwa mal ins Kino zu gehen oder zur Disco, geht er nicht ein. Seine Antworten: „Ich habe keine Zeit, Abends bin ich müde" oder „Ich habe keinen Bock", machen deutlich, dass er „nicht darf"!

Den gelegentlichen Gedanken, einmal mit dem Vater zu sprechen, lässt der erfahrene Arzt wieder fallen. Bei einer Begegnung mit der älteren Schwester lenkt er das Gespräch auch auf unseren Patienten (unter Berücksichtigung der Schweigepflicht).

Diese ist bereit zu helfen. Es wird vereinbart, dass sie zum nächsten Vorstellungstermin mitkommt. Im Schutze seiner ihm vertrauten Schwester kann der junge Mann erklären, dass er am liebsten ganz von zu Hause fort möchte. Da der älteste Sohn der Schwester, wegen einer Lehre zur Zeit nicht im Hause ist, kann diese ihn vorübergehend bei sich unterbringen. Es findet sich auch ein geeigneter „Job". In der Folgezeit kann sich der junge Mann von allen Abhängigkeiten lösen. Die Blutdruckwerte sind normal.

Psychodynamik

F. Alexander hat schon 1941 Beobachtungen an Hypertonikern beschrieben, bei denen die Patienten immer wieder Schwierigkeiten in der Auseinandersetzung mit feindseligen oder aggressiven Gefühlen und bei der Selbstbehauptung hatten.

Weil die Patienten befürchten, Zuneigung wichtiger Bezugspersonen zu verlieren, müssen sie ihre aggressiven aufsässigen Empfindungen unterdrücken.

Es fällt sehr oft ein starres Beharren auf ein einmal eingehaltenes Verhalten auf. Es besteht die Befürchtung, durch Fehlverhalten, Wut, Empörung oder

Liebesentzug zu riskieren. Nach Außen aber muss alles „normal" erscheinen. Die ständige Kontrolle oder Unterdrückung der Gefühle führt irgendwann zu einem aggressiven Spannungszustand.
Nach Spira ist der Hypertoniker nicht in der Lage, die aggressiven, perfektionistischen Inhalte seiner Empfindungen und Fantasien wahrzunehmen. Durch unrealistische Einstellungen zum Leistungsverhalten mit übermäßigem Anspruch, wird die Unfähigkeit sich selbst objektiv zu beurteilen und selbstbestimmend zu erleben, überspielt. Im Falle einer akuten psychischen Belastung kommt es u. U. durch Überforderung der psycho-physiologischen Regelmechanismen besonders leicht zu entgleisten Blutdruckwerten (Geyer, 1988).

Differenzialdiagnose
Diese hat in erster Linie die Aufgabe, die essentielle Hypertonie von den sekundären Formen zu trennen. Wenn bereits Komplikationen aufgetreten sind, ist diese Abgrenzung nicht mehr mit Sicherheit möglich.

Grundzüge der somatischen Therapie
Das Therapieziel besteht in den Bemühungen, den Blutdruck unter 140/90 mmHg zu halten, um sekundäre kardiovaskuläre Erkrankungen zu vermeiden. Als Allgemeinmaßnahmen werden Gewichtsreduktion, Kochsalzminderung, allgemeine gesunde Ernährung, viel Bewegung und Alkoholreduktion angestrebt. Nikotin und Stress sollten weitgehend gemieden werden. In den letzten 50 Jahren hat sich die medikamentöse Therapie soweit entwickelt, dass eine überwachte, erfolgreiche, indikationsgerechte Langzeitbehandlung möglich ist (siehe Faulhaber, 1999). Sie ist im Übrigen das „tägliche Brot" in der Praxis des Hausarztes.

Wichtigstes psychosomatisches Behandlungsprinzip
Das Verhalten des Hypertonikers spielt in der Arzt-Patienten-Beziehung eine besondere Rolle. Viele Patienten sind auf der einen Seite überangepasst und überkooperativ, auf der anderen Seite aber auch schwer zu führen. Sie ignorieren (verdrängen) oder verleugnen den Bluthochdruck als Krankheit, sie wollen „normal" erscheinen und wehren die Bemühungen des Arztes ab. Die Vorbehalte gegenüber der (medikamentösen) Therapie und besonders gegenüber den Zuwendungsbemühungen des Arztes müssen in einer vertrauensvollen Beziehung vorsichtig abgebaut werden. Eine einschüchternd „machtvolle" Dominanz sollte der Arzt vermeiden, als Reinszenierung der Vater-Beziehung.

3. Die koronare Herzkrankheit (KHK)
- Angina pectoris und Myokardinfarkt (I20 – I25)
Das Krankheitsbild

Seit alters her sind den Ärzten die Zusammenhänge zwischen psychischen Belastungen und Herzerkrankungen bekannt. Ausführliche psychosomatische Untersuchungen verdanken wir u. a. F. Alexander (1950). Zum aktuellen Konzept liegen eine Vielzahl von Beschreibungen vor. (Übersichten bei Friedman und Rosenman, 1975, Hermann-Lingen, 2000, Myrtek, 1999). Zahllose Darstellungen in der gesamten menschlichen Geschichte machen das Herz zum Spiegel der Psyche. In der Literatur, besonders in der Lyrik und in der darstellenden Kunst finden wir diese Beziehungen immer wieder.

Das tägliche Erleben drückt sich besonders deutlich in Redewendungen der Umgangssprache aus:

„Es schmilzt uns, es blutet, es lacht, wir tragen es auf der Zunge, wir schütten es aus, wir machen ihm Luft, wir grüßen von ihm, ein Stein fällt davon herunter, wir machen eine Mördergrube daraus, wir haben es am rechten Fleck" (Enzensberger, 1983).

In der modernen - spezialisierten, hoch technisierten - Medizin stehen Betrachtungen der Veränderungen der Koronarien und der Durchblutung, sowie der Pumpfunktion des Myokard im Vordergrund. Sie sind lebensrettend und unverzichtbar!

Durch Arteriosklerose entstehen eine oder mehrere Einengungen im Verlauf der Koronararterien, die den Koronardurchfluss behindern und damit eine Myokardischämie auslösen können. Pathologisch gesehen ist die Genese der Arteriosklerose eine Antwort auf verschiedene Schädigungen: Verletzung des Endothels mit komplexer Reaktion der Intima, wobei es zur Interaktion von Blutbestandteilen, u. a. Plättchenfaktor und Anlagerung von atheromatösen Plaques kommt.

Für das Entstehen der koronaren Herzkrankheit (KHK) mit ihren Komplikationen, Angina pectoris und Myokardinfarkt, werden verschiedene, gleichzeitig auftretende Risikofaktoren verantwortlich gemacht:
• Stoffwechselfaktoren, Hypercholesterinämie, Diabetes mellitus, Übergewicht
• Suchtverhalten, Nikotin, Alkohol
• arterielle Hypertonie
• körperliche Risikofaktoren: Alter, männliches Geschlecht, Postmenopause, genetische Ausstattung, körperliche Inaktivität

• bio-psycho-somatische Faktoren: unangemessene Lebensgestaltung, Stresssituationen, Selbstwertproblematik, kindliche Entwicklung, psychosoziale Not, zwischenmenschliche Beziehungskrisen, Typ-A-Verhalten, Isoliertheit, sozialer Rückzug, Depression, Hoffnungslosigkeit, niedriger sozialer Status

Erkenntnisse der psychosomatischen (psychokardialen) Forschung sollten wichtiger Bestandteil heutigen kardiologischen Denkens sein. Denn koronare Risikofaktoren allein erklären nur etwa die Hälfte akuter und manifester ischämischer Herzerkrankungen. Daher nimmt das allgemeine Interesse an den Ergebnissen der psychokardialen Forschung der letzten drei Jahrzehnte deutlich zu. Grund dafür ist auch der enorme gesundheitspolitische Aspekt. Ziel der Überlegungen ist ein allgemeingültiges mehrdimensionales Genesungsmodell (s. Hermann-Lingen, 2000).

Die koronare Herzkrankheit ist sehr häufig. 5-10% der männlichen Bevölkerung leiden daran. Leider nimmt der Anteil der Frauen immer mehr zu. Sie ist die häufigste Todesursache in Deutschland, trotz erfreulich leicht rückläufiger Zahlen in den letzten Jahren. In der Mortalität gibt es in Europa ein Nord-Süd-Gefälle. Dabei nimmt Deutschland entsprechend der geografischen Lage einen Mittelplatz ein. Die Letalität ist abhängig vom Schweregrad der Gefäßschädigung und der Myokardischämie. Die Wahrscheinlichkeit des tödlichen Verlaufs wird bei einer Ein-Gefäß-Erkrankung mit 3-4%, bei einer Zwei-Gefäß-Erkrankung mit 6-8% und bei einer Drei-Gefäß-Erkrankung mit 10-15% im Jahr angegeben.

Abb. 2 Biopsychosoziales Modell zur KHK-Genese (Hermann-Lingen, 2000)

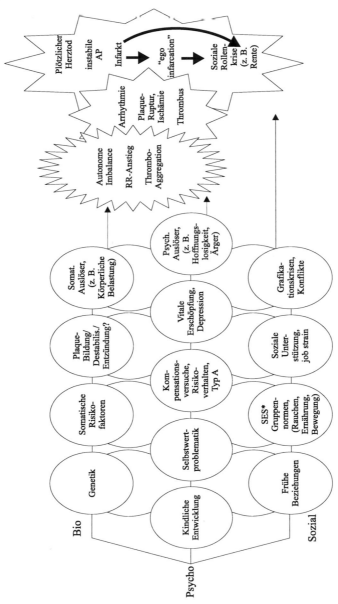

Klinische Befunde
• Koronare Herzkrankheit
Die Patienten klagen über Enge und Druckgefühl in der Brust (Angina pectoris), sowie über retrosternale Schmerzen, die in den linken Arm ausstrahlen können. Die Beschwerden werden sowohl durch körperliche, als auch durch psychische Belastungen ausgelöst. Zu deren Erfassung ist eine gründliche Anamnese erforderlich. Laborbefunde sind in der Regel bei KHK unauffällig, das EKG bietet evtl. ischämische Zeichen.

• Myokardinfarkt
Das klinische Bild ist nicht immer dramatisch, meistens aber mit nitratresistenten Schmerzen, Rhythmusstörungen und Schocksymptomatik verbunden. Das EKG zeigt anfangs nicht immer typische Veränderungen. Dagegen sind infarktspezifische Enzyme (CKMB, GOT, LDH) verlässlicher. Eine Leukozytose und Erhöhung des Blutzuckers sind oft nachweisbar. Die verlässliche Diagnose obliegt der Klinik.

Psychosomatische Basisdiagnostik
Bei der Entstehung eines Herzinfarktes spielen somatische und psychische Bedingungen eine entscheidende Rolle. Akute somatische Risiken bestehen in einer veränderten Hämodynamik, Hämostatik und Vasoreaktivität, sowie erhöhter Katecholaminwirkung, erhöhtem Blutdruck, vermehrten Triglyzeriden und Fibrinogen.
Diese Faktoren werden situativ psychisch und sozial mitbestimmt. Häufig geht dem kardialen Ereignis ein akuter Auslöser voraus. Auf sozialer Ebene kann es sich um aktuelle Konflikte handeln, z. B. Erschütterung des sozialen Rückhalts durch Trennungs- oder Verlusterlebnisse. Durch Kompensationsbemühungen mit vermehrter körperlicher Anstrengung und Affekten kann es z. B. zu kritischem Blutdruckanstieg mit Plaqueruptur und Freilegung thrombotischen Materials kommen. Gefühle der Depression und der Hoffnungslosigkeit können zudem zur Störung der autonomen Balance, sowie zur Thrombozytenaktivierung beitragen, womit der Weg in die Koronarthrombosierung, Myokardischämie und evtl. auch Arrhythmie nicht mehr aufzuhalten ist. Für den weiteren subjektiven und objektiven Verlauf der Erkrankung ist es von entscheidender Bedeutung, ob der Patient ein neues Gleichgewicht auf biologischer (ausreichende ventrikuläre Restfunktion und Koronarperfusion, stabiler Herzrhythmus), psychischer (Bewahrung der inneren Integrität bei angemessenem Krankheitsverhalten) und sozialer (aktive, krankheitsadäquate Neudefinition familiärer, beruflicher und gesellschaftlicher Rollen) Ebene wiedererlangt. Für viele Patienten kann es daher nicht ausreichen, lediglich die

kardiale Funktion zu stabilisieren. Es ist eher nötig, bei jedem Koronarpatienten die biologischen und psychischen, sowie sozialen Krankheitsanteile zu erfassen und situationsabhängig zu behandeln.
Friedman und Rosenman (1975) beschrieben bestimmte Persönlichkeits merkmale, die sich auffällig bei Koronarpatienten häuften. Sie unterschieden den Typ A als Risikopersönlichkeit für die KHK. Diese Personen fallen durch Ungeduld, Reizbarkeit, Aggressivität, ihre Redeweise, übertriebene psychomotorische Reaktionen und starkes Streben nach Anerkennung auf. Es sind Menschen, die angespannt und gehetzt sind, häufig konkurrieren, dabei aber ein labiles Selbstwertgefühl haben. Sie leiden unter dem (unbewussten) Gefühl, wenig wert zu sein und im täglichen Lebenskampf zu unterliegen. Trotzdem geben sie eine verlorene Situation nicht auf. Genauigkeit und Zwanghaftigkeit wird bei Typ A als charakteristisch angesehen. Der Typ B ist im Verhaltensmuster frei von solchen verstärkten Charaktereigenschaften. Er setzt sich nicht leistungsmäßig und psychisch derart unter Druck.
Menschen mit zusätzlich niedrigem sozioökonomischen Status, in Arbeitslosigkeit und persönlicher Isolierung, Angst um die Existenz und persönlicher Bedrohung sind bei ineffektivem Bewältigungsverhalten und risikoreichen Verhaltensmerkmalen (Nikotin, Alkohol, Drogen und Bewegungsmangel) besonders gefährdet.

Das Krankheitsverhalten
Das Krankheitsverhalten bedarf bei Patienten mit koronarer Herzerkrankung besonderer Beachtung! Ein (geringer) Teil wird nach Feststellung der Erkrankung sich offensichtlich bemühen, die Lebensweise zu verändern und sich kooperativ zu den erforderlichen Behandlungen verhalten. Es gibt leider viel zu viele Patienten, die die Symptomatik so weit wie möglich verdrängen (wichtige Termine, unaufschiebbare Ereignisse).
„So etwas kann mir doch nicht passieren."
Warnende körperliche Signale werden dadurch nicht ausreichend wahrgenommen. Sie sind zu einer echten Kooperation nicht fähig.

Die Krankheitsverarbeitung nach dem Infarkt:
Nach dem Infarkt ist die Krankheitsverarbeitung auf Grund der bisherigen Verhaltensmuster für den Patienten sehr schwierig und muss durch die behandelnden Ärzte und das Pflegepersonal aufmerksam beobachtet werden. Das akute Ereignis wird zu Recht als lebensbedrohlich erlebt und mit starker Angst wahrgenommen. Mit der Angst kann aber nicht jeder adäquat umgehen. Daher erfolgt ein sehr unterschiedlicher individueller Verarbeitungsprozess. Auf der Intensivstation erlebt man unmittelbar nach dem

Ereignis im wesentlichen zwei verschiedene Verläufe. Einem kleineren Teil der Patienten gelingt relativ schnell eine Auseinandersetzung, manchmal auch Verdrängen der Bedrohung und somit ein Verhindern einer depressiven Reaktion. Diese klagen dann auch weniger über Schmerzen und sind leichter zu mobilisieren. Der wesentlich kompliziertere Teil erlebt das Ereignis nicht nur als körperliche Bedrohung, sondern sieht unlösbare soziale Probleme vor sich, empfindet die Erkrankung als schwere Niederlage und als Lebenskrise, reagiert depressiv und ist wegen hartnäckiger Beschwerden schwer mobilisierbar. Sie neigen zu psychischem und körperlichem Rückzug. Diese Menschen haben auch eine schlechtere Überlebenschance.

Ein Fallbeispiel: Herr Georg H.

Ein 52-jähriger Geschäftsmann wird während der Mittagspause aus seiner, über dem Geschäft befindlichen, Wohnung herunter ins Geschäft gerufen. Es soll eine Steuerprüfung stattfinden. Auf der Treppe bricht der Mann zusammen und wird mit stenokardischen Beschwerden in die Klinik eingewiesen.

Der Patient ist der ältere von zwei Brüdern. Seine Mutter ist mit 72 Jahren, vor wenigen Wochen an einem Apoplex, der Vater schon vor vielen Jahren, mit erst 44 Jahren, nach langer Pflege an einem „Nervenleiden" verstorben. Der jüngere Bruder ist geistig behindert. Mit 20 Jahren hatte der Mann das inzwischen vorübergehend von der Mutter geführte Geschäft übernommen. Mit 22 Jahren hatte er geheiratet. Aus der seit 30 Jahren glücklichen Ehe hat er einen Sohn und eine Tochter. Er hat immer die Verantwortung für die Familie gehabt. Er hat auch für die bis dahin im Hause lebende Mutter und den behinderten Bruder gesorgt. Das Geschäft ist nie gut gegangen. Er habe immer sehr rechnen müssen. Oft habe er gedacht, er schaffe es nicht mehr, aber durch Sparsamkeit und Gewissenhaftigkeit ist es immer wieder weiter gegangen. Seit zwei Jahren hat er nun einige Ersparnisse „beiseite geschafft" und damit seiner Tochter eine Ausstattung und dem Sohn den beruflichen Start finanziert. Beiden Kindern hat er eine gute Ausbildung ermöglicht. Der Mann hat immer wenig Freizeit gehabt, er hat immer über den Büchern gesessen. Er ist ein strenger Vater und immer um die Kinder besorgt. Sich selbst habe er wenig gegönnt. Auch seine Frau ist sehr bescheiden, sie arbeitet im Geschäft mit. Jetzt mache er sich große Sorgen wegen der Steuerprüfung. Herzbeschwerden habe er schon länger, habe sie aber wenig beachtet. Für einen Arztbesuch sei immer „keine Zeit" gewesen. Leider habe er das Rauchen (ca. 20 Zigaretten/d) nicht aufgeben können. Er schlafe schlecht, sonst habe er keine gesundheitlichen Probleme.

Befund: 52-jähriger Mann, leichtes Übergewicht (175 cm, 88 kg), keine Zeichen einer kardiopulmonalen Dekompensation, Haut und sichtbare Schleimhäute ausreichend durchblutet, RR 175/90, Puls regelmäßig, Varikosis bd. Unterschenkel, sonst unauffällig. Der Patient macht einen nervösen, unsicheren Eindruck. Über die Beschwerden berichtet er sachlich, eher zurückhaltend, nicht klagsam.

Was fällt zunächst auf? Die Diagnose
Anamnese: Akutes Schreckerlebnis, schlechtes Gewissen, „etwas beiseite geschafft", Mutter mit 72 Jahren an Apoplex, Vater an „Nervenleiden" sehr früh verstorben, Raucher, Bewegungsmangel.
Befund: 52 Jahre, Hypertonus, leichtes Übergewicht, Varikosis bd. Unterschenkel, im EKG Herzinfarkt.
Psychisch: Fürsorglich, gewissenhaft, sparsam, strebsam (Kinder sollen etwas Besseres werden), jetzt gegen seine ehrlichen Grundsätze verstoßen.
Sozial: Schlechte Wirtschaftslage des Geschäftes, ständige soziale Bedrohung, für Mutter und Bruder mitgesorgt, möchte Kindern mehr bieten.

Was fällt mir noch ein? Die Differenzialdiagnose
Körperlich: Weitere Spezialuntersuchungen, Vorderwandinfarkt, KHK, Cholesterin?, BZ?
Psychisch: Bisher Verdrängung der Warnsignale, Typ-A-Verhalten.
Sozial: Sorge wegen Steuerprüfung, Existenzangst, Sorge um Versorgung von Ehefrau, Kindern und behindertem Bruder.

Was kann ich tun? Der Therapieplan
Körperlich: Klinische Behandlung, Anschlussheilbehandlung (AHB), Behandlung des Hypertonus und der Schlaflosigkeit.
Psychisch: Supportive Begleitung, Anbieten von Gesprächen, um Angst und Sorgen aussprechen zu können.
Sozial: Verteilung der Lasten, bessere Einteilung des Tagesablaufes, Bewegung, Freizeit.

Kommentar zur Arzt-Patienten-Beziehung:
Vom Geschäft zu sich selbst oder Der Hausarzt als „Coach"
Herr H. kommt aus der klinischen Behandlung zum Hausarzt. Eine AHB hatte er abgelehnt. „Er müsse sich um das Geschäft kümmern." Herr H. berichtet dem Hausarzt über „seinen" Infarkt sehr sachlich, als ginge es um eine Geschäftsangelegenheit. Beschwerden habe er keine. Ganz anders reagiert er, als der Arzt das Gespräch auf das Geschäft lenkt. Jetzt wird eine Unsicherheit und Nervosität spürbar. Der Patient berichtet, dass er

sich wiederholt gefragt hat, ob er alles wie früher schaffen wird. Auf die Frage, wie es denn während seines Klinikaufenthaltes gegangen sei, erzählt er eher erleichtert: „Es ging ganz prima."
Die Kinder hatten nacheinander Urlaub genommen. Die Ehefrau und die Kinder haben den Laden ganz ausgezeichnet geführt. Schließungszeiten seien nicht notwendig gewesen. Nachbarn haben sehr geholfen. Das Problem mit der Steuerprüfung sei auch nicht so schlimm gewesen, seine Frau habe nichts gewusst und konnte sich daher auch nicht so sehr aufregen. Der Arzt zeigt danach auf, dass der Patient durchaus etwas kürzer treten könnte und jetzt lernen muss, damit umzugehen. In der Folgezeit kann Herr H., gestützt auf seine intakte Familiensituation und die hausärztliche Betreuung, von seinem überhöhten Leistungsanspruch ablassen. Auch die Sorge um das Fortbestehen des Geschäftes kann er relativieren. „Solange wir leben, reicht es schon noch." Der Hausarzt führt seine begleitende, schützende und psychisch stabilisierende Rolle in diesem Sinne weiter.

Psychosomatische Behandlungsprinzipien
Entscheidend wichtig ist die ganz persönliche Führung in vertieften Gesprächen mit Zentrierung auf aktuelle psychosoziale Konflikte in Beruf, Familie und Gesellschaft. Das Auftreten existentieller und Selbstwertprobleme ist häufig und bedarf einer supportiven Begleitung. Diese dient der Anleitung zur Selbstfindung, der Überwindung von Selbstmitleid und depressiven Reaktionen. Schwierig sind immer die Anpassungsvorgänge an ein weniger engagiertes Leben mit mehr Regelmäßigkeit, den Prestigeverlust durch Einbuße an Geltung und Geld. Das gilt weniger vordergründig für Koronarkranke, denen allerdings der Verzicht auf liebgewonnene Lebensgewohnheiten (Nikotin, Übergewicht) und die Einschränkung des beruflichen Engagement's sehr schwer fällt. Die Compliance bei der Medikamenteneinnahme gelingt meist besser als die Einflussnahme auf die Lebensgewohnheiten und den Abbau der Risikofaktoren. Die Interaktion mit Ärzten (und dem Pflegepersonal) wird nach dem Infarkt von psychischen Adaptationsprozessen, denen der Patient während der Erkrankung ausgesetzt ist, geprägt. Diese führt bisweilen zur Herausbildung der sog. „Infarktpersönlichkeit". Die verringerte körperliche Leistungsfähigkeit, die zwangsläufig eingeschränkte, weniger aufreibende, aber auch weniger geachtete Tätigkeit, wird vom Patienten vom Typ A schwer verkraftet. Hier müssen das Selbstwertgefühl und die Lebenszufriedenheit wieder aufgerichtet werden. Nützlich dabei ist ein nicht allzu starres Schon- und Kontrollkonzept. Die Wiedergewinnung von Eigeninitiative und Eigenständigkeit in Erwartung auf ein neu erlangtes vollwertiges lebenswertes Leben stehen im Vordergrund.

Psychosomatische Betreuung Herzoperierter
Der Anteil an Patienten mit zu erwartender oder schon erfolgter Herzoperation nimmt in der Praxis immer mehr zu. Während es früher überwiegend Patienten mit Vitien betraf, die u. U. in Spezialambulanzen (auch psychisch) weiterbetreut wurden, ist das Profil der Erkrankten immer mehr in die älteren Jahrgänge verlegt worden, (Schrittmacher, Bypass, Herztransplantation). Damit wird die Vor- und Nachsorge immer mehr in die Hände des Allgemeinmediziners gelegt. Während die Grundzüge der psychosomatischen Betreuung üblicherweise denen chronisch Kranker entsprechen (s. dort), seien hier nur einige spezi- fische Probleme erwähnt. Die Prognose jeden operativen Eingriffs, insbe- sondere das Auftreten von Komplikationen, hängt ganz wesentlich vom Grad der Angst des Patienten vor allen möglichen Gefahren ab. Diese Angst kann und muss in den ärztlichen Indikationsstellungen, den Operationsvorbereitungen und in der Nachsorge berücksichtigt und gemindert werden. Jeder Kranke, der sich mit einer Herzoperation auseinander setzen muss, hat eine schwierige psychische Belastung zu bewältigen. Diese ist unterschiedlich, entsprechend dem phasenhaften Verlauf der Behandlung geprägt und verdient aufmerksamer Beachtung.
Bunzel (1993) beschreibt z. B. für die Herztransplantierten acht unterschiedliche Phasen der psychischen Belastung, die entsprechend der aktuellen Bedrohung unterschiedliche psychische Anpassungen erfordern:
1. Die Ankündigung der Transplantation
2. Die Auswahl der Organempfänger
3. Die Wartezeit
4. Die frühe operative Zeit
5. Die Abstoßkrisen
6. Die postoperative stationäre Zeit
7. Die Entlassung
8. Das erste postoperative Jahr

In diesem Zusammenhang können die Emotionen ständig wechseln zwischen Schock, Verleugnung, Angst, Ungläubigkeit, Euphorie, Ambivalenzen, Depression, Unsicherheiten und Zuversicht. Der betreuende Arzt muss die wechselnden Gefühle, auch entstehende Ambivalenzen, verstehen und ernst nehmen. Das stabile Vertrauen fördert den Lebenswillen und damit die körperlichen und psychischen Abwehrkräfte. Es sollten immer tragende soziale Elemente in den Stabilisierungsprozess eingebunden werden (Familie, Partner, Freunde). Sedativa und Antidepressiva können gegebenenfalls die drängendsten Symptome abfangen und den Copingprozess günstig beeinflussen. Die stützende, problemorientierte Zuwendung im Hier und Jetzt ist in jedem Falle die beste Methode, um den Patienten zu befähigen, mit den vielfältigen psychischen Belastungen fertig zu werden. Durch die Operation und die anschließende Rehabilitation kommt es zu einschneidenden Lebensveränderungen, die oft durch eine Arbeitsunfähigkeit bedingt sind. Die Abhängigkeit von der Verlässlichkeit des neuen Herzens, des Bypass oder des Schrittmachers, ständige medizinische Überwachung mit Routineuntersuchungen und der Auseinandersetzung mit deren Ergebnissen und die ständige Notwendigkeit der Medikamenteneinnahme erfordern eine lebenslange unterstützende Begleitung, die durch den Hausarzt wahrgenommen werden muss. Selbsthilfegruppen und Entspannungsverfahren können eine wertvolle Unterstützung bieten. Diese gilt u. U. auch für den Umgang mit Suchtverhalten (Nikotin, Alkohol, Ernährung).

Literatur

1. Albus, Ch. / A. Appels / R. H. Adler: Koronare Herzkrankheit.
Bio-psycho-soziale Aspekte zur Ätiologie und Pathogenes einer „Volkskrankheit"
In: Uexküll, Th. v. (Hrsg.): Urban und Fischer, 6. Aufl., München, Jena, 2003
2. Alexander, F.: Psychosomatic medicine. Norton, New York, 1950
3. Dryden, W. A.: Ein Alltagsproblem des Hausarztes: Thoraxschmerzen = Herzschmerzen? Seminar Hausarzt-Praxis, BMV, Berlin, 1999
4. Faulhaber, H. D.: Hypertonietherapie. Seminar Hausarzt-Praxis, BMV, Berlin, 26-29, 2000
5. Friedman, M. / R. H. Rosemann: Der A-Typ und der B-Typ. Rohwohlt, Reinbek, 1975
6. Geyer, M. / M. L. Becker / S. Andree / J. Knappe / W. Ehrhard:
Psychosoziale Merkmale Herz-Kreislauf-Gefährdeter. Psychotherapie und Grenzgebiete, Bd. II Psychosomatik, J. A. Barth, Leipzig, 72-95, 1988
7. Hermann, Ch. / U. Rüger: Funktionelle Herzbeschwerden. Dtsch. Ärzteblatt, 96, 131, 1999
8. Hermann-Lingen, Ch.: Bio-psycho-soziale Faktoren in Genese und Manifestation der Koronaren Herzkrankheit. Zsch. Psychosom. Med. 46, 315-330, 2000
9. Hermann-Lingen, Ch.: Psychokardiologie. In: Jansen, P. L. / P. Joraschky / W. Tress, Leitfaden Psychosom. Medizin und Psychotherapie, Dtsch. Ärzteverl., Köln, 186 - 190, 2005
10. Lindner, R. P.: Das „Herzeleid" nicht unterschätzen. Herzbeschwerden ohne organischen Befund, Seminar Hausarzt-Praxis, BMV, Berlin, 30-31, 1999
11. Linß, G.: Kardiale Notfälle. Seminar Hausarzt-Praxis, BMV, Berlin, 13 - 14, 1999,
12. Müller, D.: Es ist nicht immer das Herz - Brustschmerzen aus nervenärztlicher Sicht. BMV, Berlin, 32-33, 1999
13. Myrtek, M.: Psychophysiologische Reaktivität. Stress, Typ-A Verhalten und Feindseligkeit, Risikofaktoren der koronaren Herzkrankheit.
Verhaltenstherapie und Verhaltensmedizin, 20, 89-119, 1999
14. Richter, H. - E. / D. Beckmann: Herzneurose. Thieme, Stuttgart, 1986
15. Uexküll, Th. v.: Psychosomatische Medizin, Modelle ärztlichen Denkens und Handelns. 6. Aufl., Urban und Fischer, München und Jena, 2003
16. Werner, A. / F. Kröger / G. Bergmann / T. Hahn: Funktionelle kardiovaskuläre Syndrome. Internist, 32, 12-18, 1991

V.2 Atemnot - was hindert hier am Atmen?
Störungen der Atemorgane

1. Somatoforme autonome Funktionsstörungen

Störungen der Atemregulation ohne organische Ursache werden nach ICD-10 den somatoformen autonomen Funktionsstörungen zugeordnet. Bei intaktem Atemapparat (Lungen, Atemmuskulatur, Atemwege) treten entweder Hyper- oder Hypoventilation auf. Hierdurch werden der arterielle Kohlendioxydpartialdruck (pCo2), der Sauerstoffpartialdruck (pO2) und der Säurewert (ph) verändert.

Der psychogene Husten bildet eine Sonderform.

Nicht hierher gehören die Befindlichkeitsstörungen, die weder funktionelle noch organische Veränderungen nachweisen lassen. Die Atmung kann entweder automatisiert über das Atemzentrum ablaufen oder willkürlich beeinflusst werden. Sie stellt sich in der Regel sehr genau jeweils auf körperliche Belastung, Ruhe oder Schlaf ein. Genauso sensibel reagiert sie auf psychische Erregung, Zorn, Wut, Angst oder entspannte Ruhe oder Gelassenheit.

Die breite Palette der psychischen Befindlichkeit der Atmung kommt sehr gut in den allgemeinen Redensarten zum Ausdruck:

- *es verschlägt mir den Atem*
- *die Situation ist beklemmend*
- *hier herrscht dicke Luft*
- *ich werde ihm etwas husten*
- *ich kann ihn nicht riechen*
- *die Stimmung ist zum Ersticken*

Eine neurotische Besetzung der Atmung finden wir z. B. als phobische Reaktion, etwa als Angst zu ersticken oder Angst schädliche Substanzen einzuatmen.

Zwangssymptome:
zwanghaftes Zählen der Atemfrequenz, zwanghafte Atemzeremonien

Körpermissempfindungen:
Globus hystericus

Hyperventilation

Synonyma: nervöse Dyspnoe, Hyperventilationssyndrom

Das Krankheitsbild

Nach Christian (1992) wurden verschiedene Erscheinungsformen unterschieden:

- 1. Seufzeratmung
Hier kann ein regulärer Atemrhythmus beobachtet wurden, in den bisweilen Seufzer eingeotreut sind. Diese Erscheinung tritt auch normal im Zustand der Abgespanntheit, besonders bei nervöser und missmutiger Grundstimmung auf. Während des Schlafes tritt die Störung naturgemäß nicht auf.
- 2. Ruhige Hyperpnoe
Diese inadäquate Steigerung der Atmung entspricht praktisch der Arbeitshyperpnoe. Sie tritt in erster Linie bei Betroffenen in Erscheinung, die sich vor Probleme gestellt sehen, die besonderer Anstrengung bedürfen. Christian (1992) bezeichnete sie daher als Ausdruck der „dynamogenen" Bereitstellung.
- 3. Unruhige Hyperpnoe
Bei dieser funktionellen Atemstörung tritt nicht nur eine Steigerung der Atemgröße auf, sondern auch Schwankungen der Mittellage und eingestreute Seufzer werden beobachtet. Es erfolgt ein Wechsel von Phasen mit gesteigerter Atemfrequenz und kleinem Atemzugvolumen mit Phasen geringer Atemfrequenz mit großer Atemtiefe. Diese Atmung ist eine Angstatmung. Sie tritt besonders in Situationen der Abwehr und der Verteidigung auf, besonders wenn deren Ergebnis nicht allzu sicher erscheint.
- 4. Hyperventilationstetanie
Diese ist eine akute Form des „nervösen Atemsyndroms". Das typische Erscheinungsbild tritt meistens sehr dramatisch auf. Durch die Hyperventilation kommt es zur respiratorischen Alkalose mit erniedrigtem pCO_2. Dieses bewirkt eine Reduktion des ionisierten Serumcalciums und löst damit eine neuromuskuläre Übererregbarkeit (Tetanie) aus. Der typischen Pfötchenstellung gehen oft unspezifische Akroparaesthesien voraus. Durch die Beeinträchtigung der Hirndurchblutung folgt häufig Schwindel, Benommenheit und gelegentlich Ohnmacht. Zusätzliche Spasmen der Bronchialmuskulatur verstärken die Atemnot, die dann die Angst verstärkt. Das führt letzten Endes zu einem Circulus vitiosus mit ständig wachsender Symptomatik. Frauen zwischen dem 20. und 40. Lebensjahr sind besonders

betroffen. Eine Minderung der Lebenserwartung wird nicht gesehen. In Einzelfällen ist die Symptomatik sehr hartnäckig. Bei Verschwinden der bisherigen Symptome ist durchaus mit einem Symptomwandel zu rechnen. Es tritt u. a. dann plötzlich eine Angsterkrankung oder ein Schmerzsyndrom auf.

Klinische Befunde
Die Dyspnoe (Lufthunger) gilt als Leitsymptom. Bei der Hyperventilationstetanie kommt es durch die Dramatik und durch Panik des Betroffenen und der Umgebung zu heftigen Reaktionen (Notarzt). Die Symptomatik ist jedem Arzt wohlvertraut (Pfötchenstellung) und die Angst als Ursache meist von vornherein offensichtlich. Die Formen der Fehlatmung lassen sich durch Spirometrie erfassen. In der Blutanalyse wird bei der Hyperventilation typischerweise eine arterielle Erniedrigung des pCO_2 (Hypokapnie) und ein normaler bis erhöhter pO_2 registriert.

Psychosoziale Befunde
Die Dyspnoe tritt bei ganz verschiedenen Persönlichkeiten auf. Sie ist meistens Ausdruck der Angst, besonders dann, wenn Erlebnisse der Wut und der Verzweiflung vorausgehen. Je länger die Störung besteht und je häufiger die Erscheinungen aufgetreten sind, umso geringer kann der auslösende Anlass sein.

Psychodynamik
Die Hyperventilation kann als Ausdruck eines neurotischen Konfliktes verstanden werden. Hier sollen unbewusste ambivalente Gefühle gegenüber wichtiger Bezugspersonen eine Rolle spielen. Parallelen zu Erlebnissen der Kindheit werden oft beobachtet. Die alles dominierende Angst und ein Widerstreit der Gefühle durch eine unbestimmte Aggressivität gegenüber der Bezugsperson, die eigentlich eine Auseinandersetzung auslösen müsste, zu der die betroffene Person aber nicht in der Lage ist, führt zu einer Unterdrückung des Ausbruchs. Die innere Spannung drückt sich dann durch die gesteigerte Atmung aus. Bei der Seufzeratmung scheinen lediglich resignierende oder depressive Stimmungen zu der latenten Anstrengungshaltung zu führen. Bei der geringen Auslöserursache im Wiederholungsfalle können verhaltenspsychologische Faktoren eine Rolle spielen. Diese Aspekte werden bei der Behandlung durch Verhaltenstherapie berücksichtigt. Wichtig für den behandelnden (Haus-)Arzt ist, dass die Patienten die Hyperventilation nicht bewusst wahrnehmen. Lediglich die Atemnot und die verminderten pCO_2 entstehenden Symptome werden erlebt. Deshalb ist auch auf die Krankheitswahrnehmung, das Krankheits-

verständnis und die auslösenden emotionalen Ursachen zu achten, um diese dann verständnisvoll ansprechen zu können.

Ein kleines Fallbeispiel (nach Schmidt, H. U. und Lamparter, 1997):
Ein 42-jähriger Patient, der von seiner Frau unter kränkenden Umständen abrupt verlassen worden war, wurde plötzlich von einem Hyperventilationsanfall überrascht, als er Hand in Hand mit seinem Sohn, den er am Wochenende bei sich hatte, über den Jahrmarkt ging.
Er fühlte sich körperlich schwach und bot das Bild eines Hyperventilationssyndroms. Die einzigen Ängste, die er selbst wahrnehmen konnte, waren die vor einem Herzinfarkt und die Wiederkehr eines erneuten Anfalls. Erst die subtile Besprechung seiner psychischen Situation und seiner Lebensgeschichte machte deutlich, warum der Patient gerade jetzt solche massiven Ängste entwickelt hatte, die gerade in einer relativen Entspannungssituation überschwellig waren. Gefühle der Trauer, Schmerz und Gefühle eigener früher (kindlicher) Bedürftigkeit konnten in diesem kritischen Augenblick nicht mehr verdrängt werden, was zu einem Durchbruch lang „gestauter" Angst führte.
Gelegentlich scheinen die Anfälle auch einen demonstrativen Hintergrund zu haben, z. B. Auftreten eines Anfalles bei beabsichtigtem Besuch der ambivalent erlebten Schwiegermutter bei einer jungen Frau.

Die Differenzialdiagnose
Die oben geschilderte Fallgeschichte macht deutlich, dass beim Hyperventilationssyndrom neben allen Lungenaffektionen (Beginn eines Asthmaanfalles, einer Pneumonie oder einer Lungenembolie) auch an ein akutes Herzgeschehen (Infarkt) gedacht werden muss. Bei der Panikattacke steht die Angst und die begleitenden vegetativen Begleiterscheinungen weitgehend im Vordergrund. Atemstimulation durch Medikamente (Theophyllin oder Pervitin) oder eine metabolische Acidose (Coma diabetikum) spielen selten eine differenzialdiagnostische Rolle.

Grundzüge der somatischen Therapie
Im Vordergrund steht die verständliche Aufklärung über die physiologischen Zusammenhänge der Symptomatik. Ruhe und Besonnenheit müssen vom Arzt auf den Patienten übergehen. Nur in schweren, sonst nicht beeinflussbaren Fällen, sind Tranquilizer sinnvoll. Diazepam ist ansonsten durchaus entbehrlich und sollte, wenn überhaupt, nur kurzfristig in geringen Dosen (z. B. 3 x 5mg/d) gegeben werden (Cave iv: Atemdepression!). Autogenes Training, besonders in Gruppen, kann sehr gut zum Abfangen der Anfangssymptomatik beitragen (Stetter, 1992).

Psychosomatisches Behandlungsprinzip

Die Beruhigung des Patienten, durch Klärung der auslösenden Bedingungen und deren Einfluss auf die dadurch gestörte Atmung, steht im Vordergrund der Erstbehandlung. Durch Abfangen der Anfangssymptomatik ändert sich die Fixierung auf die Atmung. Damit erst gelingt das Durchbrechen des Circulus vitiosis: Angst-Hyperventilation-Angst etc. Voraussetzung für eine erfolgreiche Einflussnahme auf den Patienten ist ein gutes tragfähiges Arzt-Patienten-Verhältnis mit großem Vertrauen des Patienten in den Arzt. Durch die Dramatik der Ereignisse fühlt der Arzt sich oft genötigt, auch durch die Umgebung gedrängt, sofort und intensiv zu helfen. Dabei kommt es ganz wesentlich darauf an, durch Ruhe und Übersicht, die Situation zu beherrschen. Verfehlt sind zu schnelle und überstürzte Aktionen: z. B. Rückatembeutel, Infusionen, O2. Das heißt auf keinen Fall, die Situation zu bagatellisieren. Sofortige Maßnahmen müssen eine schnelle Entlastung bringen, dürfen aber keine unnötigen oder später schlecht zu lösende Fixierung einleiten. Verhaltenstherapeutische Maßnahmen können sehr nützlich sein. Atemtherapeutische Angebote oder Atemgymnastik können die willkürliche Thoraxatmung in eine Bauchatmung überführen, das soll helfen, die Verbindung von starker Angst und Atemfrequenzänderung zu entkoppeln.

Hypoventilation

Das Krankheitsbild

Eine ständige Minderung der Atemfunktion kommt einerseits durch eine primäre Unterfunktion des zentralen Atemantriebes zustande.

Andererseits kommt eine sekundäre Unterfunktion, z. B. bei Adipositas (Pickwick-Syndrom) vor.

Das Schlaf-Apnoe-Syndrom

Die Ursachen liegen entweder in einer zentralen Dysregulation oder peripher, (obstruktiv und nichtobstruktiv). Während des Schlafes kommt es gelegentlich zu bis zu 10 Sekunden langen Ventilationsstörungen. Hier ist dann die Inspiration gestört, im Gegensatz zum Asthma. Sedierende Medikamente, Alkohol und Adipositas verstärken die Symptomatik. Der gestörte Schlaf führt zur Tagesmüdigkeit. Zur Beantwortung der Frage, welche psychosomatischen Einflussfaktoren bei der Entstehung der Schlaf-Apnoe eine wichtige Rolle spielen, kann derzeit wegen unzureichender Erkenntnisse noch keine ausreichende Antwort gewagt werden.

Die Prognose hängt im wesentlichen von den Erfolgen der Gewichtsreduktion, des Umganges mit Alkohol und Schlafmitteln ab, und ist bei gezielter Behandlung im wesentlichen günstig.

Klinische Befunde
Zunächst fällt eine ausgeprägte Tagesmüdigkeit auf. Weitere unspezifische Symptome wie Kopfschmerzen, Konzentrationsstörungen, depressive Stimmungen und Leistungsminderung sind Folgen des gestörten Schlafes. Oft klagen Angehörige über auffälliges Schnarchen. Bei hinreichendem Verdacht sollte ein Schlaflabor zu Rate gezogen werden. Hier werden u. a. Untersuchungen der Atemfrequenz und der Sauerstoffsättigung veranlasst. Ein EEG gehört zur Ausschlussdiagnostik zerebraler Erkrankungen.

Psychosomatische Basisdiagnostik
Hier liegen noch keine ausreichenden Erfahrungen vor. Zu vermuten sind Faktoren, die auch die Adipositas beeinflussen und wesentlich zum Umgang mit Alkohol und Schlafmitteln beitragen.

Die Differenzialdiagnose
Mögliche Ursachen einer Hypoventilation (Fedderson und Podszuz, 1991)

1. Bei normalem Lungen- und Bronchialsystem
• Zentrale Atemdepression: Drogen, Morphine, Barbiturate, Anästhetika
• Hirnstammschädigung: Schädel-Hirn-Trauma, Blutung, Apoplex, Encephalitis, Neoplasma, Sarkoidose
• Neuromuskuläre Erkrankungen: Poliomyelitis, Guillan-Barré-Syndrom, Myasthenia gravis
• Diphtherie
• Thoraxdeformitäten, Spondylitis ancylosans
• Metabolische Acidose

2. Bei geschädigtem Lungen- und Bronchialsystem:
• schwerer Status asthmaticus
• obere Atemwegstenose: Schilddrüse, Thymom, Tumor
• Lungenemphysem
• Chronisch-obstruktive Lungenerkrankung
• Zystische Fibrose, fortgeschrittene Lungenfibrose

Psychogener Husten
Das Krankheitsbild
Anfallsweiser Hustenreiz ohne pathologische Veränderungen der Atemwege wird als psychogener Husten verstanden. Es imponieren starke minutenlange bis stundenlange Hustenattacken. Diese sind für die Betroffenen und die Umgebung äußerst lästig.

Die Auslöser für die Hustenanfälle sind vielfältig. Neben unterschiedlichen Reizsubstanzen (Gase, Stäube, Pollen, kalte Luft), kommen auch demonstrative Komponenten (Abwehr bei Passivrauchern oder Umweltbelastungen), sowie dissoziative Störungen vor. Auch ticartige Reaktionen werden beobachtet. Der Übergang von psychischer zu körperlicher Auslösung scheint fließend zu sein. Lang anhaltender Reizhusten kann irgendwann zur Bronchitis, Tracheitis oder zu Bronchiektasen führen. Ticartiges Hüsteln ist dagegen prognostisch gutartig, kann sich aber sehr hartnäckig gegen alle therapeutischen Bemühungen wehren.

Psychosomatische Basisdiagnostik
Der Symptomatik liegen, recht offen zu Tage tretende, Erlebnisse zugrunde. Vor allem Streitigkeiten, Enttäuschungen und Demütigungen in der privaten, wie auch in der beruflichen Sphäre sind zu beobachten.
Der psychogene Husten scheint auch durch eine massive aggressive Haltung ausgelöst zu werden. Gefühle der Wut und des Ärgers können nicht offen geäußert werden. Sie werden dann protestartig durch den Husten „ventiliert". Auffällig ist ein (vom Arzt nicht vermuteter) Wunsch nach Zuwendung, Nähe und Wärme. Ein sekundärer Krankheitsgewinn steckt manchmal auch dahinter. Psychodynamisch wird der psychogene Husten als Konversionssyndrom im Rahmen einer neurotischen Fehlentwicklung aufgefasst. Durch unbewusste Identifizierung mit dem Hustenden kann es zur Symptomimitation (hysterischer Mechanismus) oder durch nicht akzeptierte Emotionen oder Gedanken (zwanghafter Mechanismus) zur Symptombildung kommen. Als Persönlichkeitsstrukturen finden wir in diesem Zusammenhang eher hysterische, weniger depressive Charaktere.

Die Differenzialdiagnose
Bei jedem länger anhaltenden Husten ist vordergründig eine ernsthafte Lungenerkrankung (Pneumonie, Tb., Stauungslunge) und eine Erkrankung im Bereich der Atemwege (Laryngitis, Pharyngitis, Bronchitis, Tumor) auszuschließen. Auch Herzerkrankungen müssen differenzialdiagnostisch beachtet werden.

Grundzüge der somatischen Therapie
Die somatische Therapie ist lokal symptomatisch zu beginnen. Lutschtabletten, Inhalationen zur Befeuchtung der Atemwege und zur Vermeidung von „Kratzgefühlen", hustenreizlindernde Phytopharmaka (Cave: Kodein) oder Schleimlöser sind oft zusätzlich zu empfehlen.

Psychosomatische Behandlungsprinzipien
Das Arzt-Patienten-Verhältnis ist durch die Hartnäckigkeit der Symptome und die der Patienten schnell mal belastet. Auffällig ist die Präsentationsfreudigkeit der „quälenden" Erscheinungen. Verwunderlich ist, dass die Patienten selbst gar nicht so sehr betroffen wirken, sie sich eher bemühen freundlich und demütig zu sein. Ärger bereiten sie dem Arzt und seinem Team, sowie anwesenden Patienten durch offensichtlich demonstrative Hustenattacken. Sie drücken ihre verborgene Aggressivität also indirekt aus. Die Patienten wollen damit natürlich keinen Ärger auslösen, sondern Zuwendung einklagen. Im Rahmen der psychosomatischen Grundversor gung gilt es zunächst ein gegenseitiges Verständnis herzustellen. Der Arzt muss die „Symptomsprache" entschlüsseln und die Hilfsbedürftigkeit erkennen, (evtl. auch den sekundären Krankheitsgewinn), ohne sich völlig einvernehmen zu lassen. In speziellen Fällen ist Verhaltenstherapie oder tiefenpsychologisch-analytische Kurzzeittherapie durch den Fachpsychotherapeuten erforderlich.

Asthma bronchiale (F 45.9, F 54)
Das Krankheitsbild
Als Asthma oder Asthma bronchiale wird eine entzündliche Erkrankung der Atemwege mit unterschiedlich auftretender Hyperreaktivität oder auch Hyperreagibilität verstanden. Durch verschiedene spezifische oder unspezifische Reize (Auslöser) kommt eine Überempfindlichkeitsreaktion zustande. Unabhängig von der Art des Auslösers kann der Schweregrad und das Ausmaß der Atemwegsobstruktion und damit der Asthmaanfälle unterschiedlich sein. Der Verlauf der Erkrankung wird durch typische Reaktionen einer plötzlich auftretenden Atemnot gekennzeichnet. Diese Beschwerden treten meistens anfallsartig auf und werden daher auch gleichsinnig als Asthmaanfall, Asthmaattacke oder asthmatische Reaktion bezeichnet. Der Begriff Dyspnoe (Luftnot) muss davon unterschieden werden. Dieser steht für das Empfinden des Patienten, keine Luft zu bekommen. Dyspnoe tritt nicht nur bei Asthma auf. Das subjektive Empfinden, keine Luft zu bekommen, ist durch die Behinderung der Ausatmung (Expiration) bedingt. Diese wird durch drei Faktoren bestimmt, die sich gegenseitig beeinflussen:
• *das Atemwegssystem verengt sich durch einen Spasmus der glatten Muskulatur der Bronchien und Bronchiolen*
• *durch entzündliche Reaktionen schwillt die Bronchialschleimhaut an*
• *durch vermehrte Schleimproduktion bei erhöhter Permiabilität und durch die Entzündungsreaktion werden die Atemwege verengt und damit die Ausatmung behindert*

V.2 Atemnot - was hindert hier am Atmen?

Diese Reaktionen können je nach Intensität der Auslöser (und der Betroffenheit) in Minuten entstehen und bis zu Stunden anhalten. In der Regel sind Asthmaanfälle therapeutisch gut anzugehen.
Zwischen den Anfällen sind die Patienten relativ beschwerdefrei. Je nach Folgeschäden (Bronchiektasen, Emphysem, Cor pulmonale), ist die körperliche Belastbarkeit eingeschränkt. In Fällen von gesteigerter Reaktion oder bei unzureichend greifenden Maßnahmen entwickelt sich u. U. eine dramatische Situation in Form eines „Status asthmaticus", die auch durch nachfolgende Herz-Kreislauf-Belastungen zu einer lebensbedrohlichen Gefahr werden kann.
Die Asthmaschweregrade werden je nach Auftreten und der Minderung der Lungenfunktionsparameter (nach Peak-flow-Werten) in vier Stufen eingeteilt. Danach richtet sich dann auch die medikamentöse Therapie, s. dort. Bei Kindern unterscheidet man die gleichen Schweregrade. Die Grenzwerte liegen dort allerdings wesentlich niedriger.

Klassifikation der Asthmaschweregrade für Jugendliche (ab 14 Jahre) und Erwachsene (nach Wettengel et al., 1998):

Asthmaschweregrade	Tag	Nacht	Peak-flow-Werte in % des Bestwertes
Stufe 1 Intermittierendes Asthma	weniger als 2x Woche	weniger als 2x Monat	mind. 80%
Stufe 2 Persistierendes mildes Asthma	weniger als 1x täglich	weniger als 2x Monat	mind. 80%
Stufe 3 Persistierendes mittelschweres Asthma	täglich	weniger als 1x Woche	zwischen 60 u. 80%
Stufe 4 Persistierendes schweres Asthma	ständig	häufig	weniger 60%

Die Ursachen

Heute spricht man von einer multifaktoriellen Genese des Asthma bronchiale (Hess und Höck, 1988).

Alexander (1941) zählte das Asthma zu den „klassischen" psychosomatischen Krankheiten, den späteren „heiligen Chicago Sieben". Da in späteren Untersuchungen keine von Alexander noch vermutete chrakteristische Persönlichkeitsstruktur nachgewiesen werden konnte, wurde diese Einstufung im Laufe der Zeit verlassen. Die psychischen Einflüsse auf das Asthmageschehen und die Asthmapersönlichkeit werden später wegen ihrer besonderen Bedeutung gesondert beschrieben. Beim Asthma ist von einer familiären „genetischen" Disposition auszugehen. Auf der Grundlage unterschiedlicher Auslöser werden mehrere Erscheinungsformen, die sich in der Symptomatik nicht voneinander unterscheiden, getrennt in:

• allergisches Asthma (extrinsic Asthma)
Die meisten Asthmaleiden sind allergischer Ursache und manifestieren sich schon im ersten Lebensjahrzehnt. Auch chemische Stoffe können exogen vermitteltes Asthma auslösen (chemical irritative asthma). Dazu gehören vor allem durch Inhalation eindringende Noxen-Dämpfe, Gase, Rauch, Stäube und Passivrauchen. Es können auch Asthmaanfälle durch Schmerzmittel ausgelöst werden (Analgetika-Abusus).

• nicht allergisches Asthma (intrinsic asthma)
Dieses wird durch Infektionen, meistens durch virale Infekte, ausgelöst.

• Anstrengungsasthma (exercise-induced asthma)
Dieses wird vor allem durch körperliche Anstrengung, aber auch durch inhalierte kalte Luft induziert.

In jedem Falle können psychische und soziale Faktoren eine mitauslösende, unterhaltende oder verschlimmernde Funktion ausüben. Hess und Höck postulieren ein multifaktorielles Konzept, in dem die aktuelle Dynamik des seelisch körperlichen Erlebens mit seinen Reaktionsbildungen und Bewältigungsstrategien in den Vordergrund gestellt wurde.

Beim Asthma bronchiale handelt es sich um eine weit verbreitete, zum chronisch werden neigende Erkrankung. Sie wird bei 5-10% der Kinder und Jungendlichen und bis zu 5% bei Erwachsenen beobachtet.

Im Kindesalter weisen Jungen, im Erwachsenenalter Frauen, ein erhöhtes Risiko, an Asthma bronchiale zu erkranken auf. Im Kindesalter gilt Asthma noch als prognostisch günstig. In 29-57% der Fälle wurde eine Remission beobachtet.

V.2 Atemnot - was hindert hier am Atmen?

Die Prognose wird durch psychosoziale Belastungen negativ beeinflusst.

• schlechtes Krankheitsmanagement:
fehlende Krankheitsakzeptanz, unzureichende Kooperation, Missachtung
körperlicher Symptome

• schlechte Unterstützung durch die Familie:
Vernachlässigung des kranken Kindes durch gestörte Familienverhältnisse
(Scheidung, Alkohol, Gewalt), fehlende Wärme und Liebe

• psychische Auffälligkeiten:
Ängste, soziale Unsicherheiten, Passivität, Depressionen und Hoffnungslosigkeit, Verwahrlosung

Auch bei Erwachsenen spielen psychosoziale Faktoren für die Chancen des Krankheitsverlaufs eine große Rolle. Gefühle der Angst, der Hoffnungslosigkeit und Enttäuschung mit Situationen des Aufgebens beeinflussen die Prognose negativ. Besonders ungünstige Aussichten bestehen bei Alleinstehenden (Witwen) durch fehlendes Hilfsmanagement und depressive Haltung. Hier ist auch die Fähigkeit, mit der Krankheit innerlich fertig zu werden, besonders gering.

Abb. 1
Entstehungsfaktoren des Asthma bronchiale (nach Hess und Höck, 1988)

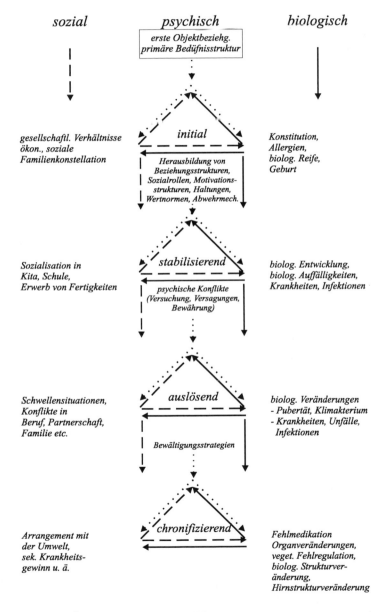

V.2 Atemnot - was hindert hier am Atmen?

Abb. 2 Einflussfaktoren bei der Krankheitsentstehung und ihre psychische Bewältigung am Beispiel des Asthma bronchiale (nach Deter, 1997)

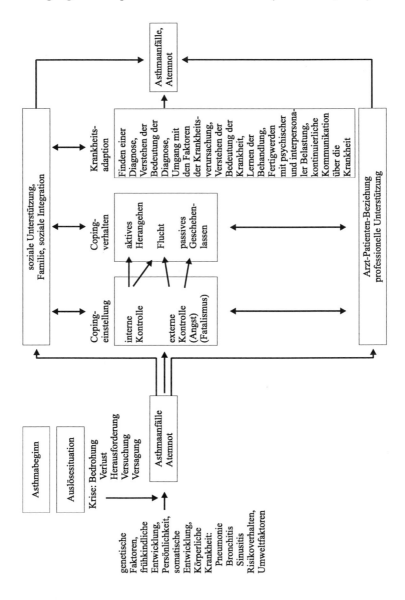

Klinische Befunde
Im anfallsfreien Intervall bieten die Patienten keine auffälligen Symptome. Die Anamnese ist besonders wichtig (Beruf, Nikotin, Allergien, Infekte, genetische Disposition, psychische Probleme, Exposition). Im Asthmaanfall klagen die Patienten vor allem über Atemnot und Angst zu ersticken. Bei der Untersuchung fallen eine Cyanose, krampfhaftes Atmen unter Zuhilfenahme der Atemhilfsmuskulatur, Unruhe, Angst und exspiratorisches Pfeifen, Rasseln und Giemen, sowie Tachykardie auf. Laborchemisch lassen sich typische Entzündungsparameter, sowie Eosinophile im Sputum und Serum nachweisen.

Früher wurde auch noch nach den Curschmannschen Spiralen im Sputum (das sind typische spiralige Schleimkegel) gesucht. Heute werden die Lungenfunktionsprüfungen der Beurteilung zugrunde gelegt. Hierzu gehören Peak-flow-Messung, Blutgasanalyse ($pCO2$ und $pO2$), evtl. Spirometrie und Ganzkörperplethysmographie. EKG, Rö-Thorax und Prick-Test sollten in jedem Fall gefordert werden.

Psychosomatische Basisdiagnostik
Bei Asthmapatienten wurden in den letzten Jahrzehnten in umfangreichen Studien keine eindeutig spezifischen Persönlichkeitszüge gefunden. Die Beschreibungen von Alexander (1941), die auch statistische Fehler enthielten, konnten damit nicht bestätigt werden. Die Zuordnung zu einer klassischen psychosomatischen Erkrankung wurde daher verlassen. Wie bei jeder chronischen Krankheit spielen auch beim Asthmaleiden psychische und psychosoziale Einflussfaktoren im Erleben auf den Verlauf eine entscheidende Rolle. Hier stellen sich die psychischen Auffälligkeiten sowohl als Ursache als auch als Folge der Krankheit dar. Dominierendes und wohl jedem verständliches Symptom ist die Angst vor dem Anfall. Überdurchschnittlich häufiger werden Asthmatiker als reizbar, jähzornig und krasser in den Affektäußerungen gesehen. Sie erleben sich innerlich gespannter und gehemmter und sind weniger lebenszugewandt. Sie zeigen weniger nach außen gerichtete Aggressivität und sind eher geneigt, diese gegen die eigene Person zu richten (Suizidalität).

Psychodynamik
Neben den erwiesenen Ursachen von Allergien und Infektionen sind für den Ausbruch des Asthmaleidens wesentliche psychodynamische Bedingungen erforderlich. Ohne diese würden die äußeren Auslöser die Entstehungsschwelle nicht durchbrechen.
Ein auslösendes emotionales Problem findet sich in einer exzessiven Mutterbindung. In diesem Falle lehnt die Mutter ihr Kind ab. Die Mutter

schwankt im Wechsel zwischen Zurückweisung und Unsicherheit und verstärktem Anlehnungsbedürfnis (durch Schuldgefühl?).
Die innere Abwehr gegen diesen Konflikt führt beim Kind zu auffälligen Verhaltensweisen. Der Asthmaanfall sei ein „Schrei gegen die Mutter", (Mitscherlich, 1968), oder er ist Ausdruck nicht gelöster exzessiver Mutterbindungen mit Trennungsängsten (Bräutigam, 1954).
Werner (1977) fasst die psychodynamische Position in folgender Weise zusammen: Es gäbe beim Asthma keinen spezifischen Konflikt, sondern tiefsitzende emotionale Abhängigkeitsprobleme. Die Konflikte sind notwendige, aber nicht hinreichende Bedingungen in der Erklärung für einige Formen der Erkrankung. Aus psychodynamischer Sicht ist neben der Art und Stärke des innerpsychischen Konfliktes auch wesentlich, wie der Mensch mit seinem Problem fertig wird. Davon hängt auch ab, ob die Erkrankung überhaupt ausbricht und wie der Betroffene seine chronische Krankheit bewältigt. Für die Auslösung des ersten Anfalls spielt bei 50% aller Asthmatiker, unabhängig vom Alter, die aktuelle oder fantasierte Trennung oder der Verlust von einer emotional wichtigen Bezugsperson eine Rolle. Eine weitere Bedingung zur Entwicklung eines Asthmaleidens ist die mangelnde Fähigkeit, Emotionen auszudrücken, angenehme wie unangenehme. Intensive emotionale Zustände wie Schuld, Trauer oder Aufregung sind bei verschiedenen Asthmatikern beobachtet worden. Entscheidend sind nicht so sehr die objektiven Situationen, sondern deren individuelle Bedeutsamkeit im Zusammenhang mit der Gesamtsituation und den Vorerfahrungen.

Folgende Situationen können u. a. aus psychosomatischer Sicht zu Asthmaanfällen führen (nach Werner, 1977):
• ein Wechsel in der Beziehung, der Angst vor Trennung oder Verlust, aber auch Angst vor zu viel Nähe
• intensive Gefühle der Schuld, Ärger, Angst vor einer Gefahr, sexuelle Erregung
• Identifikation mit Atemnotanfällen von Familienangehörigen
• Ausnutzen der Krankheit für sekundären Krankheitsgewinn zum Umgehen einer unangenehmen Situation
• vor der Menarche bei ungelösten Konflikten der Vorpubertät
• Gerüche bei direkter Kontamination, besonders bei unangenehmer Bedeutsamkeit

Bei der Fortführung des Asthmaleidens oder bei der Auslösung eines Anfalls scheinen auch verhaltensmedizinische Phänomene eine Rolle zu spielen. Einzelne Anfälle sind Ausdruck operanten Lernens. Eine Patientin bekam z. B. stets einen Asthmaanfall, wenn ihr Mann einen Besuch bei der Schwiegermutter plante. Die Anfälle führten dann zum erwünschten Abbruch der Besuchspläne.

Beim kindlichen Asthma sind oft wesentliche familiendynamische Prozesse zu beobachten. Bei leichtem Asthma findet man eher ein projektives Verhalten der Mutter, bei mittelschweren Fällen eine meist perfektionistische Haltung der Mutter und bei schweren Asthmaerkrankungen eine offensichtlich feindliche Reaktion der Mutter.

Hier ist die Behandlung dann besonders kompliziert. Diese Erfahrungen gelten nicht als Faustregel, sondern als beachtenswerte Hinweise. In jedem Falle ist das Beziehungsgefüge in der Familiensituation und in der Eltern (Mutter)-Kind Interaktion zu beachten.

Ein Fallbeispiel: Herr Ingo J.

Ein 49-jähriger Mann, von Beruf Lehrer, klagt neuerdings über heftige Asthmaanfälle. Er stammt aus einer unglücklichen Ehe und war ein „unerwünschtes" Kind. Ein eigenes Kinderzimmer hatte er nicht, er schlief im elterlichen Schlafzimmer. Er war bis zum 10. Lebensjahr Bettnässer. Die Mutter war sehr dominant und führte nach der Scheidung der Eltern den Haushalt des Patienten, auch noch als er schon verheiratet war.

Die junge Frau verließ sehr bald das Haus, weil sie ständig von der Schwiegermutter tyrannisiert wurde. Außerdem habe es Schwierigkeiten in der Intimsphäre gegeben. Schuld seien seine Hautprobleme gewesen. Schon als Säugling hatte er „Hautausschläge". Diese verstärkten sich nach der Eheschließung. Er klagte damals über verstärkten Juckreiz mit entsprechenden Kratzeffekten und nächtlicher Unruhe.

Während seiner Armeezeit verschwanden die Hauterscheinungen, auch nach der Scheidung. Vor kurzem hatte er eine Freundin kennengelernt. In ihrer Nähe traten keine Hauterscheinungen auf, wie er lange befürchtet hatte. Da inzwischen eine Schwangerschaft eingetreten war, wollte er nun die Freundin in seine, immer noch von der Mutter geführten, Wohnung nehmen. Es kam zu einer Auseinandersetzung mit der Mutter und beim Patienten zum ersten Asthmaanfall.

Er heiratete die Freundin gegen den Willen der Mutter. Diese zog nun aus. Seitdem treten die Asthmaanfälle häufiger auf, besonders vor und nach intimen Kontakten.

Testung von Allergenen ergaben positive Reaktionen auf Hausstaub und Tierschuppen. Spezifische Testungen auf Frauenhaare und Frauensekret lehnte der Patient ab.

Was fällt zunächst auf? (Die Diagnose)
Anamnese: *Schon als Säugling, „Hautausschläge", Juckreiz, Bettnässer bis zum 10. Lebensjahr, Verstärkung der Hauterscheinungen nach der Eheschließung. Besserung während der Armeezeit und nach der Scheidung. Erster Asthmaanfall nach Streit mit der Mutter, Auslöser auch intime Kontakte, Sexuell „Kür" gelang Schwangerschaft, „Pflicht" Impotenz.*
Körperlicher Befund: *49-jähriger in gutem EZ und KZ, Haut und sichtbare Schleimhäute gut durchblutet, Haut rein, keine Kratzeffekte, kardiopulmonale Befunde regelrecht, positive Reaktionen auf Hausstäube und Tierschuppen.*
Psychisch: *Als Kind unerwünscht, Mutter dominant.*
Sozial: *Kein eigenes Kinderzimmer, keine eigenen Entfaltungsmöglichkeiten. Mutter führte den Haushalt und lehnte beide Schwiegertöchter ab, erster Asthmaanfall nach Streit mit Mutter.*

Was fällt mir noch auf? (Die Differenzialdiagnose)
Körperlich: *Weitreichende kardiopulmonale Untersuchungen unauffällig und weitere spezifische Allergenuntersuchungen werden vom Patienten abgelehnt.*
Psychisch: *Deutliche Abhängigkeit von der Mutter, Auslöser erneuter Anfälle bei sexueller Nähe, Angst vor Intimkontakten.*
Sozial: *Lösung von der Mutter ist auch nach deren Auszug nicht vollzogen.*

Was kann ich tun? (Therapieplan)
Körperlich: *Spezifische Asthmabehandlung.*
Psychisch: *Unter Einbeziehung der Ehefrau, Überwindung der Abhängigkeit von der Mutter, Stabilisierung der Persönlichkeit, Akzeptanz der Vater- u. Ehemannrolle, Überwindung der Angst vor Sexualkontakten (ergibt sich u. U. aus dem Vorhergehenden), evtl. Ehe- u. Sexualberatung, Paarbehandlung (Psychotherapeut).*

Kommentar: Probleme mit der „Pflicht" oder Wege aus der Abhängigkeit oder der Hausarzt als „Ersatzvater"
Erstmalig nimmt der Patient mit dem Hausarzt Kontakt auf, nachdem in der Nacht zuvor der erste Asthmaanfall aufgetreten war. Dieser wurde durch den Nachbarkollegen im organisierten Bereitschaftsdienst versorgt. Der Mann erscheint tief erschüttert. Er ist nicht erst zur Schule gegangen, sondern gleich morgens in die Praxis. Er möchte sofort wissen, wie es mit ihm weitergeht. Seine quälende Angst lässt ihn fürchten, dass sich das Ereignis so in jeder Nacht wiederholt. Die Untersuchung ergibt einen unauffälligen organischen Befund. Auf Drängen des sehr besorgten Pati-

enten wird umgehend eine Allergentestung und ein Röntgen des Thorax veranlasst. Noch vor der Durchführung eines dieser Untersuchungen kommt der Patient wieder. Er wirkt sehr nervös und unruhig. Er sei „ganz durcheinander", könne sich nicht auf den Unterricht konzentrieren und bittet um ein paar Tage Arbeitsbefreiung, um seine privaten Probleme lösen zu können. Er berichtet vom Streit mit der Mutter, die ganz empört über seine „Undankbarkeit" das Haus verlassen habe. Er macht sich Vorwürfe über sein Verhalten der Mutter gegenüber. Ständige Zweifel würden ihn plagen, ob es richtig gewesen ist, seine schwangere Freundin mit ins Haus genommen zu haben. Das führte erst zum Konflikt

Bisher hatte der Patient, mittels seines ständigen Redeschwalls, dem Hausarzt kaum Spielraum in der Beziehung gelassen. Jetzt wendet sich der Mann mit der Bitte um einen „Rat" an ihn. Da er die häuslichen Verhältnisse und die bisherige Abhängigkeit von der Mutter kennt, bestärkt er Herrn J. in seinem Bekenntnis zur Freundin.

Am nächsten Tag erscheint der Patient gleich morgens wieder. Er ist ärgerlich. Er habe mit der Freundin geschlafen, danach sei wieder Atemnot aufgetreten. Er fordert ein „Asthmamittel". Der Hausarzt weist auf die psychische Verursachung der Atemnot hin. Das sei hier aber nicht in einem Satz erklärt. Er bietet gesonderte Gespräche an. Wenig überzeugt geht Herr J. aber auf das Angebot ein.

Inzwischen hat Herr J. seine Freundin geheiratet, auch ist ein Kind geboren worden. Die Mutter hat endgültig das Haus verlassen. Über das Thema, dass die Schwangerschaft schließlich problemlos, sozusagen als „Kür" gelang, jetzt aber die „Pflicht" Ängste und Unsicherheit auslöst, sozusagen symbolisch „die Puste raus ist", kann der Patient die psychische Verursachung akzeptieren.

Nach vielen, vom Hausarzt geduldig durchgestandenen Gesprächen, immer wieder mit Rückschlägen verbunden und unter Hinzuziehung der verständnisvollen Ehefrau, kommt es zur Überwindung der Abhängigkeit von der Mutter, der Akzeptanz der Ehemann- und Vaterrolle und dem Verschwinden der Atemnotfälle.

Differenzialdiagnose

Die Aufgabe der Differenzialdiagnose ist vor allem in der Abgrenzung gegenüber anderen somatischen Erkrankungen mit ähnlichen Beschwerden zu sehen. Hier sind zu nennen:

Chronisch obstruktive Bronchitis, Intoxikationen mit inhalativen Noxen, akute Pneumonie, Linksherzinsuffizienz, Lungenembolie, Lungenödem, Pleuraerguss, Pneumothorax, Fremdkörperaspiration, laryngeale Prozesse (Glottisödem, Pseudokrupp), Hyperventilationsanfall.

Nach den bisherigen Erkenntnissen können mit gutem Erfolg Leukotrien-antagonisten und moderne Kombinationspräparate bei den Schweregraden 3–4 eingesetzt werden. Bei dem kindlichen Asthma liegen derzeit noch nicht genug Daten für deren Einsatz vor. Ansonsten entspricht das Stufen-schema auch der Behandlung von Kindern, allerdings in niedrigen Dosie-rungen. Wichtig sind Therapiekontrollen, um aktuell die Behandlung anpassen zu können. Hier sind dann Wechsel von Stufe zu Stufe möglich. Der Kontrolle dienen in erster Linie hausärztliche Durchführung und Dokumentation mit Peak-flow-Meter.

Der generellen Verordnung von elektrischen Inhaliergeräten, insbesondere für Kinder, sollte man kritisch gegenüberstehen. Die Lungendepositionsra-te liegt nicht über der von Spacer-Systemen, benötigt jedoch viel mehr Zeit, was gerade bei Kindern problematisch ist. Eine sorgfältige, situations-gerechte Therapie, die auch im Hinblick auf das Arzneimittelbudget wich-tig ist, kann auch im Interesse des Patienten erhebliche Einsparungen möglich machen, (unnötige Antibiotika, unnötige Sekretolytika, unnötige Verordnung von wohlschmeckenden u. besonders teuren Kombinations-präparaten).

Die weitere Zukunft könnte sein: monoklonare Antikörper gegen IgE, CD4, IL5- u. IL4-Rezeptoren (Petermann und Warschburger, 1999).

Psychosomatische Basisbehandlung
Bei der Kompliziertheit der Asthmaerkrankungen und den begleitenden körperlichen und psychischen Belastungen, kommt dem Hausarzt aus der Sicht des Patienten eine tragende Rolle zu. Der Patient prüft den Arzt auf Vertrauenswürdigkeit, Verlässlichkeit und fachliche Kompetenz. Gleich-zeitig stellt er hohe Ansprüche an die menschliche Dimension des Arztes, er möchte als Patient Ernst genommen werden. Der Patient erwartet vom Arzt, dass dieser seine Angst wahrnimmt und die Sorgen vor einem Anfall mit ihm teilt, in Notlagen ein zuverlässiger Helfer ist und notfalls gemein-sam mit ihm die Angst auch aushält. Wegen der Vielfalt der Ätiologie und Einflussfaktoren, sollte der Arzt eine breite Palette von Therapiemöglich-keiten zur Verfügung haben.

Die psychische Führung muss der Behandler jederzeit im Auge behalten. Mit der Entdeckung, auch der psychosozialen Hintergründe, beginnt eine lebenslange „Arbeit" an deren Bewältigung.

Die Besonderheiten der Arzt-Patienten-Beziehung
Die Wichtigkeit der stabilen Arzt-Patienten-Beziehung wurde schon wie-derholt betont.

Durch Erfahrungen mit der Placebotherapie wissen wir von deren Bedeutung auch in dieser Hinsicht. Asthmapatienten scheinen besonders auf Suggestionswirkungen anzusprechen. So wiesen Jores und Kerekjarto (1967) nach, dass 36% der Tabletten und 57% der Injektionen als Placebo wirkten. Wie sehr muss dann die Arztpersönlichkeit wirksam sein!

Abb. 3 Reaktionsformen bei Asthma bronchiale (nach Deter, 1997)

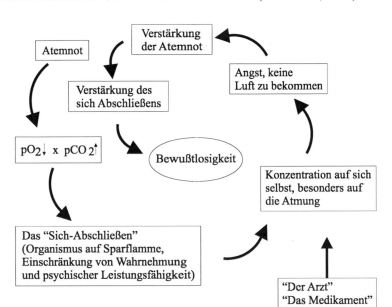

Die stabile Arzt-Patienten-Beziehung wird in der Praxis von vielen Seiten bedroht. Dazu seien nur einige Beispiele genannt:

• Schwierigkeiten Vertrauen zu fassen
Durch unangenehme Erfahrungen während der Krankheit, unterschiedliche Aussagen und Behandlungen, evtl. auch eine enttäuschende Krankheitsgeschichte, besteht anfangs Misstrauen gegenüber dem Behandler.

• Angst vor einengender Beziehung
Der Patient kommt zwar mit dem deutlichen Wunsch nach Nähe und Vertrauen, hat aber Angst vor der Dominanz des Arztes. Durch dessen

Macht, mit „guten" oder „schlechten" Medikamenten das Schicksal des Patienten bestimmen zu können oder ihn Kraft seiner ärztlichen Allmacht zu erdrücken. Daher sollte der Arzt sowohl „Überfürsorglichkeit" als auch „kalte Distanz" vermeiden.

• Angst vor Trennung
Aufgrund der allgegenwärtigen Bedrohung durch die Erkrankung ist der Patient auf eine sichere therapeutische Beziehung angewiesen. Bei eingetretenem Vertrauensverhältnis spielt die Angst vor Abbruch des stützenden Verhältnisses eine große Rolle. So können schon vorübergehende Trennungen (Urlaub, Wochenende, Feiertage) als extrem belastend erlebt werden.

Das Gespür des Arztes, immer die Situation, sowohl körperlich als auch psychisch, bei ständig wechselnder Befindlichkeit, richtig einzuschätzen, wird oft auf eine harte Probe gestellt. Hier immer das richtige Maß in der medikamentösen Therapie (die auch hilft) und in der Zuwendung zu finden, ist äußerst schwierig. Auch die Fähigkeit auf andere (oft störende), Einflüsse adäquat zu reagieren, beeinflusst das Vertrauensverhältnis.

Als Beispiele seien hier nur genannt:
Zustand nach stationärer Behandlung mit der obligatorischen Medikamentenumstellung, Kur oder „Beratung" durch Familienangehörige, Freunde oder „Gleichkranke".
Das Ziel der ärztlichen Maßnahmen muss in erster Linie in dem Bestreben liegen, die Angst als Auslöser der Symptomatik verständlich zu machen. Ein einfaches anfängliches Gespräch kann dafür die Grundlage sein. Auch die Erhebung der Anamnese kann genutzt werden. Ruhe und spürbare Kompetenz vermitteln „automatisch" eine positive psychosomatische Wirkung. In den folgenden (abgesprochenen terminisierten) Gesprächen wird die Persönlichkeit in der Krankheitseinstellung und im Krankheitsverhalten stabilisiert.
Allein das einfache Erklären der Zusammenhänge Angst-Atemnot-Angst trägt zur Verbesserung des Vertrauens bei. Die gewonnene Akzeptanz des Leidens durch den Patienten führt zum vertrauteren Umgang mit der Symptomatik. Die stützende und unerschütterliche Haltung des Arztes vermitteln dem Patienten durchgehend die notwendige Sicherheit. Dann ist dieser auch in der Lage, seine Probleme in die eigene Hand zu nehmen.

Literatur

1. Alexander, F.: Psychosomatische Medizin. de Gruyter, Berlin, 1974
2. Bräutigam, W.: Über die psychosomatische Spezifität des Asthma bronchiale.
Psyche 8, 481-524, 1954/55
3. Christian, P.: Zur Phänomenogie der abnormen Atmung beim sogenannten „nervösen Atemsyndrom". In: Bräutigam W, P. Christian / M. v. Rad: Psychosomatische Medizin, Thieme, Stuttgart, 1992
4. Curschmann H.: Über Bronchialasthma. Referat Kongress f. Innere Medizin, Berlin, 1885
5. Deter, H. C.: Angewandte Psychosomatik. Thieme, Stuttgart, New York, 1997
6. Fedderson, C. D. / F. Podszus: Funktionelle Atemstörungen. Internist, 32, 26 30, 1991
7. Franck, T. M. / F. Alexander: Psychogenic factors in bronchialasthma. National Research Concil, Washington, 1941,
8. Hermann, J. M. / A. Radvilla: Funktionelle Atemstörungen. Das Hyperventilationssyndrom, Dtsch. Ärzteblatt, 96, 694-697, 1999
9. Hess, H. / K. Höck: Vergleichende Untersuchungen zur Psychopathologie des Asthma bronchiale. In: Höck, K. M. Vorwerg, (Hrsg.), Psychosomatik, Bd. II, J. A. Barth, 1988
10. Jores, A. / M. v. Kerekjarto, Der Asthmatiker. Ätiologie und Therapie des Asthma bronchiale aus psychologischer Sicht, Huber, Bern, 1966/67
11. Langewitz, W. / M. Soler: Asthma bronchiale. In: Uexküll, Th. v. Psychosomatische Medizin, 6. Aufl., Urban und Fischer, München, Jena, 891 - 908, 2003,
12. Mitscherlich, A.: Krankheit als Konflikt. Studien zur psychosomatischen Medizin, Bd. I u. II, Suhrkamp, Frankfurt, 1966/67
13. Petermann, F.: Asthma bronchiale. Fortschritte der Psychotherapie. Bd. 5, Hogrefe, Göttingen, Bern, Toronto, Seattle, 1999
14. Petermann, F. / P. Warschburger: Asthma und Allergie. Belastungen, Krankheitsbewältigung und Compliance, In: Schwarzer, R. (Hrsg.), Gesundheitspsychologie, Hogrefe, Göttingen, Bern, Toronto, Seattle, 1999
15. Ritz, Th.: Psychophysiologische Reaktivität der Atemwege bei Asthma bronchiale. Verhaltenstherapie, 20, 57-87, 1999
16. Schmidt, H-U. / U.: Lamparter: Hyperventilationssyndrom. In: Ahrens, St, (Hrsg.), Lehrbuch der psychotherapeutischen Medizin, Schattauer, Stuttgart, New York, 1997
17. Stetter, F.: Autogenes Training als psychosomatische Basistherapie. Z. Allgem. Med., 68, 143-144, 1992
18. Weiner, H.: Psychobiology and human disease. Elsevier, New York, 1977
19. Wettengel, R. / D. Berdel / J. Krause / C. Kroegel / R. F. Kroidl / W. Leupold / H. Lindemann / H. Magnusson / R. Meister / H. Morr / D. Nolte / K. Rabe / D. Reinhold / R. Sauer / G. Schulze-Wernighaus / D. Uhena / H. Worth: Empfehlungen zur Asthmatherapie bei Kindern und Erwachsenen. Med. Klinik, 93, 639 - 650, 1998
20. Zachgo, W.: Rationale Diagnostik und Therapie des Asthma bronchiale. Hausarzt M-V, I, 6-8, 2000

V.3 Unverdaulich
Störungen des oberen Verdauungstraktes

1. Somatoforme autonome Funktionsstörungen des oberen Verdauungssystems

Täglich begegnen uns Redensarten, die auf die Häufigkeit und Vielfalt des Verknüpftseins von Wohlbefinden und Unwohlsein mit den Vorgängen der Nahrungsaufnahme (Appetit) und der Verdauung hinweisen.
Hier seien nur einige Beispiele genannt:
Es schlägt mir auf den Magen.
Es ist zum Kotzen.
Er ekelt mich an.
Es hat mir den Appetit verdorben.
Da steigt mir die Galle hoch.
Mir ist eine Laus über die Leber gelaufen.
Das kann ich nicht verdauen.

Da Stimmungsschwankungen, die jedem täglich passieren, sich schon auf die sensiblen Abläufe der Verdauung auswirken, sind natürlich die Befindlichkeitsstörungen (ohne fassbares morphologisches und funktionelles Korrelat) sehr häufig. Je nach subjektivem Erleben und persönlichen Ereignissen, sind die Übergänge zu krankhaften Erscheinungen sehr fließend und bisweilen in ihrer Wertigkeit schwer abgrenzbar.

Schon beim Säugling äußert sich das emotionale Befinden in allgemeinen Lebensäußerungen (z. B. in den Bewegungen), aber besonders in der Art und Weise der Nahrungsaufnahme, beim Stillen. Körperliche Nähe und Wärme der Mutter vermitteln ein tief prägendes Erlebnis des Geborgensein. Lust und Unlust entscheiden über körperliches und psychisches Gedeihen. Die Beziehungen zwischen Nahrungsaufnahme und den sozialen Kontakten, vor allem zur engsten Kontaktperson, der Mutter, wirken bis in das Erwachsenenalter nach. Eine besondere Rolle spielen diese bei den Essstörungen (s. dort), die in einem gesonderten Kapitel besprochen werden.

1. 1 Funktionelle Störungen des Ösophagus
Das Globusgefühl
Das Krankheitsbild
Verspannungen der Schluck- und Halsmuskulatur vermitteln einen Würgreiz und ein Fremdkörpergefühl im Hals. Der früher oft verwandte Begriff „globus hystericus" weist uns zwar auf die vielfältigen psychischen Einflussfaktoren hin, sollte aber wegen seines abwertenden Bedeutungsgehaltes heute vermieden werden. Stress gilt als die häufigste „Ursache" für

das funktionelle Syndrom. Ängste und depressive Reaktionen beeinflussen die sensorischen Mechanismen und vor allem die Wahrnehmung und die Reaktionen des Einzelnen. Daher haben auch psychische und Persönlichkeitsmerkmale auf das Krankheitsverhalten, sowie auf die Art und Häufigkeit der medizinischen Inanspruchnahme entscheidenden Einfuss. Die Symptome kommen in allen Lebensaltern vor, werden jedoch vor allem zwischen dem 30. und 45. Lebensjahr gehäuft beobachtet. Bis zu 12,5% der Bevölkerung haben das Symptom schon einmal erlebt. Nur etwa ein Drittel davon sucht den Arzt deshalb auf. Bei chronisch fixierten Fällen gibt es auch sehr „hartnäckige" Verläufe. Sie werden seltener beim Hausarzt vorstellig, sondern eher beim HNO-Arzt gesehen.

Klinische Befunde
Zum Hausarzt kommen die Patienten mit Klagen wie „es ist, als ob ich einen Kloß im Halse habe", oder „es ist ein Gefühl, als ob mir jemand den Hals zudrückt". Die Beschwerden bestehen dabei unabhängig vom Schluckakt, können diesen jedoch subjektiv beeinflussen.
Nach den „Rome criteria", der multinationalen Konsensuskonferenz „The Funktional Gastrointestinal Disorders" (Drossman, 1994), werden für die Diagnose folgende Kriterien vorausgesetzt:
• chronisches oder intermittierendes Gefühl eines im Halsbereich zwischen dem oberen Teil des Sternums und der Schilddrüse steckenden Globus für mindestens drei Monate
• Dysphagie und Odynophagie sind nicht nachweisbar

Psychische Basisdiagnostik
Patienten mit Globusgefühl sind darüber hinaus häufig mit psychischen Störungen belastet. Insbesondere klagen Frauen häufig über Ängste, depressive Verstimmungen und fallen durch Zwänge oder Introvertiertheit auf. Männer weisen in diesen Fällen (wohl wie überhaupt?) eher hypochondrische Züge auf. Bei besonders hartnäckigen Fällen ist eine Vorstellung beim HNO-Arzt empfehlenswert.

Psychodynamik
Hier wird die häufigere konversionsneurotische Variante (entweder schlucken wollen und nicht schlucken dürfen oder schlucken müssen und nicht schlucken wollen) von einer Auffassung unterschieden, die auf der ödipalen oder oralen Ebene mehr Unterwerfungsaspekte vermutet. Die Angst, an einer schlimmen Krankheit zu leiden oder gar sterben zu müssen, wird recht häufig angetroffen.

Differenzialdiagnose
Es müssen Karzinome im Pharynx oder im Ösophagus, eine Pharyngitis, auch pharyngeale oder ösophagale Fremdkörper, Schilddrüsenerkrankungen, Zenker-Divertikel, Achalasia, gastroösophagealer Reflux, sowie eine mentale Malokklusion ausgeschlossen werden.

Psychosomatische Behandlung
Beim Globusgefühl ist eine somatische Behandlung nicht indiziert. Der Hausarzt wird sich um eine glaubhafte Erklärung der Beschwerden bemühen und einer Fixierung auf die Störung entgegen wirken. Eine konfliktorientierte Kurztherapie kann erforderlich werden. Autogenes Training kann helfen.

Das Ruminationssyndrom
Das Krankheitsbild
Bei der Rumination wird Mageninhalt in die Mundhöhle hochgebracht, gekaut und wieder geschluckt (wie bei Wiederkäuern). Das geschieht etwa 15 bis 30 Minuten nach der Mahlzeit. Während es bei Kindern häufiger auftritt, wird es von den Erwachsenen meist verheimlicht. Die Häufigkeit ist wegen der Dunkelziffer nicht genau feststellbar. Schätzungsweise sind etwa 10% der Erwachsenen betroffen. Bei Bulimie findet man die Störung häufiger (bis zu 20%).

Klinische Befunde
Ein Leidensdruck wird nur in wenigen Fällen beklagt. Je nach geistiger Differenzierung wird die Störung, an die sich der Betroffene u. U. sogar gewöhnt hat, als „normal" eingestuft.

Die Diagnosekriterien (Rome criteria)
• Chronische oder rezidivierende Regurgitation von gerade aufgenommener Nahrung in den Mund mit erneutem Kauen und erneutem Schlucken. Die Störung besteht mindestens drei Monate.
• Die Rumination hört auf, wenn die Nahrung säurehaltig ist.

Psychosomatische Basisdiagnostik
Das Symptom tritt häufig bei psychischen und geistigen Störungen auf. Eine gestörte Mutter-Kind-Beziehung und ein in dieser Interaktion gelerntes pathologisches Verhalten wird in der Regel als Ursache verstanden. Bei geistig behinderten Kindern sind selten Klagen zu hören, anders bei geistig normalen, meist ängstlichen oder zwanghaften Erwachsenen.

Psychosomatische Behandlung
Möglichkeiten und Notwendigkeiten zur Behandlung hängen vom Alter und der geistigen Beeinflussbarkeit des Patienten ab. Der Patient sollte, wenn er dazu in der Lage ist, ermutigt werden, die Störung bewusst zu kontrollieren. Bei (geistig behinderten) Kindern wird man die Nahrungsaufnahme (langsames Essen, kleine häufigere Mahlzeiten, keine kohlensäurehaltigen Getränke) beeinflussen. Antiemetika sind in der Regel nicht notwendig. Verhaltenstherapeutische Maßnahmen und Entspannungstechniken bewähren sich vor allem bei ängstlichen Erwachsenen.

Funktionelle Dysphagie
Das Krankheitsbild
Die Patienten klagen über Schluckbeschwerden mit oder ohne Schmerzen, die während des Essens auftreten.
Es wird unterschieden zwischen einer
• oropharyngealen Dysphagie (abnormer Bolustransit vom Hypopharynx in den Oropharynx)
• ösophagealen Dysphagie (abnormer Bolustransport im Ösophagus)
Die Prognose ist gutartig, die Symptome bilden sich oft allein zurück.

Klinische Befunde
Die meisten Fälle mit Dysphagie scheinen einem Spektrum von unspezifischen Motilitätsstörungen zuzugehören. Dabei können mehrere Formen unterschieden werden:
• simultane nicht propulsive Kontraktionen, wie bei Ösophagusspasmus
• niedrige Amplituden oder fehlende Kontraktionen
• abnorme intraösophageale sensorische Wahrnehmung

Diagnosekriterien
• Gefühl von soliden und/oder flüssigen Speisen, die im Ösophagus stecken oder ihn abnormal passieren. Diese Störungen müssen länger als drei Monate bestehen.
• Ein gastroösophagealer Reflux, eine Achalasia oder krankhafte Motilitätsstörungen (z. B. Narben, Sklerodermie) sind nicht nachweisbar.

Differenzialdiagnose
Gegenüber dem Globusgefühl ist die Abgrenzung relativ einfach, da hier das Symptom durch wiederholtes Schlucken gebessert wird. Ist das nicht der Fall, sind Tumore, Narben und eine Sklerodermie auszuschließen, ebenso Läsionen nach endoskopischen Untersuchungen oder einer Pharyngitis.

Psychosomatische Behandlung
Der Hausarzt kann dem Betroffenem schon durch verständnisvolles Unterstützen helfen. Zur Veränderung der Schmerzwahrnehmung können entspannende Techniken eingesetzt werden. Nur in Ausnahmefällen kommen Muskelrelaxantien oder Tranquilizer in Frage. Eine ausführliche Beschreibung erfolgt im Kapitel Reizmagen.

Funktionelle Brustschmerzen, vermutlich ösophagealen Ursprungs
Das Krankheitsbild
Die Patienten klagen über retrosternalen Schmerz. Kardinale Ursachen dafür lassen sich nicht finden. Nach Untersuchungen von Richter (1994) ließen sich bei diesen Personen eine erhöhte Schmerzwahrnehmungsschwelle gegenüber Ballondruck nachweisen - vergleichsweise wie bei Patienten mit Morbus Crohn. Nach Drossman (1994) ist bis zu 25% aller retrosternaler Schmerzen funktionell durch Störungen der Ösophagusperistaltik bedingt und erhält dadurch seine klinische Bedeutung.

Klinische Befunde
Die Diagnosekriterien:
• Brustschmerz in der Mittellinie mit oder ohne Dysphagie über mehr als drei Monate
• Achalasia, Ösophagitis, pathologischer Reflux, kardiale Ursachen wurden ausgeschlossen

Psychosomatische Behandlung
Die Behandlung ist analog zur Vorgehensweise des Ösophagusspasmus. Sollte ein Säurereflux als Auslöser nachweisbar sein, können H2-Blocker oder Protonenpumpenhemmer gegeben werden. Muskelrelaxantien oder Tranquilizer sind selten indiziert.

Ösophagusspasmus
Das Krankheitsbild
Die Patienten klagen über retrosternalen Schmerz, der auch während des Schlafens auftreten kann. Die Ursache dieser neuromuskulären Funktionsstörung ist unbekannt. Sie wird ausgelöst durch simultane (nicht peristaltisch fortgeleitete) Ösophaguskontraktionen. Die Störung tritt besonders nach dem 50. Lebensjahr in Rezidiven auf, sie ist gewöhnlich nicht progredient.

Klinische Befunde
Bei Röntgenuntersuchungen lassen sich in den ersten beiden unteren Drit-

teln des Ösophagus lokale Spasmen nachweisen. Diese sind in den beschwerdefreien Intervallen nicht nachweisbar.
In der Ösophagusmanometrie finden sich simultane Kontraktionen mit einer hohen Amplitude (150-300 nmHg). Psychische Belastungen sind oft symptomauslösend.

Differenzialdiagnose
Auch hier sind zuerst koronare Erkrankungen auszuschließen. Durch Anstrengung ausgelöst, verringert sich das Symptom nicht durch Nitroglycerin. Bei den weiteren Überlegungen gelten die Untersuchungen dem Ausschluss von Tumoren, Stenosen und Läsionen.

Psychosomatische Behandlung
Der Hausarzt wird den Patienten schon während den erforderlichen, teils unangenehmen Untersuchungen zum Ausschluss eines organischen Leidens beruhigend beeinflussen und vorhandene psychische Belastungen abfangen. Die Aufklärung über die Symptomatik geht schrittweise mit den fortlaufenden Erkenntnissen bei den Untersuchungen einher. Von vornherein wird die Art und Weise der Nahrungsaufnahme beachtet und gegebenenfalls verändert - zu hastiges Schlingen, zu heiße u./o. zu kalte Getränke, zu viel Ablenkung bei den Mahlzeiten, z. B. Fernsehen! Medikamentös haben sich Nitroglycerin oder Nifedipin bei akuten Spasmusschmerzen bewährt.

1.2 Funktionelle gastroduodenale Störungen
Funktionelles Sodbrennen
Das Krankheitsbild
Die Patienten klagen über retrosternales Brennen, meist am Tage. Die episodenhaft auftretenden Beschwerden sind von Rülpsen, Regurgitation, Übelkeit und frühzeitigem Sättigungsgefühl begleitet. Im Vordergrund der Beschwerden steht das Sodbrennen. Krankhafte Veränderungen können jedoch nicht nachgewiesen werden.

Klinische Befunde
Die Diagnose kann gestellt werden, wenn über mindestens drei Monate hinweg brennende retrosternale Beschwerden ohne pathologischen gastroösophagealen Reflux (24h-pH-Messung) geklagt wird und auch keine Ösophagitis nachweisbar ist.
Weitere Diagnosehinweise ergeben sich aus folgenden Beobachtungen:
• die Beschwerden entstehen oder verstärken sich durch bestimmte Nahrungsmittel, Emotionen, durch Hinlegen oder Vornüberbeugen

• Auftreten meistens am Tage
• auf die traditionelle Antirefluxtherapie zeigt sich keine positive Reaktion

Psychosomatische Basisbehandlung
Emotionale Belastungen können den Ösophagus empfindlicher machen und die Wahrnehmung der Beschwerden steigern. Nach Richter et al. (1994) sind höhere Hypochondrie-Depressions- und Hysteriewerte im MMPI bei den Betroffenen nachgewiesen worden.

Psychosomatische Behandlung
Siehe bei Refluxkrankheiten und Reizmagen. Anxiolytika und Antidepressiva sind nicht zu empfehlen, da sie die nächtliche Säure-Exposition verstärken können.

Gastroösophageale Refluxkrankheit
Das Krankheitsbild
Das Sodbrennen mit retrosternalem Schmerz, verbunden mit Übelkeit, wird als Dauerproblem beklagt. Durch Säurereflux von Mageninhalt in den unteren Ösophagus werden die physiologischen Grenzwerte überschritten. In der Regel liegt als Ursache ein ungenügender Verschluss durch den Ösophagussphinkter, der oft mit einer Hiatushernie verbunden ist, vor. Dafür gibt es jedoch keinen organischen Grund. Als verstärkend wird Übergewicht, Alkohol und Nikotin angesehen. Die Magensäuresekretion wird seltsamerweise als nicht als erhöht gefunden. Die Motilitätsstörung wird mit einer spontanen, schluckunabhängigen Relaxation des Sphinktertonus erklärt.

Die Zehner-Regel
Der Verlauf der Refluxkrankheit wurde von Rösch (1993) in Form einer Zehner-Regel beschrieben: Jeder zehnte Bundesbürger klagt wöchentlich über Refluxbeschwerden, bei jedem zehnten Refluxkranken findet sich eine Refluxösophagitis, bei jeder zehnten Refluxösophagitis kommt es zum Ersatz des Plattenepithels durch Zylinderepithel (Barret-Syndrom), bei jedem zehnten Barret-Syndrom entwickelt sich ein Ösophagus-Karzinom.

Klinische Befunde
Die Anamnese weist zunächst auf die Verdachtsdiagnose hin. Bei längerer Dauer der Beschwerden, vor allem bei auftretenden Alarmsymptomen, wie Dysphagie, Gewichtsabnahme oder Blutung, muss eine endoskopische Untersuchung erfolgen.

Die 24h-pH-Metrie gilt als „Goldstandard" zum Nachweis bzw. Ausschluss eines pathologischen gastroösophagealen Refluxes. Die Refluxkrankheit wird häufiger bei Frauen gesehen. Insbesondere schwere Formen der Refluxösophagitis nehmen im höheren Lebensalter zu.

Psychosomatische Basisdiagnostik
Patienten mit Refluxkrankheit geben nicht nur eine Zunahme des Sodbrennens bei äußeren Stressoren an, sondern tragen oft auch deutliche Züge von Depressivität und Ängsten. Möglicherweise ergibt sich bei diesen Patienten in Zukunft ein weiterer psychosomatischer Zugang. Die Schleimhautveränderungen resultieren aus einem gestörten Gleichgewicht von aggressiven und defensiven Faktoren (Schleimhautschutz), analog zu den Vorstellungen der Ulcuspathogenese (siehe unten).

Psychosomatische Behandlung
Der Hausarzt wird sich zunächst um Veränderungen der Lebensgewohnheiten bemühen, z. B. Meiden von Spätmahlzeiten, kleine fettarme und eiweißreiche Portionen, Vermeiden von Stressoren, Nikotin und Alkohol. Übungsmethoden im Sinne der progressiven Muskelrelaxation oder AT bieten günstige Unterstützung bei der Konfliktbearbeitung und im Umgang mit den Beschwerden. Anticholinergica oder Karminativa (Pfefferminzöl) sollten, weil sie den Ösophagussphinkter schwächen, nicht verordnet werden.

Reizmagen (funktionelle Dyspepsie, Non-Ulcer-Dyspepsie, NUD)
Das Krankheitsbild
Die Patienten klagen über epigastrische Schmerzen, nahrungsabhängiges Druck- und Völlegefühl, über Übelkeit und Erbrechen. Endoskopisch lässt sich kein körperliches Korrelat (etwa Ulcus ventriculi oder Ulcus duodeni) finden.
Funktionelle Dyspepsie oder Reizmagen werden im Schrifttum gleichwertig verwendet und hier auch im folgendem als Synonym gebraucht.
Als funktionelle Dyspepsie werden nach den Rom-Kriterien (Drossman, 1994) dauerhafte, intermittierend auftretende Oberbauchbeschwerden bezeichnet. Bei gleichzeitiger Dyspepsie und Reizdarm, sollte unter Reizdarm verschlüsselt werden. Bei Hinweisen auf Gallenabflussstörungen sollte dort verschlüsselt werden (siehe unten).
Kranke mit Dyspepsie, Sodbrennen und saurem Aufstoßen können als Subgruppe als in „reflux-like-dyspepsy" diagnostiziert werden. Wir unterscheiden eine primäre Reizmagensymptomatik, bei der die Verarbeitung

nervaler Afferenzen und begleitender seelischer Faktoren wahrscheinlich als ursächlich für die Symptomatik zu betrachten ist (etwa 70%), von einer sekundären Reizmagensymptomatik, bei der organische (z. B. Stoffwechsel- oder endokrine) Erkrankungen bestehen, auf die der Patient, weil er sich psychisch belastet fühlt, mit Reizmagensymptomatik reagiert. Im Magen-Darm-Trakt bilden die einzelnen Leistungen, wie Sekretion, Tonus und Motilität eine funktionelle Einheit. Die Reizschwelle der individuellen Wahrnehmung, die diese Faktoren gemeinsam oder einzeln in der Intensität ihrer Aktionen und Reaktionen beeinflusst, ist situativ unterschiedlich. Allein die völlig normal wechselnde Stimmungslage ist ein täglich erlebbarer Einflussfaktor. In überhöhter Form treten diese bei besonders „empfindlichen" Persönlichkeiten auf. Die unterschiedlichen Reaktionen (noch normal - schon krank?) sind verständlicherweise schwer trennbar. Die Endoskopie und noch viel ausgeprägter die frühere Magensaftausheberung stellen allein einen unnatürlichen Reiz dar, der evtl. zu einer Fehlinterpretation führen kann. Die Sonographie ist in dieser Hinsicht sehr moderat. Deshalb kann eine sonographisch nachweisbare verzögerte Magenentleerung bei Reizmagen durch Veränderungen der Motilität durchaus realistisch interpretiert werden. Veränderungen im Säurestatus sind für Reizmagen nicht charakteristisch, man findet sowohl Hyper-, Normo-, Hypo-, wie auch Achlorhydrie.

Dyspeptische Beschwerden werden von der Bevölkerung westlicher Industriestaaten etwa zu 20-40% im Laufe des Lebens erlebt. Die Beschwerden werden jedoch höchstens zu einem Drittel dem Arzt vorgestellt. Beim Hausarzt dürften etwa 50% der Patienten mit Oberbauchbeschwerden, einschließlich Völlegefühl und Übelkeit auf funktionellen Ursachen beruhen. Am häufigsten betroffen ist die Lebensphase zwischen dem 2. und 3. Jahrzehnt. Das Geschlechtsverhältnis ist ausgeglichen. Überproportional häufig beobachten kann man die Beschwerden bei Menschen aus Süd-Ost-Europa (andere Essgewohnheiten?, fremde Umwelt?). 90% der Magen-Darm-Beschwerden bei Kindern sind funktionell.

Klinische Befunde
Auffällig bei den Beschwerdeangaben und schon von vornherein differenzialdiagnostisch zu verwenden, sind ungenaue Beschreibungen, unkontinuierliches Auftreten, intermittierende und „wehenartige" Schmerzen. Schmerzen mit organischen Befunden sind meist scharf umschrieben und kontinuierlich. Es wird oft eine (auch merkwürdige) Schonhaltung eingenommen, da die Beschwerden lage- und bewegungsabhängig sind. Die Differenzierung ist aufgrund der Angaben und der körperlichen Untersuchungen nicht möglich. Daher sind meistens spezielle Untersuchungen

notwendig. Spezifische Laboruntersuchungen (etwa BB, BZ, etc.) gibt es nicht. Die Ösophagogastroduodenoskopie ist hier „Goldstandard". Sonographie und Röntgen (z. B. Stenose?) bleibt Einzelfragen vorbehalten. Die Untersuchungen der Säuresekretion bringen in der Regel keine verwertbaren Informationen (s. oben).

Diagnosekriterien (Rom-Kriterien, nach Drossman, 1994)
„funktional dyspepsia"
• mindestens drei Monate lang Beschwerden oder Schmerzen im oberen Abdomen
• keine klinischen, biochemischen, endoskopischen oder Ultraschall-Befunde

Ulcusähnliche Form des Reizmagens (ulcer like dyspepsia)
Drei oder mehr der folgenden Punkte müssen zutreffen, wobei der obere Abdominalschmerz das dominierende Symptom sein sollte:
• Schmerz, der im Epigastrum lokalisiert ist, er kann auch eng umschrieben sein
• der Schmerz verringert sich durch Nahrungsaufnahme
• der Schmerz verringert sich häufig durch Antacida und/oder H2-Blocker
• der Schmerz tritt häufig vor den Mahlzeiten oder bei Hunger auf
• der Schmerz weckt den Patienten gelegentlich aus dem Schlaf
• periodischer Schmerz mit Remission und Rückfällen, (Phasen von zwei Wochen ohne Schmerz wechselt mit Phasen von Wochen bis Monaten mit Schmerz).

Reizmagen ähnlich einer Motilitätsstörung (dysmotility like dyspepsia)
Der Schmerz ist nicht das dominierende Symptom. Beschwerden im oberen Abdomen sollten generell vorhanden sein, diese sind darin chronisch und durch 3 - 4 Punkte charakterisiert:
• frühes Sättigungsgefühl
• postprandiales Völlegefühl
• wiederkehrender Würgereiz und/oder Erbrechen
• Übelkeit
• Blähungsgefühl im oberen Abdomen (ohne sichtbare Blähungen)
• Verstärkung durch Nahrungsaufnahme

Unspezifische Reizmagenform (unspecifed dyspepsia)
Bei Nichterfüllung obiger Kriterien.

Psychosomatische Basisdiagnostik

Die Patienten klagen dem Hausarzt zunächst sehr allgemein gehaltene Beschwerden. Im Vordergrund stehen Störungen, wie sie jeden Tag vorkommen können, etwa Appetitlosigkeit, Unverträglichkeit von Fett und Alkohol. Auffällig werden die Patienten durch die ständige Wiederkehr in die Sprechstunde und immer hartnäckiger vorgetragener Beschwerden, wie es bei funktionellen Störungen typisch ist. Anamnestisch ergeben sich bei genauerem Hinterfragen evtl. depressive Verstimmungen oder berufliche oder familiäre Konflikte bzw. Belastungen.

Der Magen wird zum „Triggerpoint". Der Volksmund sagt dazu, die Probleme „liegen auf dem Magen". „Sie sind unverdaulich". „Sie sind schwer zu schlucken" oder derjenige „schluckt seine Probleme herunter".

Bei 2/3 aller Patienten mit Reizmagen fanden sich in umfangreichen Studien verstärkt Ängstlichkeit, Depressivität oder Hypochondrie.

Nach Alexander (1968) haben Patienten mit funktionellen Magenstörungen einen intensiven Wunsch, „gefüttert" zu werden und gleichzeitig eine Tendenz, diesen Wunsch abzuwehren. Orale Versorgungswünsche spielen bei diesen Menschen eine große Rolle. Bei dem Gefühl der Unterversorgung (Vernachlässigung) dieser Bedürfnisse durch wichtige Bezugspersonen kann es zur Auslösung der Symptomatik kommen.

Die Krankheitsverarbeitung der Patienten mit Reizmagen ist meist auffällig. Sie vermuten hinter ihren Symptomen vermehrt gefährliche Krankheiten, wie z. B. Krebs. Sie machen sich weit mehr Sorgen als organisch Kranke. Daraus resultiert das hartnäckige Klagen und oft kategorische Forderungen nach immer neuen „Spezialuntersuchungen". Die Häufigkeit der Konsultationen beim Hausarzt hängt nicht unbedingt von der Schwere der Symptome ab, sondern wird viel mehr durch die Intensität der Angst diktiert. Reizmagenpatienten werden daher auch 1,6 mal häufiger krank geschrieben, wie z. B. Ulcuspatienten. Auch spielt der soziale Status eine Rolle in der Häufigkeit der Beschwerden und bei der Neigung zur Chronifizierung (vor allem bei sozialer Ausgrenzung).

Bei Patienten mit funktioneller Dyspepsie findet sich keine erhöhte Säureausschüttung. Die Rolle der Helicobacter pylori-Infektion wird noch kontrovers diskutiert. Bei einigen Patienten konnten Motilitätsstörungen und Veränderungen der myoelektrischen Aktivität nachgewiesen werden. Bei anderen wieder wurde eine erniedrigte Schmerzschwelle gegenüber Ballondruck festgestellt. Diese Befunde müssen aber nicht typisch sein.

Die moderne Auffassung stellt sich heute so dar:

Die Ätiopathogenese funktioneller Magen-Darm-Störungen ist multifaktoriell. Sie wird am besten innerhalb eines bio-psycho-sozialen Modells (nach Engel) verstanden. Hier sind psychosoziale Einflüsse (Gesellschaft,

Familie, gelerntes Verhalten) ebenso wichtig wie molekulare und organpathologische Veränderungen. Für die Entstehung funktioneller Störungen wird ein Wechselspiel von biologischen Faktoren, alltäglichen Missempfindungen, Belastungsfaktoren und persönlichen Verarbeitungsvarianten angenommen.

Abb. 1 Modell der Entstehung funktioneller Störungen (nach Schüssler, 1999)

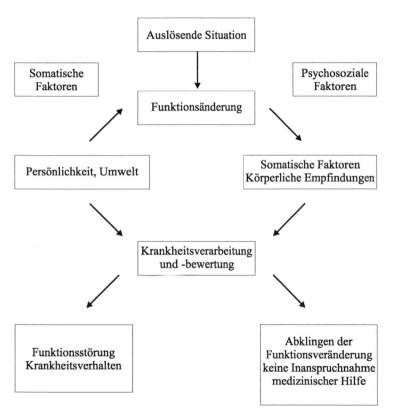

Pathophysiologisch wird eine Regulationsstörung mit verminderter vagaler Stimulierung vermutet, die sowohl zentralnervös (psychische Faktoren) als auch im enterischen Nervensystem begründet sein kann. Das enterische Nervensystem ist die größte Ansammlung der Ganglienzellen und Nervenfasern außerhalb des zentralen Nervensystem und ist mit diesem durch den

Nervus vagus verbunden. Aus dieser wechselseitigen Verbindung kann sich ein sich selbst erhaltender und verstärkender Kreislauf entwickeln.

Wechselseitige Beeinflussung bio-psycho-sozialer Faktoren durch die Achse Enterisches Nervensystem (ENS) - Zentrales Nervensystem (ZNS): „brain gut axis" und deren therapeutische Beeinflussung (nach Schüssler, 1999).

Abb. 2

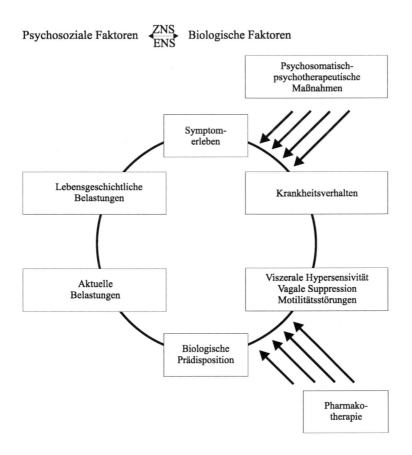

Psychosoziale Faktoren ← ZNS / ENS → Biologische Faktoren

Ein Fallbeispiel: Frl. Karla L.
Die 28-jährige Patientin erscheint schüchtern und bedrückt. Sie spricht leise, nur kurz und eher abgehackt und nur nach Aufforderung. Im Kontrast zu diesem zurückhaltenden Auftreten steht die auffällige, eher aggressive Kleidung (schwarzer enger Lederanzug). Zum Zeitpunkt der ersten Vorstellung bestehen die beklagten Magenschmerzen seit einem halben Jahr. Außerdem klagt die Patientin über Übelkeit, Erbrechen, Appetitlosigkeit und Gewichtsverlust von 5 kg, bei ohnehin schon schlanker Gestalt (172 cm, 52 kg). Sie ist seit drei Monaten krank geschrieben, sie ist als ungelernte Arbeiterin vor allem mit Reinigungsarbeiten beschäftigt. Anamnestisch ergeben sich Hinweise auf die üblichen Kinderkrankheiten. Seit 5 Jahren (Zeit der Einreise in die BRD) bestehen oft Kopfschmerzen mit sporadischer Analgetikaeinnahme und angeblich ein Asthma, das aber bisher nicht medikamentös (wohl inhalatives Kortokoid) beeinflussbar sei. Die Patientin stammt aus ärmlichen Verhältnissen. Die Familie (Vater, fünf Geschwister und Großmutter) ist vor fünf Jahren aus der ehemaligen Sowjetunion zugezogen. Sie lebten drei Jahre sehr beengt in einem Umsiedlerheim. Die Mutter ist nicht deutschstämmig und sei „zu Hause" geblieben. Die Großmutter ist oft krank. Die Patientin müsse sich daher als älteste Tochter um Haushalt und Geschwister kümmern. Der Vater „treibe sich nur herum", trinke sehr viel und lade dann viele Gäste in die ohnehin schon engen Räume ein. Der Vater sei auch sehr grob und habe sie in früheren Jahren oft missbraucht. Sie sei bisher ledig geblieben und habe nur zur Großmutter ein Vertrauensverhältnis. Deshalb pflege sie diese auch so oft. Die Symptomatik tritt erstmals nach einem Streit mit der Großmutter auf. Dieser sei ausgebrochen, nachdem die (katholisch gläubige) Patientin erklärt habe, sich einer religiösen Glaubensgemeinschaft anschließen zu wollen oder ins Kloster zu gehen. Die Beschwerden nehmen zu, als ein Versöhnungsversuch mit der Großmutter scheitert. Besserung mit Gewichtszunahme tritt erst nach 6-wöchiger Behandlung auf, als es gelungen war, die trotzig-aggressive Haltung gegenüber der Großmutter aufzugeben, sowie eine Versöhnung herbeizuführen und die Pflege wieder aufzunehmen.
Unüberwindlich scheint immer noch die Angst vor dem Vater. Sie fantasiert immer noch eine Missbrauchproblematik. Angst und Luftnot erlebt die Patientin immer noch in der Nähe des Vaters, in engen Räumen und bei Ansammlungen vieler Menschen (Männer) - Missbrauch auch durch die Gäste?
Erst später kann die Patientin die Angst vor ihrem Vater und ihren Hass benennen. Jetzt kommen allerdings belastende Schuldgefühle, wegen einer Krebserkrankung, an der der Vater inzwischen leidet, hinzu. Sie habe ihm

oft den Tod gewünscht und ihn verflucht. Sozial ist die Patientin nach sechs Wochen wieder integriert und hat ihre Arbeit wieder aufgenommen. (Sie ist auch adäquat feminin gekleidet). Die Rückzugstendenzen ins Kloster sind vorerst aufgegeben. Eine Partnerschaft ist der Patientin noch nicht gelungen. Eine anfänglich durchgeführte endoskopische Untersuchung (Beschwerden über sechs Monate!) und eine Wiederholung nach sechs Wochen ergaben keinen pathologischen Befund.

Was fällt zunächst auf? (Die Diagnose)
Anamnese: *Beschwerden traten vor sechs Monaten nach Auseinandersetzung mit der einzigen Bezugsperson, der Großmutter, auf, die die Rückzugstendenzen (sicher auch aus Eigenschutz) nicht akzeptiert. Kopfschmerzen und Luftnot treten seit Verlassen der alten Heimat und der Mutter, sowie beim Leben in unmittelbarer Nähe zum Vater und in sehr engen Räumen auf.*
Befund: *28-jährige, sehr schlanke Frau, Gewichtsverlust seit sechs Monaten von 5kg, für die Magenbeschwerden findet sich kein endoskopischer Befund.*
Psychisch: *Schüchtern, ängstlich, Fluchtversuch aus derzeitigem Dilemma mit Rückzug in geschlechtlich neutrales Kloster misslingt und scheitert am Protest der Großmutter.*
Sozial: *Patientin hat keinen eigenen, sozial anerkannten Status - unattraktive, unangenehme Reinigungsarbeit - keine Partnerschaft, keine Trennungsmöglichkeit von einengenden familiären Verhältnissen und sexuellen Bedrohungen. Patientin kann ihren sozialen Protest nur unzureichend zur Sprache bringen. Sie verwendet unbewusst „nonverbale" Signale durch auffällige (unangemessen erscheinende) Kleidung.*

Was fällt mir weiterhin auf? (Differenzialdiagnose)
Körperlich: *Nach sechs Wochen erfolgte Kontrolle (auch im Hinblick auf Analgetika-Einnahme und Einsatz von inhalativen Kortikoiden) ohne Befund.*
Psychisch: *Der ursprünglich als alleiniger und auslösender Konflikt erschienene Streit mit der Großmutter, wegen beabsichtigter Lösung von der Familie, vertieft und erweitert sich durch Erklärung der Angst vor dem Vater. Die „Enge" in der Beziehung und in der Bedrückung hatte sich schon vorher symbolhaft durch Kopfschmerz (Ratlosigkeit) und Luftnot (Angst) geäußert.*
Sozial: *Gleichzeitig mit der Lösung der Beziehungsprobleme zur Großmutter, durch die Möglichkeit Aggressionen zu erkennen und auszusprechen, bessert sich das Sozialverhalten.*

Wiederaufnahme der Arbeit, Wiederaufnahme der Pflege und Zuwendung, situationsgerechte und feminine Kleidung.

Was kann ich tun? (Therapieplan)
Körperlich: *Die Patientin hat eindeutig verstanden, wo ihre Krankheitsursachen zu finden sind. Inzwischen werden keine Analgetika mehr eingenommen, Tranquilizer lehnt die Patientin aus Glaubensgründen ab, sie wären ohnehin nicht erforderlich. Antacida waren nur kurzfristig notwendig.*
Psychisch: *Nach Wiederherstellung der Beziehung zur Großmutter können tiefergehende Ängste ungesprochen und bearbeitet werden. Die Patientin erkennt auch die Wurzeln zu ihren Fluchtplänen und ihrer Sehnsucht nach sexuell ungefährdender Umgebung. Sie versteht auch die Ursache für die „Luftnot" und dass die Medikamente gegen solch ein „Asthma" nicht helfen konnten. Allerdings kann sie (noch) nicht die ambivalenten Gefühle zum Vater überwinden. Sie schwankt ständig zwischen Hass, Angst und Schuldgefühlen. Die Schuldgefühle überlagern wegen der bedrohlichen Erkrankung des Vaters - sie hat ihm schließlich den Tod gewünscht und ihn verflucht - alles andere rationale Denken. Diese können derzeit auch nicht durch den Hausarzt relativiert werden.*
Sozial: *Lösung von der ambivalenten Umklammerung von der Familie, Finden der eigenen Geschlechtsrolle, Bemühen um eine sozial anerkannte Arbeit, Verhinderung der Flucht ins Kloster.*

Arzt-Patient-Beziehung:
Kommentar: „unverdaulich" oder ein zu harter Brocken - für beide?
Nachdem der Nachbarkollege, nach drei Monaten Behandlung, mit der Patientin nicht weiter gekommen war, rief er bei mir an.
Das Mädchen sei so komisch, ich möchte sie mir mal ansehen, es könnte da etwas psychosomatisches hinterstecken. Organisch ließe sich nichts finden. Nun habe er Probleme mit der weiteren Arbeitsbefreiung.
Auf den ersten Blick ist das wirklich eine seltsame Begegnung. Das „Mädchen" (immerhin 28 Jahre!) erweckt widersprüchliche Gefühle in mir. Einerseits stellt sie sich rein verbal eher schüchtern und wortkarg, fast „widerborstig" dar, auf der anderen Seite, dieses bemerkenswerte Aussehen im engen schwarzen Lederanzug. Ich frage mich, will sie damit aufreizen oder neutralisieren. Mir geschieht eher das erstere.
Nur langsam kommen wir in den Gesprächen voran. Das liegt offensichtlich nicht nur an der schwierigen sprachlichen Zugänglichkeit. Ich spüre sehr bald, es ist nicht nur der Konflikt mit der Großmutter allein, der hinter der Symptomatik steckt. Aber nur über die Großmutter ist sie vorerst

überhaupt bereit zu reden. Es gelingt dann auch irgendwann eine Versöhnung und das Fallenlassen der unseligen Idee mit dem Kloster.
Es steckt also tatsächlich noch mehr dahinter!
Zögerlich, aber doch schon etwas vertrauensvoller (Ich bin schließlich ein Mann und mit Männern hat sie offensichtlich sehr schlechte Erfahrungen gemacht, etwa mit dem Vater), gibt sie ihre Angst preis. Sie schwanke zwischen Hass, der Vater hatte sie mehrfach missbraucht und anderen Männern „angeboten", daher hat sie ihn verflucht und ihm den Tod gewünscht, und Schuldgefühlen, denn jetzt sei er lebensbedrohlich an Magenkrebs erkrankt.
Das ist eine sehr schwerwiegende Problematik. Der Hausarzt wird sich an dieser Stelle sehr kritisch fragen müssen, ob er sich zutrauen kann, weiterzumachen. Oder ob es ratsam ist, einen erfahrenen Therapeuten (vielleicht sogar Therapeutin!) mit dieser Aufgabe zu betrauen. Soweit waren wir immerhin in Richtung stabile Beziehung gekommen, dass sich die Patientin auf diese Frage hin entscheiden konnte, hier weiter zu machen. Sie gab sich inzwischen auch natürlicher, fast schon etwas feminin. Zu einer Partnerschaft konnte sie zu dieser Zeit noch nicht finden. Mit der Schuldfrage konnte sie schon besser umgehen. (Der Vater war schließlich an seiner Lebensweise erkrankt). Eine Sühne im Kloster kam nicht mehr in Frage. So konnte sie dann zur weiteren hausärztlichen Betreuung zum Nachbarkollegen zurückkehren.

Psychodynamik

Nach psychopathologischen Kriterien weisen Patienten mit funktionellen Oberbauchbeschwerden Symptome auf, die sie mit Ulcuspatienten teilen. Allerdings finden sich gehäuft Angststörungen, die derartig bei Ulcuspatienten nicht nachweisbar sind. Von psychodynamischem Interesse ist die Häufung belastender Ereignisse, die sich als auslösende Ursache im Sinne einer Reaktualisierung eines verdrängten Konfliktes verstehen lassen könnten. Der von Alexander beschriebene „Magentyp" ist charakterisiert durch verdrängte, stark oral-rezeptive Bemühungen, die mit „den Strebungen des Ichs nach Unabhängigkeit und Aktivität nicht kompatibel sind". Alexander isolierte zwei vorherrschende Motive für die orale Regression auf infantile Ansprüche:
• eine narzisstische Verletzung, die auf infantile Ursachen beruht und sich manifest als Unterlegenheitsgefühl äußert
• sowie Schuldgefühle und Angst.

Eine Untersuchung von Platz et al. (1993) ging der Spezifität von Alexanders Modell in Bezug auf Dyspepsie nach. Sie bestätigte das Vorliegen eines in der Kindheit entstandenen Abhängigkeits-Unabhängigkeits-Konfliktes in deutlicher Häufigkeit (80%). Allerdings reichen die weiterhin gefundenen depressiven Persönlichkeitsstrukturen, das orale Verhalten, geringe Eigenständigkeit und wenig Durchsetzungsvermögen in ihrem Auftreten nicht aus, um generell von einem „Magentyp" sprechen zu können. Wir vertreten hier die Auffassung nach dem bio-psycho-sozialen Modell.

Grundzüge der somatischen Therapie
Bereits die Mitteilung der Untersuchungsergebnisse können den Patienten entlasten. Es sollte jedoch nicht versäumt werden, die engeren Zusammenhänge von gestörter Funktion und Beschwerden zu erklären. 90% aller Patienten mit funktionellen Magenbeschwerden nehmen von sich aus Antacida ein. Das ist nach derzeitigen Erkenntnissen nicht sinnvoll. Anfangs (etwa 1 - 2 Monate) können H2-Blocker oder Prokineta eingesetzt werden. Sulpirid bringt deutliche Besserung. Bemerkenswert sind Erfahrungen, dass zu 20 - 60% der Patienten auf Placebo gut ansprechen. Das macht die Suggestibilität dieser Menschen deutlich und sollte psychotherapeutisch genutzt werden, z. B. AT.
Diätetisch können häufige kleine Mahlzeiten empfohlen werden. Selbstverständlich sollte auf aggressiv wirksame Bestandteile der Ernährung und der Lebensgewohnheiten (Kaffee, Alkohol, Nikotin) verzichtet werden. ASS und nichtsteroidale Antirheumatika sollten nicht verordnet werden. Psychopharmaka sind nur in Ausnahmefällen bei entsprechender psychopathologischer Komorbidität sinnvoll (z. B. Sulpirid, s. Psychopharmaka).

Psychosomatische Basisbehandlung
Der Hausarzt muss bisweilen bei der Betreuung von Patienten mit Reizmagen eine gehörige Portion an Geduld aufbringen. Das Arzt-Patienten-Verhältnis wird oft, durch intensive Klagen von körperlichen Beschwerden, unter Verkennung und Verdrängung der Gefühle und Ausklammerung von psychosozialen Aspekten, immer wieder belastet. Die emotionale Abwehr des Patienten führt beim Arzt im Gegenzug leicht dazu, sich erneut um eine weitere „Abklärung" der körperlichen Beschwerden zu kümmern. Damit werden aber ungewollt weiterhin Unsicherheiten des Patienten (z. B. Karzinomängste) geschürt.
Die Therapie beginnt von Anfang an mit dem Erkennen und erkenntlich machen der Beschwerden als Ausdruck starker oral rezeptiver Bedürfnisse und der damit verbundenen Angst. Auf diese Weise muss das auf Vertrauen aufbauende Arzt-Patienten-Verhältnis es ständig zulassen, dass auch sehr persönliche Probleme angesprochen werden können. Hier kommt es

vor allem darauf an, dass von beiden Seiten Ängste zugelassen werden können.

Aerophagie

Das Krankheitsbild

Die Patienten werden durch das unangenehme Aufstoßen enorm gestört und suchen vor allem aus diesem Grunde den Hausarzt auf.
Bei normalem Schluckakt werden immer gleichzeitig etwa 1-2 ml Luft mit verschluckt. Das ist dem Menschen nicht bewusst. Auch die Neigung Einzelner, weit mehr Luft zu schlucken, fällt diesen nicht auf. Erst die Folgeerscheinung, vor allem das Aufstoßen, aber auch ein gastrokardialer Symptomkomplex (Roemheld-Syndrom), Meteorismus oder Übelkeit werden beklagt. Nur bei ängstlichen Patienten kann es zur Chronifizierung kommen.

Klinische Befunde

Bei der körperlichen Untersuchung findet sich eine ausgeprägte Magentympanie. Röntgenologisch kann die vermehrte Gasanfüllung im Magen (Magenblase) bestätigt werden.

Psychosomatische Basisdiagnostik

Gewöhnlich findet man dieses Symptom bei Menschen, die unzufrieden sind. Gelegentlich befinden sich diese in einer Situation, die sie nicht bewältigen können oder sie erleben tiefgreifende Insuffizienzgefühle. Möglicherweise versuchen die Betroffenen, durch innere Anstrengung oder Anspannung, ihre Lage zu bewältigen. In späteren Gesprächen schildern sie, dass sie ihre Sorgen „hinunterschlucken" müssen, da sie diese nicht zum Ausdruck bringen können. Eine depressive Verstimmtheit und aggressive Gehemmtheit können dann angesprochen werden.

Psychosomatische Basisbehandlung

Mit dem Ansprechenkönnen der zugrunde liegenden Problematik ist dem Patienten schon sehr geholfen. Der Hausarzt wird im Zuge seiner vertrauensvollen Gespräche die Ursachen für die Beschwerden aufklären und den Patienten befähigen mit seinen Problemen offener umzugehen. Weiterhin sollte man sich bemühen, die Gewohnheiten anzupassen: langsames Essen und keine kohlensäurehaltigen Getränke. Außerdem können symptomatische Medikamente zur Erleichterung verordnet werden. Durch verhaltenstherapeutische Maßnahmen können unangenehme soziale Folgen (durch Vermeidungsverhalten bei vermuteter Belastung) abgefangen werden.

Funktionelles (psychogenes) Erbrechen
Das Krankheitsbild
Die Patienten klagen über ständiges Erbrechen. Eine organische Ursache für dieses Verhalten lässt sich nicht finden. 50% aller Magersuchtpatienten und ein noch größerer Anteil der Patienten mit Bulimia nervosa leiden unter psychogenem Erbrechen. Die Prognose des funktionellen Erbrechens hängt von der Schwere der psychischen und sozialen Problematik und ihrer Veränderbarkeit ab. Unter Umständen kann es zu schwerem habituellen Erbrechen kommen, das über Jahre unbeeinflussbar bleibt. Klinische Befunde und Differenzialdiagnose werden im Kapitel Anorexia nervosa ausführlich dargestellt (s. dort).

Psychosoziale Basisdiagnostik
Patienten mit psychogenem Erbrechen bieten oft psychopathologische Auffälligkeiten, auch im Sinne hysterischer Symptome, sexueller Ängste und ausgeprägter Essstörungen. Eine Differenzierung von letzterem gestaltet sich oft schwierig und sollte im Zweifelsfalle immer eher dort angesiedelt werden.
Zu berücksichtigen sind darüber hinaus auch noch Bemühungen um einen sekundären Krankheitsgewinn. Das trifft besonders bei Kindern zu.

Psychodynamik
Das Erbrechen kann psychodynamisch als Ausdruck von Ekel als Affektäquivalent verstanden werden. Auch eine konversionsneurotische Symptomatik kann derart zum Ausdruck gebracht werden. Diese wird vor allem in ganz charakteristischen Situationen deutlich, wenn z. B. eine Schwangerschaft dargestellt wird, mit den damit verbundenen wechselnden Wünschen, Ängsten und auch Ekel. Damit wird u. U. auch das natürliche Schwangerschaftserbrechen imitiert.

Psychosomatische Behandlung
Diese findet für den Hausarzt in der Ausprägung der Symptomatik ihre Grenzen. Leichtere Formen des psychogenen Erbrechens bilden sich oft problemlos zurück. Diät hat in der Regel keinen Einfluss. Antiemetika oder Psychopharmaka (Antidepressiva) können die Situation erleichtern helfen. In schweren Fällen müssen die Elektrolyte berücksichtigt werden. In der psychotherapeutischen Führung ist meistens ein Fachmann erforderlich.

Funktionelle Gallenabflussstörung
Das Krankheitsbild

Als Gallenblasendysfunktion wird eine Störung der Gallenblasenkontrakti-bilität verstanden. Ob diese Störung ohne morphologische Veränderungen möglich ist, wird teilweise angezweifelt. Als weitere Störung wird eine Sphinkter-oddi-Dysfunktion angenommen. Sie wird vor allem bei älteren Frauen nach Cholezystektomie beobachtet (und ist dann wohl organisch bedingt).

Klinische Befunde

Im Vordergrund stehen Schmerzen im Epigastium oder rechten Ober-bauch, die 20 Minuten und länger dauern und mindestens 3 Monate beste-hen. Sie können zusätzlich von nachfolgenden Symptomen begleitet werden:
- Übelkeit und Erbrechen
- Ausstrahlung der Schmerzen in den Rücken
- Beginn nach den Mahlzeiten
- nächtliches Erwachen durch Schmerzen
- Cholostase mit Erhöhung der alkalischen Phosphatase

Ulcus ventriculi (K25)
Das Krankheitsbild

Anamnestisch können Beschwerden des Oberbauchs schon grobe Hinwei-se darauf geben, ob es sich um eine Ulcus ventriculi oder evtl. um ein Ulcus duodeni handelt. Patienten mit einem Duodenalulcus schildern ihre Schmerzen eher krampfartig, die besonders bei nüchternem Magen auftre-ten und sich durch Nahrungsaufnahme lindern. Im Gegensatz dazu treten die Schmerzen beim Magengeschwür nach den Mahlzeiten auf. Weitere Beschwerden beim Ulcus ventriculi sind Sodbrennen, Völlegefühl, Aufsto-ßen, Unverträglichkeit von bestimmten Getränken und Mahlzeiten. Eine jahreszeitlich bedingte Wiederkehr wird oft beobachtet. Es besteht eine hohe Chronifizierungsgefahr. Daraus entwickeln sich typische Komplika-tionen, wie Narbenstrikturen, Penetration in tiefere Schichten mit Blu-tungen oder Perforation in die freie Bauchhöhle oder Penetration in andere Organe. Das Ulcus ventriculi kann auch maligne entarten.

Histologisch besteht ein gutartiges Geschwür der Magenschleimhaut mit einem Defekt durch die Muscularis mucosa bis in die tiefen Schichten der Magenwand. Bei der multifaktoriellen Entstehung des Ulcus ist das Gleichgewicht zwischen aggressiven und defensiven Faktoren gestört. Hierbei spielen sowohl exogene wie endogene Faktoren bei der Verursa-chung eine Rolle.

Auch der Entzündung durch den Helicobacter pylori, die bei 60-70% der Patienten mit Magengeschwür gefunden wird, kommt eine große Bedeutung zu. Jedoch bei 20-30% der Patienten lässt sich kein Helicobacterbefall nachweisen. Hier werden innerhalb der multifaktoriellen Ursachen wohl mehr psychosoziale Bedingungen wirken.

Diese spielen aber auch bei 20-30% der Patienten eine Rolle, bei denen wohl Helicobacter nachweisbar ist, aber keine Gastritis oder ein peptisches Ulcus, aber psychosomatische Auffälligkeiten.

Multifaktorielle somatische Verursachung - Verursachung des peptischen Ulcus kein Helicobacter-Befall (nach Dotei, 1997)

Exogen:
• Infektion mit Helicobacter pylori
• nichtsteroidale Antiphlogistika
• Kortikoide
• Nikotin
• Alkohol

Endogen:
• aggressive Mechanismen: Hypersekretion der Magensäure, Gastrin, Pepsin
• defensive Faktoren: Prostaglandine, epidermaler Wachstumsfaktor (EGF)
• Motilitätsstörungen: verzögerte Entleerung, gesteigerter duodenogastraler Reflux
• vagale Übererregbarkeit
• Schleimhautdurchblutung
• genetische Faktoren

Klinische Befunde
In der Anamneseerhebung sollten die wichtigsten exogenen Faktoren für die Ulcusentstehung erfragt werden. Bei der Befragung über die Häufigkeit der Magenbeschwerden ist vor allem der Zeitpunkt des Auftretens im Verhältnis zu den Mahlzeiten ein Hinweis, der jedoch nicht allzu verlässlich ist, sondern als Anhalt dienen kann. Die übrigen begleitenden Beschwerden, wie Erbrechen, Gewichtsverlust und Unverträglichkeit von bestimmten Getränken und Mahlzeiten, treten bei vielen anderen Oberbauchbeschwerden auch auf (s. Differenzialdiagnose).
Bei der körperlichen Untersuchung findet sich ein Druckschmerz im Oberbauch, ansonsten ist der Befund, außer nach Perforation oder schweren gastrointestinalen Blutungen, unspezifisch. Entscheidende Hinweise gibt

die Gastroduodenoskopie. Nach dem Helicobacter pylori sollte in jedem Falle gesucht werden. Die Röntgendiagnostik bleibt heute nur noch speziellen Fragestellungen vorbehalten. Die Ulcuskrankheit verläuft in der Regel chronisch rezidivierend. 70% der Patienten erleiden innerhalb des ersten Jahres unbehandelt ein Rezidiv.

Psychosomatische Basisdiagnostik
Psychosoziale Aspekte spielen bei der Vielzahl der Entstehungsbedingungen eine besondere Rolle. Es sind jedoch keine spezifischen Konfliktsituationen bekannt. Besondere Hinweise für den Hausarzt werden im Kapitel Ulcus duodeni näher besprochen.

Differenzialdiagnose von Oberbaucherkrankungen bei „Ulcusverdacht"
• Refluxösophagitis
• Magenkarzinom, Magenlymphom
• entzündliche und maligne Erkrankungen des Pankreas
• entzündliche und maligne Erkrankungen der Gallenblase
• Cholelithiasis
• Irritables Colon
• Angina pectoris
• Angina abdominalis
• Myogelosen und radikuläre vertebragene Schmerzen
• Non-ulcer-dyspepsia

Grundzüge der somatischen Therapie
Für den Hausarzt stellt sich nicht nur die Frage, welches der spezifischen (und teuren) Medikamente bei Bestätigung eines Ulcus zur Behandlung in Erwägung zu ziehen ist, sondern er wird auch seine ärztliche Kompetenz nutzen, um die Lebensweise des Patienten entsprechend anzupassen.
Die Lebensgewohnheiten spielen bei der Entstehung, den Heilungschancen und der Rezidivprophylaxe eine große Rolle. Hierzu gehören regelmäßige, nicht allzu große (fettarme) Mahlzeiten, Vermeiden (oder Reduzieren) von kohlensäure- und alkoholhaltigen Getränken und von Nikotin (!), Beachtung der Medikamentennebenwirkungen, Vermeiden von Zeitnot und Belastungsdruck sowie ausreichender Schlaf. Eine stationäre Behandlung ist heute nicht mehr nötig. Im Gegenteil, die erforderliche Compliance bei der Medikamenteneinnahme, seien es H2-Blocker, Protonenpumpenhemmer oder bei der Helicobactermedikation, ist am besten durch den Hausarzt zu gewährleisten.
Nur bei chronisch rezidivierenden Ulcera und nachfolgenden Komplikationen, die medikamentös nicht zu beeinflussen sind, wird eine chirurgische

Behandlung (BII) erforderlich werden. Die Erfahrungen mit der Vagotomie sind dagegen nicht befriedigend.

Psychosomatische Basisbehandlung
Voraussetzung für die Beeinflussbarkeit des Patienten hin zur Anpassung der Lebensgewohnheiten, ist ein stabiles vertrauensvolles Arzt-Patienten-Verhältnis. Die Hausarztpraxis bietet dazu, bei geschickter psychosozialer Lenkung, die besten Voraussetzungen. Neben dem Bemühen unregelmäßiges und stressbeeinflusstes Leben auszugleichen, stehen dem Hausarzt gegenüber entsprechenden Konflikten auch supportive Maßnahmen zur Verfügung. Besonders bei depressiven und ängstlichen Patienten können diese erforderlich werden. Das autogene Training hat sich ebenfalls sehr bewährt.

Das Arzt-Patienten-Verhältnis wird vor allem von Patienten mit ausgeprägten Versorgungswünschen stark belastet. Bei hypochondrischen Krankheitserleben sollte dieses nicht durch die ärztlichen Maßnahmen noch verstärkt werden. Es ist statt dessen eine aktive und selbstständige Haltung anzustreben. Anders verhält es sich bei hyperaktiven, aggressiven Verhaltensmustern, die dazu gebracht werden müssen, Phasen der Ruhe, Erholung und Entspannung einzuhalten und zu ertragen. Oft müssen sie das erst mühsam erlernen.

Ulcus duodeni (K26)
Das Krankheitsbild
Wenn ein Patient über Oberbauchbeschwerden klagt, die bei nüchternem Magen (Nüchternschmerz) auftreten und durch Nahrungsaufnahme zurückgehen, kann an ein Ulcus duodeni gedacht werden. Übelkeit, Sodbrennen, Völlegefühl, Aufstoßen und Unverträglichkeit gegenüber bestimmten (z. B. kohlensäurehaltigen) Getränken und Nahrungsmitteln gehören, wie bei Ulcus ventriculi, auch zum Krankheitsbild.

Die anamnestischen Angaben allein erlauben noch keine ausreichende Unterscheidung. Die Neigung zur Chronifizierung ist durch ähnliche Entstehungsursachen geprägt. Wie beim Ulcus ventriculi unterscheiden wir ebenso exogene von endogenen Einflüssen, die hier nur eine andere Wertigkeit haben. Beim Ulcus duodeni ist insgesamt die Hypersekretion der entscheidende Faktor. Der Helicobacter spielt eine hervorragende Rolle. Er ist bei 90% aller Zwölffingerdarmgeschwüre nachweisbar. Endogen stehen sich hier ebenfalls aggressive und defensive Mechanismen gegenüber. Sie gewährleisten normalerweise im Gleichgewicht den Schutz der Schleimhaut. Dieses ist relativ instabil, da alle exogenen Einflüsse die aggressiven Mechanismen fördern. Zusätzlich steigert die vagale Übererregbarkeit als

Folge psychosozialer Belastungen die Sekretion der Magensäure und ist daher der Schlüssel für die psychosomatische Bedeutung des Ulcus. Das Ulcus duodeni kommt fünfmal häufiger vor als das Magengeschwür. Männer sind 3,5 mal häufiger als Frauen betroffen. Überdurchschnittlich häufig wird das Ulcus bei Männern beobachtet, denen Geborgenheit und soziale Sicherheit sowie Anerkennung fehlen, z. B. Gastarbeiter, Flüchtlinge, Häftlinge und Soldaten. Bei Behandlung lege artis ist eine Abheilung des Ulcus duodeni in etwa 90% zu erwarten. Ohne Eradikation des Helicobacter pylori kann in 30% der Fälle mit einem Rezidiv in einem Jahr gerechnet werden. Durch die Eradikation erwartet man bei 75 - 80% eine längerfristige Heilung. Wenn es trotzdem zu „Therapieversagern" kommt, so gilt es vorerst die Compliance zu überprüfen (Alkohol, Nikotin, verheimlichte Medikamente, ungelöste Konflikte, Probleme). Die Prognose gilt allgemein als gut. Die Mortalität liegt mit 4 von 100 000 Einwohner besser als beim Magengeschwür.

Klinische Befunde
Die Patienten kommen vor allem wegen epigastrischer Beschwerden zum Hausarzt. Bei der Untersuchung findet sich ein Druckschmerz, oft recht genau lokalisierbar. Anamnestisch ist auch eine genetische Belastung zu erfragen. Es ist eine familiäre Häufigkeit, vor allem bei Patienten mit der Blutgruppe 0 bekannt.
Die exogenen wie die endogenen Entstehungsfaktoren sind ebenfalls festzustellen. Der Schwerpunkt liegt dabei auf der Hypersekretion und auf den psychischen Einflüssen, die eine vagale Übererregbarkeit veranlassen. Klinische Äußerungen, wie etwa Völlegefühl, Aufstoßen, Sodbrennen und Besserung durch Nahrungsaufnahme bzw. zeitliches Auftreten zu den Mahlzeiten können nur zusätzliche Hinweise geben.
Laborchemisch lässt sich ggf. bei Blutungen eine Anämie feststellen. Die Diagnose wird endgültig durch eine Gastroduodenoskopie gestellt, in etwa 95% der Fälle. Radiologische Untersuchungen sind (als Ergänzung) und speziellen Fragestellungen vorbehalten.

Psychosoziale Basisdiagnostik
Je nach Persönlichkeit wird von den Patienten das Ulcusleiden unterschiedlich wahrgenommen, bewertet und ein subjektives Leidensgefühl entwickelt. Davon hängt es auch ab, wie diese Menschen auf ihren Hausarzt einwirken. Während üblicherweise psychisch Gesunde einen rationalen Umgang mit ihrer Erkrankung anstreben und der ärztlichen Behandlung mit evtl. einschneidenden Veränderungen von Lebensform und -rhythmus aufgeschlossen gegenüber stehen, werden andere (z. B. charakterneuro-

tische) Ulcuskranke eine Tendenz zeigen, die Therapie zu stören, vorzeitig abzubrechen oder den Behandlungsmaßnahmen aus dem Wege zu gehen. Psychosomatisch und soziopathisch Kranke können außerdem durch ständige Beschwerdeäußerungen und Bestrebungen den Arzt unter Druck zu setzen, eine erhebliche Belastung für diesen werden. Aus diesem Grunde wurden von Overbeck und Biebl (1990) verschiedene „Ulcustypen" aus psychosomatischer Sicht beschrieben:

• Psychisch gesunde Ulcuskranke
Sie bieten psychosomatisch keine Besonderheiten und sind aus anderen der vielfältigen Gründe (multifaktorielle Genese) krank geworden.

• Normopathische und charakterneurotische Ulcuskranke
Sie wirken oberflächlich betrachtet normal und angepasst, teilweise sogar „überangepasst" mit Entwicklung starker Verleugnungspraktiken, um ein schlechtes Befinden oder einen Erschöpfungszustand zu verschleiern.

• Sogenannte psychosomatische Ulcuskranke
Sie leiden an ihrer Krankheit, aber auch an weiteren psychischen, z. B. depressiven oder Angstsymptomen. Dabei kommen sie schon mit einfachen Belastungssituationen schlecht zurecht. Auf eine psychosomatische Verursachung weisen daher oft gleichzeitig bestehende funktionelle Störungen, z. B. funktionelle Herzbeschwerden hin.

• Soziopathische Ulcuskranke
Das sind meist Patienten mit Persönlichkeitsstörungen, die nicht so sehr an sich selbst leiden, sondern an denen die Umgebung leidet. Hier kommen querulatorische und grob asoziale Verhaltensweisen vor, die wie der Alkoholismus die Compliance schwer belasten.

Ein Fallbeispiel: Herr Manfred N.

Nachts wurde ich im Bereitschaftsdienst zu einem dringenden Hausbesuch zu einem 35-jährigen Handwerksmeister gerufen. Plötzlich seien heftige, stechende Schmerzen im Oberbauch aufgetreten. Ihm sei sehr schwindlig, so dass er, obwohl ihm die Uhrzeit für den Hausbesuch sehr peinlich sei, nicht in der Lage war, selbst zu kommen.

Die klinische Untersuchung vor Ort ergibt einen starken, eng umschriebenen Druckschmerz im oberen Epigastrum. Es besteht kalter Schweißausbruch, RR 120/60, schlecht gefüllt. Der Patient klagt über Schwindel. Der schlimmste Schmerz sei schon vergangen.

Der Mann hatte schon seit etwa drei Wochen über „erträgliche" Schmerzen geklagt. Diese seien vor allem vor den (manchmal sehr spät werdenden) Mahlzeiten aufgetreten, besonders vormittags. Er gehe immer morgens, nur nach einer Tasse Kaffee, aus dem Hause und frühstücke dann „später", wenn Zeit dazu sei. Sodbrennen kenne er schon länger. Während der Dienstzeit bei der NVA (unter der er sehr gelitten habe), sei ein Zwölffingerdarmgeschwür nachgewiesen worden.

Die Tage vor dem akuten Ereignis hatte der Meister wegen eines dringenden Auftrages, von dem er endlich den finanziellen Durchbruch erhofft te, Tag und Nacht gearbeitet. Am Tage zuvor war er termingerecht fertig geworden. Er habe sich abends, völlig erschöpft, ohne Abendbrot, schlafen gelegt. Um Mitternacht waren dann die penetranten Schmerzen aufgetreten. Wegen Verdachts auf Penetration eines Ulcus erfolgte unter Begleitung die sofortige Einweisung in die Klinik. Hier wurde der Verdacht bestätigt und umgehend eine operative Behandlung durchgeführt.

Der Patient ist einziges Kind eines Lehrerehepaares. Der Vater ist starker Raucher. Er habe schon oft ein Magengeschwür gehabt. Die Mutter sei immer sehr nervös, sie war sehr lieb und stets um ihn besorgt. In der Schule habe es nicht immer zu guten Leistungen gereicht, sehr zum Ärger des Vaters. Nach Abschluss der 10. Klasse hat der Patient deshalb ein Handwerk erlernt. Nach der Wende legte er die Meisterprüfung ab und machte sich selbstständig mit sehr wenig Startkapital. Er habe damit dem Vater beweisen wollen, dass er durchaus zu Leistungen imstande ist. Vor fünf Jahren heiratete er eine Lehrerin, er sei mit ihr und den beiden Kindern (3 und 4 Jahre) sehr glücklich. Seine Frau ist sehr zart und gutaussehend, er habe sie immer mit seinen Sorgen verschonen wollen und ihr nichts von seinen finanziellen Sorgen gesagt.

Die Operation übersteht der Patient recht gut. Er kommt nachher regelmäßig in die Sprechstunde und ist offensichtlich bemüht, sehr schnell mit seiner Krankheit „fertig" zu werden. Er will bald wieder arbeiten. Die Laparotomienarbe ist reizlos, die OP belastet ihn nicht mehr. Der Patient habe aus dem Ereignis gelernt und wolle in der Zukunft seine Zeit besser einteilen, sich auch mehr um die Familie kümmern und regelmäßig essen.

Was fällt zunächst auf? (Die Diagnose)

Anamnese: *Seit drei Wochen vor dem akuten Ereignis bestanden schon „erträgliche" Magenbeschwerden, die wegen des Termindrucks nicht wahrgenommen werden konnten. Während der Dienstzeit bei der NVA (bei der er sich nicht „wohl fühlte", offensichtlich Unterordnungsprobleme hatte), war erstmalig ein Ulcus festgestellt worden. Eine erbliche Veranlagung kann nur vermutet werden. (Der Vater ist Raucher, möglicherweise hat er seine Geschwüre aber auch durch beruflichen Stress). Es kam sehr akut nach Überlastung zur Perforation eines Ulcus duodeni, die eine Operation (Übernähung) notwendig machte. Akut bestand Schocksymptomatik.*

Klinisch: 35-jähriger Mann nach akutem Auftreten von heftigen ste-chenden Oberbauchschmerzen bei Untersuchung eng umschriebener Druckschmerz, der intensivste Schmerz hatte vor der Notrufmeldung bis zur Untersuchung schon erheblich nachgelassen. Schocksymptomatik, in-traoperative Bestätigung der Perforation. Gute Erholung nach der OP.
Psychisch: Leistungsorientiert, will Vater und Ehefrau „beweisen", tüch-tig zu sein, hindernde Beschwerden werden verdrängt, neben Stress durch Termindruck auch orale Aggression (habe keine Zeit zum Essen) als Aus-lösersituation.
Sozial: Strebt sozial sicheren Status an, ringt damit um Anerkennung in der Familie.

Was fällt mir weiterhin auf? (Differenzialdiagnose)
Klinisch: Gute Erholung nach der OP. Gute Compliance, reizlose Lapa-rotomienarbe.
Psychisch: Patient erkennt Ursachenverflechtung. Stress, unregelmäßige Ernährung. Aggressive Tendenzen gegen den Vater, psychische Unterle-genheitsgefühle gegenüber Ehefrau können akzeptiert werden. Er hatte zuvor alle Probleme „runtergeschluckt" und die warnenden Signale ver-drängt.
Sozial: Patient wollte endlich durch großen (zu großen) Auftrag den finanziellen Durchbruch schaffen, dabei hat er sich selbst unter erheb-lichen Leistungsdruck gesetzt. Er wollte damit die Anerkennung des Vaters und der Ehefrau (die im übrigen erst durch das Ereignis darauf aufmerk-sam wurde, dass und wofür er sich quälte) erreichen.

Was kann ich noch tun? (Therapieplan)
Körperlich: Fortführung einer Rezidivprophylaxe, regelmäßige und ange-messene Ernährung.
Psychisch: Bearbeitung des Konfliktfeldes, auch mit der Ehefrau. Die sich als wesentlich aufgeschlossener und verständnisvoller erwies, als der Patient erwartet hatte.
Sozial: Herstellung eines geregelten Tagesablaufes mit realistischem Ar-beitspensum, mehr für und mit der Familie leben.

Arzt-Patienten-Beziehung
Kommentar: Nur die Leistung zählt?
Der Patient kommt nach der stationären Behandlung in die Sprechstunde. Er möchte nur noch ein paar Tage krank geschrieben werden. Es gehe ihm wieder gut. Der Betrieb braucht ihn. Der Patient hatte schon vor dem akuten Ereignis seine Beschwerden bagatellisiert. Ich bin also vorerst

vorsichtig und lenke das Gespräch auf die betriebliche Situation und seinen Umgang mit den Problemen. Herr N. hatte schon während des Krankenhausaufenthaltes über vieles nachgedacht und möchte nun mit mir darüber reden. Die Wirkung von Stress und die unregelmäßige Ernährung kann er verstehen und für sich akzeptieren. Auch dass er seine Probleme „runtergeschluckt" hat, ohne sie auszusprechen oder zu klären, ist ihm einsichtig. Schwieriger gestaltet sich das Thema „Leistungsdruck". Er habe soviel gearbeitet, um den Betrieb aufrechtzuerhalten. Auf die Frage für wen (doch nicht etwa nur für sich selbst) er die ganzen Anstrengungen unternommen hatte, wird er unsicher und nachdenklich. Da ich die Ehefrau als eine sehr kluge und verständnisvolle Frau kenne, bitte ich ihn, sie einmal mitzubringen. Zu dritt gelingt es dann, sehr zur Erleichterung des Mannes, eine gemeinsame Verständigung zu finden. Er hätte nie von sich selbst aus darüber reden können bzw. vor sich selbst eingestehen können, alles Mögliche vor allem deshalb unternommen zu haben, um sich zu beweisen und um Anerkennung zu finden, was in dieser Form, im nachhinein betrachtet, gar nicht nötig gewesen wäre.

Psychodynamik

In den psychodynamisch orientierten Untersuchungen, vor allem von Alexander (1971) und Schwidder (1965), Zusammenfassung bei Weiner (1977), fällt eine ausgeprägte Abhängigkeit von Bezugspersonen auf, einschließlich eines überstarken Bedürfnisses, geliebt und versorgt zu werden. Dieses kann bisweilen von den Betroffenen so nicht akzeptiert werden, um die bei sich wahrgenommenen infantilen oralen Wünsche vermeiden zu können. Dieser Konflikt führt zu dem Versuch, durch bewusste Aktivität und aggressives Streben nach Unabhängigkeit die infantilen oralen Wünsche zu kompensieren. Diese Haltung ist jedoch so nicht immer durchzustehen. Es entwickeln sich Schuldgefühle und erneut das Bewusstsein der infantilen Abhängigkeit. Durch das Wechselspiel der intensiven Wünsche, geliebt und gefüttert zu werden, kommt es zur Überregbarkeit des neuroendokrinen Systems (N. vagus) und damit zu einer Hypersekretion im Bereich des Magens.

Es wurden psychodynamisch zwei Reaktionstypen beschrieben:
• Ein passiver, abhängiger und depressiver Typ, der ungehemmt und direkt seine regressiven Wünsche äußert.
• Ein hyperaktiver, aggressiver Typ, dessen oberflächliche Persönlichkeitsstruktur ganz durch die Reaktionsbildung und Kompensation bestimmt wird.

Die oralen Wünsche des Patienten mit Ulcus duodeni können durch Aktivitäten, Ehrgeiz und zwanghafte Selbstbehauptung innerlich abgewehrt und überkompensiert werden. Andererseits können aber auch äußere Versagungen (durch Verlust der Bezugsperson oder einer vertrauten Umgebung) oder durch eine Überforderung (oder durch beides, s. Fall) entstehen.

Differenzialdiagnose
Hier gilt es ähnliche Überlegungen anzustellen, wie schon beim Ulcus ventriculi dargestellt.
Berücksichtigt werden muss darüber hinaus das Zollinger-Ellison-Syndrom und die G-Zellen-Überfunktion (Hypergastrinämie).

Grundzüge der somatischen Therapie
Im Vordergrund steht die Eradikation des Helicobacter pylori. Weiterhin werden Protonenpumpenhemmer oder H2-Rezeptorenblocker eingesetzt. Zwischenzeitlich sind auch Antacida berechtigt. In 90% der Fälle erwartet man unter dieser Behandlung eine Heilung. Auffällig sind Placebountersuchungen, die bis zu 45% Erfolgsraten verzeichnen konnten. Für den Hausarzt ist die Beeinflussung der Lebensweise sehr wichtig. Selbstverständlich müssen auslösende Noxen (nichtsteroidale Antiphlogistika, Alkohol, Nikotin, Koffein) reduziert oder besser ganz vermieden werden.

Psychosomatische Basisbehandlung
Besondere Betrachtung ist den sog. „Therapieversagern" zu widmen. Sie sollten in 5-10% zu erwarten sein. Hier spielen überwiegend psychosomatische Faktoren eine Rolle. Deshalb ist die Beeinflussung der Lebensweise, einschließlich psychosozialer Probleme, für den Hausarzt besonders wichtig. (Und natürlich auch besonders schwierig).
Verbote werden ohne die nötige Einsicht meistens heimlich umgangen. Ein patientenzentrierter Behandlungsansatz wird das Vertrauen des Patienten in die eigene Wahrnehmung stärken. Vorher kann es natürlich vorkommen, dass man erst lange über bestimmte Verhaltensformen und strikte Medikamentenregimes verhandeln muss. Suggestive Elemente zeigen oft erstaunliche Wirkung. In der Arzt-Patienten-Beziehung erlebt man bei Patienten mit Ulcus duodeni bestimmte Eigenheiten. Einerseits überfordern sie den Arzt durch ihre Abhängigkeitswünsche, andererseits machen sie durch überkompensatorische Flucht-Kampf-Reaktionen sowohl Diagnose als auch Behandlung besonders schwierig. Daher müssen sowohl die Versorgungswünsche angenommen, als auch die Abwehrhaltung erkannt und akzeptiert werden. Hierzu ist eine ständige Kontaktbereitschaft erforderlich, die in einer offenen Gesprächssituation bereit gehalten werden muss.

V.3 Unverdaulich

Grundsätzlich sollte der Hausarzt die Auslöserfaktoren kennen. Dazu gehören auch die psychosozialen Lebensumstände, die er erkennen, verstehen und interpretieren muss. Manchmal ist in diesem Rahmen schon ein einfacher „ärztlicher" Rat wirksam. Angestrebt werden sollte, jedoch unter Nutzung eines guten Arzt-Patienten-Vertrauensverhältnisses, das vertiefte ärztliche Gespräch, das auch belastungsfähig ist. Weiterhin hat der Hausarzt unterstützend das AT zur Verfügung (falls dazu ausgebildet). Spezielle Formen der Behandlung bestehen darüber hinaus in einer konfliktzentrierten psychosomatischen Psychotherapie oder in Methoden der Verhaltenstherapie.

Literatur

1. Alexander, F.: Psychosomatische Medizin. de Gruyter, Berlin, 1976
2. Deter, H. C.: Angewandte Psychosomatik, Thieme, Stuttgart, New York, 1997
3. Drossman, D. A. / U. E. Richter / N. J. Talley / E. Corazziazik /W. O. Whitethead, (Hrsg) Funktional gastrointestinal disorders. Diagnostic Pathophysiologia, Treatment, Little Brown and Company, Boston, 1994
4. Dryden W. A.: Patientenproblem: rechtsseitiger Oberbauchschmerz. Seminar Hausarzt Praxis, 11, 52-54, 1998
5. Gross, M. / Ch. Hermann: Das Ulcusleiden - nur eine Infektionskrankheit? Zschr. Psychosom. Med. 45, 390-400, 1999
6. Gschossmann, J. M. / A. E. Meyer: Funktionelle Magenerkrankungen. Der Kassenarzt, 41, 38-39, 1998
7. Haustein, K-O.: Effektive Behandlung spart immense Kosten. Medikamentöse Behandlung des Ulcus ventriculi sive duodeni. Seminar Hausarzt - Praxis, 11, 66-70, 1998
8. Leiß, O.: Ulcera duodeni und ventriculi. In: Uexküll, Th. v. (Hrsg) 6. Aufl., Urban und Fischer, München und Jena, 909-922, 2003
9. Müller-Lissner, St. / H. R. Koelz: Dyspepsie, Definition, Ursachen, Vorgehen. Dtsch. Ärzteblatt, 89, 2294-2301, 1992
10. Müller-Lissner, St.: Funktionelle gastrointestinale Erkrankungen, Definition, Einteilung Pathogenese. Der Kassenarzt, 41, 36-38, 1998
11. Overbeck, G. / W. Biebl: Psychosomatische Modellvorstellungen zur Pathogenes der Ulcuskrankheit. In: Overbeck G. / K. Möller / E. Brähler (Hrsg) Psychosomatik der Ulcus-Krankheit, Springer, Heidelberg, Berlin, 1990
12. Platz, T. / H. Schepank / B. Junkert / W. Tress: Gibt es einen typischen Konflikt bei Magenbeschwerden? Ein epidemiologisch-tiefenpsychologischer Beitrag zur Frage des Spezifischen Konfliktes in der psychosomatischen Medizin. Psychother. Psychosom. Med., 43, 207-213, 1993
13. Richter, J. E.: Functional esophageal disorders. In: Drossman, et al., Functional gastroint disorders, Little Brown and Company, Boston, 1994
14. Rösch,W.: Mögliche Fehler und ihre Vermeidung in der Gastroenterologie. Dtsch. Ärzteblatt, 92, 2006-2008, 1995
15. Schüßler, G.: Funktionelle Magenbeschwerden. Dtsch. Ärzteblatt, 96, 419-423, 1999
16. Schwidder, W.: Psychosomatik und Psychotherapie bei Störungen und Erkrankungen des Verdauungstraktes. Documenta Geigy, Acta Psychother. 7, 1965

V.4 Der Darm - Sprachrohr der Seele
Störungen des unteren Verdauungssystems

1. Somatoforme autonome Funktionsstörungen des unteren Verdauungssystem

Reizdarmsyndrom (RDS)
Synonyma: Reizkolon, Colon irritabile, Colica mucosa, membranöse Enteritis, spastisches Colon
Das Krankheitsbild
Das Reizdarmsyndrom ist die häufigste funktionelle Darmstörung. Die Patienten klagen über krampfartige Unterleibschmerzen und Stuhlunregelmäßigkeiten. Dabei ist Obstipation ebenso häufig wie Diarrhoe, meistens treten sie im unkalkulierbaren Wechsel auf. Der Symptomkomplex ist durch das Fehlen von morphologischen, biochemischen und infektiösen Ursachen gekennzeichnet. Die Stuhlunregelmäßigkeiten wechseln von breiig-wässrig bis bleistiftartig oder bohnenförmig in unterschiedlichsten Varianten, gelegentlich auch mit Schleimabgang verbunden. Schmerzen werden krampfartig, bohrend, oft unerträglich, unterhalb des Nabels mit Betonung des linken Unterbauches beschrieben. Sie treten in unterschiedlicher Intensität, gelegentlich über Stunden auf und klingen zum Abend ab. Nachts werden sie nur selten beobachtet. Die Schmerzen werden nach der Stuhlentleerung geringer. Es bleibt aber manchmal das Gefühl der unvollkommenen Defäkation.
Wochenlange schmerzfreie Intervalle werden von Perioden täglicher Schmerzen abgelöst. Die Patienten leiden allgemein erheblich unter ihren Beschwerden und erleben sich in ihrem Befinden und in der Lebensqualität enorm eingeschränkt. Trotzdem passiert es dem Hausarzt bisweilen, das eines Tages, ein ihm gut bekannter Patient, den er als gesund betrachtet, berichtet, er habe die Beschwerden „schon lange". Denn nur jeder dritte Betroffene sucht wegen derartiger Störungen den Arzt auf. (Im amerikanischen Schrifttum wird der unerkannte Rest als „Non-patient" bezeichnet). Kommt es irgendwann zur Vorstellung, werden die körperlichen Erscheinungen exakt und minutiös beschrieben. Jedoch psychosoziale Bezüge zu Belastungssituationen werden nur selten gesehen oder sind dem Patienten nur schwer vorstellbar. Auf Grund der hohen Dunkelziffer kann die allgemeine Betroffenheit in der Allgemeinpraxis nur geschätzt werden (Cuntz). Frauen sind im Verhältnis 3 : 2 häufiger betroffen als Männer. (Adler und Schüffel 1991, Riecken, 1996).
Funktionell handelt es sich beim RDS um Störungen der Motilität mit Hypersegmentation (spastische Schmerzen/Obstipation) oder verminderte

171

Segmentation (Diarrhoe) im distalen Kolon (Riecken, 1996). Pathophysiologisch findet sich eine vermehrte Ansprechbarkeit der Kolonmuskulatur auf einige Hormone (Cholestokinin und Pentagastrin) sowie eine vermehrte Empfindlichkeit gegenüber Prostigmin und Morphin. Das entspricht einer verstärkten parasympathischen Reaktionsbereitschaft. Die distalen Anteile des Kolons sind davon besonders betroffen. Ähnlich wie bei anderen funktionellen Störungen (z. B. Herzbeschwerden) werden beim RDS keine häufigeren Übergänge in schwerwiegende organische Leiden (z. B. Karzinome, Colitis ulcerosa oder Morbus Crohn) gesehen.

Klinische Befunde
Die Beschwerden, die immer wieder auftreten können, sind mit vielfältigen Syndromen und Begleitsymptomen vergesellschaftet. Typische Beschwerden und Begleitsymptome bei RDS (nach Karau und Wienbeck, 1990):

Typische Beschwerden
• Abdominalschmerz von wechselnder Lokalisation und Intensität
• Stuhlunregelmäßigkeiten (Obstipation und/oder Diarrhoe)
• Blähbeschwerden
• Völlegefühl nach dem Essen
• Nahrungsmittelunverträglichkeiten
• Bauchauftreibung

Begleitsymptome
• Schlafstörungen, Kopfschmerzen, Appetitlosigkeit, Leistungsschwäche, Müdigkeit
• Herzrasen, Migräne, Schwitzen/Frösteln, Rückenschmerzen, Menstruationsstörungen,

Das alles ergibt kein einheitliches Bild. Generell erscheint lediglich zu Schmerzbeginn die gehäufte Entleerung weicher Stühle und das Gefühl, immer noch nicht ausreichend entleert zu sein. Die Lokalisation wechselt. Sie wird am häufigsten im linken Unterbauch beobachtet und tritt nachts praktisch nicht auf. International erfolgt die Orientierung nach Diagnosekriterien.

Diagnosekriterien des RDS (Rom Kriterien)
• Kontinuierliche oder rezidivierende Symptome über mindestens drei Monate.

• Abdominale Schmerzen oder Beschwerden, die sich nach der Defäkation bessern oder die in Zusammenhang stehen mit Änderungen der Stuhlfrequenz oder Konsistenz.
• Unregelmäßige Stuhlgewohnheiten über mindestens 25% der Zeit mit mindestens drei der folgenden Merkmale: geänderte Stuhlfrequenz, Stuhlpassage (Pressen, starker Stuhldrang, Gefühl der unvollständigen Entleerung), Schleimabgang.
• Blähungen oder Gefühl der Auftreibung des Bauches.

Laborchemisch ist die Untersuchung von Blutbild, BSR, CRP und Test auf okkultes Blut, Laktose und Parasiten das anzustrebende Minimalprogramm. Sonographie und Rektoskopie ergänzen diese Untersuchungen sinnvoll. Mit Hilfe einer aufmerksamen Anamnese und dieser Untersuchungen lässt sich die Diagnose zu 95% stellen und dem Patienten weitere (unnötige) Untersuchungen ersparen. Bei Frauen sollte die gynäkologische Untersuchung nicht versäumt werden.

Psychosomatische Basisdiagnostik
Patienten mit funktionellen Unterleibbeschwerden wirken meistens (über-) angepasst und besonders affektgehemmt. Sie äußern ihre Ängste und Aggressionen nur sehr zurückhaltend. Diese Menschen finden sich ganz „normal" und legen auch großen Wert darauf, so zu erscheinen. Daher ist es anfangs schwierig, Zugang zu den vermuteten störenden Lebensbedingungen zu bekommen. Diese werden zwar bewusst registriert und verarbeitet, aber nicht mit den aktuellen Symptomen verknüpft, sogar eher abgekoppelt.
Biographisch findet man aber schwere persönliche Verluste (Trennung oder Tod von Partner oder Elternteil). Die Beschwerden erscheinen anstelle der nicht zugelassenen Gefühle, die im Erleben der Betroffenen verloren gegangen bzw. wie nicht vorhanden wirken. Der Hausarzt muss aus den Beschwerden das „sich Beschweren" herauslesen.

Psychodynamik
Bei den Reizdarmpatienten ist keine einheitliche Persönlichkeitsstruktur nachweisbar. Es werden allerdings ähnliche Verhaltensweisen beobachtet. Diese Menschen neigen zu Perfektionismus, einem überdurchschnittlichen Streben nach Leistung, Ordnung und Sauberkeit. Sie vertreten einen hohen moralischen Anspruch. Äußerlich erscheinen sie korrekt gekleidet, höflich und zuvorkommend, sowie sehr beherrscht. Eine Äußerung eines Affektes erfolgt, wenn überhaupt, sehr kontrolliert. Die Schilderung der persönlichen Probleme kommt zunächst sehr zurückhaltend. Diese sind aber bei

einem tragfähigen Arzt-Patient-Verhältnis, mit genügend Geduld, gut herauszubekommen. Psychoanalytisch werden die geschilderten Verhaltensweisen so interpretiert, dass die verdrängten inneren Versorgungswünsche durch eine verstärkte Leistungsbereitschaft und „normales" Verhalten abgewehrt werden sollen.

Differenzialdiagnose
Da die Symptomatik sehr vielfältig ist, müssen viele Krankheitsbilder, die sich teilweise in ihren Erscheinungsbildern sehr ähneln, sorgfältig ausgeschlossen werden.
• Nahrungsmittelunverträglichkeiten, z. B. Laktose
• Medikamentenunverträglichkeiten oder -missbrauch
• Parasiten, Infektionen z. B. Lambliasis, Salmonellen
• chronisch entzündliche Darmerkrankungen
z. B. Morbus Crohn, Colitis ulcerosa, Divertikulitis
• gynäkologische Erkrankungen und funktionelle Sexualstörungen
• „Pilzphobie" (eine „moderne" Erscheinung, der normalen Darmflora die Symptome anzulasten)

Grundzüge der somatischen Therapie
Wesentlich ist eine „positive" Diagnose. Diese ist genau und schrittweise entsprechend dem Stand der Erkenntnisse zu erläutern. Man sollte von vornherein auf den wiederkehrenden Charakter der Beschwerden hinweisen. Bei den Gesprächen sollte der Hausarzt, zu dem der Patient ein gutes Vertrauensverhältnis haben wird, ein sicheres Gefühl vermitteln, dass die Erkrankung in dieser Situation gut erkennbar ist und dass kein Übergang in eine bösartige Verlaufsform zu erwarten ist. Die Gespräche müssen glaubhaft zu verstehen geben, dass der Arzt die Bedrängnis des Patienten sehr wohl verstanden hat. Der Erfolg begleitender Therapiemaßnahmen wird auch hier von einem guten Arbeitsbündnis abhängen. Das betrifft auch die Befolgung der Anregungen zu einer faser- und schlackenreichen Kost, die Anwendung von Spasmolytika u. a., die nur symptomatisch und nicht durchgängig anzuwenden sind.

Psychosomatische Basisbehandlung
Der eigentliche Zugang zum Patienten gelingt, auf Grund der schon geschilderten Verschlossenheit gegenüber persönlichen Problemen, nur mühsam. Durch geduldiges Erklären wird zunächst das notwendige Vertrauen hergestellt werden müssen. Die Beziehung wird den Druck aushalten müssen, unnötige sich wiederholende Untersuchungen, die stets gefordert werden, abzuwehren und die Klagen als Anklage zu verstehen und zu

akzeptieren. Erkennt weder Arzt noch Patient die dahinterstehenden Lebensprobleme, können die Ängste und Erwartungen nicht verbalisiert werden. Es kommt statt dessen zu einer enttäuschten oder aggressiven Rückzugsreaktion. Das endet u. U., zur gegenseitigen Entlastung, in einem Überweisungskarussell mit der hochgradigen Gefahr der Chronifizierung. Bei Patienten mit RDS wurde bei pharmakologischen Studien eine sehr hohe (bis 50%) Placeboansprechrate gefunden, so dass therapeutische Effekte, die lange (mehr als 6 Monate) nach Abschluss der Behandlung stabil bleiben, erst als Therapieerfolg gewertet werden sollten. Da das Reizdarmsyndrom weder pharmakologisch noch diätetisch befriedigend beeinflussbar ist, kommt der psychotherapeutischen Behandlung eine wichtige Stellung zu. Vor allem bietet diese eine auch ökonomische Alternative gegenüber einer fortgesetzten und vergeblichen medikamentösen Therapie, die immer wieder neue (teure und belastende) Diagnostik erfordert. Die meisten Studien, die erfolgreiche Ergebnisse nachweisen konnten, verwendeten Kombinationen mit Stressmanagement und Entspannungstherapie, Patientenschulung und kognitive Elemente (Heuler). Auch Kurztherapie von 8 - 20 Stunden, wie sie der Hausarzt anbieten kann, zeigten erfreuliche Besserungen. In den Fällen, in denen gleichzeitig eine Angstsymptomatik vorliegt, ist zu prüfen, ob die gastrointestinale Symptomatik nicht überhaupt ein Angstäquivalent darstellt. Dann ist es sinnvoll, statt der somatoformen Störung die Angsterkrankung zu behandeln.

Flatulenz - funktionelle abdominelle Blähungen
Das Krankheitsbild
Die Patienten klagen über unklare Blähungen und Völlegefühl, für die keine anderen organischen Ursachen zu finden sind. Die Symptome sind nie andauernd vorhanden. Als störend werden vor allem die durch Gasdruck entstehenden Bauchschmerzen und die unangenehme Flatulenz empfunden. Dabei ist das Gasvolumen nicht vermehrt. Daher wird eine erhöhte Empfindlichkeit gegenüber Darmgasen vermutet. Nachweisbar ist lediglich eine verlangsamte Darmpassage. Die Störung besteht in der Regel lebenslang und ist prognostisch gutartig.

Diagnostische Kriterien:
• Symptome mit abdominalem Völlegefühl, Blähungen oder
Spannungsgefühl
• kein Bezug zur nachweisbaren Maldigestion, z. B. (Laktose, Pankreasinsuffizienz)
• es fehlen ausreichende Kriterien für ein Reizdarmsyndrom

Psychosomatische Basisdiagnostik
Der Arzt wird wegen der Flatulenz nur selten aufgesucht. Wenn es zu Klagen kommt, sind meistens psychische Probleme zu vermuten. Depressive Verstimmungen, Ängste, Schlafstörungen, Copingprobleme und Alkoholabusus waren nach Thompson et al. (1994) am häufigsten zu beobachten.

Psychosomatische Basistherapie
Wesentlichstes Element in der Behandlung ist auch hier die Beratung. Veränderungen sollten sich auf die Art der Lebensweise (normale Kost, Bewegung, weniger Selbstbeobachtung) und die tatsächlichen psychischen Probleme (Alkohol, Ängste, depressive Reaktionen) konzentrieren. Der Hausarzt sollte es sich genau überlegen, ob eine medikamentöse (symptomatische) Therapie (evtl. Entschäumer) notwendig ist.

Durchfall - funktionelle Diarrhoe (emotionale Diarrhoe)
Das Krankheitsbild
Im Vordergrund stehen isolierte, häufig und drängend auftretende ungeformte Stühle. Als Ursache findet sich eine verstärkte Kontraktionstätigkeit im distalen Dickdarm und eine Beschleunigung der Transitzeit in Dünn- und Dickdarm ohne nachweisbare organische Ursachen. Nach Drossman et al (1993) sind etwa 1,8% der Männer und 1,6% der Frauen betroffen. Die Störung ist in der Regel gutartig.

Diagnosekriterien
Die Diagnose kann gestellt werden, wenn 2 oder mehr der folgenden Kriterien länger als 3 Monate auftreten:
• ungeformte (breiige, wässrige) Stühle, mehr als ¾ der Zeit
• 3 oder mehr Stühle/d, mehr als die Hälfte der Zeit
• erhöhtes Stuhlgewicht (200-500 g/d)
Über abdominelle Schmerzen wird nicht geklagt.

Psychosomatische Basisdiagnostik
Durch die Beschwerden werden Patienten erheblich verunsichert, deren Tätigkeit nicht jederzeit das Aufsuchen einer Toilette ermöglicht (Busfahrer, Verkäuferin). Dabei kann allein die Angst, keine Toilette zur Verfügung zu haben, schon symptomauslösend wirken.
Psychisch ist bei vielen der Patienten zu beobachten, dass sie eine gewisse Ohnmacht gegenüber Autoritätspersonen erleben und diesen und erhöhten Anforderungen gern ausweichen. Dazu ist der Durchfall eine „Chance", dennoch Anerkennung zu finden.

Die Symptomatik wird aber auch als „Angstäquivalent" verstanden, die sich auf die Darmmotorik auswirkt.

Psychosomatische Basisbehandlung
Die Patienten neigen zur Fixierung auf ihre plötzlichen Bedrängnisse. Hier muss man dem Ausweichen in die Krankheit (oder der Krankschreibung) begegnen. Manchmal lassen sich Veränderungen der Lebensweise oder im Beruf nicht umgehen. Für besonders hartnäckige Fälle wird man evtl. eine psychosomatische Kur oder eine psychotherapeutische Kurzzeittherapie in Erwägung ziehen. Nur besonders schwierige Fälle gehören in die psychosomatische Klinik.

Verstopfung - funktionelle Obstipation
Das Krankheitsbild
Schwierigkeiten mit der Stuhlentleerung sind sehr häufig. Daher ist es wichtig, erst einmal festzustellen, ob die Beschwerden nicht auf eine der häufigen Normvarianten beruhen oder etwa ein „zu hoher Anspruch" vorliegt. Als Obstipation wird die Störung erst aufgefasst, wenn die Darmentleerungen seltener als 3 mal pro Woche erfolgen und sich sehr mühsam gestalten. Zum Entstehen der Obstipation können vielfältige Faktoren beitragen: Art und Umfang der Nahrungsaufnahme, körperliche (In-) Aktivität, Medikamentenmissbrauch und eine Fülle von Grunderkrankungen. Als Ursache werden Funktionsstörungen der Colonmuskulatur - Hypomobilität, verzögerter Transport - und der Beckenbodenreflexe verstanden. Beobachtungen zeigen, dass Obstipation schon in früher Kindheit durch Sphinkteraktivierung erlernbar ist. Frauen, alte Menschen und Bettlägerige leiden häufiger an Verstopfung, die im letzteren Falle manchmal sehr komplizierte Formen annehmen kann.

Der klinische Befund
Der Grad der subjektiven Belastung entspricht nicht immer der Schwere der Symptomatik. Die Bewertung der Obstipation hängt von den Schwierigkeiten bei der Defäkation und dem eigenen Krankheitserklärungsmodell ab, z. B. die Vorstellung bei unzureichender Entschlackung durch giftige Gase beeinflusst zu werden.

Diagnosekriterien
Zwei oder mehr der folgenden Kriterien sollten für mindestens 3 Monate bestehen:
• Anstrengung bei der Defäkation, mindestens ein Viertel der Zeit
• klumpige und/oder harte Stühle, mindestens ein Viertel der Zeit

• Gefühl der inkompletten Entleerung, mindestens ein Viertel der Zeit
• zwei oder weniger Stühle pro Woche

Psychosomatische Basisdiagnostik
Die Palette der Normvarianten ist groß und die Vorstellungen über eine
regelmäßige Entleerungspflicht sehr vielfältig. Damit ist dem Laxantienabusus Tür und Tor geöffnet. Ein bestimmter betroffener Persönlichkeitstyp
lässt sich nicht ausmachen. Nach Bräutigam (1992) lassen sich psychische
Faktoren, Situationen beobachten, in denen jemand mit einem Problem
konfrontiert wird, es nicht lösen kann und trotzdem entschlossen ist,
durchzuhalten. Nach Freud wird Ordnungsliebe, Eigensinn und Sparsamkeit mit der Obstipation in Verbindung gebracht (anale Trias). Besonders
zwanghafte Persönlichkeiten sind betroffen. Deren Konflikte beziehen sich
insbesondere auf das „Hergeben" oder das „Zurückhalten".

Differenzialdiagnostik
In den meisten Fällen der chronischen Obstipation findet man keine organische Ursache. Jedoch führen vielfältige Grundleiden und bestimmte
Medikamente zur Verstopfung, die differenzialdiagnostisch berücksichtigt
werden müssen (s. Übersichten).

Die Differenzialdiagnose der Chronischen Obstipation
und des Reizdarm (nach Fahrländer 1990)
Darmerkrankungen
• Ileitis terminalis, Morbus Crohn
• Proctitis ulcerosa
• Kolonkarzinom

Funktionelle Begleitsymptome extrakolischer Tumoren
• Magenkarzinom
• Rektoperitonerale Tumoren
• Prostatakarzinom
• Bronchuskarzinom

Schmerzhafte Analerkrankungen
• Fissuren, Perianalthrombose, Analekzem, Hämorrhoidalprolaps

Hormonale und metabolische Erkrankungen
• Hypothyreose
• Hyperparathyreoidismus
• Diabetes mellitus

• Porphyrien
• Bleivergiftung

Neurologische Erkrankungen
• Multiple Sklerose
• Morbus Parkinson
• Hirntumoren
• Polyneuropathien

Angeborenes Megakolon (Morbus Hirschsprung), erworbenes Megakolon, infantile und adulte Form
Grundzüge der somatischen Therapie
Bei Vorliegen obstipierender Medikamente wird man prüfen müssen, inwieweit diese reduzierbar oder entbehrlich sind. Auch bei der Grundkrankheit stehen deren Belange im Vordergrund der Maßnahmen.
Zur symptomatischen Behandlung werden faserreiche Präparate (Kleie oder Leinsamen) oder osmotisch wirksame Substanzen sowie Laxantien (cave Chronifizierung!) empfohlen.

Psychosomatische Basisbehandlung
Der Hausarzt sollte sich zur Vermeidung einer Chronifizierung der Obstipation in vertieften Gesprächen um die Aufdeckung zugrunde liegender psychischer Störungen bemühen. Diese Gespräche können allerdings ihre Tücken haben. Bei vielen der Patienten, die an funktioneller Obstipation leiden, ist die Fähigkeit, seelische Belastungen wahrzunehmen oder als solche zu verstehen, nicht sehr ausgeprägt. Daher besteht oft auch kein Bedürfnis über sich zu sprechen oder jemanden (auch nicht den Hausarzt) näher an sich herankommen zu lassen oder vor ihm die inneren Probleme offen zu legen. Diese Menschen reden meistens nur sehr formal über ihre Beschwerden und sind nur zu sehr distanzierten - obstipierten - Beziehungen bereit. Daher gelingt es oft auch nicht, sie zu psychotherapeutischen Gesprächen zu gewinnen. In jedem Falle erweisen sich die Gespräche als sehr mühsam und langwierig. Es ist schon viel gewonnen, wenn der Patient von der Fixierung „seines" Stuhlganges gelöst werden kann und eine gewisse Umstellung in der Lebensführung realisiert und damit dem Laxantienmissbrauch vorbeugt. Gelingt es dem Hausarzt nicht, die seelischen „Barrieren" zu überwinden, sollte eine fachpsychotherapeutische Verhaltenstherapie empfohlen werden, die auch an der dahinterstehenden alexithymen Abwehr scheitern kann. Bei Kindern mit emotionalen Störungen kann eine Spieltherapie effektiv sein.

2. Morbus Crohn - Enteritis regionalis
Das Krankheitsbild

Die Enteritis regionalis ist eine chronisch entzündliche Darmerkrankung (CED). Sie verläuft in Schüben. Im Gegensatz zur Colitis ulcerosa kann sie alle Darmabschnitte befallen. Sie kommt am häufigsten am terminalen Ileum (daher früher die Bezeichnung Ileitis terminalis) und am Colon ascendens vor. Es sind alle Darmwandschichten befallen. Am Anfang der Erkrankung stehen wahrscheinlich unspezifische entzündliche Reaktionen einzelner Darmabschnitte, die dann in flache Schleimhautgeschwüre, Granulome, Fissuren und Ödeme übergehen. Immunbiologische Vorgänge spielen hier eine wesentliche Rolle (s. unter Colitis ulcerosa).

Im chronisch-rezidivierendem Verlauf kommt es durch eine verdickte Darmwand und durch Narbenbildung zu Stenosen. Weiterhin kommt es häufig (bis zu einem Drittel) zur Fistelbildung oder zu Abszessen besonders in der Analregion. Die Beschwerden wechseln je nach Sitz der Erkrankung. Bei Dünndarmbefall stehen starke Schmerzen und Durchfälle im Vordergrund, häufig verbunden mit Blähungen, Übelkeit, Erbrechen und Fieberschüben. Bei Mitbefall des Dickdarms findet man Blut- und Schleimbeimengungen im Stuhl. In der Regel kommt es im Zuge der Erkrankung zu Gewichtsverlust. Durch Zerstörung der Schließmuskulatur bei Analfisteln kann es zu einer zusätzlich stark belastenden Stuhlinkontinenz kommen.

Die Ätiopathogenese der Enteritis regionalis ist sehr vielschichtig. Neben genetischen Faktoren (vermehrte Betroffenheit bei Zwillingen und Verwandten I. Grades), unspezifischen Infekten, immunologischen Einflüssen (Ansprechen immunsuppressiver Therapie, spezifische Antikörper), diätetischen Faktoren (Verstärkung durch Zucker, Stärke und gehärtete Fette), spielen psychosomatische Lebensumstände eine große Rolle. Betroffen können beide Geschlechter und alle Jahrgänge im gleichen Häufigkeitsverhältnis sein. Allerdings findet man die Erkrankung im Alter von 20-35 Jahren am ehesten. Durch den chronisch rezidivierenden Verlauf bilden sich sehr häufig schwerwiegende Komplikationen heraus:

Perforationen, Stenosen, Abszesse und Fisteln, die dann zu chirurgischen Eingriffen zwingen können. Wegen drohender Rezidive und Pouchitis wird heute die OP-Indikation sehr zurückhaltend gestellt.

Ebenso wie bei der Colitis ulcerosa kann sehr häufig eine gleichzeitige Mitbeteiligung anderer Organe beobachtet werden: Haut (Erythema nodosum), Augen (Uveitis, Konjunktivitis, Iridozyklitis), Gelenke (rheumatoide Arthritis), Mundschleimhaut (Stomatitis aphthosa), Blut (autoimmune hämolytische Anämie), Leber (Verfettung, chronische Hepatitis), Gallenblase (Pericholangitis), Gefäße (Vaskulitis).

Klinische Befunde
Das klinische Bild ist ebenso vielfältig wie das Reizdarmsyndrom (s. dort). Anfangs fällt die Unterscheidung sehr schwer. Ein Hinweis auf die bedrohlichere Enteritis regionalis kann evtl. durch die gleichzeitig mitbeteiligten Organe entstehen. Später bestimmen die Komplikationen die klinischen Beschwerden und die Diagnostik. Hier werden röntgenlogische, endoskopische, sonographische und histologische Untersuchungen notwendig. Die Schwere der Erkrankung wird mit Hilfe des CDAI (Crohns disease activity index) eingeschätzt und dokumentiert. Im Blutbild wird je nach Verlauf, Stadium und Begleiterscheinungen eine Anämie (hämolytisch oder Eisenmangel), eine Thrombozytose und/oder Leucozytose nachgewiesen.
Die BSR und das C-reaktive Protein ist erhöht. Zum Ausschluss spezifischer Darminfektionen werden bakteriologische Stuhluntersuchungen durchgeführt.

Psychosomatische Basisdiagnostik
So vielgestaltig wie die klinischen Beschwerden, so vielfältig ist auch deren Darstellung durch die Patienten. Eine charakteristische Persönlichkeitsstruktur der Crohn-Patienten ist nicht auffällig. Allerdings begegnen uns recht ähnliche Verhaltensweisen. Sie erschweren jedoch eher die Einschätzung der Betroffenheit durch die Erkrankung. Die Patienten erscheinen meist offen und mitteilsam und wirken kaum krank. Es fällt dann aber doch sehr schnell eine deutliche Ängstlichkeit und hohe Schmerzempfindlichkeit auf. Sie neigen in der Regel zum unkritischen Medikamentengebrauch, aus Angst vor Schmerzen und zur Vermeidung von chirurgischen Eingriffen. Äußerlich wirken die Patienten wenig durch ihre Erkrankung beeindruckt zu sein (Affektabwehr). Es sind nur immer sehr wenige (bis gar keine) Personen in die eigentlichen Leiden eingeweiht. Sie bemühen sich sehr, einen gesunden Eindruck zu machen und lassen Erwartungsängste (bei Kontrolluntersuchungen und zu erwartenden operativen Eingriffen) erst sehr spät an sich heran, bis die Ereignisse sie dann massiv einholen.

Ein Fallbeispiel: Frau Olga P.
Die Patientin ist mir seit 20 Jahren bekannt. Mit 28 Jahren habe ich sie kennengelernt. Sie kam als Hochschulabsolventin in das Dorf und erhielt auf Grund ihrer Ausbildung und parteilichen Zugehörigkeit gleich eine sehr verantwortungsvolle und menschlich komplizierte Anstellung als stellvertretender Leiter und Personalchefin eines großen landwirtschaftlichen Betriebes. Frau O. P. war früher nie richtig heimisch geworden. Ihr Vater, ein hochrangiger Offizier, zuletzt im Range eines Generals, war oft versetzt

worden. Daher musste sie oft die Schule wechseln, langjährige Freund-
schaften konnten nicht zustande kommen. Die Patientin wuchs, als älteste
Tochter, gemeinsam mit einem deutlich jüngeren Bruder auf. Die Mutter
war ab der Zeit ihrer Geburt Hausfrau und kümmerte sich recht liebevoll
um die Kinder. Der Vater war sehr streng, duldete keine Unordnung,
Unpünktlichkeit und Widerspruch. Er verlangte absolute Disziplin. Der
Vater bestimmte auch den beruflichen Werdegang. Die Patientin studierte
Wirtschaftswissenschaft. Der Bruder brach mit 17 Jahren aus den ihm
unerträglichen Fesseln des Vaters aus. Er sollte auch unbedingt Offizier
werden. Er erlernte statt dessen ein Handwerk und hatte nur noch sehr lose
Beziehungen zur Schwester. Mit etwa 20 Jahren erlebte Frau O. P., nach
Verlassen des behüteten Elternhauses und Eintritt in das „freie" Studen-
tenleben, die ersten Bauchbeschwerden und Durchfälle. Als Kind war sie
überwiegend gesund, hatte nur „ein paar mal Magenbeschwerden". Die
Bauchbeschwerden traten vor allem vor Prüfungen und bei „Heimweh"
auf. Beeinträchtigt war sie jedoch nicht sehr wesentlich dadurch. Mit 24
Jahren heiratete sie einen Seemann. Der älteste Sohn wurde noch während
des Studiums geboren. Mit der Übernahme der leitenden Tätigkeit (eigene
Wohnung, alleiniges Kümmern um das Kind, denn der Ehemann war auf
See, erhebliche Verantwortung im Betrieb, Auseinandersetzung und Be-
hauptung bei schwierigen wirtschaftlichen und menschlichen Problemen),
kam es zur Verstärkung und vermehrtem Auftreten von Bauchschmerzen
und Durchfällen.
Damit war die ständige Angst verbunden, auch gleichzeitig eine Toilette zu
finden (besonders bei langen Sitzungen und Außenarbeiten). Gleichzeitig
mit den Schüben traten eine Konjunktivitis und sehr schmerzhafte Gelenk-
entzündungen auf. Über Jahre ließen sich die Beschwerden, die immer
wieder schubweise auftraten, relativ schnell mit einem Prednisolonstoß bei
einer Dauertherapie mit schwerresorbierbarem Sulfonamid beherrschen.
Eine supportive Psychotherapie begleitete die Behandlung.
Schlagartig verschlechterte sich das Befinden der Patientin mit der
„Wende": „Entlassung" (Entmachtung) des Vaters aus dem Armeedienst,
Arbeitslosigkeit des Ehemannes, der nur noch trank, eigene Arbeits- und
Bedeutungslosigkeit nach Zusammenbruch des Betriebes, Infragestellung
des Weltbildes durch die politischen Ereignisse. Ganz schlimm wurde es,
als der älteste (geliebteste) Sohn, ohne Einverständnis der Patientin, sich
kirchlich trauen ließ. Er verließ das Haus und war auch gesinnungsmäßig
„verloren". Es kam zu dramatischen Beschwerden seitens des Darmes. Die
Augen- und Gelenksymptomatik ließen sich auch nicht mehr beherrschen.
Im Zuge der Verschlimmerung kam es zur Stenosebildung im Enddarm und
zum Auftreten einer recto-vaginalen Fistel. Die Patientin fühlte sich durch

die vaginale Stuhlentleerung sehr „beschmutzt" und mied jetzt jeden sexuellen Kontakt. Sie war nie „scharf darauf" gewesen und war immer froh, wenn der Ehemann auf See war. Sie gebar trotzdem 3 Kinder, 2 Söhne und 1 Tochter.

Durch die Fistel und die Stenose wurde ein operativer Eingriff unumgänglich. Die Patientin entwickelte eine ausgeprägte Angst vor der Operation, welche die Gesamtsituation noch komplizierter machte. Angst machte ihr nicht nur der Eingriff an sich, sondern die Notwendigkeit der Entlastung der Stenose durch einen Anus praeter. Sie fürchtete damit eine weitere „Verschmutzung" und eine noch weitgehendere persönliche Isoliertheit. Ein großes Problem stellte auch der damit verbundene Verlust der körperlichen Attraktivität durch den „hässlichen Apparat" dar.

Nach recht mühsamer Aufarbeitung aller Konflikte, kam es dann zur Operation. Diese brachte nicht nur die Entlastung der Stenose und Heilung der Fistel, sondern im Verlaufe weiterer Gespräche auch eine leidliche Akzeptanz des Anus praeter, sowie eine bessere Lebensbewältigung.

Jetzt war ein sichtbares „Ventil" geschaffen. Die Invalidisierung verschaffte nicht nur eine soziale Sicherheit, sondern eine „echte" Krankheit. Die ursprünglich vehement geforderte und angestrebte Zurückverlegung des Darmes lehnt die Patientin inzwischen ab (Angst vor der Operation? Angst vor dem Verlust des „Ventils"?).

Was fällt uns zunächst auf? (Die Diagnose)

Anamnese: Erstmaliges Auftreten von Bauchschmerzen und Durchfällen nach Verlassen des behüteten Zuhauses. Vermehrte Beschwerden und gleichzeitiges Auftreten von Konjunktivitis und rheumatoider Arthritis als Hinweis auf einen Morbus Crohn bei erheblicher Überforderung und psychosozialen Konflikten. Dramatischer Verlauf nach Zusammenbruch des sozialen Umfeldes.

Psychisch: Fehlendes Erkennen der Zusammenhänge zwischen körperlicher Erkrankung und belastender Lebenssituation.

Klinisch: 48-jährige Frau, deutliche Anämie, Gewichtsverlust, Ausbildung einer rectovaginalen Fistel bei Stenose im Enddarm. Anlage eines Anus praeter.

Sozial: Erhebliche Abhängigkeit vom Elternhaus. Strenge Erziehung zu Ordnung und Pflichterfüllung reicht in ihrer Beengung nicht zur Schaffung sozialer Kontakte. Pflege gesunder sexueller Beziehungen und Bewältigung komplizierter und verantwortungsvoller Konflikte beim Aufeinanderprallen von politischen und sozialen Gegensätzen. Verwindet den „Verlust" des Sohnes besonders schwer.

Was fällt weiterhin auf? (Differenzialdiagnose)
Klinisch: *Nach der Ausbildung einer recto-vaginalen Fistel rektoskopische Bestätigung einer Stenose im Enddarmbereich. Damit ergibt sich eine zwingende Indikation zur Anlage eines Anus praeter.*
Psychisch: *Die Patientin fühlt sich durch die Anlage des Anus praeter in ihrer körperlichen Attraktivität verletzt. Sie nutzt auch hygienische Gründe zum weiteren Rückzug, sie reagiert depressiv.*
Sozial: *Die Patientin fühlt sich durch Entmachtung des Vaters, die Arbeitslosigkeit des Ehemannes und ihre eigene Arbeitslosigkeit und das Zusammenbrechen des politischen und sozialen Umfeldes „von aller Welt verlassen".*

Was kann ich noch tun? (Therapieplan)
Klinisch: *Zunächst Akzeptanz der postoperativen Situation festigen. Nicht durch erzwingen wollen der vorgesehenen und ursprünglich auch von der Patientin eingeforderten Rückverlegung des Darmes nach Fistelverschluss erneut Druck auf die Patientin machen, um auch die praeoperative Angst zu vermeiden.*
Psychisch: *Vermitteln einer positiven Einstellung zur derzeitigen (vorübergehenden?) körperlichen und hygienischen Einschränkung, jetzt bestehen Möglichkeiten der bewussten Steuerung der Darmentleerung und damit auch der hygienischen Probleme und der sexuellen Beziehungen.*
Sozial: *Überwindung der selbst verursachten sozialen und emotionalen Hindernisse zum ältesten Sohn, zum unmittelbaren und politischen Umfeld. Finden eines akzeptablen Lebensinhaltes für sich und den Ehemann. (Ist geschehen: Arbeit für den Ehemann, gemeinsamer Hausbau, gemeinsame Gartenarbeit).*

Kommentar: Das „Ventil" oder der Hausarzt als „Hilfs-Ich"
Die Arzt-Patient-Beziehung besteht nunmehr 20 Jahre. Die ersten 10 Jahre waren die Begegnungen vor allem situativ durch die sporadisch auftretende Symptomatik bestimmt. Wenn es aktuell notwendig wurde, erhielt die Patientin eine „Prednisonstoßbehandlung", ansonst war sie auf Sulfamerazin eingestellt. Begleitend kam es immer wieder zu ausführlichen Gesprächen, die mehr oder weniger auf Betreiben der Patientin zustande kamen. Im Laufe der Zeit konnte sie die psychosomatischen Zusammenhänge gut erfassen und für sich akzeptieren. In dieser Zeit nahm Frau P. auch an einer Gruppe zur Erlernung des Autogenen Trainings teil. Sie konnte dort in der Gruppe auch über ihre Beziehungsprobleme sprechen. Besondere Spannungen innerhalb der Arzt-Patienten-Beziehung gab es in dieser Zeit nicht. Die Patientin tritt immer leise und eher zurückhaltend,

nie für sich etwas einfordernd auf. Sie ist von zu Hause ganz auf eine „väterliche Hierarchie" eingestellt. Die dem Hausarzt damit zugewiesene „väterliche Rolle" liegt diesem sehr. Er kann damit sicher umgehen.
Plötzlich wird alles anders. Durch die „Wende" brechen bei der Patientin alle für sie bis dahin geltenden Werte zusammen. Der Vater ist nach der „Entmachtung" nur noch eine klägliche Figur, die keinerlei Achtung und Haltung gewährt. Der Ehemann verliert mit dem Alkohol auch seinen Glanz. Der ehemals sichere soziale Halt (Betrieb und Partei) geht crashartig verloren. Der älteste Sohn verlässt die Familie und heiratet ausgerechnet „hinobilich", verlässt sie damit auch ideologisch.
Der einzige noch bestehende Halt besteht zum Hausarzt, der die ganze Wucht der zerstörten persönlichen und sozialen Orientierung zu spüren bekommt. Dieser hat Angst vor der jetzt folgenden dramatischen Entwicklung der Symptomatik und der begleitenden depressiven Reaktion. Zunächst macht eine aktuelle Suizidalität ständige Kriseninterventionen notwendig. Eine ständige Präsenz ist unumgänglich. Nach einer gewissen Stabilisierung wird die Situation wieder kompliziert. Es hat sich durch die massiven entzündlichen Veränderungen am Enddarm eine recto-vaginale Fistel gebildet, mit Entleerung des Stuhls aus der Vagina. Frau P. fühlt sich ständig „beschmutzt". Allerdings können jetzt die Gespräche auf ein „sachliches" Thema, die gestörte weibliche Attraktivität und Sexualität durch die „Beschmutzung", fokussiert werden. Es muss weiter herausgearbeitet werden, dass eine operative Behandlung unumgänglich ist und mit einem Anus praeter das weiblich-körperliche Selbstverständnis weiterhin beeinträchtigt wird. Zunächst lehnt die Patientin jeden Eingriff kategorisch ab. Sie habe eine panische Angst vor dem „Blöden Apparat". Nachdem die Operation trotz allem Sträuben letztendlich doch durchgeführt werden musste, ist die Patientin zu ihrer großen Verwunderung seltsam „entlastet". Es ist ein „Ventil" gefunden, das für sie auch eine Anerkennung als „normale" Kranke schafft und sogar noch eine soziale Sicherheit durch eine BU-Rente mit sich bringt. Auf dieser Ebene kann sie, mit supportiver Hilfe durch den Hausarzt, ihr Selbstverständnis wieder aufbauen. Eine Zurückverlegung des Darmes, die die Patientin als Grundbedingung für ihr Einverständnis zur Operation gefordert hatte, wird jetzt nicht mehr vehement angestrebt. Die entzündlichen Reaktionen des Darmes können sich beruhigen. Mit dem Ehemann, der inzwischen wieder eine angemessene Tätigkeit gefunden hat, wird ein „gemeinsames Projekt", ein Hausbau, in Angriff genommen.
In diesem Falle wird die wechselvolle Rolle des Hausarztes sehr deutlich. Die jahrelangen guten Beziehungen mit einer relativ blanden Symptomatik und „einfachen" psychischen Problemen wurden plötzlich dramatisch

belastet. Die Verantwortung wurde riesengroß und die Angst des Arztes vor eventuellen Folgen verständlich. Er konnte sich jedoch nicht der Auseinandersetzung mit den Problemen entziehen, ohne selbst das Gesicht zu verlieren. Seine Beharrlichkeit hat letztendlich zu einem akzeptablen Ergebnis geführt.

Psychodynamik
Konflikte, die zur Ausbildung oder erneuten Schüben führen können, liegen in der Regel im Bereich instabiler oder ungelöster Beziehungen. Sie betreffen nach Küchenhoff (1993) im wesentlichen drei Bereiche:
• Angst vor Verletzung eines internalisierten familiären Tabus
• Angst vor Verlust einer versorgenden Instanz
• Angst vor Ausweglosigkeit in einer „in-between"-Situation

Als kritische Lebensereignisse können sowohl die Veränderungen, die das Leben mit sich bringt beim Eingehen einer neuen Bindung, aber vor allem bei einer Trennung von einer engen Bezugsperson, verstanden werden. Bei Morbus Crohn-Patienten fällt auch immer wieder auf, dass ihnen die Fähigkeit zur Abgrenzung und zur Durchsetzung sozialer Beziehungen schwer fällt (oder fehlt). Im akuten Schub treten Angstsymptome wesentlich häufiger und deutlicher zu Tage als in den symptomarmen Intervallen. Auch das Allgemeinbefinden ist dann stärker beeinträchtigt.
Die engsten Beziehungspersonen in der Kindheit waren häufig nicht die Eltern, sondern die Großeltern oder ältere Geschwister. Ebenso häufig bestand eine „in-between" Stellung bei einer ständigen Streitsituation der Eltern. Die Partnerbeziehung ist oft durch die kindlichen Erfahrungen gekennzeichnet. Sexuelle Bedürfnisse spielen hier nicht die entscheidende Rolle, sondern die Suche nach Geborgenheit und Sicherheit. Über den familiären Rahmen hinaus sind die sozialen Kontakte meist spärlich und von Zurückhaltung gekennzeichnet. In Ausbildung und Beruf sind die Patienten durch geringe Belastbarkeit, schnelle Ermüdbarkeit, Schmerzen und vor allem durch die Durchfälle gehandicapt. Die Rate der Frühinvalidisierung ist doppelt so hoch wie bei Patienten mit Colitis ulcerosa.

Grundzüge der somatischen Therapie
Der Hausarzt wird im Zuge der Betreuung von Patienten mit Morbus Crohn mit drei unterschiedlichen Situationen konfrontiert. Akut wird eine „Schubtherapie" erforderlich. Hier sind Glucokortikoide das Mittel der Wahl. Die Intervalltherapie besteht aus Sulfazosalapyridin, Immunsuppressiva, Diätmaßnahmen, Salicylaten und symptomatisch mit Antidiarrhoika. In schweren Fällen kann Metronidazol (Clont) eingesetzt werden

(Goebel, 1993). Bei 80% der Patienten wird im Verlaufe der Erkrankung eine Operation erforderlich, die das weitere Schicksal bestimmt (Megacolon, Perforation, Stenose, schwere Blutungen, Abszesse, Fisteln).

Psychosomatische Basisbehandlung
Der Patient mit Morbus Crohn durchlebt im Zuge seiner Erkrankung vielfältige und schwierige psychische Konflikte, die eine routinemäßige internistische oder chirurgische Behandlung nicht ausreichend berücksichtigen kann. Es ist eine ständige (integrierte) hausärztliche psychotherapeutische Begleitung erforderlich.
Die Ist entsprechend der aktuellen Situation - anhaltender Konflikt, drohender operativer Eingriff, postoperative Lebensveränderungen, schwierige soziale Entwicklungen - flexibel zu handhaben. Es ist viel Geduld und Sensibilität erforderlich. Im akuten Schub ist eine supportive Gesprächstherapie die Methode der Wahl. Feiereis und Jantschek (1996) empfehlen Autogenes Training und Körpertherapie.
Sozial haben sich Selbsthilfegruppen als hilfreich erwiesen (Auskünfte über lokale Kontaktstellen geben die Deutsche Morbus Crohn-/Colitis ulcerosa-Vereinigung, ILCO e. V.). Dem Hausarzt erwachsen, durch die Patienten mit Morbus Crohn, vielfältige Probleme und Belastungen. Besonders schwierig ist die Wahrung der notwendigen Compliance. Der häufige emotionale Rückzug und die oft eigenwillige Eigenständigkeit bereiten dann Schwierigkeiten. Diese müssen aber verständnisvoll akzeptiert werden. Es finden sich aber auch Patienten, die sehr regressiv und anhänglich reagieren. Hier ist oft geduldige Zuwendung erforderlich. Nicht übersehen darf der Hausarzt, dass die enge Arzt-Patienten-Beziehung, im Falle einer notwendigen fachpsychotherapeutischen Behandlung, sich erschwerend für die Akzeptanz einer Überweisung auswirken kann.

3. Colitis ulcerosa
Das Krankheitsbild
Die Colitis ulcerosa ist wie der Morbus Crohn eine chronisch-entzündliche Darmerkrankung (CED). Die Entzündung beginnt im Rectum und breitet sich von distal nach proximal aus. Betroffen sind nur die inneren Darmwandschichten (Mucosa und Submucosa).
In der Regel beginnt die Erkrankung schleichend und unbemerkt, doch plötzlich, wie aus „heiterem Himmel", setzen blutig-schleimige Durchfälle ein. Zehn bis zwanzig Entleerungen pro Tag sind möglich. In schweren Fällen besteht Fieber. Starke Schmerzen, Müdigkeit und Schwäche, auf Grund des Wasser- und Blutverlustes, beherrschen das Krankheitsbild.

Gefürchtete Komplikationen sind toxisches Megakolon, schwere Blutungen, Perforationen und die Entwicklung bösartiger Tumore. Gleichwohl wie bei der Enteritis regionalis treten auch gleichzeitig Entzündungen anderer Organe auf (s. Diagnose).

Die Ätiologie ist ebenfalls multifaktoriell. Die entscheidende Rolle spielen verschiedene Umwelteinflüsse (Viren, Bakterien, Nahrungsmittel und Gifte) und eine gestörte individuelle Reaktion auf Grund genetischer und immunologischer Besonderheiten. Nach Bräutigam und Christian wird die Colitis ulcerosa überwiegend als allergisch und autoimmunologisch bedingt verstanden. Zum anderen und das ist kein Gegensatz, bedenkt man die enge Verknüpfung von Psyche und Immunsystem, wird die Colitis ulcerosa mit Recht als psychosomatische Krankheit verstanden. Sowohl beim Ausbruch der Erkrankung und der Rezidive spielen psychische und soziale Faktoren eine wichtige Rolle. Pathogenetisch bedeutsam ist in diesem Zusammenhang die Ausschüttung von Acetylcholin und Histamin im Stress mit Gefäßkontraktion, Ödembildung und muskulärem Spasmus (Feiereis und Jantschek, 1996).

90% der Patienten erleben einen chronisch rezidivierenden Verlauf. Dabei treten verschiedene Schweregrade auf. Von einer relativ einfachen Proktitis bis hin zu einem schweren und ausgedehntem Befall vom Sigma bis zum Colon descendens kommt alles vor. Die Schübe dauern meistens 4-8 Wochen. Bei etwa 5% der Patienten tritt ein akut fulminanter Verlauf mit Fieber, massiven Blutungen und schwerem Krankheitsbild auf. Der anfangs nicht vorhersehbare Verlauf hängt vom Alter beim Beginn der Erkrankung, von der Ausdehnung der Entzündung, der Krankheitsdauer, dem Schweregrad der Symptomatik, der Verlaufsform, der Schwere der zusätzlichen Komplikationen, der prämorbiden psychischen Struktur und Psychodynamik, den reaktiven psychischen Veränderungen und psychosozialen Folgen der Erkrankung ab.

Der klinische Befund

Die Patienten klagen über blutige Stühle mit Schleimbeimischungen und über Schmerzen in der Mitte des Unterbauches und in der Kreuzbeingegend. Meistens bestehen gleichzeitig Übelkeit, Fieber, Gewichtsverlust, Schwindel und Müdigkeit. Bei der klinischen Untersuchung fällt die Blässe der Haut und der Schleimhäute (Anämie) auf. Es besteht ein druckdolentes Abdomen und ausgeprägte Darmgeräusche. Begleitende Entzündungen anderer Organe werden gleichzeitig beobachtet: Erythema nodosum, Episkleritis, Pyoderma gangraenosum, rheumatoide Arthritis und verschiedene Formen der Leberbeteiligung. BSR, C-reaktives Protein, Blutbild, Serumeisen und Albumin weisen die Entzündung und die Anämie nach. In typischen Fällen wird die Diagnose schon klinisch gestellt (Berndt). Die diagnostische Objektivierung erfolgt mittels Koloskopie, Biopsie und bestimmten Röntgenuntersuchungen. Koloskopisch fällt die hochrote blutungsbereite Mucosa, darauf Blutpünktchen oder herablaufendes Blut auf. In schweren Fällen sind deutliche Ulcera mit Blutauflagerungen zu erkennen. Röntgenlogisch stellt sich das Kolon in seinen typischen Veränderungen dar: Enthaustrierung, „Wellblechzeichen" starrer schlauchartiger Verlauf, möglicher Nachweis von „Pseudopolypen" und Neoplasmen.

Psychosomatische Basisdiagnostik
Trotz deutlich sicht- und spürbarer Symptome versuchen die Patienten zunächst ihre Beschwerden zu bagatellisieren und zu verheimlichen, stets in der Hoffnung, sie würden sich noch von selbst bessern. Dieses dissimulierende Verhalten führt anfangs dazu, dass der zuerst konsultierte Hausarzt den Aussagen glaubt und damit die Schwere der Erkrankung unterschätzt. Seelische Belastungen vor Ausbruch der Erkrankung werden selten spontan berichtet. Erst während eines vertieften, vertrauensvollem Gesprächs kommen diese zur Sprache. Bei gut zwei Dritteln der Patienten kommen Ereignisse zum Vorschein, die den Charakter von realen, befürchteten oder fantasierten Objektverlusten beinhalten. Hier geht es dann um Abschied, Trennung, Verlust und subjektiv als unerträglich eingeschätztem Leistungsdruck.
Dass bei manchen Menschen psychische Erregungen, vor allem ängstliche Erwartungen und Spannungen, die mit dem Gefühl der Ohnmacht und des Ausgeliefertseins mit übermächtigen Anforderungen (Prüfungen, Examina) verbunden sind, sich aktivierend auf die Kolonfunktion auswirken können, gehört zur Alltagserfahrung eines jeden. Erinnert sei auch an die Kotentleerung der Tiere beim Fluchtreflex. Diese banalen Beobachtungen können schon die Grundlage für ein Verständnis der psychischen Zusammenhänge darstellen. Die Colitis-Patienten sind meistens zurückhaltend, schüchtern, pflichtbewusst und gelegentlich pedantisch ordnungsliebend. Wegen ihrer Übergewissenhaftigkeit geraten sie leicht in Verzweiflung, sobald in ihrem ökonomischen oder gefühlsmäßigen Bereich „etwas nicht stimmt". Da diesen Menschen oft die nötige Selbstsicherheit und Fähigkeit zur Selbstbehauptung fehlt, lösen derartige Ereignisse schon tiefgreifende Ängste aus. Daher ist der vorherrschende Affekt der Colitis-Kranken, die Angst in Form von Lebensangst, die sich im Zentrum der Persönlichkeit befindet und die die Einstellung zur eigenen Person, zur Mitwelt und zu den Mitmenschen bestimmt. „Angst ist die konkreteste Form des Minderwertigkeitsgefühls, das einem bestimmten Zweck dient, dem Zweck des Geschütztwerdens" (Fuchs und Rattner).

Da der Colitiskranke seine Lebensaufgaben bisweilen enorm überschätzt und immer wieder vor ihnen zurückweicht, werden Gefühle der Überforderung und des Nichtbestehenkönnens ständig verstärkt. In dieser Notlage setzt (sein) Durchfall ein. Somit kann die Colitis ulcerosa für jemanden, der sich den sozialen Anforderungen und den Leistungsanforderungen der Gesellschaft nicht gewachsen fühlt, eine, wenn auch unangenehme Krankheit, so doch willkommene Rückzugsmöglichkeit sein, um endlich in Ruhe gelassen zu werden.

Psychodynamik
Psychodynamische Beobachter beschreiben stets die besondere Bedeutung von bestimmten Bezugspersonen zu den Colitiskranken. Eine spezifische Persönlichkeitsstruktur oder spezifische Konflikte werden dabei nicht gesehen. Allen Colitispatienten gemeinsam ist jedoch eine eher zwanghafte und aggressionsgehemmte Erlebens- und Verhaltensweise und die Neigung zu depressiven Reaktionen. Gerechtigkeitsempfinden, Ordnungsliebe, Gewissenhaftigkeit und Sparsamkeit, die in dieser Ausprägung praktisch nicht durchsetzbar sind, bilden die Voraussetzung dafür, Kränkungen und ohnmächtige Wut zu empfinden. Tatsächliche oder fantasierte Verlusterlebnisse und verdrängte aggressive Auseinandersetzungen sind dann die Hauptursache für psychische Traumatisierungen, die zur Auslösung der Krankheit oder eines Schubes führen. Unter triebdynamischen Aspekten der Affektabfuhr und durch Hemmung verbaler oder anderer nonverbaler Ausdrucksmöglichkeiten in subjektiv als ausweglos erlebten Konfliktsituationen, sehen Engel und Schmale (1978) in den körperlichen Symptomen der Colitis die einzige Möglichkeit der Entladung von unerträglichen inneren Spannungen und aggressiven Emotionen. Um die ausgeprägten Abhängigkeitswünsche und engen Beziehungen zu einer Schlüsselfigur (orale Fixierung) zu bewahren, werden aus Angst vor (Selbst-Objekt) Verlust, aggressive Impulse unterdrückt (anale Fixierung). Die Familiensituation und -dynamik hat einen wesentlichen Einfluss auf die Entwicklung der Persönlichkeit und die Fähigkeit Konflikte zu lösen. So beobachtet man „typische" Familien bei Patienten mit chronisch entzündlichen Darmerkrankungen. Nach Wirsching (1989) sind drei wesentliche Charakteristika immer wieder zu beobachten:
• Die Familien zeigen einen sehr starken Zusammenhalt (familiäre Bindung).
• Innerhalb der Familie scheinen die interpersonellen Grenzen aufgehoben (Fusion) bei deutlicher Abgrenzung nach außen (Isolation).
• Die Familien zeigen eine eingeschränkte Entwicklungsfähigkeit (eingeschränkte Flexibilität).

Die Partnerbeziehungen entsprechen oft der prägenden Eltern-Kind-Beziehung bei meist noch erhaltendem Einfluss der dominanten elterlichen Bezugsperson. Sexuell leidet das Paar unter der Schwierigkeit des Betroffenen, nicht ausreichend über Gefühle und Sehnsüchte reden zu können oder sie auszuleben (seltener Orgasmus bei Frauen, Impotenz bei Männern). Bei einigen Colitiskranken findet man sogar als Überspitzung, jegliche Ablehnung gegenüber sexuellen Kontakten - schmutzig oder ekelhaft. Auch im Beruf und bei anderen sozialen Begegnungen wirken sich nicht nur die direkten Folgen der Erkrankung aus. Der Krankenstand und die Frühinvalidisierung ist dementsprechend hoch.

Differenzialdiagnostik
Die wichtigsten differenzialdiagnostischen Überlegungen betreffen die Abgrenzung vom Morbus Crohn (s. Tabelle) und die Zuordnung des Unterleibschmerzes zur zutreffenden Diagnose.

Differenzialdiagnose der Colitis ulcerosa
und des Morbus Crohn (nach Hansen und Classen, 1991)

Differenzialdiagnose der Colitis ulcerosa	Differenzialdiagnose des Morbus Crohn
Morbus Crohn	unspezifische Entzündungen: Colitis ulcerosa, ischämische Colitis, Strahlenenteritis, Appendicitis, Sprue, Divertikulitis, kollagene Colitis
Darminfektionen mit Salmonellen, Campylobacter, Shigellen, Entamoeba histolytica, Neisseria gonorrhoea	Infektionen: Yersinose, Salmonellen Shigellen, Campylobacter-Enteritis Tuberkulose, antibiotikaassoziierte Colitis
Schistosoma, Herpesvirus, Chlamydien	Lymphogranuloma venerum, Candidiasis, Histoplasmose, Aktinomycose, Amöbenruhr, Schistosomiasis
ischämische Colitis: Polyposen (rektosiginoidales Carzinom) Diverticulose, Diverticulitis	Geschwulstkrankheiten, Carzinome Carzinoid Polyposis, malignes Lymphom,
iatrogene Colitiden: Antibiotika	Reizdarm, Sarkoidose, kollagene Colitis
Strahlencolitis, Schwermetalle	Morbus Behcet, Medikamentennebenwirkung
Pneumatosis cystoides intestini	

Abb. 1 Lokalisation der Colitis ulcerosa (links) und des Morbus Crohn (rechts)

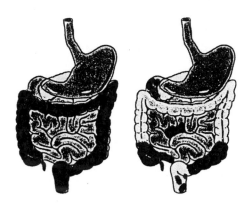

Immunologische Aspekte
In den letzten Jahren sind mehrere krankheitsspezifische Antikörper charakterisiert worden:

- PAB: Autoantikörper gegen Pankreas, spezifisch bei Morbus Crohn

- ASCA: Antikörper gegen Saccharomyces cervisiae: spezifisch bei Morbus Crohn

- PANCA: Antikörper gegen neutrophile Granolozyten: vor allem bei Colitis ulcerosa erhöht

Die Differenzialdiagnose zwischen Morbus Crohn und Colitis ulcerosa wird in der Regel anhand klinischer Parameter gestellt: Ausbreitung, makro- und mikroskopische Schleimhautbeschaffenheit und spezifische Befunde, z. B. Fisteln. Gelegentlich ist die Unterscheidung jedoch sehr schwierig, besonders bei reinem Colonbefall. Da bei hochflorider Colitis ulcerosa evtl. die Colektomie mit Anlage eines ileo-analen Pouches durchgeführt werden muss, sollte die Diagnose zweifelsfrei gestellt sein (bei Morbus Crohn sollte eine OP weitgehend vermieden werden, wegen der Gefahr einer Pouchitis). In Einzelfällen kann die Bestimmung der Antikörper hilfreich sein (Seibold et al., 1999).

Grundzüge der somatischen Therapie
Die Ernährung sollte eiweißreich und ballaststoffarm gestaltet werden. Medikamentös werden, ebenfalls wie bei Morbus Crohn, entzündungshemmende Substanzen, also Glucokortikoide (oral, parenteral und rectal) sowie Salizylate und Azathioprin gegeben. Gegen Schmerzen können Spasmolytika (auch Opioide) verordnet werden. Im Intervall wird Salazosulfapyridin eingesetzt.

Während bei Morbus Crohn die OP-Indikation wegen der hohen Rezidiv rate nur bei Komplikationen, wie Perforation, Fisteln und therapierefraktären Stenosen gestellt wird, fordert man heute bei der Colitis ulcerosa, wegen der Heilungsmöglichkeiten und des hohen Karzinomrisikos eine Operation. Die Therapie heute hat die Prognose der Erkrankung, besonders im akuten Schub, deutlich gebessert.
Wichtig für die Verlaufsbetreuung von Colitis ulcerosa-Patienten ist die Beachtung des Karzinomrisikos. Risikofaktoren sind lange Dauer, große Entzündungsausdehnung und junges Alter bei Erkrankungsausbruch. Da die bösartigen Veränderungen aus Dysplasien entstehen, ist die Früherkennung durch Kontrollendoskopien besonders wichtig. Bei Komplikationen (toxisches Megakolon, Perforation, schwere Blutung und Neoplasien) ergeben sich Indikationen zur Operation, die heute eher großzügig gestellt werden.

Psychosomatische Basistherapie
Während der akuten Krankheitsphase beherrscht Angst und depressive Reaktionen das Denken der Patienten. Es ist daher auch auf suizidale Tendenzen zu achten. Diese sind nicht immer identisch mit der Schwere der Erkrankung. Reale Ängste betreffen vor allem das Auftreten von Schmerzen, die Gefahr der Blutung und die Möglichkeit der Entwicklung von Neoplasien, unangenehmer Diagnostik, Nebenwirkung der Medikamente ("Mondgesicht" bei Kortikoiden, Abhängigkeit bei Opioiden) oder die Gefahr eines operativen Eingriffs.
Hier ist es für den Hausarzt wichtig, die Ängste zu erkennen und die Bedürfnisse nach Verständnis und Anlehnung durch entsprechende Haltung anzunehmen und durchzustehen. Eine verlässliche gefühlsmäßige Begleitung mit supportiver Gesprächstherapie und verbalen Interventionen zur Klärung aktueller Probleme, mit Unterstützung bei der Bewältigung der Lebensprobleme und zur Krankheitsbegleitung können sehr wesentlich hilfreich sein. Der (verständliche) Wunsch der Patienten nach ständiger Verfügbarkeit des Arztes und das ausgeprägte Anlehnungsbedürfnis lösen bisweilen beim Arzt einen inneren Druck aus, der durchaus den Wunsch

aufkommen lässt, sich etwas mehr zurückzuziehen. Aber gerade das fürchtet der Patient ständig und das bestimmt auch sein Verhalten zum Arzt. Er wird immer wieder Rückmeldung auf die Verlässlichkeit der Beziehung einfordern (unangemeldete Besuche, Telefonate zur Unzeit). Hier muss der Arzt die Konsequenzen ziehen können und klare Absprachen treffen. Er darf jedoch nicht Gefahr laufen, sich aus „formalen" Gründen zu verweigern. Der Patient muss lernen, die realen Möglichkeiten des Arztes zu erkennen und zu akzeptieren, ohne sich gleich verletzt oder gar „abgeschoben" zu fühlen.

Analytisch organisierte Psychotherapie, die auf längerfristige Veränderungen abzielt, bleibt in der Regel nur den symptomfreien Intervallen vorbehalten. Sie dient der Krankheitsbewältigung und der Förderung der Wahrnehmung, sowie einer realistischeren Einschätzung körperlicher und psychischer Belastungen. Sie kann überwiegend ambulant erfolgen. Nur in wenigen Fällen wird eine stationäre oder kurmäßige Behandlung notwendig werden. Hier werden zusätzlich u. a. Musik- und Kunsttherapie, aber auch Atem- und Bewegungstherapie als nonverbale Ausdrucksformen eingesetzt. Das Autogene Training kann auch unter ambulanten Bedingungen eine erfolgreiche Unterstützung bedeuten.

Literatur

1. Berndt, H.: Entzündungen und Geschwüre des Dickdarmes. In: Gülzow,
M. A. Koelsch / H. Kuntzen, Gastroenterologie, Gustav Fischer, Jena, 1969
2. Bösenberg, E. / K. Wahle: Bauchschmerzen in der Hausarztpraxis.
Seminar Hausarzt-Praxis, 11, 56-59, 1998
3. Cuntz, U.: Reizdarmsyndrom. Diagnose zwischen Ursache und Definition.
Psycho. 26, 44-60, 2000
4. Deter, H. C.: Funktionelle Darmerkrankungen. Dtsch. Ärzteblatt, 96, 1211-1212, 1999
5. Eiden, Petra: Reizdarmsyndrom, Was ist zu tun? Seminar Hauarzt-Praxis, 11, 76, 1998
6. Fahrländer, H.: Chronische Opstipation. In: Tymper (Hrsg),
Funktionelle Beschwerden im Gastrointestinaltrakt, Thieme, Stuttgart, 1990
7. Faller, H. / R. Kraus: Der Einfluss somatischer und psychosomatischer Faktoren auf
Entstehung und Verlauf chronisch entzündlicher Darmerkrankungen.
Psychotherapeut 41, 339-354, 1996
8. Federschmidt, H. / G. Huse-Kleinschmidt: Zusammenhänge beim Morbus Crohn zwischen
Befund und Ort und Art der Entzündungsausbreitung.
Psychother. Psychosom. Med. 45, 403-413, 1995
9. Feiereis, H. (Hrsg): Psychosoziale Intervention bei Morbus Crohn.
Eine randomisierte multizentrische Behandlungsstudie,
Abschlußbericht Bundesministerium f. Forschung und Technologie, 1995
10. Feiereis, H. / G. Jantscheck: Morbus Crohn. In: Uexküll, Th. v. et al. (Hrsg), Psychosom.
Medizin, Urban und Schwarzenberg, München, Berlin, Baltimore (5. A.) 1996
11. Goebell, H. (Hrsg): Gastroenterologie.
Urban und Schwarzenberg, München, Berlin, Baltimore, 1992

12. Gross, V.: Antiinflamatorische Medikation optimieren. Therapie chronisch entzündlicher Darmerkrankungen, Landarztpraxis, 533-526, 1997

13. Hansen, W. E. / M. Clasen: Chronisch entzündliche Darmerkrankungen. In: Clasen, M. V. Dieh / K. Kochsieck: Innere Medizin, Urban und Schwarzenberg, München, Berlin, Baltimore, 1991

14. Huse-Kleinschmidt G.: Chronisch entzündliche Darmerkrankungen. In: Ahrens, St. (Hrsg), Lehrbuch der psychotherapeutischen Medizin, Schattauer, Stuttgart, New York, 1997

15. Jantscheck, G.: Colitis ulcerosa - Morbus Crohn. In: Uexküll Th. v. (Hrsg), 6. Aufl, Urban und Fischer, München, Jena, 2003

16. Jantscheck, G.: Colitis ulcerosa - Morbus Crohn, In: Janssen, P. L. / P. Joraschky / W. Tress: Leitfaden Psychosomatische Medizin und Psychotherapie. Dtsch. Ärzteverlag, Köln, 2005

17. Küchenhoff, J.: Psychosomatik des Morbus Crohn. Enke Verlag, Stuttgart, 1993

18. Leitlinie: Therapie des Reizdarmsyndroms. In: Konsensus „Reizdarmsyndrom" der Deutschen Gesellschaft für Verdauungs- u. Stoffwechselerkrankungen, Seminar Hausarzt-Praxis, 11, 71-73, 1998

19. Schölmerich, J.: Chronisch entzündliche Darmerkrankungen. Seminar Hausarzt-Praxis, 10, 59-60, 1998

20. Seibold, F. / R. Hufnagl / H. Scheurlen: Differenzialdiagnose chronisch entzündlicher Darmerkrankungen. Fortschritte der Medizin 11, 42-43, 1999

21. Wirsching, M.: Familientherapeutische Aspekte bei Colitis ulcerosa und Morbus Crohn. Z. Psychosom. Med., 238-246, 1984

V.5 Die Haut
Organ der Berührung und der Berührungsstörungen

Die enge Verknüpfung von physiologischen und psychologischen Wahrnehmungen ist bei der Haut sehr offensichtlich. Das erklärt sich schon aus der Tatsache, dass sich evolutionär das Ektoderm gemeinsam mit dem ZNS aus dem Neuralrohr entwickelt hat. Die Reize werden deshalb nicht „neutral" wahrgenommen und verarbeitet, sondern sind mit bestimmten Empfindungen verbunden. Juckreiz wird daher viel aversiver erlebt als Schmerz. Berührung kann als Zärtlichkeit, aber auch als Bedrohung wahrgenommen werden. Äußerlich kommt es zu den bekannten Reaktionen: *Erröten vor Scham, schwitzen vor Angst, erblassen vor Schreck, man bekommt bei Schauder eine „Gänsehaut".*

Diese Phänomene werden daher im allgemeinen Sprachgebrauch in bestimmten Redewendungen zum Ausdruck gebracht.
Je nach Empfindlichkeit hat jemand ein
- „zu dickes oder zu dünnes Fell",
- geht Betroffenheit „unter die Haut"
- und bei Wut fährt derjenige „aus der Haut".

Die Haut ist das größte Organ des Menschen. Sie bedeckt ca. 2m² unserer Körperoberfläche. Sie kann bis zu 20kg wiegen. Die Haut ist gut an den Schutz und den Kontakt mit der Umwelt angepasst.

Die Haut hat 3 Funktionen:
1. Schutz-und Abwehrfunktion
2. Stoffwechselfunktion
3. Wahrnehmungs- und Anpassungsfunktion

Sie verfügt über 3 Sinne:
1. Tastsinn (Mechanorezeptoren)
2. Schmerzsinn (Nozizeptoren)
3. Temperatursinn (Thermorezeptoren)

Der Mensch ist in der Lage, folgende Reize wahrzunehmen:
1. Wärme / Kälte
2. Schmerz
3. Berührung, Kitzel, Juckreiz, Streicheln

Die Haut ist somit:
1. Sinnesorgan
2. Kontakt- und Schutzorgan
3. Ausdrucksorgan

Psychologisch verfügt die Haut ebenfalls über 3 Qualitäten:
1. Kommunikation
2. Schönheit
3. Sexualität

In den ersten Lebensjahren ist die innige taktile Kommunikation von Mutter und Kind entscheidend für eine gesunde, physiologische und psychologische Entwicklung des Kindes. Fehlt die Hautstimulation, kommt es zu Fehlentwicklungen. Diese wurden auch analog im Tierreich beobachtet, z. B. an jungen Rhesusaffen, denen man statt der Mutter entweder eine „Drahtmutter" oder eine „Stoffmutter" als Fütterungsattrappe angeboten hat. Die Kinder der Drahtmutter zeigten durch Mangel an Anlehnungsmöglichkeiten erhebliche Entwicklungsdefizite.
Allgemein bekannt sind die Beobachtungen von Spitz (1967): Er sah, dass Kinder mit atopischer Dermatitis auf Grund eines geringeren Hautkontaktes einen deutlichen Entwicklungsrückstand gegenüber gleichaltrigen gesunden Kinder zeigten. Im späteren Lebensalter hat die Haut ebenfalls wichtige kommunkative Funktionen. Vom Aussehen, besonders im Gesichtsbereich, leiten sich häufig Beurteilungen über den Gesamtzustand der Persönlichkeit ab. Hier kommt es zu einer engen Verknüpfung von Kommunikation, Schönheitsempfinden und Sexualität.
Die Sexualpsychologie beschreibt daher ein Phänomen der Vorurteilsbildung: „What is beautyful is good". Eine schöne, intakte Haut verleiht daher auch ein gewisses Selbstsicherheitsgefühl, oder im Gegensatz dazu, kommt es bei sichtbaren, teilweise entstellenden Hauterkrankungen zu Störungen der Selbstsicherheit. Daher ist es oft auch nicht einfach einzuschätzen, ob die Hauterkrankung psychisch mitbedingt ist oder aber die psychischen Auffälligkeiten auf die Hauterkrankung zurückzuführen sind.
Besonders unangenehme Folgen haben Veränderungen der Haut im Bereich der Sexualität. Hier spielt die Schönheit der Haut und des Körpers, das „sich zeigen können", das Berühren und das Berührtwerden eine große Rolle. Daraus ergeben sich dann, als beachtenswerte Folgen für die Betroffenen, dass sie sich diesbezüglich benachteiligt fühlen, sich unattraktiv vorkommen, Berührungen scheuen oder sogar im akuten Stadium als schmerzhaft empfinden. Im Wechselspiel der Gefühle wird die Haut *„zum Spiegel der Seele"*.

Normale Reaktionen der Haut

Im Laufe der Evolution hat sich mit der unglaublichen Anpassungsfähigkeit des Menschen auch unsere Haut an die unterschiedlichsten Lebensbedingungen angepasst. Wir wissen z. B., dass die Menschen in der Lage sind, in extremen klimatischen Bedingungen zu leben, sowohl in der Hitze Zentralafrikas oder wie die Eskimos im ewigen Frost. Im tiefen Sibirien müssen sich die Menschen, im Laufe des Jahres, an Temperaturdifferenzen von 60-70°C anpassen. Die zwanglose Regulation erfolgt aufgrund von Sinneswahrnehmungen durch zentralnervös gesteuerte Veränderungen der Durchblutung der Haut. Empfindungen von Wärme und Sonneneinstrahlung bewirken Erweiterung der Gefäße - Kälte führt zum Verengen - damit wird im Gegenzug wieder die Sinneswahrnehmung verstärkt oder gemindert und die Freisetzung regulierender Gewebshormone gesteuert.

Die unzerstörte Natur mit ihren Reizfaktoren der reinen Luft, des sauberen Wassers und dem ungetrübten Licht löst durch angenehme Sinneswahrnehmungen Wohlbefinden beim Menschen aus. Dieses hat regulierende und heilende Wirkung auf körperliche und seelische Leiden. Das Kur- und Bäderwesen nutzt diese Phänomene mit Erfolg für die menschliche Gesundheit und Erholung.

Somatoforme Störungen der Haut

Es wundert niemanden, dass aufgrund der Beschaffenheit des Organs und der gemeinsamen Herkunft mit dem Nervensystem aus dem Ektoderm auch unter den Hauterkrankungen immer mal wieder Störungen auftreten, die „auf den ersten Blick" nicht einer definierbaren Diagnose zuzuordnen sind, da keine objektivierbaren Befunde feststellbar sind.

Der Körper nutzt auf vielfältige Weise die Haut mit ihren umfangreichen sensiblen Potentialen als „Spiegel der Seele", zur Darstellung oder zum Abreagieren innerer Konflikte. Als häufigste somatoforme Störungen der Haut finden wir Juckreiz, Brennen und Schmerzen der Haut und das Gefühl einer Entstellung (körperdysmorphe Störung).

1. Somatoformer Juckreiz

Nach Ausschluss ursächlicher Erklärungsmöglichkeiten und einen intensiv geklagten Juckreiz ohne offensichtliche Hautveränderung, wie z. B. Diabetes mellitus, Lymphome oder hepatogener Juckreiz, stand früher noch der Begriff „Pruritus sine materia" zur Verfügung.

Damit wird sich heute niemand abfinden wollen!

Juckreiz wird heute nicht mehr als unterschwellige Form der Schmerzen verstanden, obwohl bekannt ist, dass beide Empfindungen durch ähnliche Auslöser miteinander verwandt sind (s. Kapitel Schmerz). Juckreiz wird durch direkte mechanische, physikalische oder chemische Reize - durch Freisetzung von Histamin - an sensiblen Nervenendigungen ausgelöst. Die moderne Erforschung von Neuropeptiden und Neurokininen wird sicher weitere wichtige Erkenntnisse in dieser Richtung erbringen.

Für die Praxis ist wichtig - die emotionale und kognitive Wahrnehmung des Juckreizes ist von unterschiedlichen Faktoren abhängig:
• Die Intensität des Juckreizes ist abhängig von der Zuwendung und der Aufmerksamkeit der subjektiven Kontrollierbarkeit.
• Es besteht ein enger Zusammenhang zwischen Juckreiz und Depressivität.
• Psychoimmunologische Befunde weisen darauf hin, dass Juckreizreaktionen einer zentralen Regulierung unterliegen und prinzipiell durch Lern- und Gedächtnisprozesse auf nicht organische Stimuli übertragbar sind.

Die Diagnose somatoformer Juckreiz ist (nach Ausschluss organischer Ursachen) zu vermuten bei:
• starkem Leidensdruck und großer Beeinträchtigung
• psychologische Faktoren spielen eine wichtige Rolle im Beginn, im Schweregrad, bei der Auslösung oder Aufrechterhaltung
• starke gedankliche Bindung an den Juckreiz
• hartnäckige Rückversicherungstendenz (z. B. Allergietest etc.)

Die Lokalisierung des Juckreizes ist besonders zu beachten. Hier ist eine Abgrenzung zu einem Konversionssyndrom manchmal schwierig, z. B. bei lokalem genitalen oder analem Juckreiz, der durchaus Ausdruck eines unbewussten sexuellen Konfliktes sein kann.

Ein Fallbeispiel: (nach Gieler, U. et al.)
Ein 25-jähriger Patient, der wegen seiner kurdischen Herkunft Asyl in Deutschland beantragt hatte, klagte über generalisierten Juckreiz. In zahlreichen Vorbehandlungen gelang es schließlich, nur durch hochdosierte Antidepressiva, den Juckreiz erträglich zu halten.
Ausführliche somatische Abklärungen hinsichtlich einer internistischen Ätiologie (einschließlich Porphyrie) ergaben keinerlei Anhaltspunkte.
Der Juckreiz wurde vom Patienten unterschiedlich intensiv empfunden. In Phasen von Stress und Anspannung nahm er vermehrten Juckreiz wahr.
Der Patient war zusammen mit seinen drei Geschwistern nach Deutschland gekommen. Sie mussten die Türkei wegen politischer Aktivitäten des Vaters, den er als autoritär und gewaltbereit erlebt hatte, verlassen. Schon in der Schule fiel der Junge durch sein ständig störendes Verhalten auf, weshalb er öfter vom Vater Prügel bezog. Die Mutter wurde von den

Kindern eher unterstützt, während der Junge den Vater durch sein Verhalten provozierte. Dieses provozierende Verhalten setzte der junge Mann, nach Antrag auf Asyl, gegenüber deutschen Behörden fort, indem er die staatliche (väterliche) Obrigkeit bekämpfte und sich dadurch weitgehend in ein gesellschaftliches Abseits manövrierte.

Der Juckreiz begann, als er eine deutsche Freundin kennen lernte, die ihm anbot, ihn zu heiraten, um ihm die Eingliederung zu ermöglichen. Das Angebot der ehelichen Nähe war jedoch für ihn nicht erträglich und schien seine mühsame, in der Ablehnung erlebte Autonomie zu gefährden. Seine depressiven Gedanken schob er hierbei immer zur Seite, obwohl ihn auch immer wieder Selbstmordgedanken überfielen, mit denen er versuchte, allein fertig zu werden.

Erst der Hinweis auf eine spezielle psychosomatisch-dermatologische Station in einer psychosomatischen Klinik, überzeugte ihn zur Aufnahme in diese. Dort erlebte er, dass seine Gefühle des Abgelehntseins und/oder Unwillkommenheit meist nicht zutrafen, er aber durch sein narzisstisch sehr kränkbares Verhalten immer wieder Ablehnung förmlich provozierte. Durch das Bewusstmachen dieser Mechanismen konnte er sein eigenes Verhalten reflektieren und es gelang, die antidepressive Therapie einzustellen, ohne dass ein massiver Juckreiz wieder aufgetreten wäre. Es wurde die Diagnose einer narzisstischen Persönlichkeitsstörung, verbunden mit einer somatoformen Störung mit Juckreiz gestellt.

2. Somatoformes Brennen

Die Patienten klagen über Brennen oder ähnliche Dysaesthesien der Haut. Die Beschwerden können lokalisiert oder generalisiert auftreten.

Gelegentlich werden auch thermische Wahrnehmungen geklagt. Die Lebensqualität ist durch die Störung deutlich beeinträchtigt. Gelegentlich benutzen die Patienten in ihrer Verzweiflung auch drastische Maßnahmen, mit irgendwelchen Geräten autoaggressiv, mit entsprechenden sekundären Folgen, die dann gesondert zu betrachten sind.

3. Somatoformer Schmerz der Haut

Somatoforme Schmerzstörungen der Haut sind grundsätzlich mit dem chronischen (psychogenen) oder somatoformen Schmerzsyndrom ähnlich. Deshalb ist hier auf dieses Kapitel verwiesen. Die Störung kommt auch lokal (z. B. im Analbereich) oder generalisiert vor.

Differenzialdiagnostisch sind z. B. eine Postzosterneuralgie oder eine Siderodermie auszuschließen.

4. Körperdysmorphe Störung

Schon seit der Antike wird durch den Menschen die harmonische „schöne" Gestalt idealisiert, wobei immer schon unterstellt wurde, dass eine ideale körperliche und geistige Ausstattung korrelieren.

Diese Vorstellungen werden in der modernen Gesellschaft bis ins Extreme kultiviert: „Modelfiguren" oder ein „Starkult". Diese extremen Idole sind nur für wenige Menschen als Maßstab geeignet. Das Bedauern darüber, dass man entweder einige Pfunde mehr aufzuweisen hat oder die Haare etwas schütter sind und die Haut nicht so zart ist, ist normal und dürfte bei niemanden das Selbstwertgefühl mindern.

Bei der dysmorphen Störung treffen wir dagegen übertrieben anmutende Beschäftigung mit dem persönlichen Aussehen an.

Das äußert sich u. a. in folgenden Erscheinungen:

• Intensive Beschäftigung mit einem imaginären Mangel der äußeren Erscheinung.

• Bei Vorliegen einer geringen körperlichen Abweichung ist die Besorgnis über die Abnormität überzogen.

• Es findet sich in der Regel ein starker Leidensdruck oder eine große Beeinträchtigung im sozialen und beruflichen Bereich (Rückzugstendenz).

Es findet sich bei dieser Störung ein fließender Übergang von Phasen der Einsicht, bis zur wahnhaften Fixierung auf die Überzeugung entstellt zu sein. Eine Unterscheidung vom körperdysmorphen Wahn fällt gelegentlich schwer, ist aber wegen der erforderlichen Therapie wichtig. Die Beschwerden können sich auf die Größe oder Asymmetrie von Körperteilen (Nase, Ohren, Augen oder Mund) beziehen, meist steht jedoch die Beschaffenheit des Gesichtes und die der Haare im Vordergrund (z. B. Entstellung durch Falten, Flecken, Gefäßzeichnungen, Blässe der Haut, übermäßige Behaarung im Gesicht, Haarausfall, etc.).

Es besteht die feste Überzeugung, dass die erlebte Abnormität auch anderen offensichtlich ist und stört. Die Betroffenen fühlen sich neugierig begafft und suchen der Aufmerksamkeit zu entgehen. Es werden auch massive Aktivitäten unternommen, um die hässlichen Störungen, z. B. durch Make Up oder Operation los zu werden.

Dazu eine Fallbeispiel:

Sie sei Julia genannt, eine 22-jährige hübsche junge Frau, die noch bei den Eltern lebt. Zum Psychotherapeuten kommt sie quasi als „Selbstmelderin", hat sich die Überweisung in der Hausarztpraxis erfordert. Diese Praxis ist dafür bekannt, den Psychotherapeuten zu meiden. Die Patienten von dort gelangen üblicherweise über den Umweg vom Psychiater/Neurologen erst zum Psychotherapeuten. Julia ist depressiv und angstbesetzt. Hintergrund sind ausgeprägte hypochondrische Ängste (siehe Kapitel somatoforme Störungen) hinsichtlich einer dysmorphen Hautstörung. Mehrere kleine pigmentierte Gesichtsnaevi beeinträchtigen ihr Selbstwertgefühl (Depression) und Besorgnis einer bösartigen Entartung (Angststörung). Sie hält sich für unattraktiv und fühlt sich entstellt. Psychodynamischer Hintergrund ist die nicht gelingende Ablösung vom übermächtig erlebten Vater als Einzelkind , die Mutter spielt keine wichtige Rolle. Julia ist auf den Vater fixiert. So wagt sie nicht, ihren Freund, den sie seit 3! Jahren kennt, dem Vater in der Familie vorzustellen.

In Probetherapiesitzungen wird das Abhängigkeitsproblem bearbeitet, eine nachfolgende psychodynamische Gruppentherapie ermöglicht die weitgehende Ablösung aus der Vaterabhängigkeit, der übrigens den Partner unkompliziert annehmen kann. Nach Eheschließung wird sie wunschgemäß Mutter und ist nach dem Mutterjahr wieder in ihrem Beruf in der Kommunalverwaltung tätig. Dort erlebt sie eine sehr dominante Vorgesetzte, von der sie sich nicht angenommen fühlt und sich gegen sie nicht durchsetzen kann. Mit diesem Hintergrund sucht Julia getrieben mehrere Hautärzte auf, bis ein Hautarzt, natürlich gegen Privathonorar, einen störenden Naevus entfernt. Trotzdem sucht sie den ihr bekannten Psychotherapeuten auf (auch eine Abhängigkeit?), wonach sie nach einigen konfliktzentrierten Gespräche wieder stabilisiert war.

Der Hausarzt wird mit massiven Forderungen nach Salben oder Medikamenten bedrängt. Diesem nützt es wenig, wenn er versucht, dem Patienten seine Vorstellungen „ausreden" zu wollen. Er erlebt dann eine empörte Ablehnung.

Hier gilt, wie für alle psychosomatischen Störungen auch:

• Aufbau einer von Akzeptanz und Verständnis geprägten Arzt-Patienten-Beziehung.
• Vermittlung eines (möglichst multifaktoriellen) Erklärungsmodells.
• Erarbeitung von Zusammenhängen zwischen Hautstörung und auslösenden emotionalen, kognitiven und unbewussten Reaktionsmustern.
• Vorbereitung auf eine intensive (fachspezifische) Psychotherapie, die als Fokus eine Selbstwertstörung mühselig zu bearbeiten hat.

Psychosomatische Störungen der Haut
Krankhafte Hautveränderungen durch psychonervale
und/oder Umweltreize

1. Urtikaria (Nesselfieber)
Das Krankheitsbild
Die Urtikaria ist mit einer Häufigkeit von 7-15% eine der verbreitesten
Hauterkrankungen überhaupt. Charakteristische Symptome sind:
• Rötung,
• Schwellung
• juckende Quaddeln

Diese Erscheinungen werden durch Freisetzung gefäßwirksamer Substanzen verursacht, sog. Gewebshormonen, (Histamin, Prostaglandine, Leuco-
trine, Serotonin). Diese bewirken eine Erschlaffung der Gefäßwände und
damit eine Verlangsamung der Fließgeschwindigkeit des Blutes mit Austritt von Blutflüssigkeit in das Gewebe. Als Folge tritt Schwellung und
Rötung der Umgebung, sowie Juckreiz durch Reizung der Nervenendigungen auf.
Psychische Faktoren sind von besonderer Bedeutung für die Manifestation
und Aufrechterhaltung, insbesondere durch die chronische Urtikaria:
• Eine erhöhte Stressreagibilität: Bereitschaft in interpersonellen Belastungsreaktionen mit einer verstärkten Ausschüttung von Mediatoren-Subs-
tanzen zu reagieren.
• Ungünstige Strategien bei der Stressbewältigung
• Erhöhte Ängstlichkeit und Depressivität als situationsabhängiges Persön-
lichkeitsmerkmal.

Ursachen:
• physikalische Reize   Hitze, Druck, Kälte, Licht
• chemische Reize   Medikamente, Putz- und Waschmittel, Treib-
                           stoffe, Öle, Teere
• psychische Reize   Stress, Angst, Depression

Therapie:
Antihistamenika, Corticoide, Kühlgele, kalte Umschläge

Psychosomatische Aspekte
Die Arzt-Patienten-Beziehung ist häufig dadurch gekennzeichnet, dass der
Urtikariapatient versucht, sein Symptom zu rechtfertigen. Eine unterwür-
fige Haltung führt zu einer hohen Bereitschaft, auch unangenehme Maß-

nahmen (z. B. Diäten) einzuhalten. Dahinter könnte eine gewisse Agressionshemmung vermutet werden. Wird der psychische Konflikt verstanden, ist auch eine Gesprächsbereitschaft herzustellen. Häufig bringt dann der Patient schon Vorstellungen über seine Stressfaktoren mit.
Psychotherapeutisch sind sowohl tiefenpsychologische, als auch verhaltenstherapeutische Maßnahmen erfolgreich beschrieben worden. Da es sich gewöhnlich um einen umschriebenen Aktualkonflikt handelt, kann auch der Hausarzt durch eine Fokaltherapie ausreichende Besserung erreichen.

2. Allergische Dermatosen (Kontaktdermatitis, allergisches Ekzem)

Das Krankheitsbild
Durch wiederholten Kontakt mit einer reizauslösenden Fremdsubstanz kommt es zur Ausbildung einer spezifischen Abwehrreaktion mit Rötung, Schwellung, Juckreiz, Bläschenbildung, Nässung der Haut, sowie sekundär durch Kratzeffekte zur eitrigen Entzündung der Haut. Chronische Verläufe verlieren den exsudativen Charakter, der nur bei intensivem Neukontakt mit dem Allergen wieder zurückkehrt. Ansonsten entwickelt sich das Bild einer chronischen Dermatitis mit Schuppenauflagerungen, Lichenifikation und Rhagadenbildung.

Das dyshydrotische Handekzem
Es stellt eine Sonderform der Kontaktdermatitis dar, die besonders deutlich psychogene Besonderheiten bietet.

Ursachen
Als Ursachen kommen überwiegend kleinmolekulare Substanzen in Frage, die leicht in die Haut eindringen können. Dazu gehören auch Salben, Reinigungsmittel und „Hautschutzmittel", die direkt auf die Haut aufgetragen werden oder auch Schmuck, der sehr engen Hautkontakt hat.
Sehr häufig treten allergische Dermatosen berufsbedingt auf. Bei Hausfrauen sieht man sie übrigens am häufigsten. Im medizinischen Bereich werden sie u. a. nach Arbeiten mit Latexhandschuhen gesehen. Die Allergene sind heute nicht mehr überschaubar und überall zu erwarten. Unter den Metallen ist Nickel (Modeschmuck, Brillen) am häufigsten allergiebildend. Kommt ein allergisches Ekzem nur begrenzt vor, ist das gleich ein Hinweis auf den Auslöser (z. B. Jeans-Knopf-Dermatitis).

Therapie
• antiallergische Maßnahmen
• Meidung von Kontakten mit schädigenden Substanzen
• Stressbewältigung, Verhaltenstherapie, Selbstbehauptungstraining, Hypnose

Psychosomatische Aspekte

Es wird heute nicht mehr bezweifelt, dass die Kontaktdermatitis eine multifaktorielle Genese hat und u. a. auch psychonervale Einflüsse eine wesentliche Rolle spielen. Eine Allergiepersönlichkeit konnte nicht nachgewiesen werden. Bestimmte Persönlichkeitsmerkmale scheinen aber doch vorhanden zu sein. Es wird u. a. vermutet, dass die allergischen Symptome der Entlastung von aggressiven Strebungen dienen können, die sonst gegen sich selbst gerichtet wären (analog wie bei Depressionen).

Nachgewiesen wurde, dass Allergien durch Autosuggestion begünstigt werden können. Auch Angst macht die Haut, nachgewiesener Weise, sensibler gegenüber potentiellen Allergenen.

Bei schon bestehendem Kontaktekzem wurde der Einfluss von unsicherem Verhalten und von Ignorieren von Gefühlen in Konfliktsituationen im Sinne der begünstigenden Beeinflussung des Krankheitsgeschehen beschrieben. Beim dyshydrotischen Handekzem fallen ganz bestimmte Persönlichkeitsmerkmale auf. Dieses Syndrom leitet damit gleichzeitig zu den folgenden, komplizierteren Psychodermatosen über, bei denen neben unterschiedlichsten Ursachen immer psychonervale Fehlstellungen eine Ursache sind. Bei dem Handekzem wurde beobachtet, dass es sich in erster Linie um Menschen handelt, die übergenau sind, auf allen Ebenen sehr verantwortungsbewusst sind, ihr Leben akribisch organisieren und gnadenlos mit sich umgehen, um ihren hohen Leistungsansprüchen gerecht zu werden. Dadurch kommt es zwangsläufig zur Selbstüberforderung. Die Spannungen, durch das Scheitern der hohen Erwartungen, lösen Schuld- und Inkompetenzgefühle, sowie Selbstvorwürfe aus. Der verursachte Dauerstress wirkt sich besonders auf die im menschlichen Leben strapazierteste Kontaktfläche des Körpers, die Hände, aus und ist interdigital besonders angesiedelt.

3. Neurodermitis (atopische Dermatitis, endogenes Ekzem)

Das Krankheitsbild

Die atopische Dermatitis (AD) ist eine chronische oder chronisch-rezidivierende Hautentzündung, die in ihrem morphologischen Aspekt und Verlauf vielfältige Gestalt annimmt. Subjektiv steht der starke Juckreiz im Vordergrund. Sie gehört, wie das allergische Asthma und die allergische Rhinitis (Heuschnupfen) zu den atopischen Erkrankungen. Unter Atopie wird in diesem Sinne eine genetisch bedingte Disposition zu einer Überempfindlichkeitsreaktion vom Sofort-Typ gegen Substanzen aus der natürlichen Umwelt verstanden. Dieses ist jedoch nur ein Faktor in der multifaktoriellen Genese.

Zur Diagnose gehören:
• die Kardinalsymptome:
typisches Ekzem, Juckreiz, positive Familienanamnese, chronischer Verlauf
• die fakultativen Symptome:
weißer Dermographismus, Juckreiz beim Schwitzen, Unverträglichkeit von Tierwolle

Die frühkindliche Manifestation
Diese wird auch als „Milchschorf" bezeichnet. Sie kann schon in den ersten Lebensmonaten auftreten. Vor allem der behaarte Kopf und die seitlichen Gesichtspartien sind vorrangig befallen. Es handelt sich um papulovesikuläre Effloreszenzen, die oft sehr stark aufgekratzt werden und dann zu entzündlich nässenden Hauterscheinungen führen.

Im Erwachsenenalter
werden vor allem die großen Gelenke, der Nacken, die Füße und die Hände befallen. Der Juckreiz ist das Hauptsymptom. Dessen Intensität ist abhängig von der befallenen Körperregion, der Tageszeit und der subjektiven Belastung. Juckreiz und Kratzen treten auffallend häufig nachts, sowie bei emotionaler Erregung (Wut, Aufregung, Ärger) auf. Bei starkem Juckreiz werden die Betroffenen in ihrer Konzentrations- und Leistungsfähigkeit stark beeinträchtigt. Dabei spielen die verursachten Schlafstörungen eine besondere Rolle. Das exzessive Kratzen führt kurzfristig zum Nachlassen des Juckreizes. Das ist auf den ausgelösten Schmerz zurückzuführen, der die Juckreizempfindung hemmt und übertönt. Die verursachten Kratzeffekte und die provozierten Entzündungsreaktionen führen dann ihrerseits wieder zu Juckreiz und damit zu vermehrtem Kratzen usw. (dies wird als Juck-Kratz-Zirkel bezeichnet).

Abb.1 Modell zum Zusammenhang von Juckreiz, Kratzverhalten und emotionalen Reaktionen (nach Welzel-Rührmann und Liedtke, 1996)

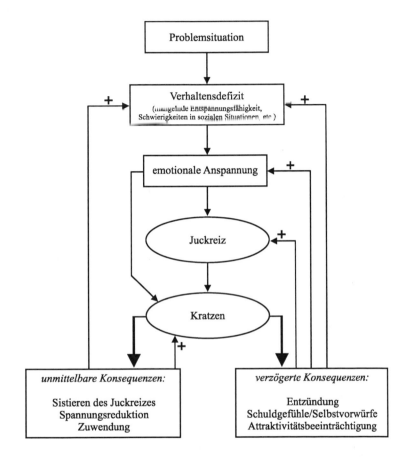

In der sich heute durchsetzenden multifaktoriellen (ökologischen) Betrachtungsweise spielen u. a. klimatische, allergene und durch die Hautbeschaffenheit (mangelnde Rückfettung) bedingte, sowie ebenso eindeutig psychische Belastungsfaktoren für die Auslösung und die Aufrechterhaltung der Neurodermitis eine wichtige Rolle. Als derartige psychische Belastungsfaktoren sind bekannt - Schwellensituationen - Umzug, Schulwechsel, Heirat, berufliche Veränderungen, Trennungs- und Verlusterlebnisse - also Veränderungen im Gesamtlebenslauf. Es ist weiter erwiesen, dass Stress die Hautreaktionen wesentlich beeinflussen kann. Andererseits sind aber auch die Hautveränderungen ganz bedeutsame Stressoren.

V.5 Die Haut

Die aus der Psychoneuroimmunologie bekannten Verbindungen zwischen dem zentralen Nervensystem und dem Immunsystem, über gemeinsame Transmitter, bieten heute eine mögliche Erklärung für die psychische Beeinflussbarkeit der Haut.

Abb. 2 Modell zum Zusammenhang von Stress und Hauterscheinungen bei der atopischen Dermatitis (nach Welzel-Rührmann und Liedtke, 1996)

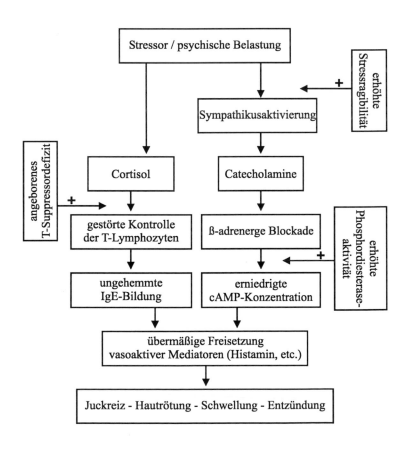

Psychosomatische Aspekte

Unter dem Einfluss von F. Alexander, der 1951 die Neurodermitis als psychosomatische Erkrankung beschrieb, wurde in der Folgezeit nach einer „störungsspezifischen Persönlichkeit" gesucht (aber so letztendlich nicht gefunden). Psychoanalytisch orientierte Autoren betonen immer wieder die Nähe-Distanz-Problematik der Patienten, die sich ausgehend von einer Störung der primären Mutter-Kind-Beziehung, auf einem schmalen Grat zwischen Anklammerungsbedürfnis und Flucht vor Nähe bewegen (Rechenberger, 1983).

Sie werden als aggressiv gehemmt beschrieben und dass sie die Auseinandersetzung und Abgrenzung vermeiden. Dabei können sich aggressive Impulse als Kratzattacken entladen. Es wird darin auch ein Zusammenhang von Scham, Schuldgefühlen und masochistischer Autodestruktion gesehen. Selbst autoerotischer Rückzug in die Hautpflege, sowie ein Teufelskreis von Autoerotik und Selbstbestrafung wurde beschrieben. Die Neurodermitis wurde auch als „Vulkan en miniature" (A. Mequire) wegen des Haut-*"ausschlags"* und der explosiven Affekte der Patienten dargestellt. Die Erkrankung wurde daher auch in alter Zeit mit der Hysterie verglichen. Die alten Griechen bezeichneten die sich darstellenden Hauterscheinungen zu Recht als „ekzem", was soviel wie aufbrausen, aufbrechen bedeutet.

Die Bedeutung einer gestörten Mutter-Kind-Interaktion wurde mehrfach untersucht. Wenn vom Kind in den ersten Lebensjahren ein zärtlicher, warmer und beruhigender (Haut-) Kontakt durch die Mutter vermisst wird, kann Juckreiz eine Möglichkeit sein, die Aufmerksamkeit auf sich zu lenken. Oft wurden Mütter von Kindern mit Neurodermitis als abweisend, feindselig oder auch überprotektiv beschrieben. Liedtke untersuchte 1987 das gesamte Familienklima. Kinder hatten seltener Symptome, wenn in der Familie eine Mischung aus unabhängigem Denken, Selbstvertrauen und gut organisiertem Alltagsleben bestand.

Stärker betroffen waren Kinder, wenn in der Familie ein strenges, rigides Denken vorherrschte und die Bestrafung eine wichtige „Erziehungs-„ Rolle spielte. (Du sollst nicht!).

Bei der Bewertung der Familiensituation sollte man jedoch immer bedenken, dass ein chronisch krankes (sich unruhig juckendes) Kind mit großem Pflegeaufwand der Familie, das gesamte Zusammenleben erheblich belastet und auch verändert.

Scheuern und Kratzen können zweifelsohne auch lustvolle Handlungen sein. Patienten mit Neurodermitis schildern daher ihre Juck-Kratz-Anfälle auch als „Kratzsucht" oder als „Kratzgier". Besonders intensiv erlebte Lust führt dann auch bisweilen bis zu orgasmusartigem Erleben.

Es gibt wohl auch aus diesem Grunde einen etwas makaberen Witz. Auf die Frage: „Was ist noch schöner als Sex?", ergibt sich die Antwort: „Fußpilz, da dieser noch länger jucke."
Lustvolles Jucken kann daher auch Onanieäquivalent sein und trotz nachfolgender Hautschäden voller selbstinduzierter Reize.

Ein Fallbeispiel: (nach Junge und Ahrens)

Frau T., eine 25-jährige Patientin wurde in einer Hautklinik wegen eines sich intensivierenden, ausgeprägten Neurodermitisschubes ausführlich dermatologisch und allergologisch untersucht. Eine Allergie gegen Hausstaub und Nickel wurde hier bestätigt.

In den Gesprächen nennt die Patientin selbst als Problem die starke seelische Abhängigkeit vom Vater, in deren Verknüpfung ausgeprägte, depressive Verstimmungen und auch Aggressionen auftraten. Die Mutter war sehr früh, schon vor Eintritt der Pubertät der Patientin, verstorben. Seither besteht ein sehr inniges Verhältnis zum Vater, von dem sie sich auch nicht abgrenzen kann. Der Vater habe sie auch immer wieder in diese Rolle gedrängt, da sie der Mutter sehr ähnlich sei. Partnerschaften haben sich nicht entwickeln können, die sexuellen Erfahrungen seien gering.

Die Neurodermitis ist vor 7 Jahren aufgetreten, als der Vater sich einer anderen Frau zuwandte, zu der sie selbst keine Beziehung entwickeln konnte. Als diese Frau dann zum Vater zog, verließ die Patientin das Haus, blieb aber weiter im väterlichen Architektenbüro tätig. Hier kam es dann zu ständigen Reibereien und Auseinandersetzungen, die die Hautsymptomatik verschlimmerten.

Die Auslösung der Neurodermitis wird hier in den Ablösungsschwierigkeiten, in der hoch ambivalent besetzten Beziehung zum Vater zu suchen sein. Diesen entgegen stehen dabei auf der anderen Seite die (verbotenen) Berührungswünsche. In der multifaktoriellen Genese kommt die nachgewiesene Allergie als potenzieller Faktor in Frage. Neben den verwobenen psychischen und körperlichen Bedingungen spielen aber auch weiterhin soziale Abhängigkeiten eine irritierende Rolle, (der Vater bleibt der dominierende? Arbeitgeber).

Psychotherapie

Ein psychotherapeutischer Zugang ist bei Patienten mit Neurodermitis oft schwer erreichbar. Die Menschen fürchten die angebotene Nähe. Die Lösung aus ihrem Ambivalenzkonflikt besteht ohnehin in der Wahrung einer gewissen Distanz, die sich anfangs auch in der Arzt-Patienten-Beziehung bemerkbar macht. Die Patienten treten zunächst ablehnend auf, versäumen Termine und erschweren (unbewusst?), auf vielerlei Art, die

Bemühungen des Arztes, die Erkrankung zu „begleiten". Für die Arzt-Patienten-Beziehung besteht die Gefahr der Wiederholung der bis dahin bestehenden Konflikte mit den Bezugspersonen. Durch die provozierten Schwierigkeiten kann es dem Arzt passieren, darauf ablehnend oder feindselig zu reagieren. Dann sieht der Patient zwangsläufig darin eine Bestätigung seiner bisherigen Erfahrungen. Es erfolgt eine Verstärkung seiner Annahme, die zugleich immer seine Befürchtung ist, dass es niemand (nicht einmal der Arzt) mit ihm aushalten kann.

Stichwort: Projektive Identifikation als unreifer (primitiver) Abwehrmechanismus. Hat der Arzt diese Erfahrung einmal gemacht (und gut überstanden), kann dieser Konflikt zur Sprache gebracht, eine gute Grundlage sein, diese (und ähnliche) ärgerlich abweisende Gegenübertragungsgefühle zu überwinden. Dann ist auch eine langandauernde, tragfähige Kooperation herstellbar. Neben der fachdermatologischen Behandlung ist eine adäquate Krankheitsbewältigung mit Reduzierung des Kratzverhaltens und des Medikamentenmissbrauchs sowie eine Stabilisierung der Selbstbeurteilung im Hinblick auf Depressivität, Ängstlichkeit und Selbstvertrauen durch den Hausarzt durchaus erreichbar. Hierbei stehen ihm unterschiedliche Verfahren zur Verfügung:

• Informationsvermittlung
• Entspannungstraining
• Stressbewältigung
• Kratzkontrolle
• Interaktionsübungen, vertauensvolle Gespräche

4. Psoriasis vulgaris (Schuppenflechte)

Das Krankheitsbild

Die Psoriasis manifestiert sich überwiegend mit scharf begrenzten erythematösen Papeln und Plaques mit einer groblamellären, silbrig glänzenden Schuppung an bestimmten Prädilektionsstellen. (Streckseiten, Ellenbogen und Knie, periumbilikal, sakral). Etwa 2% der Bevölkerung der westlichen Industrieländer sind von der Schuppenflechte betroffen. 75% der Patienten erkranken zwischen dem 16. und 20. Lebensjahr. Ein zweiter Häufigkeitsgipfel findet sich um das 65. Lebensjahr.

Bemerkenswert ist eine familiäre Häufung. Bei entsprechender genetischer Disposition wurden als Auslöser sowohl exogene Noxen (physikalische und chemische Reize), entzündliche Dermatosen mit epiduraler Beteiligung (z. B. Kontaktallergien, Infektionskrankheiten, Medikamente), als auch ein Zusammenhang mit belastenden Lebensereignissen (Stress) beschrieben.

Psychosomatische Aspekte

Bei tiefenpsychologischen Untersuchungen wurden von Rechenberger (1983) Zusammenhänge zwischen Hautveränderungen und dem Reifegrad der Persönlichkeit gesehen. Auch Ambivalenzkonflikte mit Nähe und Distanz wurden beschrieben (Gieler et al). Spezifische Persönlichkeitsmerkmale konnten jedoch nirgends festgestellt werden. Anders stellen sich die Zusammenhänge mit bestimmten Lebensereignissen dar. Negative Lebenserfahrungen, insbesondere deren subjektive Bewertung und das Erleben von „Stress", scheinen die Exazerbation der Psoriasis zu begünstigen, so dass diese im Rahmen einer multifaktoriellen Pathogenese zu einer erhöhten Neuropeptidaktivität und erniedrigte Levels an Neuropeptid abbauenden Enzymen zu finden ist. Das könnte zu Psoriasis-Exazerbation führen, was die klinischen Beobachtungen bestätigen würden.

Psychische Belastungen entstehen dem Betroffenen durch das Ekzem an sich. Der ausgeprägte Juckreiz, der durch ständige Wiederkehr im Rahmen des Juckreiz-Kratz-Zirkels zu Gewebsschädigungen führt, verschlimmert noch die Situation. Durch entsprechende Schuldgefühle trägt diese Entwicklung zu einem negativen Selbstkonzept bei. Die persönliche Verunsicherung führt oft zu Vermeidungsverhalten und sozialem Rückzug, um damit der Angst vor Abwertung zu entgehen. Hinzu kommen im persönlichen Umgang noch sexuelle Konflikte. Somit sind die entstandenen Hautveränderungen wiederum in sich soziale Stressoren, die die Bewältigungsmöglichkeiten der Patienten erheblich strapazieren. Dadurch können sich zusätzliche depressive und Angstreaktionen entwickeln.

An therapeutischen Maßnahmen sind auch hier Verhaltenstherapie, Stressbewältigungsstrategien und das Erlernen von Entspannungstechniken geeignet. Bewährt haben sich auch Gruppenbehandlungen (Gieler et al.).

5. Alopecia areata (totalis oder universalis)

Das Krankheitsbild

Es dominiert ein kreisrunder Haarausfall. Weitere Hauterscheinungen fehlen. Bei der Häufigkeit wird von etwa 2% aller neuen Patienten einer Hautambulanz ausgegangen. Bei etwa 10% dieser Patienten kommt es zu einem Verlust der gesamten Kopfbehaarung (a totalis), bei weiteren 10% wird ein vollständiger Verlust von Kopf- und Körperbehaarung beobachtet (a universalis). Bei 80% der Patienten tritt die Erkrankung erstmalig in der Jugend oder frühem Erwachsenenalter auf. Bei etwa 50% der Patienten kommt es im ersten Jahr zu einer Remission. Allerdings tritt bei der Hälfte davon in den nächsten fünf Jahren ein Rezidiv auf. Gesichert scheint eine genetische Disposition. Histopathologische Befunde verweisen überdies auf immunologische Vorgänge. Die Haarfolikel zeigen perivaskulär ein

Lymphozyteninfiltrat, bei dem Helferzellen überwiegen, bei gleichzeitig reduzierter Zahl von zirkulierenden Lymphozyten.

Psychosomatische Aspekte
Hinsichtlich psychosozialer Faktoren ist ein reales (vor allem bei Kindern) bzw. drohendes Verlusterlebnis im engen zeitlichen Zusammenhang mit dem Auftreten des kreisrunden Haarausfalls mehrfach belegt. Die Entwicklung in Kindheit und Jugend weist auf das Vorherrschen einer ängstlich-selbstunsicheren Grundpersönlichkeit hin, der zur Bewältigung belastender Lebensereignisse nur unzureichende Konfliktbewältigungs-Strategien zur Verfügung stehen. Bei einem Teil der Patienten ist zu beobachten, dass diese sich, um die Ängstlichkeit zu kaschieren, besonders forsch und dominierend darstellen.

Psychotherapeutische Möglichkeiten
Neben der Aufklärung, das mit dem Erscheinungsbild eine recht harmlose Störung vorliegt, werden dermatologisch (meist erfolglose) Lokalbehandlungen angeboten. Psychotherapeutisch erweist sich der Zugang zu den Patienten durch deren ausgeprägten Autonomie-Ambivalenz-Konflikte ausgesprochen schwierig. Sie sind schwer zu motivieren. Und wenn das gelungen ist, gibt es hohe Abbruchraten. Das betrifft vor allem Frauen, die wegen des Erscheinungsbildes soziale Phobien oder depressive Reaktionen entwickeln. Am erfolgreichsten scheinen bisher kognitive Verhaltenstherapien zu sein.

6. Hyperhidrosis
Neben der natürlichen Schweißbildung zur Thermoregulation wird eine vermehrte Schweißsekretion durch Angst, Ärger, Anstrengungen und psychische Belastungen ausgelöst. Das „in Schweiß gebadet sein" und die Geruchsentwicklung führt häufig sekundär zu sozialem Vermeidungsverhalten.

Psychosomatische Aspekte
Am ausgeprägtesten findet man die Hyperhidrosis bei Angsterkrankungen. In allen Studien werden Hyperhidrosis-Patienten als ängstlich, selbstunsicher, gehemmt und zurückhaltend beschrieben. Wie bei allen ähnlichen Störungen tritt auch hier eine Subgruppe mit kompensatorisch imponierendem Verhalten auf.

Psychotherapeutischer Zugang
Die Behandlung emotional bedingter Hyperhidrosis orientiert sich im Prinzip an der Behandlung von Angstpatienten. Vor chirurgischen Interventionen (die leider immer noch „Mode" sind), vor allem von einer regionalen Sympathektomie, ist dringend abzuraten. Deren Wirkung kann nicht dauerhaft sein: Es kann außerdem zu einer kompensatorischen Hyperhidrosis an anderen Körperstellen kommen.

7. Trichotillomanie
Das Krankheitsbild
Unter Trichotillomanie versteht man das zwangsweise Ausreißen der Kopfhaare (die meistens betroffen sind), der Augenbrauen oder Wimpern und der Schambehaarung.
Die Patienten leugnen in der Regel ihre Handlungen. Die Symptomatik findet sich bei Frauen häufiger (im Verhältnis 5:1 gegenüber Männern).

Psychosomatische Aspekte
Einer Trichotillomanie können unterschiedliche psychopathologische Zustandsbilder zu Grunde liegen. Bei einem Kleinkind kann es ein passageres Zwangsverhalten darstellen. Bei einem Erwachsenen ist es möglicherweise ein Symptom innerhalb einer Borderline-Störung oder einer Schizophrenie. Bei Beginn in der späten Kindheit oder in der Jugend ist das Symptom häufig Ausdruck einer Zwangneurose.
Hinsichtlich der frühen Objektbeziehung liegt meistens eine ambivalente Mutter-Tochter-Beziehung vor. Die Mütter verhalten sich einerseits dominant, konkurrierend, überkritisch und intolerant. Gleichzeitig zeigen sie aber auch ein überprotektives Verhalten. Sie versuchen ihre Tochter eng an sich zu binden, um ihre eigenen Abhängigkeitswünsche zu befriedigen. Das führt zu Ambivalenzkonflikten bei der Ablösung aus dem Elternhaus und der Entwicklung einer eigenen Autonomie. Das wird auch an den Haaren abgehandelt, weil diese schon früh die Funktion eines Übergangsobjektes (ähnlich einer Decke, einer Puppe oder des Daumenlutschens) übernehmen. Aggressive Impulse, wie sie gerade in der Pubertät gegenüber Eltern oder Autoritätspersonen zur Entwicklung einer eigenen Identität dazugehören, werden als bedrohlich erlebt und durch die Zwangshandlung des Haarausreißens (auch autoaggressiv) abreagiert.

Psychotherapeutischer Zugang
Bei Kindern und Jugendlichen macht sich zuerst eine familiendiagnostische Abklärung erforderlich, um dann die Mutter eng mit in die Behandlung einzubeziehen. Ein wertendes oder kritisches Verhalten ist zu

vermeiden, um nicht den Ambivalenzkonflikt auf sich zu projizieren. Sofern eine Borderline-Störung und Psychose ausgeschlossen wurde, ist eine kognitive Verhaltenstherapie oder eine psychoanalytisch orientierte Psychotherapie in Erwägung zu ziehen. Je nach dem, welche Ausmaße die Zwangsymptomatik einnimmt, hat sich unterstützend ein Antidepressivum, besonders aus der SSRI-Reihe, bewährt.

8. Psychische Störungen in der Dermatologie

Der Hausarzt ist vor allem mit drei Gruppen psychisch kranker Patienten mit dermatologischen Leitsymptomen konfrontiert:
Artifizielle Störungen und Dysmorphophobien (s. dissoziative Störungen) sowie Dermatozoenwahn. Die Artefakthandlungen erfolgen in dissoziativen Bewusstseinszuständen, sie dienen einer unspezifischen Entlastung von inneren Spannungszuständen, die für die Betroffenen nicht mehr anders aushaltbar sind. Die Symptome selbst haben eine kommunikative Ausdrucksfunktion. Es werden überwiegend ausgeprägte Ambivalenzen zwischen Abhängigkeit- und Zuwendungswünschen ausgedrückt. Man sollte bei einer Auseinandersetzung mit diesen Phänomenen tunlichst vermeiden, den Patienten „überführen" zu wollen.
Jede Schuldzuweisung führt zum Abbruch der Beziehung. Der Dermatozoenwahn gilt als hautbezogene wahnhafte Störung. Der Krankheitsbeginn liegt überwiegend im Erwachsenenalter, er betrifft vor allem Frauen. Belastende Lebensereignisse haben einen verstärkenden Einfluss. Es besteht häufig ein erheblicher Leidensdruck. Eine Indikation zur stützenden, die Psychopharmakotherapie unterstützenden Psychotherapie ist in der Regel vorhanden. Aufdeckende (psychoanalytische) Verfahren sind zu Beginn nicht indiziert. Verhaltenstherapeutische Maßnahmen können zum Aufbau von Bewältigungsstrategien sinnvoll und hilfreich sein. Die Therapie der Wahl sind Neuroleptika.

V.5 Die Haut

Literatur

1. Abeck, D: Diagnose und Therapie der Neurodermitis.
Der niedergelassene Arzt, 54, 30 - 34, 2000
2. Alexander, F.: Psychosomatische Medizin. de Gruyter, Berlin, 1951
3. De Korte, Psychotherapeutische Möglichkeiten bei Psoriasis.
Akt. Dermatol. 8, 160-162, 1982
4. Gieler, U. / U. Stangier / V. Niemeier: Somatoforme Syndrome in der Dermatologie.
In: Kapfhammer H-P / H. Gündel, (Hrsg), Psychotherapie der Somatisierungsstörungen,
Thieme, Stuttgart, New York, 104-114, 2001
5. Gieler, U./ J. Kupfer/ B. Brosig / V. Niemeier: Psychosomatische Aspekte der Allergie,
Allergie, 24, 281-288, 2001
6. Gieler, U. / J. Ring / U. Wahn: Neurodermitisschulung.
Dtsch. Ärzteblatt, 98, 2517-2521, 2001
7. Gieler, U.: Dermatologie. In: Janssen P. L / P. Joraschky / W. Tress: Leitfaden Psychosomatische Medizin und Psychotherapie. Dtsch. Ärzte-Verlag, Köln, 197-207, 2005
8. Junge, A. / St. Ahrens: Neurodermitis. In: St. Ahrens (Hrsg),
Lehrbuch der Psychotherapeutischen Medizin, Schattauer,
Stuttgart, New York, 483-488, 1977
9. Liedtje, R.: Familiäre Sozialisation und psychosomatische Krankheit.
Eine empirische Studie zum elterlichen Erziehungsstil bei psychosomatisch kranken Kindern.
Springer, Berlin, 1987
10. Levy, A.: Neurodermitis - ein Vulkan en miniature. In: Danzer (Hrsg), Psychosomatik,
Gesundheit für Körper und Geist, Primus Verlag Darmstadt, 1998
11. Niemeier, V. / H. Klein / U. Gieler/ W-B. Schill / J. Kupfer:
Stress und Psoriasis, eine psycho-neuro-immunologische Studie.
Psychoth. Psych. Med., 55, 20-28, 2005
12. Rabung, A. / A. Ubbelohde /E. Kiefer / H. Schauenburg:
Bindungssicherheit und Lebens-Qualität bei Neurodermitis.
Psychother, Psych. Med. 54, 330-338, 2004
13. Schmid-Ott, G.: Dermatologie. In: Uexküll Th. v (Hrsg), 6. Aufl., Psychosomatische
Medizin, Urban und Schwarzenberg, München, Jena, 2003
14. Schmid-Ott, G. / F. Lamprecht: Hautstörungen. In: Studt, H. H. / E. R. Petzold (Hrsg),
Psychotherapeutische Medizin, de Gruyter, New York, 240-247, 2000
15. Schneider, G. / U. Gieler: Die Haut als Spiegel der Seele. Psychosomatische Dermatologie, Aktueller Forschungsstand, Z. Psychosom. Med. Psychother., 47, 307-331, 2001
16. Schüßler, G.: Psychosomatik/Psychotherapie sytematisch. 3. Aufl.,
Uni Med Verlag Bremen, 2005
17. Spitz, R.: Vom Säugling zum Kleinkind. Klett Verlag, Stuttgart, 1967
18. Stangier. U / U. Gieler / A. Ehlers: Autogenes Training bei Neurodermitis.
Z. Allg. Med. 68, 158-161, 1992
19. Stangier, U. / U. Gieler / A. Ehlers: Der Marburger Neurodermitis Fragebogen, (MNF).
Entwicklung eines Fragebogens zur Krankheitsverarbeitung bei Neurodermitis,
In: Gieler, U. / U. Stangier / E. Brähler (Hrsg),
Hauterkrankungen in psychosomatischer Sicht, Hogrefe Verlag, Göttingen, 1993
20. Welzel-Rührmann, Cl. / R. Liedtke: Dermat. Erkrankungen. In: Jores A. (Hrsg),
Praktische Psychosomatik, 3. Aufl. Hans Huber, Bern, Göttingen, Toronto, 1996

V.6 Der Rücken
Aufrechte Haltung mit Schmerzen

Das sagt nicht nur die Statistik, das spüren wir fast täglich, auch in den eigenen Knochen, dass beinahe jede zweite AU-Schreibung wegen des unwilligen und ungeschulten Rückens ausgestellt wird. Ganz zu schweigen von der nicht selten erheblichen „Knochenarbeit" bei den Chronischen dieser „Typen", sowohl somatisch, besonders aber auch dann, wenn es um Zusammenhänge zwischen Schmerz, Lebensweise und Persönlichkeit geht. In den letzten 30 Jahren haben diese Probleme um das 3 bis 5-fache zugenommen. Auch deshalb, weil die Verbindung zwischen Bewegungssystem und psychosozialer Situation, also die Psychosomatik und Somatopsychik des Rückens ein schlecht besetztes, schlecht reflektiertes Terrain ist. Orthopäden kommen sehr selten zu diesen Themen. Sie erleben das schon, aber ihre Konsultationsfrequenz ist so groß, dass die Technologie dominieren muss. So werden sie geprägt. Ergänzend dazu steht die permanente passive Reparaturerwartung der absolut meisten Patienten.

Die Bedeutung des Rückens im Volksmund, seine Be-Deutung oder auch: zurecht-rückende psychosomatische Volksweisheiten:
Mit dem Rücken zur Wand, Rückgrat haben oder einen breiten Rücken, etwas gerade rücken oder verrücken, verrückt sein, rückversichern. Dem wurde das Kreuz gebrochen, der hat ein Kreuz zu tragen, zu Kreuze kriechen, katzbuckeln, Hexenschuss oder Elfenschuss, letzterer ist auch nicht weniger schmerzhaft, könnte aber auf sehr verschiedene Auslöser hinweisen.
Einen Stiernacken haben, hartnäckig sein, halsstarrig, sich behaupten, das Haupt hängen lassen, den Kopf zu hoch tragen, den Kopf einziehen, analog natürlich auch den evolutionären Schwanz (Steiß) einziehen. Etwas schultern müssen, dieselben hängen lassen, zu viel gebuckelt, abgehalftert sein.

1. Der Rücken als Problembereich - Organ somatisch inszenierter, somatisierter, somatoform sich darstellender Konflikte
Am, im und um den Rücken spielen sich naturgemäß viele spannende Themen ab. Aufrichten, Unterwerfen, geschmeidig Anpassen, sich Fügen, Durchschlängeln, Verweigern. Haltung bewahren, Halten, Ver-Halten, Ent-Halten als nicht Stellung nehmen oder Vermeiden - eine verräterische Ambivalenz. Durchhalten, Aushalten, Zuhalten, Abhalten, Haltlos sein, Zerbrechen. Stolze, gebeugte, hängende, steife Haltungen. Entspannen (Passivität, Regression), Anspannen (Aktivität, Kontrolle), Überspannen, überspannt, verbissen sein.

Der gebeugte und zugleich steife Rücken, möglicherweise Unterwerfung und Verweigerung gleichzeitig signalisierend. Gewalt erfahren haben, deformierende, beugende, brechende, prügelnde, ohne jede Chance, mich zu wehren. Hinlegen, Umlegen, Lagern - ist auch nicht so mühsam, wie den ganzen Tag schuften.

Wir haben also nicht selten einen beobachtbaren, erlebbaren sinnhaft-bedeutsamen Zusammenhang vor uns, zwischen Organ, Funktion, Person, sozialem Bezug und Sozialisation, **wenn** wir uns einen assoziativen Gesamteindruck gestatten und nicht gleich an die Therapie denken. Ein behindernder Reflex, der uns in der Ausbildung prägend „ansozialisiert" wurde.

Wo viel Be-Ge-Deutet wird, wird auch viel abgewehrt, sonst müsste die Deutung nicht sein

Warum die Abwehr dieser möglichen Be-Deutungen bei den Betroffenen? Das, was die übersetzten Konflikt-Symbole an den Tag bringen würden, könnte einfach noch schmerzhafter, belastender, enttäuschender sein, als die aktuellen und chronischen Körper-Schmerzen auszuhalten. Wie würden die anderen mich sehen, wie wäre das mit meinem Bild von mir, bekäme es nicht Risse und stumpfe Stellen? Vielleicht würde eine frühe Unterdrückung, Abwertung, evtl. eine unerträgliche Gewalterfahrung aufsteigen. Viel, viel schmerzhafter als das, was mich jetzt peinigt.

Patienten **und** Behandlern, besonders den Orthopäden, Schmerztherapeuten, Akupunkteuren und uns Allgemein-Ärzten gleichermaßen ist zunächst zumindest die rein somatische Therapie am liebsten, ein kollektives Nichtwahrnehmen der Hintergründe (Alexithymie) also.

So wird ein Zusammenspiel inszeniert, dessen Regisseur die unbewusste geheime Absprache ist, die bissige Katze im Sack zu lassen.

Ein schönes Beispiel ohne Alexithymie, zitiert nach Heinl, 1986:

Eine 22-jährige Verkäuferin mit Kreuzschmerzen entkleidet sich zur Untersuchung. Sie steht vor mir, das Becken leicht nach vorn gekippt, den Rumpf, an dem sich die schlaffe Muskulatur kaum plastisch abzeichnet, leicht nach hintenüber geneigt. Also einer der vielen haltungsschwachen Rücken, der rasch ermüdet und schmerzt.

Während ich die Muskulatur mit meinen Händen untersuche, fühle ich, wie unter der Berührung der Rücken sich mehr rundet und meinen Händen anlegt, so wie wenn er sich anlehnen wolle. Ich gebe meiner augenblicklichen Wahrnehmung und einer spontanen Fantasie nach und frage: „Sie sind anlehnungsbedürftig?" „Ja., Und nach einer kurzen Schweigepause: „Lehnen Sie sich an ihren Mann an?" Sie dreht sich überrascht um und

antwortet: „Nein. Er lehnt sich an mich an." Ich daraufhin: „Das geht aber nicht so einseitig in der Ehe: Rücken an Rücken!" Sie sagt: „Das ging auch nicht mehr, ich komme direkt von meiner Scheidung und habe mir vorgenommen, selbstständig zu werden." Ich bin betroffen.
Sie bricht das Schweigen: „Wie können Sie das alles sehen und wissen? Das ist ja ein Wunder!" Ich bestärke sie in dem Entschluss, ihr Leben selbst in die Hand zu nehmen. Sie verlässt mich nachdenklich: Monate später höre ich von ihr, dass es ihr besser gehe. Zitat Ende.

2. Evolutionäre Besonderheiten

Die phylo- und ontogenetische Aufrichtung geschieht somatisch am lumbo-sakralen Übergang. Aufrichten oder weiter Buckeln - das ist hier quasi die übergreifende Frage!

Aufrecht oder nicht, das war vor vielen Millionen Jahren, nach der „Vertreibung aus dem Paradies", eine Frage über Sein oder Nichtsein, ein buchstäblich überlebenswichtiger Akt. Er löste zwei ganz wesentliche Ereignisfolgen aus. Eindrucksvolle Beispiele evolutionärer somatopsychischer und psychosomatischer Zusammenhänge:

2.1 Die Aufrichtung (bipeder Gang) und die viel später einsetzende massive Entwicklung der Gesäßmuskulatur (bei subhumanen Primaten nicht vorhanden) vergrößerte den Beckenausgang. Der Mund diente nicht mehr der Nahrungsaufnahme, nur noch dem Kauen. Das waren die entscheidenden Voraussetzungen für die Volumenzunahme des Hirnschädels, denn ca. 4 Millionen Jahre lang blieb zuvor das Hirnvolumen konstant klein. „Lucys" Beckenausgang ließ nur einen kleinen Kopf durchtreten, ihr Gehirnvolumen betrug dementsprechend nur ca. 450 ml. Die Erweiterung des Geburtskanals und die Drehung des Kopfes unter der Geburt ermöglichten seit 2,5 Mio. Jahren das rapide Wachstum des Hirns, realisiert vorwiegend durch exzessive Neuronenvermehrung.

2.2 Die Hände wurden frei und - eine Besonderheit nur beim Menschen - direkt, ohne Umschaltung an den praemotorischen Kortex angeschlossen. Die direkte pyramidale Anbindung, im Gegensatz zu den Beinen, ermöglichte Armen und Händen eine schnelle, präzise und sehr differenzierte Motorik. Damit waren Erfassen und Begreifen im unmittelbaren Umgang und im übergreifenden Sinnbezug, also zur gestischen Imitation und Verständigung möglich. So entstand neben anderen Voraussetzungen eine Basis präzisen interindividuellen Verstehens auch in Form eines Miterlebens und Mitteilens dessen, was bei sich selbst und beim Anderen passiert (neurobiologisch: Spiegelneuronenvermehrung).

Denn Kooperation war überlebenswichtig zwingend. Das „Begreifen, Erfassen, Aushandeln und Händeln" zwang den Kopf zum Verstehen und
Lernen und den Mund zum Besprechen und Mitteilen. So ist die motorische Intelligenz der Hände der Ausgangspunkt der Sprache und Klavierspielen hieße demnach, einen Text schnell zu lesen.

2.3 Die Ereignisfolgen lassen sich verkürzt so zusammenfassen:
*Aufrechter Gang - Entwicklung der Gesäßmuskulatur - Beckenausgangs-
vergrößerung - Vergrößerung des Hirnschädels - Hirnwachstum damit
ermöglicht - direkte Anbindung der freien Hände an den motorischen
Kortex - Ermöglichung gestischer Imitation und Kommunikation als
Vorläufer der Sprache - Potential zur Aufhebung der Alexithymie.*

Für alles das war der aufrechte Gang, die Last, die der Rücken zu tragen
hatte, der Anfang. Eine evolutionäre, historische und aktuelle Belastung.
Eine permanente Anforderung: Autonom werden und bleiben mit all den
Mühen größerer Verantwortung oder abhängig sein und bleiben mit all den
Kränkungen, den Abwertungen, dem ausgenutzt werden, aber auch der
Verantwortungsabgabe?

3. Strukturelle und physio-psychologische Besonderheiten
3.1 *Die autochthone Muskulatur* des Erector trunci ist zwischen glatter und
quergestreifter Muskulatur angesiedelt, *arbeitet überwiegend unwillkür-
lich*, was auch heißt, von unbewussten Regulationen mitgesteuert, *damit
auch Symptom des Unbewussten, ein Ort, an dem sich implizit Gespeicher-
tes manifestiert:* Das sind Imitations- und Erlebnismuster, von denen allein
die affektiv-senso-motorischen Komponenten gespeichert sind, nicht der
Kontext des ehemaligen Geschehens, damit auch nicht verbal erinnerlich,
z. B. ganz banal mein Bewegungsstil, aber auch schlimme frühe Erfahrungen. Also, die spontane Haltung ist der Willkür entzogen: „Halt dich
gerade", „Kopf hoch", „Bauch rein, Brust raus" usw. helfen nur maximal
zwei Minuten.
Schließlich hat der so Fordernde vergessen, dass die kritisierte Haltung
eine Geschichte hat, eine Ver-Haltens-Geschichte, ein Ver-Haltensmotiv.

3.2 *Physiologisch - biochemische Besonderheit:* Rückenmuskulatur kann
zwischenzeitlich ohne direkte Sauerstoffzufuhr - anaerob - arbeiten. Dabei
aber Laktat bilden und so zu Verhärtungen neigen.
Bei Chronizität ausgeprägte histologische Veränderungen, Hypoxie, Zerstörung der kontraktilen Substanz. Ein anhaltend stark reflektorisch erhöhter Tonus bringt somit viele Dispositionen zum Schmerz. Nur die

kurzzeitig reflektorische Anspannung ist eine gesunde und natürliche Abwehrreaktion auf akuten Schmerz (Aktivierung hemmender Fasern).
3.3 *Die Bandscheiben* sind die größten nichtvaskularisierten Gewebe des Körpers. Ihr Stoffwechsel bedarf des Gleichgewichts von Wasseraufnahme und Wasser - plus Schlackenabgabe, ein Pumpvorgang, der einer wechselnden Kompression und Dekompression bedarf. Das heißt: *Dauerspannung und Dauerentspannung sind ähnlich problematisch.*
So bekommen der Hypochonder, der bewegungsarme Depressive, aber auch der Hypermotorische gleichermaßen Schmerzen. Bei über 40-jährigen bestehen in 50% symptomlose BSP (Bandscheibenprotrusion, pro laps) und nach Operationen werden bekanntermaßen 25 bis 50% nicht beschwerdefrei.

Resümee
Der Rücken eignet sich also sehr gut als *Projektionsfeld von Konflikten:* Ungeklärte Angst, Depression, Aggression, Versagen u. a.
Neben dem schon beschriebenen kommen dazu:
1. *Der Rücken ist der Selbstwahrnehmung weitgehend entzogen,* wenn er nicht gerade weh tut. Damit ist er Basis einer quasi physiologisch gebahnten *Alexithymie.*
2. Er ist darüber hinaus *der visuellen Kontrolle entzogen.*
3. Der R. dorsalis des N. spinalis ist mit dem Grenzstrang eng verbunden: Die häufige *vegetative Begleitsymptomatik* ist so vorgebahnt.

3. Chronifizierungen
Die Rückenschmerzen sind unter den fragwürdigen Berentungsgründen häufigster Vorwand. Sehr oft fehlen klinisch tatsächlich relevante Befunde, nie aber natürlich die „Zacken" oder andere real irrelevante strukturelle Befunde in den vielen Bildern. Wir alle kennen das schwer händelbare passiv-regressiv-fordernde Verhalten vieler Rückenpatienten. Sie fordern quasi „Regress". Es fragt sich, für welchen Schaden? Sie enthalten sich der Aktivität, lassen sich stattdessen streicheln, bewegen und elektrisieren. Ihr Verhalten ist ein Ent-Halten. Hier imponiert vor allem die Inszenierung der Person, ihr Schieben, Drücken, Klagen, das wie ein Anklagen kommt, ihre Passivität, ihre Nichtbelastbarkeit, ihr strafendes Symptomverstärken bei Forderungen (subjektiv oft so wahrgenommen, muss nicht immer stimmen). Da werden die oft lange zu kurz gekommenen oder verleugneten Bedürfnisse massiv deutlich. Etwa nach einer langdauernden Diskrepanz zwischen helfender, „selbstloser", was ja auch heißt, sich selbst nicht berücksichtigender Verausgabung und erhoffter, selbstverständlich aber nicht erhaltener sozialer Anerkennung (helfersyndromartig), gefolgt vom

Zusammenbruch der Motivation, einer neurotischen Motivation in solchen Fällen. Entwickelt etwa durch ein rigides Leistungsideal, dem sich der Körper als Instrument unterordnen muss, ein Körper, der nicht mehr ausreichend lustvoll-libidinös besetzt ist.

Verbunden damit gleichzeitig die selbstverständliche Abwehr von ausreichender Erholung (Regressionsabwehr). Eine Last, die auf Dauer nicht geschultert werden kann. Schmerzen treten dann zwar meist spät, aber dafür umso nachhaltiger auf, oft lebenslänglich. Das bisher nicht anerkannte Engagement muss dann endlich und ausreichend entschädigt werden. Darauf besteht ein „Recht" und um dieses Recht wird gekämpft. Und siehe da, hier, aber nur hier, sprudelt die Energie, verbunden mit viel Kondition zur Durchsetzung per Symptom. Die mit dem Selbstbild unvereinbaren (aus Scham, Schuld, Verachtung usw.) regressiven Bedürfnisse können jetzt mittels ärztlich rückengestärkter Legitimation zugelassen werden, ja fordern den Regress von der Gesellschaft. Aber - das Problem auf der relevanten Ebene ist ungelöst geblieben und ebenso oft unlösbar. Dennoch ist zu sehen, wo eigentlich angesetzt werden müsste.

Im Psychojargon könnte man sagen: Depression, Angst, Zwang und Hysterie konvertieren in den Rücken, in wechselnder Mischung und oft in die gemeinsame Endstrecke, die Rentenneurose.

Ein ganz schwieriges Problem ist die Differenzierung zwischen unbewusstem Krankheitsgewinn und vorsätzlichem sozialparasitärem Anspruch. Mir scheint, dass ein langdauernder Krankheitsgewinn oft in letzterem endet. Auch ein Grund für den Sinn frühzeitiger Intervention. Nur dafür gibt es keinen EBM-Rahmen, kein DMP „Verhinderte Chronifizierung." Für manchen klingt diese Darstellung vielleicht zugespitzt, leicht aggressiv. Aber der Kampf auf diesem Feld macht eben auch müde und ärgerlich.

Das kann durchaus das Problem des Therapeuten sein, oft ist es aber unsere emotionale Reaktion (Gegenübertragung) auf die unreflektierte innere Situation des Patienten, dessen Spannung, Aggressivität und Erschöpfung sich im Rücken binden, also damit kein mitteilbares Thema sind. Schließlich bekäme ich für derartige Klärungen auch kaum einen „Heller". Wer spürte bei diesen Patienten nicht selbst oft Ärger, Ungeduld, Verführung zur Polypragmasie, therapeutische Resignation, Abschieben, Depotenzierung im Fach. Immer auch daran denken: das sind oft emotionale Symptome des Patienten, die er nicht anders mitteilen kann, die deshalb per Übertragung bei uns landen.

Dann kommen die chronischen Überweisungen zum Orthopäden, zum Akupunkteur, Schröpfer, Ayurveda usw. Das bringt aber auch für uns den Gewinn einer Pause, bis der Patient nicht selten später wieder landet und dann für immer.

4. Geschichten zu den vielen verschiedenen hinter-(listigen) Gründen von Rückenschmerzen

4.1 Die unerträgliche Last

Eine Verkäuferin, ca 45 Jahre, hat ewig Rückenschmerzen, im CT einen BSP, der zur Klinik passt, neurologische Ausfälle, OP-Empfehlung abgelehnt. Später doch operiert und nach kurzer Zeit erneut Schmerzen. Dazu schon ewig schlaflos, im Grunde unfähig zur Regression schlechthin, chronische Gastritis, 40 Zigaretten pro Tag, einen aggressiven Ehemann, der episodisch trinkt.

Sie kommt immer an Sonnabenden, manchmal Sonntags, lässt sich nie von der Arbeit befreien, aus Angst vor Entlassung. Nach vielen Vorschlägen nimmt sie eine Kur an. Sie kommt deutlich - und wie danach sichtbar, auch anhaltend - gebessert zurück. Nicht wegen der Physiotherapie, wie sie sagt, sondern wegen einer schicksalsähnlichen Mitpatientin und dem Psychologen. Bei beiden konnte sie eine frühe Traumatisierung erzählen: Jahrelanger sexueller Missbrauch durch den Onkel, von der Mutter gewusst, aber aus ökonomischen Gründen (Abhängigkeit) geduldet. Und sie konnte erstaunt wahrnehmen, dass nicht sie das „Schwein" war/ist, sondern die anderen. Die verinnerlichte ewige Selbstabwertung wurde relativiert. Die Last ist nicht weg, aber etwas leichter. Und sie raucht weniger. Die neurologischen Symptome sind reduziert. Sie kommt vierwöchentlich und erzählt von ihrem mühsamen Kampf um Abgrenzung und Behauptung. Natürlich nimmt sie auch noch Medikamente.

4.2 Warum ist denn die ständige Behauptung so schwer

Eine 30-jährige Kaufhallenleiterin hat ein ewiges oberes und unteres HWS-Syndrom, geht aber auch mit starken Schmerzen zur Arbeit, lehnt beinahe erschrocken jedes Ansinnen auf Befreiung ab. Eben diese „Befreiung" ist für sie eigentlich der große Horror - sie war und ist nicht in der Lage, Freizeit, Urlaub oder einen Wochenendtag erholsam zu nutzen. Alle Urlaube sind eine Katastrophe - sie liegt dann nur rum und ist zu nichts anderem als hypochondrischer Selbstbeobachtung mit immer neuen „gefährlichen Entdeckungen" in der Lage. Die Kaufhalle ist ihr Leben, ihr Sinn, ihre Bestätigung, ihr Erfolg, ihr Selbstwert. Warum?

Ihre Beziehungen scheitern immer aus dem gleichen Grund. Entweder ist sie die mütterlich-fürsorgliche overprotective Mama, die alles in der Hand hat und kontrolliert und den Partner nicht erwachsen werden lässt, er könnte dann ja weglaufen. Ist er irgendwann „gesättigt" von Mütterlichkeit, verlässt er den goldenen Käfig. Die Krise ist da. Oder sie steht in abhängiger, verwöhnter, angewiesener, ausgelieferter, passiver Position zum kompetenteren Partner, was eigentlich sehnlichst erwünscht wird, aber ambivalent besetzt ist, da sie sofort fürchtet, ihre mühsam erworbene und immer wieder neu zu bekräftigende Selbstständigkeit zu verlieren, deren sie sich also ständig versichern zu müssen glaubt. Resultat einer schwierigen Sozialisation und der Erfahrungen von zwei gescheiterten Ehen, die die Hölle gewesen seien.

Sie ist nicht in der Lage zu einer konstruktiven Balance zwischen Autonomie und Bezogenheit, Selbstbehauptung und Anlehnung. Arbeit ist Behauptung, aber sie schlaucht mächtig, Passivität ist Enthauptung und damit der soziale „Tod". Lebensgeschichtlich lässt sich das in etwa verstehen. Sie ist das objektiv abgelehnte, ungewünschte Kind neben einem glänzenden etwas älteren Bruder. Sie konnte nie was recht machen, war immer schlechter, wurde nie ernst genommen, stets kritisiert und belächelt, eben nie akzeptiert und geschätzt: eine bagatellisierte Existenz. Alles das wiederholte sich in den zwei Ehen. Eine mit einem Alkoholkranken, die andere mit einem Despoten.

Im Umgang mit ihr kommen diese Tendenzen wieder auf: Impulse, sie nicht ernst zu nehmen, ihr eher Empfehlungen statt Verstehen zu geben, mit Medizintechnologie helfen wollen. Die hat jedoch immer starke „Nebenwirkungen" und wird schließlich abgelehnt. Einige Therapien hat sie ohne Effekt hinter sich, sie spielte immer den Hilfstherapeuten für Schwächere oder die absolut Kampfunfähige, Kranke, zu Schonende. So bleibt es bei „Kriseninterventionen" somatischen und psychischen, dann geht's wieder eine Weile, aber sie kommt immer wieder. Dennoch, die Abstände werden größer. So scheint sie kurze Regressionen (ohne Ohnmacht) und die Dauerbehauptung in ein besseres Verhältnis zu bringen und aushalten zu können.

4.3 Meine Schwäche werde ich mit aller Stärke zeigen

Eine 53-jährige Frau mit chronischem lumbalen Schmerzsyndrom. Partielle Ausfälle L5/S1 führen zur Op., doch danach wird es schlechter bei normalisiertem neurologischen Befund.

Im Laufe der Zeit kommt eine beinahe generalisierte „Fibromyalgie" dazu, besonders Schultern, Arme und Hände betreffend. Die Behandlung erfasst mittlerweile fünf Ärzte: Neurologe, Neurochirurg, Orthopäde, Rheumatologe und der „Allgemeine", gebraucht als Facharzt für Überweisung.

Zwei abgelehnte EU-Anträge führen zum Sozialgericht, wo dann nach ca. 2-3 Jahren die Rente genehmigt wird. Das Leiden ist danach geblieben, aber nicht mehr so drängend.

Ihr Ehemann hat schon Rente, wegen einer Narkolepsie. Er baute aber in diesen Jahren ein Haus fast allein auf. Ein komplizierter Mann, der sich nie einlässt, abwertet, kritisiert, mit allem unzufrieden ist, penetrant for-

dert, den ich am liebsten von hinten sehe. Ihr müsste es eigentlich ähnlich gehen. Seine Krankheit, die schon ca. 10 Jahre währt, hat ihr Leben völlig verändert. Sie war früher eine sehr beliebte Friseuse und danach Kindergärtnerin. Viel Enttäuschung. Aber mit so viel Behinderungen im gesamten Bewegungsapparat kann man ja gar nicht auf den Tisch hauen.

Das typische Procedere in der Sprechstunde:

1. Konsultation: Immer freundlich, lobend, beinahe hofierend, den guten Arzt bestätigend, der ja soooo wichtig ist.

2./3./4. Konsultation: Die Verführung zur Polypragmasie wird realisiert, hilft nicht, die Unzufriedenheit auf beiden Seiten wächst. Probleme gibt es dennoch nicht. Jede Andeutung von evtl. Zusammenhängen zw. Symptomatik und Lebenssituation wird erstaunt ob der Zumutung zurückgewiesen, Überweisungen werden gewünscht. Dabei bleibt es.

Jede weitere „Konsultation" wird als Nichtvorstellung am Tresen erledigt: nur Überweisungen. Hin und wieder Vorstellungen bei blanden anderen Gelegenheiten oder Nöten.

Was passiert: Der emotionale „Mist" bleibt bei mir: pseudoaufgewertet, abgewertet, benutzt, fast miss-gebraucht, klein gemacht.

Ärger und später Resignation beim Therapeuten. Aber auch hier wieder das so wichtige Muster: Sie fühlt sich ziemlich sicher selbst so ähnlich, aber nicht nur in einer begrenzten Begegnung wie ich, sondern im realen Leben, täglich... Wichtig ist das Wahrnehmen des Musters deshalb, weil es mir erlaubt, mich nicht persönlich gekränkt zu fühlen und der Versuchung zu widerstehen, mit gleicher Münze zurückzuzahlen. Mein Befinden reflektiert wesentliche Aspekte des ihren. So behalte ich die Übersicht, bleibe in der schwierigen Gemengelage souverän. Auch bei ihrer Riesenanspruchshaltung. Als wäre himmelschreiendes Unrecht (von anderen!!) gutzumachen. Unverschämte Forderungen, auf Kosten der anderen, bar jeder finanziellen Notlage. Mit einer Vehemenz und Ausdauer vorgetragen, die bei keiner aktiven Therapiemaßnahme auch nur zu 10% da war. Auch hier das so häufige Resümee: Immer dann, wenn der vordergründig stabilisierende, entspannende und absichernde Krankheitsgewinn größer, wichtiger ist, als die krankheitsbedingten Behinderungen, hat Therapie keine Chance, kann sie höchstens begrenzen. Wenn sie diese Energie in die Problemlösung investiert hätte! Aber gäbe es denn eine Lösung? Und welche? Der Ehemann als ewig nörgelnder Patient zu Hause, der bei der kleinsten Belastung einschläft (Narkolepsie) und noch dazu schnarcht. Der Sohn weggezogen, da ewiger Krieg mit der Schwiegertochter. Der Enkel auch weg. Sie selbst lebt ein Leben nur als Pflegerin.

Was noch bleibt sind die ewigen Fahrten zu allen möglichen Ärzten, wie eine Selbstbeschwörung, anmutend, ritualisiert, vielleicht zur Bestätigung

V.6 Der Rücken

des schweren Krankseins und Besänftigung des Gewissens. Objektiv m. E. sicher aber auch deshalb, dass keiner auch nur irgendwelche Zusammenhange sehen kann und der, der sie sieht, wird auf die Funktion des Überweisers reduziert. Welche Alternativen hätte er auch anzubieten.

Literatur:

1. Uexküll: Psychosomatische Medizin. Urban u. Schwarzenberg, München, 1998
2. Dunkel, M.: Rückenschmerz als Psychosomatose. StK, 1/2003
3. Fischer, G.: Ringvorlesung Uni Jena, „Das neue Bild vom Menschen", 2006/2007

V.7 Ich finde nicht mein Maß...
(G. Ehle, 1992) Essstörungen; Adipositas, Anorexie, Bulimie

Ich finde nicht mein Maß... ist Appell, Hilferuf, resignierende Bilanz, trotzige Konfrontation der Familie und des Hausarztes und dem sozialen Umfeld. Ausgelöst werden Hilfsangebote, Ablehnung, Ratschläge, Abwendung, Abwertung, Unverständnis zum Thema Essstörung; Sei es die Magersucht, die Ess-Brechsucht oder die Esssucht. Essstörungen sind ein prägnantes Modell psychosomatischer Erkrankungen. Die Sichtweise ist erweiterungsbedürftig mit dem kulturellgesellschaftlichen Hintergrund und führt damit zum Begriff sozio-psychosomatische Medizin.
Interessanterweise sind in der Psychosomatik-„Bibel" (Th. v. Uexküll u. a. „Psychosomatische Medizin", 1990) im Themenbereich Essstörungen für Adipositas 16 Seiten, für Anorexia nervosa 31 Seiten und für Bulimie 20 Seiten ausgewiesen. Interessant deswegen für den Hausarzt, weil die Epidemiologie, also die Häufigkeit der Fallverteilung, die Adipositas eindeutig favorisiert und damit andere Prioritäten setzt. Konzepte zur Ätiopathogenese und Psychodynamik der Adipositas sind „schwammig", während diese für die Anorexia nervosa und Bulimie deutlicher, bei aller Unschärfe konturiert sind. Anorexie und Bulimie finden wesentlich mehr Interesse beim Psychotherapeuten - da bedrohlicher und mit deutlicherem Therapieauftrag versehen - während die Adipositas dem Hausarzt und Internisten überlassen wird.
Es bleibt ein „trauriges Saldo" der traditionellen Adipositas-Therapie (sprich Diätberatung) zu konstatieren (v. Uexküll).
Bei den Essstörungen steht auf unterschiedlicher Art und Weise der Körper im Mittelpunkt des Interesses - bei Adipositas und Anorexie deutlich, bei Bulimie versteckt. Seelische und soziokulturelle Aspekte bleiben eher verborgen und werden, sowohl vom Patienten als auch dem sozialen Umfeld, einschließlich des Hausarztes, nur auf die körperliche Sicht gerichtet, ansonsten ausgeblendet, abgewehrt, verdrängt, abgespalten, schlichtweg nicht zugelassen und zur Kenntnis genommen. Psychotherapeuten beschreiben diesen (Nicht)-zusammenhang als Alexithymie (Ruesch, Sifneos, siehe v. Uexküll).
Es handelt sich um eine affektive Schonhaltung, die dem Patienten die Möglichkeit gibt, eine tiefgreifende Angst vor einem totalen Zusammenbruch zu verleugnen. Gefühlsmäßige Überforderung des Patienten führt zur Gefährdung des psychophysischen Gleichgewichts und wird bei fehlenden oder unzureichenden seelischen Bewältigungspotentialen in den Körper verschoben „durchgereicht" (M. Geyer, 1985). Für den Hausarzt erscheint es jedoch wesentlicher, dass er nicht an Alexithymie leide, um

eine effektive Beziehungs- und Behandlungsgestaltung zu ermöglichen (Luban-Plozza, 1980).

Adipositas - ich bekam und bekomme nicht genug
Messtechnik-Medizin legte anfangs Wert auf den Broca-Index. Dieser erschien unzulänglich und wurde vom Body-Mass-Index abgelöst. Einfacher, unspektakulärer aber auch unfreundlicher gilt die Feststellung: Menschen, die fett aussehen, sind fett (v. Uexküll). Hyperphagie, gestörtes Körperschema, defizitäres Sättigungsgefühl sind bei der Adipositas die vordergründigen Mechanismen. Auf der psychoemotionalen Ebene bedeutet es: *Ich muss viel bekommen, ich bin mit mir nicht zufrieden, niemand und auch ich können mich zufrieden stellen.* Es sind negative Selbstbeschreibungen und Bilanzierungen, die schwer auszuhalten sind, geschweige denn angenommen werden können. Die alexithyme Abwehr gibt Schutz, wenn da nicht die soziokulturelle Abwertung und Ablehnung wäre, komplettiert durch die reale Bedrohung der Stoffwechsel-, Kreislauf-, Stütz- und Bewegungsorganstörungen. Spätestens jetzt wird der Hausarzt auf den Plan gerufen und fühlt sich in Verantwortung und Pflicht genommen. Was nun?

Ein Fallbeispiel:
Frau S., die schon immer deutlich übergewichtig ist, entwickelt „selbstverständlich" eine intensiv therapiebedürftige Hypertonie mit Herzbelastung, eine Hyperlipidämie und diverse Störungen im Stütz- und Bewegungsorgan. Die Mutter, im Berufsleben Köchin, sowie eine Schwester und eine ihrer Töchter sind ebenfalls deutlich übergewichtig. Frau S. ist verwitwet, der Ehemann verstarb mit seiner Alkoholkrankheit an einem Leberversagen.
Die Gestaltung der hausärztlichen Beziehung und therapeutischen Arbeit rankt sich um die Optimierung der somatischen Therapie.
Gemäß der Devise, immer wieder neue Anläufe zum psychosomatischen Hintergrund der primären Erkrankungen Adipositas zu wagen, endeten in Unverbindlichkeiten. Vorschläge zu Entspannungsverfahren, zentriert auf die Hypertonie, Gespräche zur Lebenssituation, Beratungen zur körperlichen Aktivierung und Adipositas-Gruppentherapie vor 16 Jahren verliefen „im Sande".
Der Hausarzt kommt nicht „ran". Mit Sicherheit hat Frau S. diverse Diäten angewandt, der geduldige Hausarzt plant „für" die Patientin eine verhaltenstherapeutische symptomzentrierte neue Gruppentherapie.

Es sieht so aus, dass der Hausarzt einen größeren Leidensdruck (Budgetdruck einbezogen) als die Patientin hat. Kulawik (1984) beschreibt den Hang zur Bequemlichkeit und Gleichgültigkeit im Umgang mit der Adipositas und seinen Folgen. Die aktuelle Lustbefriedigung ist näher als die ferne, gleich- zeitig schon nahe Qual. Abwehr von Depressivität mit gestörtem Selbstwertgefühl über die Adipositas liegt nahe und befördert diese weiter.

Ein Fallbeispiel:
Die 26-jährige Frau K. gelangt über die psychosomatisch qualifizierte Hausärztin zur Adipositas-Gruppentherapie. Sie leidet an einer extremen Adipositas mit 116kg bei 169cm Körpergröße und Hypertonie, chronisch obstruktiver Bronchitis, sekundärer Amenorrhoe und Partnerlosigkeit. Zwei stationäre Aufenthalte zur Gewichtsreduzierung blieben erfolglos. Die Patientin lebt noch bei den Eltern, ist sozial isoliert und hat dadurch einen erheblichen symptomatischen Leidensdruck. In der Gruppe findet sie Schutz und Hilfe zu neuen Verhaltensweisen. Sie fühlt sich durch erfolgreiche Gewichtsabnahme bestätigt (ca. 40kg), wird zunehmend selbstsicherer und geht bald eine Partnerschaft ein. 2 Jahre später hat sie ein Körpergewicht von 71kg und ist Mutter einer Tochter.

Psychodynamische Therapie benötigt, wenn überhaupt durchgehalten, Jahre zur Gewichtsabnahme, über Aufarbeitung der Lebensgeschichte, Konfliktbearbeitung mit dem Ziel der Erlebnis- und Verhaltensänderung. Verhaltenstherapie stützt sich auf Aufzeichnungen mit Buchführung der Konfliktbereiche, Essgewohnheiten, Nahrungsmengen, mit dem Ziel der Selbstkontrolle und Variation der Genusswahrnehmung. Körperliche Aktivierung ist ebenfalls integrierter Bestandteil der Gruppenarbeit. Ein psychosomatisch qualifizierter Hausarzt, erweitert in seiner Kompetenz zur Gruppenarbeit (z. B. in kontinuierlicher Balintgruppe, die Selbsterfahrung für Gruppenprozesse ermöglicht), ist durchaus befähigt Gruppenarbeit mit Adipositas-Patienten zu „betreiben". Optimistisches Engagement und Enttäuschung liegen dicht beieinander. Die biologistische sogenannte naturwissenschaftliche Medizin lässt nicht locker. Zwillingsuntersuchungen belegen, dass bei 50% und mehr genetische Hintergründe bei der Adipositas vorhanden sind. Das ob-Gen wurde 1994 gefunden. Hinzu kommt, dass eine überzufällige Komorbidität zwischen Depressionen und Adipositas besteht. Das ist nicht gerade ermutigend, wenn sich ein psychosomatisch orientierter Hausarzt an eine ganzheitliche Adipositas-Therapie heranwagt. Genetische Disposition und Hinweise auf überzufällige Depressionsneigung - eine alternative Frage könnte lauten, Ursache und Wirkung oder was war zuerst da, das Ei oder die Henne? - bestätigen den Adipositas-Kranken in seiner passivinaktiven Einstellung und entmutigen den Hausarzt, sich auf eine sozio-psycho-somatische Sichtweise und Behandlung dieser Problempatienten einzulassen. Es ist eine unheilige Allianz zwischen Hausarzt und Patient. J. Willi bezeichnet diese Beziehungskonstellation als psychosomatische Kollusion. Die Begegnung ist gekennzeichnet als ein Schlagabtausch mit Symptomen und somatischem Behandlungskonzept, psychosoziale Sichtweisen bleiben unbeachtet. Naheliegend ist das Angebot von individuellen Gesundheitsleistungen (IgeL), die Adipositas mit Beratung, Verkauf von Diätprodukten, Verordnung von Serotoninwiederaufnahmehemmer und Fettresorptionshemmern zu vermarkten.

Anorexie - ich zeige es Euch
Der ewig kontrollierenden Mutter, die oft nur mit sich beschäftigt ist, dem zuviel abwesenden Vater, dem Clinch in der Mehrgenerationenfamilie mit unübersichtlichen Beziehungen, meinen Geschwistern, die es besser haben als ich, den Mitschülerinnen, die besser ankommen, den Ärzten, die mich sowieso nicht verstehen und mir helfen wollen (ich brauche die Hilfe auch nicht), den Mitmenschen in meiner Umgebung, die schwach und willenlos sind und zuletzt auch mir, dass ich stark und unabhängig sein kann. Meine geheimen Wünsche nach Zuneigung, versorgt und geliebt zu werden, einfach „Ich" zu sein, gehen niemanden etwas an. Mein Körper ist mir nicht wichtig, der war immer und ist unförmig, den kann ich nicht leiden. Wenn ich schlapp mache, bringt das in Ordnung (Ärzte), aber lasst mich in Ruhe!

Ein Fallbeispiel:
Der Hausarzt lernt die 5-jährige K., die von der Großmutter väterlicherseits vorgestellt wird, wegen eines Infektes kennen. Die Eltern arbeiten im Ausland und machen derzeit Urlaub. K verbleibt bei der Großmutter. Der Hausarzt erlebt das Kind sehr ernst, sie hat eine „pummelige" Figur, wirkt mit ihrer hyperopen Brille altklug und wenig kindlich, ist jedoch gleichzeitig an allen Dingen in der Praxis sehr interessiert und wissbegierig. Die verunsicherte Großmutter entschuldigt sich dafür.
Jahre später, die Familie mit K. und ihrer 6 Jahre jüngeren Schwester ist vom Auslandseinsatz zurückgekehrt, stellt sich zunächst die Mutter mit einem Wirbelsäulenschmerzsyndrom vor. Der CT-Befund der LWS beschreibt eine flache Bandscheiben-Protrusion. Sie ist länger arbeitsbefreit, psychosomatische Erwägungen zum Krankheitsbild werden rundweg abgelehnt. Sie wirkt abweisend und gekränkt. In der psychosomatischen Reha-Kur werden jedoch lebensgeschichtlich bedeutsame Beziehungsstö-

rungen zur Mutter deutlich. Sie fühlte sich als Älteste von der Mutter gegenüber ihren Geschwistern benachteiligt und zurückgesetzt. Der empfohlenen Psychotherapie entzog sie sich und wechsele den Hausarzt.
K. stellte sich 14-jährig mit einer langanhaltenden Bronchitis mit Neigung zur Obstruktion vor. Es erfolgte eine intensive Diagnostik und Therapie. Sie kam grundsätzlich allein in die Praxis. Die Mutter soll das ständige Husten für Einbildung und Theater gehalten haben - Meldung an den Hausarzt über „Buschfunk". 16-jährig, gelegentlich noch mit bronchitischer Symptomatik behaftet, fällt dem Hausarzt eine deutliche Unterge-wichtigkeit des inzwischen aufgeschossenen Mädchens auf. Die wegen sistierender Menstruation aufgesuchte Frauenärztin versuchte eine Hormonspiegelbestimmung. Da K. bei der Blutentnahme kollabierte, wurde sie an den Hausarzt verwiesen. Gastroenterale Beschwerden kommen dazu. Der Hausarzt bemühte sich um Kontakte mit den Eltern; Fehlanzeige!
Das klinische Bild der Anorexie wurde mehr als deutlich, jetzt folgten die Eltern endlich der Einladung zum Familiengespräch.
In „zähen" Verhandlungen erreicht der Hausarzt eine Einweisung in eine nahegelegene Klinik für Kinder- und Jugendmedizin. Die Diagnose des Hausarztes wird bestätigt und weitere Psychotherapie empfohlen.
Der Chefarzt berichtet dem Hausarzt über seine Beobachtungen zum Auszug der Familie nach der Entlassung von K.
Vater, ein ehemaliger Offizier, voranschreitend, die Mutter und K. in gebührenden Abstand folgend, tragen die Tasche der Patientin. In einem Einzelgespräch berichtet K. von sexuellen Übergriffigkeiten des Lebenspartners der Großmutter, näheres bleibt im Dunkeln. Die Eltern glauben es nicht. Sie beklagt sich auch über die Bevorzugung der jüngeren Schwester, besonders durch die Mutter. Alle leben unter einem Dach.
Für den Hausarzt bleibt ein unübersichtlich verworrenes Bild der Familiensituation zu konstatieren. Die von ihm empfohlene Psychotherapie bei einer Psychotherapeutin wird nicht realisiert. Sie kommt nicht an. K. bleibt weiterhin untergewichtig in gelegentlichen Kontakten beim Hausarzt. Nach einem Urlaubsaufenthalt mit der Familie schenkt sie dem Hausarzt ein Souvenir und bleibt, inzwischen 18-jährig, weg. Sie wirkte körperlich stabilisiert. Aus Fremdinformationen aus dem nahegelegenen Krankenhaus erfährt der Hausarzt, dass K. mehrfach wegen kollaptischer Zustände kurzfristig stationär behandelt wurde, sie aber regelmäßig nach Stabilisierung schnell das Weite suchte.

Familiendynamisch werden bei der Anorexie bevorzugt Mehrfamilienkonflikte beschrieben. Die Eltern stehen in einem Ambivalenzkonflikt zur Therapie in latentem Widerstand.

Teile der Familie sind anderweitig psychosomatisch krank. Massive Spannungen finden in Symptomen ihren Ausweg (psychosomatogene Familie), bei Unfähigkeit zur Konfliktlösung (Petzold, Studt, v. Uexküll). Kulawik (1984) sieht in der Anorexie eine Reifungskrise zwischen Eigensinn und Autonomiebedürfnissen im Widerspruch zu gefügiger Haltung. Die Anorexie gilt als ältere Schwester der Bulimie (Cierpka, Reich). Sie dient der Abgrenzung von den Eltern und als Distanzgewinn, gleichzeitig die Trennung vermeidend. Rivalitäten können nicht ausgetragen werden. Der Hausarzt gerät in die enge Verfilzung des Familiengeflechts, wird letztendlich ausgegrenzt und erlebt sich in feindlicher Position der „Festung Familie" (H. E. Richter).

Bulimie - Ich schäme mich und hasse mich für meine Gier und meine Unzulänglichkeiten
Ich muss und möchte Erfolg haben, attraktiv, unabhängig und beliebt sein. Konflikten gehe ich aus dem Weg, da ich den Umgang mit Spannungen, Streit und Auseinandersetzungen nicht gelernt habe und sie schwer ertragen kann, lieber ziehe ich mich zurück. Dann fühle ich mich einsam und verlassen, kann mit mir nichts anfangen. Niemand kümmert sich um mich, das kenne ich aus meiner Kindheit. Meine Eltern sind nur mit sich beschäftigt, ich laufe nur nebenher. Wenn ich mich so einsam fühle, tue ich mir was Gutes und esse. Das kann es jedoch nicht sein. Mir geht es zwar vorübergehend besser, aber das Essen bläht mich auf, ich werde fett und alle finden mich hässlich, ich auch. Also, raus damit! Das ist eklig und ich finde mich trotzdem erleichtert. Das Kotzen kotzt mich an, hoffentlich merkt es niemand. Das ich mich so gehen lasse, kann ich mir nicht verzeihen. Ich hasse mich und trotzdem, ich habe schon wieder Hunger, dem ich nicht widerstehen kann. Wenn ich arbeite, viel zu tun habe, oft kann es gar nicht genug sein, denke ich, mit dem dämlichen Essen werde ich fertig. Doch was mache ich, wenn ich frei habe? Meinem Freund versuche ich alles Recht zu machen, aber mit meiner Unruhe gehe ich ihm auf den Wecker. Und außerdem der Bauch, der gefällt ihm sicher nicht. Kein Wunder, dass er nach Anderen schielt (würde er nie zugeben), mit mir kann er sowieso nichts anfangen. Ich mache mit ihm Schluss. Jetzt bin ich frei, aber auch allein. Schrecklich die Sinnlosigkeit, mein Kühlschrank ist randvoll, ich kann nicht widerstehen.

Ein Fallbeispiel:
A, eine 27-jährige grazile und hübsche junge Frau, stellt sich nach hausärztlicher Überweisung dem Psychotherapeuten vor. Sie klagt, über schmerzhafte Störungen im Stütz- und Bewegungsorgan, verstärkt nach

*einem unverschuldeten Verkehrsunfall, und rezidivierende Abdominalbe-
schwerden mit zeitweiligen Miktionsstörungen, die dem Hausarzt den
Verdacht auf seelische Hintergründe der Polysymptomatik aufkommen
lassen. „Ewiges Zuspätkommen" bei einer Psychotherapeutin ließen die
Probetherapie bereits platzen. Die Therapeutin lehnte wegen der permanenten „Disziplinlosigkeit" eine weitere Behandlung ab. In einer psychosomatischen Reha-Behandlung konnte sie durch eine Psychotherapeutin
jedoch für weitere Psychotherapie motiviert werden.*

*Zur Lebensgeschichte: A. ist sich nicht sicher, als 2. Kind erwünscht ge-
wesen zu sein, vielleicht ein Kittversuch der oft zerstrittenen Eltern. Thematisiert wurde dieser Sachverhalt nie in der Familie. Seit der Kindheit
hatte sie das Problem der Unpünktlichkeit. Da sie es allen Recht machen
wollte, verzettelte sie sich. Das Familienklima ist durch gefühlsmäßige
Distanz geprägt. Leistung steht im Mittelpunkt. Die Mutter, alkoholkrank,
derzeit wieder einmal abstinent, bot A. nie emotionale Sicherheit. Der
autoritäre Vater wird eher fordernd erlebt, mit einem Onkel wird in der
Präpubertät eine „eklige" Begegnung erinnert, genauere Fakten sind nicht
erinnerlich. Ständige Streitereien der Eltern machen es A. nicht schwer, die
gewünschte Ausbildung zur Krippenerzieherin in einem Internat durchzu-
führen. Kurzfristige Beschäftigung im Wunschberuf führt zu Bestätigung
und Zufriedenheit. Die „Wende" zwingt, als jüngste im Personal, nach
Entlassung, zur beruflichen Neuorientierung. Sie wählt die Umschulung
zur Hotelfachfrau, die sie mit großem Elan betreibt.*
*Seit der Pubertät leidet A. unter wiederholten Ess-Brechanfällen, die
jedoch geheim bleiben. Im neuen Beruf gerät sie in regelmäßigen Abständen durch Unpünktlichkeit und Unachtsamkeiten in Arbeitskonflikte, auf
die sie regelmäßig mit Essanfällen und nachfolgender Brechsucht reagiert.
Der Kühlschrank ist „knackevoll". Ein Diebstahl von Lebensmitteln, in
einem Supermarkt, bringt sie in eine hochnotpeinliche Beschämungssitua-
tion. A. beklagt sich über ihr unzulängliches weibliches Image (zu wenig
Busen). Anfangs angstvoll erlebte Sexualität wird später befriedigend
erlebt. Sie spürt jedoch, dass sie in Partnerschaften Selbstaufgabe praktiziert. Sie tue alles, was der Partner wolle, oder was sie glaube, für ihn
machen zu müssen. Wird dieser Zusammenhang bewusst, bricht sie abrupt
die Beziehungen ab oder bringt sie durch permanente Unpünktlichkeit und
Unzuverlässigkeit zum Scheitern. Auch der männliche Psychotherapeut
erlebt diese reinszenierten Verhaltensmuster, vermutlich gegen den Vater
und Männer mit unbewusst treibenden Kräften gerichtet. Sie ist zu den
vereinbarten Terminen häufig unpünktlich (stört damit den Zeittakt der
Sprechstunde), verhandelt über Terminverschiebungen und sagt kurzfristig*

Termine ab. Nachdem die „Erprobung" des Therapeuten zufriedenstellend ausgeht, kommt es zu befriedigender therapeutischer Arbeit.

Bulimie ist eine von vielen Geheimnissen geprägte Krankheit. Multiple somatische Beschwerden verdecken das Thema der Essstörung. Im genannten Fall hatte der Hausarzt ein richtiges Gespür. In überzufälliger Häufigkeit wird die Bulimie bei insulinpflichtigen jungen Diabetikerinnen (Typ I) vorgefunden, wobei die Ess-Brechsucht regelhaft dem Behandler verschwiegen wird und damit die Schwierigkeiten einer zufriedenstellenden Diabetesbehandlung im Dunkeln bleiben. Das Selbstkonzept der Patientin definiert sich über körperliche Attraktivität, im Gegensatz zur Anorexie, in der Weiblichkeit abgelehnt wird. Der Bulimie geht jedoch bei etwa 50% eine Anorexie voraus; ein Hinweis auf eine langandauernde Reifungsstörung. Um die Körperlichkeit und weibliche Identität ranken sich massive Ängste und Schamgefühle. Sehnsüchte nach Selbstkontrolle, Makellosigkeit und reale bzw. fantasierte Erwägungen zu Defekten finden ihren „Ausweg" in der Ess-Brechsucht mit dem Konflikt zwischen Außen und Innen. C. Maiß (1998) beschreibt einen psychodynamischen Zirkel.
Die Symptomatik der Bulimie bekommt eine Eigendynamik (unabhängig von der Schwere der Persönlichkeitsstörung).
Sie weist nachdrücklich darauf hin, dass für die spezialisierte Psychotherapie der Bulimie nicht die Schwere der Persönlichkeitsstörung entscheidend ist, sondern die aktiv-strukturierende Therapiekonzeption erforderlich und hilfreich ist.

Abb.1 C. Maiß, 1998 (Psychotherapiewoche Weimar)

Gutes Bild von sich außen - gleichzeitig süchtiges Verhalten mit:
... ... regressiv passiven Tendenzen (Drogen, Tagträume) innen
... . überaktiven Tendenzen (Arbeitssucht) außen.

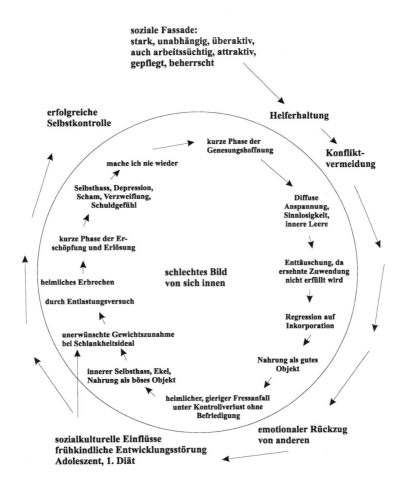

V.7 Ich finde nicht mein Maß...

Literatur:

1. Elile, G.: Ich finde nicht mein Maß. Verlag Volk und Gesundheit, Berlin, 1992
2. v. Uexküll, Th.: Psychosomatische Medizin. Urban & Schwarzenberg, München, Wien, Baltimore, 1990
3. Geyer, M.: Das Ärztliche Gespräch. VEB Verlag Volk und Gesundheit, Berlin, 1985
4. Grabhorn R. et al.: Scham u. Soziale Angst bei Anorexia-Bulimia nervosa. Zeitschrift f. Psychosomatische Med. u. Psychotherapie 51, 179-193, 2005
5. Kulawik, H.: Psychotherapie bei somatischen Erkrankungen und Funktionsstörungen. VEB Gustav Fischer Verlag, Jena, 1984
6. Willi, J.: Die Zweierbeziehung. Rohwohlt, Reinbek, 1975
7. Petzold, E. R. / Studt, H. H.: Psychotherapeutische Medizin. de Gruyter, Berlin, New York, 2000
8. Richter H.- E.: Patient Familie. Rohwohlt, Reinbek, 1970
9. Maiß, C.: Vortrag 6. Weimarer Psychotherapiewoche, 1998
10. Luban-Plozza, B. / Pöldinger,W.: Der psychosomatisch Kranke in der Praxis. Springer Verlag Berlin, Heidelberg, New York, 1980
11. Reich, G. / Cierpka, M.: Psychotherapie bei Essstörungen. Georg Thieme Verlag, Stuttgart, New York, 1997
12. Scheerer, S. / Schmidt, A. / Scheerer, B.: Adipositastherapie in der Allgemeinmedizin - Behandlungsansatz und erste Ergebnisse. Z. Klin. Med. 44, 878-879, 1988
13. Schusdziarra,V.: Adipositas-Moderne Konzepte für ein Langzeitproblem. 1. Auflage UNI-MED Bremen, 2000

VI Die Sorgenkinder in der Hausarztpraxis
VI.1 Viel verloren - alles verloren
Die Angst und die Depression

Real erlebte, drohende, fantasierte u. befürchtete Verluste an Leib und
Seele

**1. Hoffnung auf Erlösung - die Macht der Psychopharmaka
und der Spezialisten**

Gebetsmühlenartig wird die Klage vorgetragen, Angstkrankheiten und
Depressionen werden vom Hausarzt nicht erkannt, unzureichend behandelt, schlichtweg verkannt. Diese Feststellung ist in der Fachliteratur und
in öffentlichen medizinischen Medien oft präsent und bedient die Hoffnung, dass nur entweder Spezialisten und/oder geeignete Medikamente das
unerträgliche Kranksein heilen könnten.

Das Gespräch und die Beziehung *bewusst außen vorlassend,* steht im
Mittelpunkt das Pharmakon.

Depression hat viele Gesichter
• Präparat A: kennt sie alle!
• Die Kraft der Natur
• Phytotranquilizer, natürlich von ...
Könnte Sissi heute noch glücklich sein?
• Präparat B: ausgewogen und leistungsfähig
• Stellt die normale Leistungsfähigkeit wieder her
• Wirkt angstlösend
• Stabilisiert die Stimmung
Bei allen Depressionen schnelle und starke Wirksamkeit
• Präparat C: langanhaltender Effekt, sehr gute Verträglichkeit
Bewährt bei den Niederschlägen des Lebens
• Präparat D:
Breit wirksam, gut verträglich, 1 x täglich
• Präparat E: u. s. w.

In der Tat ist die differenzierte Verordnung von Psychopharmaka entsprechend der Zielsymptomatik bei Depressions- und Angstkrankheit ein unbe-
dingtes „Muss" und ein tragendes Behandlungselement. Dem Hausarzt ist
die Bürde aufgetragen, auch hier umfassende Kenntnisse der Pharmakokinetik, der speziellen Wirkungsweise (trizyklische, tetrazyklische Antidepressiva, MAO-Hemmer, selektive Serotonin-Wiederaufnahmehemmer,
selektive Serotonin- und Noradrenalin-Wiederaufnahmehemmer, selektive
Noradrenalin-Wiederaufnahmehemmer und sogenannte atypische Antidepressiva und zu guter Letzt die antidepressiv wirksamen Phytopharmaka

des Johanneskrauts) bereitzuhalten. Die Herausforderung, den differenzierten Einsatz von Antidepressiva und Anxiolytika mit entsprechenden Kenntnissen, Fähigkeiten und Fertigkeiten zu meistern, ist eine zusätzliche Bürde im hausärztlichen Alltag.

Muss er doch auch die medikamentöse Diffenzialtherapie der chronisch-ischämischen Herzkrankheit, der Hypertonie, der kardialen Rhythmusstörungen, der Stoffwechselstörungen, der Schmerzkrankheit, der Malignome, viralen und bakteriellen Infektionen, chronisch-obstruktiven Lungenerkrankungen, der rheumatischen Erkrankungen, der Osteoporose und vieles mehr in seinem täglich abrufbaren Repertoire haben.

Schulungsprogramme für verschiedene vorwiegend chronische Erkrankungen sind im Schwange (in der damaligen DDR von Loesch inaugurierte Patientenseminare als hilfreiche ärztliche Gruppenarbeit) vorgeschlagen.

Das ärztliche individuelle Gespräch des Hausarztes zum Krankheitserleben und zur Krankheitsbewältigung droht zu kurz zu kommen.

Behandlungsleitlinien, von Spezialisten der Krankheiten konzipiert, sind oft weder „budgettauglich" noch an die Verhältnisse der hausärztlichen Arbeitsweise ausreichend adaptiert.

Bleiben das hausärztliche krankseinbezogene Gespräch und die Arzt-Patient-(Familien)-Beziehung im Dschungel der differenzierten Pharmakotherapie, der Leitlinien und der spezialistischen Medizin noch erforderlich, sinnvoll und zeitgemäß?

Der Hausarzt steht als „ewiges Auslaufmodell" - in der Herausforderung Depressions- und Angstkrankheit, wie schon so oft in seiner Existenzberechtigung - zur Disposition.

Aus landärztlicher Sicht ergibt sich oft folgendes Bild:

Mobile und relativ autonome Patienten finden unkomplizierten Zugang zur spezialistischen Medizin, sie verbleiben oft dort, werden unter dem Zauberwort „Patientenbindung" bevorzugt behandelt. Bei zunehmender Immobilität und „austherapierter" Erkrankung ist der Hausarzt „Endstation Sehnsucht" mit Multimorbidität, Multipharmakotherapie, Multidiagnostik und Begleitungsauftrag für den letzten Lebensabschnitt.

Das „Auslaufmodell Hausarzt" hat u. a. eine wichtige Besonderheit - im Gegensatz zum Spezialisten, (den hausärztlich arbeitenden Internisten ausgenommen), mit langfristigen Terminen (womöglich quartals- und EBM-gesteuert), ist seine Sprechstunde ungehindert zugänglich. Es ist eine enorme Belastung für den Hausarzt, aber auch eine Chance für den in Not geratenen Patienten, das Gespräch zu suchen. Gefragt ist die Fähigkeit, im Gespräch die Gegenübertragung - ich fühle mich wie der Patient, konkordante Gegenübertragung; ich bekomme eine Rolle zugewiesen, komplementäre Gegenübertragung - als Diagnostikum und Therapeutikum sinnvoll und hilfreich einzusetzen. Es kommt möglicherweise zum Flash (blitzartiges gemeinsames Verstehen der Patientensituation und der Arzt-Patient-Beziehung) wie im folgenden *Fallbeispiel:*

Die hektisch-ängstliche Patientin platzt förmlich in die Sprechstunde und wünscht sofortige Blutdruckmessung, da sie eine massive Blutdruckerhöhung befürchtet. Der Hausarzt geht mit einer verbalen Intervention auf ihre offensichtliche Angst ein und spricht seinen Eindruck von der Patientin direkt an: „Angst - Hektik, vielleicht auch Wut und Ärger?"
Die Gegenübertragung vermittelt dem Hausarzt, verstehender, tröstender Zuhörer, passagerer Komplize zu sein. Hintergrund für den Hausarzt ist die Kenntnis der familiären Situation. Die ansonsten resolute Patientin hat enorme Schwierigkeiten, sich gegen die schwerkranke dominanzbedürftige Schwiegermutter und den behinderten, oft klagsamen und fordernden Ehemann durchzusetzen. Die hausärztliche Intervention beinhaltet: „Hier können Sie ungestraft Ihren ganzen Ärger rauslassen und über die missliche Situation auch jammern", verblüffte die Patientin sichtlich und ließ blitzartig die Anspannung versiegen. Die nachfolgende Blutdruckmessung ergab Normwerte.

2. Das Problem der „Losigkeit"
Angst und Depression - zwei Seiten einer Medaille

Übereinstimmend wird in der Fachliteratur von einer hohen Inzidenz und Praevalenz von Angst- und Depressionserkrankungen im Klientel des Hausarztes ausgegangen. Epidemiologische Untersuchungen bestätigen die Annahmen der fachspezifischen Lehrbücher (Kasper, Möller 1995; Studt, Petzold 2000; Sulz u. a. 1985; Struck 2000) zu diesem Sachverhalt. Statistik ist die Zahlendarstellung der Häufigkeit im Moment (Inzidenz) und im Verlauf (Praevalenz), die bei Erkrankungen, Beratungsanlässen dann den Hausarzt unweigerlich bei über 1% auf den Plan rufen, bei Angst und Depression zweifellos gegeben.

Worum geht es? Im Vordergrund wird die „*Losigkeit*" als Symptomenvielfalt angeboten. Geklagt wird über Appetit*losigkeit*, Verlust körperlichen Wohlbefindens und multiple Schmerzen besonders im Stütz- und Bewegungsorgan, teilweise in Verbindung mit anfallsweisen Herzkreislaufbeschwerden, Gleichgewichtsverlust, Schwindel (mein Kreislauf spielt verrückt!), Schlaf*losigkeit, Mutlosigkeit*, Freud*losigkeit*, Antriebs*losigkeit*, Beziehungs*losigkeit*, Sinn*losigkeit,* Hoffnungs*losigkeit*, Existenz*losigkeit*, Rat*losigkeit* (auch der Angehörigen). Im körperlichen Untersuchungsprogramm findet der Hausarzt auch oft Befund*losigkeit*. Er kann sich jedoch auch in überwertiger Befundbeurteilung von Grenzbefunden und Nebenbefunden, als Suche nach einem Strohhalm - vielleicht für Arzt und Patient entlastend - verrennen. „Beliebt" sind EKG-Interpretationen, Laborbefundinterpretationen und Interpretationen von Röntgenaufnahmen. *„Na, bei dieser Wirbelsäule!, bei diesen Blutdruckwerten! (zu hoch - kein Wunder, dass Ihnen schwindlig ist, zu niedrig - da müssen Sie ja kollabieren!)."* Der Hausarzt wandelt in der „Grauzone", Bewertung somatischer Befunde und Wahrnehmung der Gegenübertragung: Wie erlebe ich mich und den Patienten in der Begegnung, welchen Auftrag bekomme ich von ihm, warum kommt er gerade jetzt zu mir, woran fehlt es ihm? Multiple somatische Symptome in verschiedenen Organsystemen - es werden „dicke Tüten" der Karteikarten, M. Balint - rufen ebenso multiple diagnostische und therapeutische Handlungen auf den Plan. Beim Innehalten, Besinnen auf das ausgelöste Gefühl im Arzt - Stichwort Gegenübertragung - wird deutlich, dass massive Hilfsappelle an den Arzt adressiert sind:

„Tu etwas mit mir, ich bin hilflos und ratlos."

Der verstaubte Begriff der larvierten Depression oder Angststörung meldet sich nachdrücklich zurück im vielfältigen somatischen Beschwerdeangebot, besonders bei Älteren. Im seelischen Bereich - Stimmungs-, Gefühls- und Wahrnehmungseinschränkung - vorgetragene Beschwerden, lösen beim Hausarzt diagnostische Erwägungen nach ICD-10 oder, wenn bekannt, klassifikatorische Suche im DSM-IV (Diagnostisches und statistisches Manual der Amerikanischen Psychiatrischen Gesellschaft) aus, um ICD-10 oder DSM-IV kriteriengestützte Therapiemaßnahmen einzuleiten.

• Welches Antidepressivum oder Anxiolytikum ist einzusetzen, was kostet es?

• Ist eigene Kompetenz für den differenzierten Einsatz von Psychopharmaka ausreichend vorhanden?

• Ist ambulante oder stationäre spezialisierte Behandlung angezeigt?

• Besteht ein tragfähiges soziales Netz?

Auch hier lohnt es sich für den Hausarzt innezuhalten und sich zu hinterfragen: *Was weiß ich bisher von diesem Patienten, seiner Familie, seiner Lebensgeschichte, seinen sozialen Beziehungen? Bin ich versucht, schnell zum Rezeptblock, Überweisungsschein oder Ratschlägen zu greifen, zu beschwichtigen, zu trösten oder in das Klagen des Patienten über die Familie, die Nachbarn oder die Gesellschaft einzustimmen? Oft eine fatale Identifikation und Bestätigung des Patienten. Welche Saiten meiner eigenen „Losigkeit" sind hier angeschlagen - Ratlosigkeit, Hilflosigkeit? Ist mein ärztliches Selbstwertgefühl in der Begegnung mit diesem schwierigen Patienten in Gefahr, bin ich den Anforderungen gewachsen, kann ich mich mit Mitgefühl vom Mitleid abgrenzen? Wie meistere ich die eigenen Krisen mit Bedrohung des Selbstwertgefühls und der Existenz?*

Auf diese Fragen gibt es Antworten: in der Balintgruppe! Gefährdung und Bedrohung des Selbstwerts und der Existenz des Patienten - ob erlebt, befürchtet, fantasiert, oder in Zukunft erwartet - finden einen gemeinsamen Nenner in der „Losigkeit", dem Grundkonflikt der Depression und Angst. In der Stresshormonforschung werden zwischen Depression und Angst keine Unterschiede gemacht (F. Holzboer, 2009). So erscheint es für den Hausarzt kaum überlegenswert, wenn nicht gar müßig, darüber nachzudenken, was die Unterschiede zwischen Angst und Depression im ICD-10 und DSM-IV für die Begegnung mit dem Patienten ausmacht.

3. Was sagen die Experten zur Depression und Angstkrankheit?

In der Affektforschung (R. Krause, 2000) ist man sich nicht sicher zu trennen zwischen Angst und Depression. Die Primäraffekte Wut, Angst, Trauer, fehlende Freude stehen im engen Zusammenhang mit depressiven Reaktionen, wobei Schuld und Schamgefühl als sekundäre Folgen von nicht auslebbarer *Trauer* und *Wut* in der Symptomatik deutlich werden. Das Ergebnis misslingender Verlustbewältigung ist orientiert auf Hoffnungslosigkeit, Mutlosigkeit, gelernter Hilflosigkeit und permanenter Selbstentwertung. Oft ist es die Angst als Symptom, die den Patienten zum Arzt treibt. Die Trennung zwischen Angst und Depression bleibt unscharf und führt in die Grauzone der Diagnostik (S. Kaspar, H. J. Möller, 1995). Die Komorbidität gilt als gemeinsamer Nenner. Im ärztlichen Alltag ist eine überhastete Biologisierung im Umgang mit Angstpatienten und depressiven Patienten mit Einsatz von entsprechenden Psychopharmaka an der Tagesordnung. Dabei werden unbewusste Hintergründe vernachlässigt. Kaum ein Krankheitsbild wird in der modernen Medizin so häufig fehldiagnostiziert, wie das vielgestaltige Bild der „Angstneurose". Somatische Befunde mit Abweichungen befördern Hilflosigkeit und Angst in einem Circulus vitiosus. Dem Arzt wird eine Rolle als „Hilfs-Ich" zugewiesen (H. Thoma, H. Kächele, 1986), der in anderer Sichtweise als „dominanter Anderer" zur Stützung der eigenen Identität für den depressiven Patienten erforderlich ist (H. H. Studt, E. R. Petzold, 2000). Objektverlust ist für depressive und Angstpatienten gemeinsam. Es geht zum Einen um Trennungsfantasien, Zuwendung- und Liebesentzug, Strafandrohung und Schuldgefühlen und zum Anderen um Existenzverlust für Körper und Leben. In der Depression rankt sich der zentrale Konflikt um die Bedrohung, Gefährdung, Destabilisierung und Entwertung des sozialen Ichs. In der Angstkrankheit geht es um Bedrohung, Gefährdung, Destabilisierung und Entwertung des Körper-Ichs (Thomä, H. Kächele, 1986). Der zentrale Konflikt um das soziale und Körper-Ich ist oftmals komplementär vorhanden; ein weiterer Hinweis dafür, dass Depression und Angst zwei Seiten einer Medaille sind. Das prämorbid instabile soziale und Körper-Ich ist bei auslösenden Situationen gekennzeichnet durch einen alexithymen Erlebnismodus: *Angst - Trauer - Neid - Wut werden ausgeblendet* und „unter den Teppich gekehrt". Negative Emotionen, wie Enttäuschungen, Kränkungen und Verlusterlebnisse, obliegen der Verleugnung. Es bleiben depressiv-ängstliches Denken, Bewertungen und Gefühle haften: *Selbstentwertung, Schuldgefühle, Selbsthass, Hilflosigkeit.* Die verhaltenstherapeutische Theorie macht die kognitive Triade verantwortlich.

1. Negative Selbsteinschätzung
2. Negative Zukunfteinschätzung
3. Gelernte Hilflosigkeit, basierend auf selektiver wahrgenommener negativer Lebenserfahrung (S. K. D. Sulz u. a. 1985)

Lewisohn misst dem Vorgang Fehlen und Verlust an positiven Verstärkern und der Löschung aktiven Verhaltens eine zentrale Rolle in der depressiven Erkrankung zu. Beck beschreibt spezifische depressionsfördernde Störungen kognitiver Mechanismen, die zu verzerrter Wahrnehmung der Welt führen. Daraus ergeben sich dysfunktionale informationsverarbeitende Mechanismen, die wiederum Defizite im Sozialverhalten auslösen. Die negativen Kognitionsmuster werden verstärkt:
Ich bin nichts, ich kann nichts, keiner will mit mir etwas zu tun haben.
Fritz Riemann (1961), der „Altmeister" tiefenpsychologisch-analytischer Sichtweise beschreibt vier Grundformen der Angst:

• Die Angst vor der Selbsthingabe, als Ich-Verlust und Abhängigkeit erlebt, Hintergrund der schizoiden Neurosenstruktur.
• Die Angst vor der Selbstwerdung, als Ungeborgenheit und Isolierung erlebt, Hintergrund der depressiven Neurosenstruktur.
• Die Angst vor der Wandlung, als Vergänglichkeit und Unsicherheit erlebt, Hintergrund der zwanghaften Neurosenstruktur.
• Die Angst vor der Notwendigkeit, als Endgültigkeit und Unfreiheit erlebt, Hintergrund der hysterischen Neurosenstruktur.

Der Zusammenhang zwischen Angststörung und Depression wird in dieser Synopsis von Symptomatik und Neurosenstruktur verdeutlicht: Warum wird in dieser Lebenssituation der Patient mit Angst und/oder Depression krank? Der psychodynamische Fokus kann gegebenenfalls in der therapeutischen Begegnung „verwörtert" werden.
S. K. D. Sulz u. a. beschreiben 1985 schlagwortartig das Problem der Depression (und Angst) verschiedener Psychotherapiesichtweisen.

• *Depression als ausbeuterisches Ersatzgefühl und Chronifizierung unangemessener kindlicher Überlebensschlussfolgerungen in der Transaktionsanalyse und existentiellen Verhaltensmusteranalyse.*

• *Depression als Konflikt aus leistungsbezogenen Doppelbindungsbotschaften der Eltern in der systemorientierten Familientherapie.*

• *Depression als Ergebnis elterlicher Normüberwachung und daraus resultierender instabiler Selbstbewertung in der Psychoanalyse.*

• *Depression als Ergebnis einer fremdbestimmten starren Konzeptionalisierung in der humanistischen Gesprächspsychotherapie Hintergrund ist dabei ein überhöhtes Selbstideal und damit ein verbundenes negatives Selbstbild, einmündend in den zentralen Konflikt zwischen Autonomie- und Abhängigkeitswünschen.*

• *Depression als Retroflexion von aggressiven Gefühlen auf sich selbst in der Gestalttherapie.*

• *Depression als Verlust von Lebensenergie in der Bioenergetik.*

• *Depression als Fehlen von Wahlmöglichkeiten im Konzept des neurolinguistischen Programmierens (NLP) und der Psychotherapie nach Milton Erickson.*

Der Hausarzt fragt sich, was nützen mir diese „abgehobenen" theoretischen Konstrukte für meine Arbeit an dem Patienten. Das Fehlen einer schulenübergreifenden Theorie der Depressions- und Angstkrankheit ist ein gravierender Befund für die Komplexität und Kompliziertheit. Kein Wunder, dass die Vorstellung der biologischen Psychiatrie mit dem Konzept der gestörten Neurotransmittersysteme am ehesten dem Hausarzt zusagen und sein therapeutisches Handeln maßgeblich bestimmen. Nicht unerwähnt soll bleiben, dass Angstkrankheit und Depression nur im System der gesellschaftlich-ökonomisch-soziokulturellen Ebene, der Familien und Beziehungen, als der interaktionellen Ebene, der intrapsychischen und biophysikalisch-biochemisch (einschließlich der Transmittersysteme) Prozesse im Zusammenhang mit wechselseitiger Beeinflussung verstehbar sind.

4. Depression und Angst im Alter - nur ein biologisches Problem?

Mit zunehmendem Alter werden Angst und depressive Zustände eher körperlichen Erkrankungen, vor allem Gefäßerkrankungen im zerebralen Stromgebiet und Hirnstoffwechselstörungen zugeordnet und die Therapie darauf ausgerichtet. Der differenzialdiagnostische Bogen ist über Störungen der zerebralen Durchblutung, altersdementen Zuständen vom Alzheimer-Typ, somatisierten Depressionen bis zur depressiven Pseudodemenz weit gespannt. Ältere Menschen orientieren sich bevorzugt auf das

Krankheitserklärungsmodell einer körperlichen Erkrankung. S. Freud meint dazu: „Das Ich ist vor allem ein Körper-Ich." So sind körperliche Beschwerden vorrangig die Eintrittskarte für ärztliche Behandlung und Appell an die soziale Umwelt (E. Fikentscher, 1994). Sowohl beim Behandler, als auch beim Patienten und seiner Familie, lösen Körpersymptome eher Furcht vor dem Vorliegen bedrohlicher, organischer Erkrankungen aus, mit entsprechender Kanalisierung in das medizinische System. Gesundung könnte eine Verschlechterung dergestalt darstellen, dass Kontakt und Verwöhnungsmöglichkeiten ausbleiben.

Verlusterlebnisse werden auch im Alter mit psychosomatischen Krankheitsreaktionen (Erstmanifestation von Asthma bronchiale, Colitis ulcerosa, Gefäßkrisen u. a.) und somatoformen Störungen auf dem Boden von Ängsten und Depressionen beantwortet. Wegbereitend dazu sind verminderte Adaptationsfähigkeit, Immobilität, Instabilität und Inkontinenz (M. Rassek, 1984). Spezifische Verlusterlebnisse sind Tod des Partners oder naher Bezugspersonen, abnehmende Leistungsfähigkeit, Verlust vertrauter Sozialrollen, nahendes Lebensende, verbunden mit der Sinnfrage des Lebens. Bei „normal Trauernden" finden sich Hoffnungslosigkeit, herabgesetztes Selbstwertgefühl und Suizidgedanken nicht. Die depressiven psychischen Kernsymptome sind Antriebslosigkeit, Freudlosigkeit und Defizite im Selbstwertgefühl (A. Kurz 1999).

Merksätze für die Praxis bezüglich Depression im Alter
1. Verlust der Lebensfreude, pessimistische Sicht der Zukunft und nachlassender Antrieb sind keine normalen Folgen des Alters, sondern Warnzeichen für eine Depression.
2. Depressionen zeigen oft ein atypisches, somatisch gefärbtes Erscheinungsbild und einen chronifizierten Verlauf.
3. Depressionen werden häufig durch belastende Lebensereignisse und -umstände angestoßen. Dennoch ist eine pharmakotherapeutische Behandlung meist sinnvoll und aussichtsreich.
4. Trauerreaktionen gehen häufig in behandlungsbedürftige Depressionen über.
5. Depressionen älterer Menschen sprechen in der Regel ebenso gut und ebenso rasch auf eine antidepressive Medikation an wie Depressionen jüngerer Patienten.
6. Wegen ihres günstigeren Nebenwirkungsprofil sollten bei älteren Patienten die neuen Antidepressiva eingesetzt werden.
7. Die Wirksamkeit der Kognitiven Verhaltenstherapie und der Interpersonellen Therapie ist auch bei älteren Patienten belegt.

Besonders im Alter ist die Kormobidität von Depressionen und Angst, aber auch mit psychosomatischen Störungen vorhanden. Der alternierende Verlauf depressiver und schwerer Erkrankungen ist bemerkenswert.

Fallbeispiele:
Eine hochbetagte, mehrere Jahre in tiefer Depression versunkene Patientin taucht während einer Pneumonie plötzlich wie Phönix aus der Asche auf. Die schwere depressive Symptomatik erschien dem Hausarzt wie weggeblasen. Leider sank die Patientin nach „erfolgreicher" Pneumoniebehandlung wieder in die Depression.
Eine 68-jährige Patientin mit einer wiederkehrenden Major-Depression hatte gleichzeitig eine behandlungsbedürftige Hypertonie. Der Blutdruck erwies sich als guter Indikator für die psychische Situation. Stieg der Blutdruck bei gleichbleibender Hochdruckbehandlung an, blieb die Depression weg, sank der Blutdruck, war regelmäßig mit einer erneuten depressiven Phase zu rechnen, die auch eintrat: Für den Hausarzt das Signal, das Antidepressivum höher und das Antihypertensivum niedriger zu dosieren.
Bei Akzeptanz des Arztes und des Patienten (und seiner Familie) einer depressiven Angstkrankheit (übereinstimmendes Krankheitsmodell) sind Gespräche zur Bilanzierung des Lebens, Trauer, Biografie, Verlusterlebnisse und zum nahenden Tod sinnvoll, aber schwierig oder beide verharren in Gesprächen zu somatischen und anderen medizinischen Maßnahmen im Sinne einer kollusiven Verstrickung.

Der Hausarzt, sein depressiv-ängstlicher Patient und die Beziehung
1. Angst zu zweit - der dominante Andere
Die 63-jährige Frau F. ist seit etwa 30 Jahren wegen Migräne, aseptischer Nekrose des Kahnbeins, Hypertonie, Bandscheibenprotrusion mit dezenten neurologischen Ausfällen ohne OP-Indikation und gemischter Fettstoffwechselstörung in überwiegend hausärztlicher und gelegentlicher spezialisierter Behandlung. Sie wirkte oft ängstlich, leicht kränkbar und weder körperlich noch psychisch belastbar. Beim Hausarzt löste sie das Gefühl des sich Kümmern und sie Versorgen müssens aus. Sie erlernte das autogene Training, nahm an einer Gruppenpsychotherapie teil und war danach über etliche Jahre psychisch stabilisiert. Die nosophobe ängstliche Haltung konnte sie nie recht aufgeben, die bei den genannten Diagnosen den Hausarzt voll in Anspruch nahm. Vor etwa einem Jahr suchte sie ohne Absprache mit dem Hausarzt einen Internisten mit Professorentitel auf, der die internistischen Diagnosen bestätigte, medikamentös geringfügig umstellte und offenbar wenig weiteres Interesse für die Patientin und ihre

Ängste zeigte. Sie kehrte zum Hausarzt zurück, entschuldigte sich für ihre Eigenmächtigkeit, da sie sich wegen zunehmender Beschwerden keinen Rat mehr wusste.

Zwei Söhne hatten seit längerem eigene Familien, die jüngste Tochter, die mit vielen haus- und kinderärztlichen Vorstellungen und Behandlungen ihr besonderes Augenmerk erforderte, ging aus dem Haus, ihre inzwischen verwitwete Mutter zog indessen ein. Der beruflich vorher aktive Mann, den sie als sehr dominant und wenig einfühlsam beschreibt, befindet sich nun auch im Ruhestand und erkrankt an einem radikal zu operierenden Prostatakarzinom. Es bleiben Impotenz und kompensierte Blaseninkontinenz zurück. In diesem zeitlichen Zusammenhang kompliziert sich die Situation in der Partnerschaft über alternierende Hochdruckkrisen als somatisches Angstäquivalent, die Internisten und Klinik erforderlich machen, teilweise ohne den Hausarzt, denn: „Sie waren ja nicht erreichbar." Die Klinik, der Internist und der Urologe des Ehemannes verwiesen danach an die Zuständigkeit des Hausarztes. Der Hausarzt fühlte sich während der „Krisensituation" teilweise über- und hintergangen und mit latenten Vorwürfen begegnet. Andererseits gab es auch ein Gefühl der Entlastung aus diesen schwierigen Beziehungsverhakungen. In Gesprächen zur derzeitigen Lebenssituation, des auf sich Zurückgeworfen seins, der realen Existenz der ebenfalls ängstlich-empfindsamen Mutter im Familienverband, ergab sich ein annehmbarer gegenseitiger Konsens. Erst spät, nach Mitteilungen aus der modernen Literatur zur Traumaforschung, konnte das Thema der „Kriegskinder", die Patientin war 7-jährig, als sie auf der Flucht aus den deutschen Ostgebieten Tod, Elend und Vergewaltigungen der Mutter sehen und erleben musste, angesprochen werden.

Jetzt wurden auch die chronischen Schlafstörungen mit Alpträumen der Mutter dem Hausarzt verständlich. Mit ihr wurde diese Problematik bisher nicht angerührt. Sich stützend auf die 30-jährige Beziehung wagt der Hausarzt einerseits die von Spezialisten und Klinik vorgenommene medikamentöse Einstellung „budgetfreundlicher" zu modifizieren, andererseits auch das alternierende Rollenspiel der Partnerschaft zwischen Dominanz und Unterwerfung anzusprechen. Es trat wieder Ruhe ein, an den somatischen Parametern auch gut ablesbar.

2. Verlorene Hoffnung - was nun?

Frau G. lebte einträchtig mit Ehemann und Sohn, gesundheitlich lange weitgehend unauffällig in einem Einfamilienhaus. Sie war Köchin in der Schulküche, hatte wenig erträgliche Kontakte zu ihren jüngeren Kolleginnen und war eher durch beißende Kommentare über ihre Kolleginnen und Nachbarn, gepaart mit großer Neugier, in der Umwelt präsent. Der

Ehemann, ein Landwirt, verstarb nach einer diagnostischen Odyssee (M. Hodgkin, Toxoplasmose, Tuberkulose im Halsbereich) an einem Retropharyngealkarzinom mit finaler Arrosionsblutung der Carotis interna unter dramatischen Umständen zu Hause. Frau G. war äußerst gefasst, der 20-jährige Sohn hingegen adressierte seine Wut und Enttäuschung direkt an den Hausarzt, dieser akzeptierte den Gefühlsausbruch und blieb gelassen, denn er fühlte sich nicht verantwortlich für das Unzureichende der Medizin, da er sich sorgfältig um den Patienten bei diesem komplizierten Krankheitsverlauf bemüht hatte. Später erfolgte ein klärendes Gespräch. Mit bevorstehendem Ende der Berufstätigkeit erkrankte Frau G. an einem Wirbelsäulenschmerzsyndrom. Rückblickend sah sie diese Erkrankung als Beginn der Depression. Langfristige Arbeitsunfähigkeit und Physiotherapie hatten wenig Erfolg. Eine Kur wurde vom Rentenversicherungsträger mit der Begründung abgelehnt: „Die vom Hausarzt vorgelegten Befunde sind für eine rehabilitive Maßnahme leider nicht ausreichend" - ein übliches Zeremoniell, den schwarzen Peter der Ablehnung der Leistungsgewährung dem behandelnden Arzt (besonders dem Hausarzt?) zuzuschreiben. Eine Störung der Arzt-Patient-Beziehung wird so zwingend initiiert. Der Hausarzt ist wütend, die Patientin gekränkt und abgewertet. Im zeitlichen Zusammenhang mit der Altersberentung und der Partnerfindung des Sohnes (eine Stadtfrau und sogar mit Kind) erkrankte Frau G. an einer Major-Depression: Ängste, Hoffnungslosigkeit und das Gefühl der Sinnlosigkeit machten sich breit. Ambulante medikamentöse antidepressive Behandlung und nachfolgende stationäre psychiatrische Behandlung änderten kaum die schwere, teilweise vitale Symptomatik.

Als Konflikthintergrund wurde in der Klinik die unverständige Haltung des Sohnes ausgemacht, genährt durch die Klagen der Patientin. Damit wurde sie bestärkt in ihrem Krankheitserklärungsmodell, der wenig einfühlsame Sohn trage hauptsächlich Anteil an der Erkrankung. Die von der Klinik vorgeschlagene Psychotherapie der nunmehr 61-jährigen Patientin bei einer Verhaltenstherapeutin kam nicht zustande.

Wiederum eine Kränkung und das Gefühl, nichts wert zu sein. Der beim selben Hausarzt, wegen einer Hypertonie behandelte Sohn stellte unmissverständlich klar, seine eigenen Pläne der Lebensgestaltung nicht zur Disposition zu stellen.

Deutlich wird, dass ohne ausreichend kritische Kenntnisse des biographischen Hintergrundes der Patientin vorschnell ein Schuldiger für die Misere der Patientin gefunden wurde, als Verstärkung der depressiven Position, auch als Chronifizierungsfaktor zu bewerten. Frau G. bekam Erfahrungen mit allen herkömmlichen und modernen Antidepressiva (von MAO-Hemmern bis zu den neueren SSRI) ohne Erfolg. Die Patientin, auf

den Hausarzt zurückgeworfen, richtete ihre ganze Hoffnung an ihn. Dieser, psychotherapeutisch qualifiziert, wollte sich „raushalten, wegen zu großer Nähe" - wer zu nah dran ist, ist zu weit weg
Er wählte regelmäßige psychosomatische Gespräche (das längst überzogene Psychosomatik-Zusatzbudget ignorierend) mit vorsichtigen Erörterungen der Biografie, den Lebens- und Zukunftsplänen, die nicht ihren Wünschen und Fantasien entsprachen, den Verlusterlebnissen und Kränkungen dort und damals und im Hier und Jetzt. Danach erfolgte die Mitverordnung des vom mitbehandelnden Psychiater empfohlenen antriebsstimulierenden TZA. Mit dem Psychiater ist eine langjährige kollegiale Zusammenarbeit möglich. Frau G. ist in der Anamnese, seit einem Jahr, psychisch stabil und hat eine zwischenzeitlich subkapitale Humerusfraktur „unbeschadet" überstanden. Sie stellt sich wegen Hypertonie in langfristigen Abständen beim Hausarzt vor.

3. Tut etwas - ich bin hilflos!
Oder der Prophet im eigenen Lande gilt nichts

Frau Z., jetzt 86-jährig, wurde vor 10 Jahren, nach dem Tod ihres Ehemannes, von einer ihrer vielen Töchter in deren Familie geholt. Der vorherige Behandler, in der gemeinsamen Landarztrunde sitzend, wünschte viel Erfolg mit dieser „schwierigen" Patientin. Der Hausarzt konnte diesen gut gebrauchen, da er die Tochter aus misslingenden Kontakten, wegen somatoformer Schmerzzuständen kannte, die ihn nach Versuchen, seelisch-familiäre Hintergründe ihrer Beschwerden anzusprechen, entrüstet verließ. Die Patientin Frau Z. benötigt Behandlung wegen einer Hypertonie mit Herzbelastung, beiderseitiger Coxarthrose, inzwischen mit Hüftgelenksendoprothesen versorgt, Schwindelzuständen, Schmerzen im gesamten Rücken, in Arme und Beine ausstrahlend, Appetitlosigkeit und pessimistischer Weltsicht - kurzum einer Depression. Kaum in der Familie und beim neuen Hausarzt angekommen, setzt eine Spirale von massiven Forderungen zur Schmerzbehandlung von Kindern und Enkelkindern ein. Es werden Überweisungen zu Schmerztherapeuten verlangt, auch widerwillig gewährt, der Versuch adäquater haus-ärztlicher Behandlung mit Opioden, in Verbindung mit einem Antidepressivum konnte von der Patientin nicht angenommen werden: „Diese Nebenwirkungen!"
Es wird klar, Stellvertreter werden mobilisiert. Die Patientin selbst meint, alles geschehe ohne ihren Willen, nur die Beschwerden seien so unerträglich. Eigentlich habe sie nur dem Drängen ihrer Familienangehörigen nachgegeben. Ihr könne sowieso keiner helfen. Glücklicherweise hatte der Schmerztherapeut ebenfalls ein Depressivum für erforderlich gehalten und es mit Erfolg verordnet. Das gleiche Medikament wurde nunmehr ange-

nommen und es kehrte endlich - wie lange? - Ruhe in die Behandlungssitu-
ation beim Hausarzt ein. Der andere Dominante war wirksam. Während
der ganzen Zeit behielt der Hausarzt - aus Kenntnis der psychologischen
Zusammenhänge mit notwendiger Mobilisierung der Stellvertreter, der
Rolle des anderen Dominanten zur Krankheitsbewältigung - Ruhe und
Gelassenheit in der Behandlung der schmerzgeplagten Patientin.

4. Nur ein Eisen im Feuer -
Selbstwahrnehmung und Bestätigung nur über Leistung und Erfolg

Der 19-jährige Herr G. konnte in seinem bisherigen Leben im wesentlichen
nur eines vorweisen - Leistung, Arbeit (er nennt es schuften). So war es in
der Kindheit auf dem elterlichen Hof der Mutter. Der leibliche Vater setzte
sich, ohne dass er ihn kennen lernen konnte, in den Westen ab. Der ältere
Bruder schien von der Mutter bevorzugt worden zu sein. Beide verstehen
sich nicht gut. Den Suizid der Ehefrau und das spurlose Verschwinden des
Sohnes mit „Nullbockphilosophie" beantwortete er mit dem, was er kann-
te: „Schuften". Als jemand, der nach Meinung der Umwelt goldene Hände
hatte, gründete er nach der Wende einen Baubetrieb, mit dem er jedoch
trotz intensiver Anstrengungen in folgenschwere finanzielle Schwierig-
keiten und Rückschläge geriet, da er es versäumte, klare schriftliche
Verträge mit seinen Geschäftspartnern auszuhandeln. Diese Niederlagen
brachen ihm in seiner manischen Betriebsamkeit letztendlich das Kreuz
und Genick. Er erkrankte an einem operationsbedürftigen LWS-Band-
scheibenprolaps und kurze Zeit später an einer noch nicht operationsbe-
dürftigen HWS-Bandscheiben-Protrusion. Hinzu kam der Führerschein-
verlust durch Fahren unter Alkohol. Die Lebenspartnerin drohte mit
Trennung. Alles schien verloren.

Jetzt war der bisher wenig in Anspruch genommene Hausarzt gefordert, bei
Depression und postoperativer Schmerzproblematik. Die Behandlung erfolgte mehrdimensional:

• intensive Physiotherapie
• medikamentöse Therapie mit einem selektiven Noradrenalin-Wiederaufnahmehemmer
• tiefenpsychologische Kurzzeittherapie, alles in „einer Hand"

„Ein Kunstfehler?" Die Abstinenzregel wurde bewusst außer Kraft gesetzt.
Der Hausarzt kennt den Patienten und seine Familienbeziehungen, man
spielte gelegentlich zusammen Skat. Die erforderliche Einleitung der Be-
rufsuntauglichkeitsbegutachtung wurde gemeinsam betrieben.

VI.1 Viel verloren - alles verloren

In Anbetracht der Ausgangssituation traten die Schwierigkeiten der Behandlung ein: Physiotherapie war angenehm, aber half nicht, das Medikament bewirkte auch nichts, die Psychotherapie drehte sich im Kreise. In der Gegenübertragung war über weite Strecken die konkordante Position vorherrschend: Versagensgefühle, Überforderung, Lustlosigkeit, Ratlosigkeit. Die komplementäre Position fand sich in der Funktion als Hilfs-Ich: Aufträge zur Tagesplanung, Klärung der finanziellen Situation, Entzerrung der selektiv negativistischen Krankheitssicht und Ermutigung, positive Aspekte im Kranksein und der Lebensbewältigung wahr- und anzunehmen. Es erfolgte vorsichtige Annahme vom Patienten. Mit Erhalt des positiven Rentenbescheids und damit Gewinn an existentieller sozialer Sicherheit kam es zu schnellem Abbau der Symptomatik. Der Hausarzt befürchtet bei dieser bipolaren Störung das Ausschlagen des Pendels in die manische Richtung und muss für den Patienten auf der Hut bleiben.

Literatur:

1. Fikentscher, E.: Das Körpererleben des älteren Menschen und Imaginationstherapie in der Psychosomatischen Grundversorgung. In: M. Geyer / R. Hirsch (Hrsg.) Psychotherapie in der Psychosomatischen Grundversorgung. Johann Ambrosius Barth, Leipzig, Heidelberg, 1994
2. Hausotter, W. / U. Bäcker: Diagnostik und Therapie von Depressionen.
Der Allgemeinarzt 19/2000, 5, 1454-1463, 2000
3. Holzboer, F.: Biologie für die Seele. C. H. Beck, München, 2009
4. Kasper, S. / J. Möller (Hrsg.): Angst- und Panik-Erkrankungen.
Gustav Fischer Verlag, Jena, Stuttgart, 1995
5. Kleespies, W.: Vom Sinn der Depression. Ernst Reinhardt Verlag, München, Basel, 1998
6. Krause, R.: Neue Befunde der Affektforschung zur Depression.
Zsch., psychosom. Medizin, 46, Vandenhoek & Ruprecht, Göttingen, 331-348, 2000
7. Laux, G. / W. E. Müller (Hrsg.): Altersdepression: Erkennen und Behandeln.
LinguaMed Verlags GmbH, Neu-Isenburg, 1999
8. Praxisleitlinien in Psychiatrie und Psychotherapie. Band 5, Behandlungsleitlinien Affektive Erkrankungen. Steinkopf, Darmstadt, 2000
9. Rassek, M.: Psychosomatische Syndrome im Alter aus psychoanalytischer Sicht in Gerontopsychiatrie. Hanssen-Symposium, H. Radebold (Hrsg.), 1984
10. Riemann, F.: Grundformen der Angst. Ernst Reinhardt Verlag,
München, Basel, 33. Auflage, 2000
11. Struck, M.: Depression - was ist das? Deutscher Universitätsverlag, Wiesbaden, 2000
12. Sulz, S. D. (Hrsg.): Verständnis und Therapie der Depression.
Ernst Reinhardt Verlag, München, Basel, 1985
13. Studt, H. H. / E. R. Petzold (Hrsg.): Psychotherapeutische Medizin. Walter de Gruyter, Berlin, New York, 2000
14. Thomä, H. / H. Kächele: Lehrbuch der psychoanalytischen Therapie. Band 2 Praxis, Springer Verlag, Berlin, Heidelberg, New York, Paris, London, Tokio, 1992

VI.2 Rahmen oder Käfig

Der Zwang

1. Zwänge in der hausärztlichen Arbeit: (von A bis Z)

Um den Zwängen und Zwangssymptomen seiner Patienten begegnen zu können, bedarf es einer Analyse und Bewusstmachung eigener persönlicher Zwänge und insbesondere professioneller Zwänge in der Organisation der Hausarztpraxis.

W. Fischer (1993) beschreibt für die Entstehung einer Zwangsstruktur (Sozialisation) die Charakterisierung der Erziehung hinsichtlich Sauberkeit, Pedanterie, Ordnungsliebe, Leistung (Sollen und Müssen) und die Verbote der Spontaneität und in der Lust am Neuen. Zwangshandlungen sind definiert als wiederholtes und scheinbar zweckmäßiges Verhalten nach Regeln und in der Stereotypie.

Die Erfolglosigkeit des Vermeidens oder Ignorieren der Zwangsgedanken ist vorprogrammiert. „Honni soit qui mal y pense - Ein Schelm, wer Böses dabei denkt" lässt sich gut übertragen auf das bürokratisch juristisch überfrachtete Regelwerk hausärztlicher Tätigkeit. Es gibt gute Gründe für den Hausarzt, seine eigenen Zwänge zu erkennen, die in der eigenen Biografie (hier Ansatz für Balintarbeit) aber auch in externen Rahmen- oder Käfigbedingungen vorliegen.

Zwänge von A - Z für den Hausarzt

A: Der kollektive *Arzneimittelregress*, der auch Pathologen, Laborärzte und Psychotherapeuten träfe, ist zwar gesetzlich bei offensichtlicher Widersinnigkeit vom Tisch, der Individualregress lauert jedoch wie ein Damokles-Schwert über dem Hausarzt. Von Spezialisten im Krankenhaus (fernab von jeglicher ambulanter Realität) und Fachpraxen festgelegte medikamentöse Behandlungsempfehlungen müssen vorerst vom Hausarzt übernommen und wenn möglich in mühseliger Kleinarbeit entzaubert werden. Besonders der Hausarzt auf dem Lande, fernab von Fachpraxen, hat die therapeutische Verantwortung für immobile multimorbide Patienten zu tragen. Der Arzt hat das Morbiditätsrisiko am Hals, nicht der Leistungsträger.

B: Über die allgegenwärtige *Bürokratie* wird soviel geklagt und gestritten, dass sich die vertiefende Diskussion zu diesem Thema eigentlich erübrigt: *B*evormundung von nichtärztlichen Mächtigen im medizinischen Verwaltungssystem sind systemimmanent kaum zu ertragen, geschweige denn zu stoppen.

C: Das *Chaos* von noch etwa 200 Krankenkassen beschert dem Hausarzt eine Anfragen- und Berichtsauftragsflut, im Hintergrund ist das SGB V allgegenwärtig. Die Portokosten trägt bei Bereitstellung von Freiumschlägen der Versicherte mit seinen Beiträgen, sonst der Hausarzt aus dem gedeckelten Honorartopf.

Fazit: Der Versicherte und der Leistungserbringer (Hausarzt) finanzieren einen Arbeitsmarkt von Hunderttausenden Beschäftigten im heillos zersplitterten Krankenversicherungssystem. Eine Beendigung dieses Unfugs (z. B. im Wirtschaftsleben beliebte Lösung durch Fusionierung) brächte Hunderttausende Beschäftigte dieser Körperschaften in das Arbeitsamt. Versicherte und Leistungserbringer finanzieren den Arbeitsmarkt, ein Satz mit gewollter Redundanz.

D: Datenschutz wird allerseits als höchstes Gut der Demokratie gepriesen. Die Realität vertragsärztlicher Tätigkeit repräsentiert den gläsernen Patienten und Arzt. *D*iagnosen sind bei Beihilfepatienten gefordert, private Krankenversicherer sind auch daran brennend, aber unberechtigterweise interessiert. *D*auermedikation multimorbider Patienten zerrt in unerträglicher Art und Weise am individuellen Arzneimittelbudget. *D*urchschnittsideologie kennt in Budgetfragen zu Arznei-Heilmittel-Hilfsmittel-Verordnungen zwischen Land- und Stadtarzt keine Unterschiede.

E: Am grünen Tisch beschlossene *Einsparungen* hat der Hausarzt in Sprechstunde und Hausbesuch zu vertreten und zu verantworten. Die *E*ntfremdung ärztlicher Tätigkeit folgt auf dem Fuße. *E*rfolgszwang hausärztlicher Arbeit würden manche Kassenfunktionäre gern mit der Honorarbereitstellung gekoppelt sehen.

F: Freiberuflichkeit des Hausarztes degeneriert zum freien Mitarbeiter der Krankenkassen auf eigenem Risiko. *F*orensische Konsequenzen lauern in allen Ecken, von der aut-idem-Regelung bis zur Leichenschau. *F*ortbildungszwang wird permanent gefordert, um auch von Engpässen in der medizinisch-sozialen Versorgung und politischen Fehlentscheidungen in der Krankenhauspolitik abzulenken.

G: Gutachter des MDK, die nicht immer gut auf die legitimen Interessen des Hausarztes und seines Patienten achten, treffen am grünen Tisch manche wundersame Entscheidungen, die realen Bedingungen und Situationen wenig angemessen erscheinen. Der Begriff *G*esundheitsreform offenbart eine sprachliche Fehlplazierung: „Kann die Gesundheit reformiert werden?"

H: Hauskrankenpflege zu verordnen und zu koordinieren ist ureigenstes Spezifikum hausärztlicher Tätigkeit. Sinnfreie Festlegungen und akribische Befunddokumentation, peinliche Restriktionen der Pflegegesetzgebung zwingen den Hausarzt ständig, den Patienten innerlich zu verlassen, um bürokratischen Vorgaben zu dienen. Der *H*onorarverteilungsmaßstab (HVM) oder „*H*onorarvermeidungsmaßstab" (auch HVM) dient der Mangelverwaltung in vielfältigen Varianten bundesweit.

*H*onorargerechtigkeit bleibt systemimmanent auf der Strecke. Das hausärztliche Helfersyndrom, nicht umsonst, aber kostenlos zu arbeiten, endet im Burnout-Syndrom, Unattraktivität des Berufes oder in merkantil gesteuertem Zynismus.

I; Igel könnte gut ein Unwort des Jahres in der ambulanten Medizin sein, denn individuelle Gesundheitsleistungen entpuppen sich als Zwang zur Gewinnoptimierung. Das Zielklientel betrifft nicht nur den Anspruchsvollen, sondern vielmehr den chronischen Kranken in seiner Not. Merkantilität ersetzt ärztliche Arbeit zur Krankheitsbewältigung.

Der *I*CD-10 bringt Transparenz in der Verwaltung von Diagnosen, zwingt den Hausarzt zur Mitführung praxisrelevanter ICD-Kodierungsmanuale in der Sprechstunde und das besonders belastend im Hausbesuch.

J: Jederzeit wird der Hausarzt am Krankenbett oder in der Praxis erwartet, hausärztliche Verantwortung und notwendiger Selbstschutz sind auf ständigem Kollisionskurs. Die *J*urisprudenz sitzt dem Hausarzt latent im Nacken, steuert unsichtbar und doch zwingend den Praxisalltag.

K: Krankenkassenallmacht ist gegenwärtig und produziert massenweise Anfragen zur Arbeitsunfähigkeitsdauer, zur Notwendigkeit von Hilfsmitteln und ständiger Rechtfertigung ärztlichen Tuns.

L: Leichenschau ist ein brisantes Thema; rechtsmedizinische Forderungen sind inhaltlich nachvollziehbar und gesetzlich gestützt, gehen aber an der hausärztlichen Realität weitgehend vorbei.

Das *L*aborbudget erinnert an EU-Stillegungsprämien für Landwirte. Wer nichts anbaut oder in unserem Falle nichts untersucht, wird dafür mit einem Bonus bedacht.

*L*eitlinien werden zu oft von Spezialisten entworfen für Diagnostik und Behandlung. Die Umsetzung in der hausärztlichen Praxis scheitert aus fachspezifischen und ökonomischen Gründen. Beispiele sind u. a. Hypertonieprogramme und Diagnostik- und Behandlungsrichtlinien von Stoffwechselerkrankungen.

M: MDK ist für viele Hausärzte ein Reizwort. Berichtsanfragen en masse... und Entscheidungen am grünen Tisch nach Aktenlage ist kein Rahmen, sondern Käfig hausärztlicher Verantwortung und Autonomie.

Einmischung im Interesse der Leistungsträger kompliziert zusätzlich die schwierige Arbeit an und mit dem chronisch Kranken. *M*edikamentenverordnungen werden nicht unbedingt vom Sachverhalt, sondern von Preislisten der Pharmaindustrie gesteuert. Die *M*edien spiegeln einerseits unverblümt, oft verzerrt die gesellschaftliche Realität wider, können jedoch gleichzeitig nicht der Versuchung widerstehen, unter dem Deckmantel „Informationsauftrag" ein Zerrbild ärztlicher Tätigkeit in Klinik und Praxis vom selbstlosen Gutmenschen bis zum skrupellosen Abzocker menschlichen Elends darzustellen. Hier sind Auflage und Einschaltquote die wesentliche Triebfeder. Seifenopern über Ärztinnen in Klinik und Praxis sind nach Karl Marx „Opium für das Volk". Groß aufgemachte Skandalberichte werden lediglich von mageren Korrekturen im Kleindruck ins rechte Licht gesetzt.

N: Notfälle gehören zum hausärztlichen Alltag, zwingen zu Flexibilität und Kreativität, bringen den Praxisalltag aus dem mühselig gestalteten Gleichgewicht. Der volle Warteraum muss beschwichtigt, ge- und vertröstet werden.

*N*on-Compliance ist in Leitlinien und evidenz-basierter Medizin nicht vorgesehen. Das nicht gelingende Diagnostik- und Therapie-Management wird dem Hausarzt angelastet, wem sonst?

Die Sorge um die *N*achfolge bei Praxisaufgabe gewinnt zunehmend an Bedeutung. Von Kassenfunktionären und anderen Leistungsträgern in den 90-iger Jahren gebetsmühlenartig vorgetragene Klagen über die Ärzteschwemme geraten zunehmend zur Farce, ein nicht mehr haltbares Argument in der Ursachenforschung zur Kostensteigerung, ja zur angeblichen Kostenexplosion in der medizinischen Versorgung.

Zuviel Ärzte - zuviel Kranke; zuwenig Ärzte - gefährdeter Sicherstellungsauftrag für die medizinische Versorgung, „logisch?". Da würden die Funktionäre der Krankenkassen gerne einspringen. Der Reichskanzler Bismarck und die Gründer der Reichsversicherungsordnung müssen sich im Grabe umdrehen. Die Versicherung, Krankenkasse ist nicht mehr für den Kranken zuständig, sondern der Kranke für die Krankenkasse, für deren Existenz verantwortlich.

O: Ohnmacht im Umgang mit bürokratischer Überregulierung hausärztlicher Arbeit hat einen bedeutsamen demotivierenden und hemmenden Einfluss auf das berufliche Selbstverständnis. Der allseits inzwischen festgestellte Hausärztemangel, nicht nur in den neuen Bundesländern. Landzuschlag war in der damaligen DDR ein Rettungsversuch des landärztlichen Landarzt.

P: Prüfungen zu Arzneimittel-, Heil-, Hilfsmittel- und Krankenhausverordnungen. Diese reihen sich zwanglos in die Instrumente zur Demotivierung ärztlicher Selbstbestimmung und zum Zweck der Willfähigkeit ein (cui bono?). *P*auschalen in der Honorarpolitik eignen sich hervorragend zum „Dienst nach Vorschrift". Facharztpraxen machen zufälligerweise am Quartalsende Schließung durch Urlaub (es gibt ja noch den Hausarzt). Der Landarzt muss präsent bleiben.

*P*atientenwechsel ist immer eine Frage an Beziehung, sie zwingt den Hausarzt zur kritischen Reflexion seiner Arbeit. Antworten und Entlastung finden wir in der Balintgruppe, die die Beziehungslosigkeit der *P*ostmoderne, der Beliebigkeit von Beziehungen per Handy in der Informationsgesellschaft deutlich macht (Scheerer 2001). *P*lausibilitätsprüfung ist ein beliebtes Instrument der Machtausübung der KV (aber als Service und Dienstleistungs-Unternehmung sich selbst verstehend?): Ein FA für Allgemeinmedizin, Psychosomatische Medizin und Psychotherapie wird für die Vertretungssprechstunden in der Allgemeinmedizin einer „Plausi-Prüfung" unterzogen, weil allgemeinmedizinische Tätigkeit nicht zum „Kerngebiet" der Psychosomatik gehört. Es liegt keine Zulassung für Allgemeinmedizin vor, Zulassung gilt vor Kompetenz. (Form ist wichtiger als Inhalt!- eine bekannte philosophische Frage).

Q: Quacksalberei und komplementäres *Q*uerulantentum als Fehlbewältigung von Krankheitsanforderungen haben in der aufgeklärten Gesellschaft Hochkonjunktur. Informationsüberfluss zu Gesundheit und Krankheit schaffen die neue postmoderne Abhängigkeit, als solche nicht erkannt, sondern in Gegenabhängigkeit agiert. Der Hausarzt, falls überhaupt beansprucht, ist als Dekodierer und Weichensteller gefragt. Überspitzt formuliert, müsste er täglich mehrere Stunden mit dem Lesen von Illustrierten und Verfolgen von Fernsehsendungen zum Thema Gesundheit und Krankheit verbringen, um adäquate Antworten geben zu können, sonst ist Erklärungsnotstand angesagt.

Über anerkannte Fortbildungsnachweise erworbene Zertifizierungen sind nach Meinung einiger Politiker noch nicht ausreichend, im Gegensatz dazu gibt es aber weder freiwillige Fortbildung, noch obligatorischen Fortbildungszwang für die Profession des Politikers, geschweige denn für eine Altersbegrenzung ihres Tun.

R: Regressandrohung ist das ständige Damoklesschwert über den Hausarzt. „Sind Sie fit für den Regress?" *R*ichtlinienvereinbarungen sind sinnvoll, die Heckenschnittmethode ist nicht sinnvoll. Hausärzte im städtischen oder landärztlichen Arbeitsfeld sind differenziert zu betrachten. *R*egressforderungen (Heilmittel, Arzneimittel, Hilfsmittel) sind gleichbedeutend Gehaltskürzungen von Feuerwehrmännern, wegen überzogenem Löschwasserverbrauchs. *R*entenbegehren in kostspieligen *R*ehabilitationsverfahren machen wenig Sinn, dort abgewehrt zu werden.

S: Scheinzahl, *S*cheindurchschnitt, *S*cheinverdünner, Begriffe aus der vertragsärztlichen Hexenküche, lösen magisches Denken aus. Die hausärztliche Existenz ist davon tangiert und wir hangeln uns in Gefühlsschwankungen zwischen Hoffnung und Enttäuschung von Quartal zu Quartal, dem heiligen Zeitmaß von Vertragsarzt und Kassenpatient. *S*chwerstkranke bringen den bürokratischen Apparat erst richtig in Schwung. Anfragen zu notwendigen Hilfsmitteln (Infusionspumpen, Decubitusmatratzen etc.) flankieren die mühevollen Anstrengungen des Hausarztes um den Patienten, in der Koordinierung und Kooperation mit der Familie und professionellen Pflegediensten.

T: Termindruck ist ein geläufiges Zwangsmittel für den Hausarzt. Eilige Anfragen von Versicherungsgesellschaften versprechen bei schneller Beantwortung einen Honorarbonus. Anfragen der Krankenkassen überschlagen sich förmlich. Das Amt für Soziales und Versorgung steht dem nicht nach: „Im Interesse Ihres Patienten". *T*otenscheinausfüllung und Leichenschau haben unverzüglich zu erfolgen, wenn es sein muss in zweizeitigen Aktionen, da sichere *T*odeszeichen nicht primär diagnostizierbar sind.
Das *T*elefon ist besonders am Montag mit Werbeangeboten, Nachfragen der Krankenkassen und besonders mit Umfragen der Pharmaindustrie „willkommen".

U: Unfälle und Notfälle geschehen grundsätzlich zur *U*nzeit. Am Freitag schwingt nach 13 Uhr mancherorts grundsätzlich der Anrufbeantworter das Zepter. Der Hausarzt ist plötzlich für alles zuständig und kompetent, aber eben nur zur *U*nzeit.
Das Helfersyndrom impliziert konsequent die *U*ndankbarkeit des Patienten, das Bundesverdienstkreuz oder eine Schadensklage winken gleichermaßen am Horizont, letzteres wesentlich wahrscheinlicher. Balintgruppenarbeit wäre ein wirksames Therapeutikum des Helfersyndroms.

V: Verwaltungsarbeiten erstrecken sich von Zuarbeiten für das Steuerbüro bis zu Schriftverkehr mit Prüfungsstellungnahmen und Arbeitsschutzregelungen für den Praxisbetrieb.

Versicherungen beauftragen den Hausarzt mit Befundberichten, die jedoch gutachterliche Äußerungen beinhalten, aber als solche nicht ausgewiesen sind. Das angebotene Honorar demaskiert den Versuch von Dumpingpreisen als trojanisches Pferd. Der Hausarzt, als Anwalt seines Patienten, ist einerseits zur objektiven Befundung verpflichtet, die Kunst des Weglassens ist andererseits im Interesse des Patienten geboten.

Vertretung für Urlaub oder Erkrankung ist an die gleiche Gebietsbezeichnung gebunden, Inhaltlich aus gutem Grund, wird jedoch bei eskalierendem Facharztschwund (gemeint ist der Facharzt für Allgemeinmedizin), in absehbarer Zeit immer schwieriger zu realisieren.

W: Wertschätzung für hausärztliches Selbstverständnis muss ständig behauptet werden, sei es für MDK-Anfragen oder Kuranträge.

Widerspruch ist der Regelfall. „Die von Ihrem Hausarzt vorgelegten Befunde sind leider nicht ausreichend, eine weiterbestehende Arbeitsunfähigkeit oder Rehabilitationsmaßnahme zu begründen." Der Hausarzt bekommt den „Schwarzen Peter" zugesprochen. Die Arzt-Patient-Beziehung ist gefährdet. „Wehrt Euch" ist der Auftrag, aber im Dschungel der Bürokratie ist ein dafür Verantwortlicher schlecht auszumachen.

Weiterbildung zum Facharzt für Allgemeinmedizin ist zunehmend weniger attraktiv. Die Nachfolge in hausärztlichen Praxen bei Abgabe ist ungewiss. Der Verkauf der Praxis als Altersversorgung wird Fiktion.

XY: Ein Begriff für die faktisch unbedeutende Existenz des Hausarztes.

„*XY ungelöst*" als Fernsehsendung für ungelöste Kriminalfälle findet keine Lösung für das Hausarztsterben. Wer sind die Täter, die Hintermänner? Die Politik sicher nicht. Sie beschwört in Sonntagsreden die Wichtigkeit der Hausarztmedizin, quer durch alle Parteien.

Z: Zusammenarbeit mit spezialisierten Fachgebieten auf partnerschaftlicher Ebene ist eine Grundessenz qualifizierter Hausarztmedizin.

Regional unterschiedlich und sicher nicht immer, stellt sich die Frage, wer fühlt sich verantwortlich und wer übernimmt die Verantwortung für einen multimorbiden, damit budgetunfreundlichen Patienten?

Der mobile budgetfreundliche Patient bekommt einen sicheren Platz beim Spezialisten, blockiert Termine, die zeitnahe Zusammenarbeit zwischen Hausarzt und Spezialist gelingt nicht. Die Balintgruppen, mit Teilnehmern aus verschiedenen Fachgebieten, verhindern die von M. Balint präzise beschriebene „Verzettelte Verantwortung". Der Hausarzt tut gut daran, seinen Patienten Spezialisten zu empfehlen, mit denen ihn eine gute kollegiale Zusammenarbeit verbindet, Zeitdruck besteht permanent. Wird er vom Patienten ausgelöst, ist es ein wichtiger Befund, gewonnen aus der reflektierten Gegenübertragung, für das Kranksein und die Krankheitsbewältigung. Die indirekte Gegenübertragung als Druck der Gesellschaft lässt sich nicht über den Patienten bearbeiten.

2. Zwangsstörungen in der Hausarztpraxis
- oft geht es um Sicherheit und Macht -
Zwangskrankheiten, im engeren Sinne der neurotischen Persönlichkeitsorganisation, finden wir weniger beim Hausarzt, eher im Klientel des Psychiaters oder Psychotherapeuten. Andererseits sind Patienten mit Zwangsstörungen und dem zwanghaften Verhalten oft eine zeitraubende Crux, geben jedoch in der reflektierten Gegenübertragung hilfreiche Befunde zum Krankheitserleben und der Krankheitsbewältigung. Ich fühle mich gezwungen, penibel und präzise Befunde zum Stoffwechsel, zu anderen somatischen Parametern ständig zu liefern. Bedient werden Angstabbau und Sicherheitsbedürfnis des Patienten.

Ein Fallbeispiel:
68-jähriger ehemaliger Gutsdirektor, mit Hypertonie und einem kompletten metabolischen Syndrom, einschließlich einem Diabetes mellitus Typ II, nach der Pensionierung manifest erkrankt, legt großen Wert auf die exakte Dokumentation aller messbaren Befunde in seinem akribisch geführten Patientenpass. Der Hausarzt hat das Gefühl, als Buchhalter, für das Soll und Haben der Bilanzen persönlich verantwortlich zu sein. Natürlich ist der Patient auch übergewichtig, war und ist kulinarischen und geistigen Genüssen nicht abhold. Vor der Pensionierung ward er beim Hausarzt kaum gesehen.
„Der Direktor und sein Hauptbuchhalter" - eine groteske Patient-Arzt-Beziehung. Konflikte im persönlichen Umfeld - die Ehefrau überstand einen M. Hodgkin bisher in Vollremission, es gibt eine erwachsene schwerst-behinderte Tochter in einer Pflegeeinrichtung - kommen nicht zur Sprache. Der Hausarzt hat diese Problematik ebenfalls ausgeblendet, beide klammern sich an die Bilanzen, es liegt eine Kollusion vor. Kollusion bedeutet nicht nur unbewusstes Zusammenspiel, sondern auch gegenseitige Täuschung (H. H. Goßmann, 2001), ein fragwürdiger Konsens!

In der Suche nach Abklärung von Beratungsanlässen für sinnvolle therapeutische Interventionen landen wir manchmal im Käfig verzettelter Verantwortung. „In meinem Fachgebiet findet sich keine Causa der geklagten Beschwerden - empfehle Überweisung in das Fachgebiet ABC etc." ist eine Möglichkeit, eine großangelegte Kettenüberweisung unter Umgehung des Hausarztes eine andere Möglichkeit, die Chronifizierung anzukurbeln. Nicht selten ist in diesem Prozess der Patient der „Dritte Mann". Unbewusst agierte Machtausübung des Patienten auf seine Familie und den Hausarzt, durch zwingend vorgetragene Symptomatik, lässt sich in der Gegenübertragung gut wahrnehmen.

Ein Fallbeispiel:

Eine Biologielehrerin erschien zunehmend häufiger, im Vorfeld des anstehenden Ausscheidens aus dem Berufsleben, beim Hausarzt. Sie wirkte irritiert, verunsichert und entschuldigte sich wiederkehrend für die vielfältigen Beschwerden. Mal sei es die Schilddrüse, mal der Rücken, dann wieder beunruhigende gynäkologische Befunde. Etwas sei an der Brust nicht in Ordnung, Schwellungen in den Achselhöhlen lösten Ängste vor Brustkrebs aus. „Leider" war „Gott sei Dank" nichts Bedrohliches gefunden worden.

Für den Hausarzt war eine Hypertonie fassbar, die befriedigend eingestellt werden konnte. Sie lebte, wie man so schön sagt, gesund: Regelmäßiger Sport, gesunde Ernährung, Joggen, Fahrrad, Aktivurlaub. Dem Ehemann fühlte sie sich immer wieder unterlegen, wie lange der inzwischen verstorbenen dominanten Mutter, der sie sich nie gewachsen fühlte. Der auch beim Hausarzt befindliche Ehemann macht so „nebenbei" eine schnellwachsende Struma mit Malignomverdacht und OP, einen Bandscheibenvorfall, einen passageren Diabetes mellitus nach Cholezystektomie wegen Cholezystitis und Begleitpankreatitis durch.

„Komisch, bei meinem Mann wird immer etwas gefunden, er wird erfolgreich behandelt, hat aber doch lange nicht solch belastende Beschwerden wie ich." Der Hausarzt meint, „Hier findet wohl über die Beschwerden ein saftiger Machtkampf statt." Das saß, es war ein saftiger Flash (Balint) mit dem Ergebnis, dass die Patientin von einem zwanghaften Bedürfnis geplagt, einen fassbaren Befund vorlegen zu müssen, entlastet wurde. Die mediale Bandscheibenprotrusion L5/S1 hatte für sie keine wesentliche Bedeutung.

Wenn Depressivität und Angst zwei Kehrseiten einer Medaille sind, kommt in diesem klinischen Erscheinungsbild der „Dritte im Bunde" in die hausärztliche Sprechstunde - die Zwangsstörung. Diese hat viele Gesichter: Von der klassischen Zwangskrankheit bis zur subtilen Zwangsstörung in hinreichender Verdünnung als Eigentümlichkeit oder kleine „Macken" bei unseren Patienten erlebbar.

Im Hausbesuch fällt die penibel aufgeräumte, nahezu steril anmutende Wohnung auf, wo man sich unaufgefordert die Schuhe ausziehen möchte, um nichts zu beschmutzen. Aufforderungen einer ehemaligen alleinstehenden Buchhalterin, die jetzt im Pflegeheim wohnt, korrekt die Blutzucker- und Blutdruckwerte in ihrem Kalender einzutragen, werden bereitwillig vom Hausarzt befolgt. Es wirkt wie ein Ritual. Der Hausarzt kann sich jedoch nicht eine beiläufige Bemerkung verkneifen, dass Sicherheit und Kontrolle für die Patientin offenbar sehr wichtig seien; ein Flash. Mit einem befreienden Lächeln der alten Dame wird die Begegnung für beide Seiten zufriedenstellend beendet.

Ein Fallbeispiel:
Eine 45-jährige Förderschullehrerin, über deren Krankheitsverlauf im Folgenden mehrfach zu berichten ist, erkrankt nach Erreichen des Ziels ihrer „Träume" verbeamtet zu werden als soziale Sicherheit, an einer Angstkrankheit, verbunden mit ausgeprägter Depressivität und komplizierenden Zwangsstörungen.

1. Panikattacken, Palpitationen, Blutdruckerhöhung, Schweißausbrüche und Todesängste: Der Ehemann, selbst schwer Bechterew-krank, fühlt sich den bedrohlich akuten Ereignissen hilflos ausgeliefert, der Hausarzt ebenso. Mehrfache Notarzteinsätze gehören dazu.
2. Depression: Morgendliches Antriebsdefizit, nicht aus dem Knick kommend mit Entlastung in der zweiten Tageshälfte, Schuldgefühle gegenüber dem Ehemann, diesen zu überfordern, ihn auch mehrfach betrogen zu haben, runden das Dilemma der Patientin ab, nicht genug damit.
3. Zwangsgrübeln: Der letzte Partner in der „Nebenbeziehung" spukt ständig in ihrem Kopf. Die „Drei" in der Prüfung zur Verbeamtung (eine gestandene Lehrerin befindet sich auf der anderen Seite), wird als Versagen und Demütigung erlebt. Selbstbeschuldigungen, Zwangsgrübeln, ihrem chronisch-kranken Ehemann nicht ausreichend zur Seite stehen zu können, im Hinblick auf die Seitensprünge, verfolgen sie im Höhepunkt der Krankheit bis in den „zerhackten" Schlaf.

Der Blick in die Lebensgeschichte, tiefenpsychologisch als biographische Anamnese bezeichnet, ist der Schlüssel zum Verständnis für das Krankenschicksal. Hier werden klar die Grenzen für den Hausarzt mit psychosomatischer Grundversorgungsqualifikation aufgezeigt.

Peter Frankenfeld, in seinem Sketch zur Ballistik, würde sagen: „Das ist Sache der Marine", hier Sache des Psychotherapeuten.

Wesentliche Hinweise für die Krankheit unserer Patientin geben die lebensgeschichtlichen Hintergründe:
Die voreheliche Geburt, mit Sicherheit nicht erwünscht, deren Verheimlichung und eine chronisch rezidierend depressiv kranke Mutter sind die initialen Bedingungen. In der Pubertät konnte die Patientin den Schwindel ihrer Existenz zwar aufdecken, aber nicht klären. Einer depressiven Mutter kann man keine Vorwürfe machen. Der bisher als leiblicher Vater gesehene Polizeioffizier reagierte mit Bagatellisierung und ständigem Leistungszwang. Diesem folgte sie brav nachzukommen, zumal die in der Familie nachkommenden Brüder als bevorzugt empfunden wurden. Proteste gegen diese Familienarrangements wurden unbarmherzig geahndet, von der Mutter mit stillen Vorwürfen, vom Vater manchmal handgreiflich. Zuletzt mit einer Ohrfeige im 20. Lebensjahr, wegen einer Leistungsverfehlung, bereits als Pädagogikstudentin.
Die rasch geschlossene Ehe wirkte wie ein Zufluchtsort aus der familiären Drucksituation. Ohne viel nachzudenken nahm sie, nach der Lehrerausbildung, eine Anstellung in einer Förderschule an. Dabei bedachte sie nicht, dass eine berufsbegleitende spezialisierte Qualifikation mit Fernstudium verbunden war. Der Sohn wurde liebevoll verwöhnt, gleichzeitig verbunden mit Schuldgefühlen, ihn wegen beruflicher Interessen und Verpflichtungen zu vernachlässigen, wie sie es in ihrer Kindheit durch Abschieben zu den Großeltern, wegen häufiger Erkrankungen der Mutter, erfahren hat.
Ausbrüche, aus der durch die progredient verlaufende Bechterew-Erkrankung des Ehemanns zunehmend belastend erlebten Partnerschaft, in außereheliche Beziehungen, führten kurzfristig zur Bestätigung der latent unsicheren weiblichen Identität, gleichzeitig auch zu Schuldgefühlen.
Im zeitlichen Zusammenhang einer Beziehung mit einem Kollegen, sich bestätigt und ausgenutzt zu fühlen und dem vermeintlichen Misserfolg in der Verbeamtungsprüfung, dekompensierte sie mit Panikattacken.
In langjähriger stationärer und ambulanter Psychotherapie ist derzeit der zweite Wiedereingliederungsversuch in das Berufsleben angesagt, sonst droht die Zwangspensionierung, eine Horrorvision der rekompensierten Patientin.
Angst als übergreifendes Symptom rankt sich um die Existenzbedrohung im Beruf, wie die Gefährdung des Selbstwertgefühls als Lehrerin und Partnerin und dem Verlust an Sicherheit, demonstriert durch Zwangsgrübeln und Zwangshandlungen.

Der Lehrer als Patient, warum ist es manchmal so schwierig?
Es erscheint so nicht zufällig, dass Pädagogen bevorzugt unter der Trias Angst-Depressions-Zwangsstörung erkranken.

In der neurotischen Gegenübertragung (Restneurose) mancher Ärzte kursiert das geflügelte Wort: „Lehrer ist kein Beruf, sondern eine Diagnose", als grob entwertender Ausdruck für Hilflosigkeit im Umgang mit psychosozialen Konflikten des Patienten Lehrer.

In der pädagogisch-psychologischen Literatur (I. Eigenwillig, 2001) werden die beruflichen Belastungen durch
• hohe Stundenzahl,
• zusätzliche bürokratische Auflagen,
• die Klassenstärke,
• den Umgang mit schwierigen Schülern,
• die fehlende Unterstützung im Kollegium und durch die Schulleitung
für vorzeitige Pensionierung bei überdurchschnittlich häufiger Dienstunfähigkeit bei Lehrerinnen und Lehrern verantwortlich gemacht.

Fatale Analogien zur Situation der Kassenärzte bieten sich an. Analytisch-tiefenpsychologisch lässt sich die Problematik, ärztlichen Umgang mit den Pädagogen, als Abwehrmechanismus der Projektion verstehen. Nur, der Hausarzt ist nicht angestellt und hat damit auch nicht den rettenden Ausweg in vorzeitiger Pensionierung.
Neid kommt auf: Spezielle Betreuungskonzepte, unterlegt durch bezügliche Forschung, die noch in den Kinderschuhen steckt, liegen nicht vor. Balint-Gruppenarbeit bietet sich zur Prophylaxe des Burnout-Syndroms an. Sie scheitert oftmals an ökonomisch-technischen Rahmenbedingungen. Wer soll das bezahlen und das in der Freizeit? Tu etwas für Dich selbst! Aktivitäten zur Psychohygiene und Psychoprophylaxe sind gefragt. Die Psychotherapie als Reparaturdienst tritt spät auf den Plan.
Psychiatrisierung und Somatisierung sind regelhafter Vorgang. Die Psychotherapie bekommt die undankbare Aufgabe des Lückenfüllers. Der Hintergrund für notwendige Psychotherapie ist die Tatsache, dass neben methodisch-pädagogischen Fertigkeiten die Persönlichkeit des Lehrers als wichtigstes Arbeitsmittel (siehe „Droge" Arzt) anzusehen ist, wie in anderen sozialen Berufen.
Berufs- und Lebensgeschichte sind gleichberechtigtes Feld der Diagnostik und Therapie. Gestörte Sozialisation des Problemschülers in der Primärgruppe Familie ist für den Lehrer spätestens dann ein unlösbarer Konflikt, wenn die eigene lebensgeschichtliche Entwicklung übergroßer Konflikthaftigkeit anheim gefallen ist.
Häufig werden mit dem Lehrerberuf Weltanschauungen verknüpft, die fantastisch klingen, jedoch nur selten realisierbar sind. Der aufmerksame Psychotherapeut fragt sich und den Patienten, was ist die Wurzel der

Berufsmotivation? Bei Nichterfüllung dieser Erwartungen und damit einhergehenden Misserfolgen können diese Träume innerhalb weniger Jahre in Resignation und grenzenloser Enttäuschung münden (Hillert, 2001, zit. bei I. Eigenwillig).
Im Analogon ist das Burnout-Syndrom vieler Ärzte einzuordnen.

H. Grassel bemerkt 1968! (seinerzeit Prof. Dr. phil. Dipl.-Psycholog. Universität Rostock, Philosophische Fakultät, Institut für Pädagogik) zum Lehrer als Konfliktberuf aus einer kleinen Pilotstudie in der damaligen DDR in Reihenfolge und Häufigkeit für die Berufsproblematik des Lehrers.

• Überlastung
• nervliche Überforderung
• wenig Freizeit und Erholung
• viele Funktionen
• Konflikte mit den Eltern
• keine Zeit für eigene Weiterbildung
• Dauer und Termine der Sitzungen
• keine Zeit für Erziehung eigener Kinder
• Interesse und Disziplin der Schüler fehlen
• Ärger mit Vorgesetzten

Aus „Platzgründen"? wurde in dieser Publikation auf eine Interpretation verzichtet. Andererseits werden für die Schattenseiten des Lehrerberufs in der „tiefen" DDR Aussagen getroffen, dass misslingende Konfliktlösung zum Frustrationserleben führt, wodurch Aggression, Depression, Fixation, Regression, Rationalisierung, Streben nach Ersatzbefriedigung, „aus dem Felde gehen" oder Überkompensation die Folge sein können.
Abwehrprozesse, die den Psychotherapeuten unweigerlich auf den Plan rufen müssen. In der Schlussfolgerung zu diesen Aussagen sei es notwendig, seitens der Psychologie und Medizin, künftig hin mehr Aufmerksamkeit der beruflichen Konflikthaftigkeit im Lehrerberuf zu schenken.
Jahrzehnte später, im nunmehr geeinten Deutschland, fordern verschiedene Lehrerverbände die Schaffung eines Instituts für Lehrergesundheit, sowie die Einrichtung eines arbeitsmedizinischen Dienstes für Lehrkräfte und Erzieher. Es hat sich trotz fulminanter gesellschaftlicher Veränderungen am Grundproblem nichts geändert.
Nun sind die Schulsysteme unter den unterschiedlichen, teilweise gegensätzlichen ökonomisch-gesellschaftlichen Bedingungen in der damaligen DDR und BRD und jetzt keineswegs vergleichbar. Jedoch fanden und finden sich auch die aufgezeigten Gemeinsamkeiten im Schulalltag und der Situation des Lehrers, damals und heute.

Wahrgenommen werden bedrohliche Entwicklungen mit zunehmender Gewalt und Aggressivität unter den Schülern und auch gegen die Lehrer. Zunehmend und vermehrt soziale Fehlentwicklungen sind Anforderungen, denen die Aus- und Fortbildung sowie berufliche Sozialisation der Lehrerschaft nicht ausreichend und adäquat gerecht wird.

Der Lehrer als Erzieher (Pädagoge) und Belehrer wird zum Sozialarbeiter, Ersatzvater, Ersatzmutter, Familientherapeut, Krisenmanager und vieles mehr instrumentalisiert.

Wer alle diese Aufgaben engagiert in ihrer Gesamtheit erfüllen will, landet unweigerlich im Burnout-Syndrom.

„Nur wer brennt, brennt aus" (B. Sprenger, 2007). Und dann kommt die Ökonomie. Ähnlich wie in der Medizin ist die Ökonomisierung auf dem Vormarsch, mit dem Mäntelchen der Qualitätssicherung versehen.

Der Schüler wird Bildungsobjekt, ähnlich wie der Patient, Objekt und ökonomischer Faktor in Klinik und Praxis.

Lehrer und Arzt sitzen im gleichen Boot, oder ist es eine Galeere? Bildung wird zum Produkt, die Schule ist die Produktionstätte. Erfahrungsgemäß sind jedoch die Persönlichkeit des Lehrers, sein Wissen, das Engagement und die Fähigkeit und Möglichkeit Schüler für das vertretene Fach zu begeistern die wesentlichen Qualitätsfaktoren, sie sind jedoch in ihrer Komplexität nicht mess- und wägbar.

Literatur:

1. Eggers, M. Meinung: Gewalt gegenüber Lehrkräften. E & W Plus, 2007
2. Lühmann, H.: Lehren schließt belehren ein, dazu sind wir Lehrer da. MOZ, 5.11.07
3. Scheerer, S.: Ärztliche Zusammenarbeit, Krankheitsbewältigung, Arzt-Patient-Beziehung. Vortrag: 20. Potsdamer Balint-Studientagung 02.05.09

3. Hintergründe und Vordergründe der Zwangsstörung und Zwangskrankheit (analytisch-tiefenpsychologische und verhaltenstherapeutische Modell): ein theoretischer Exkurs

Der Zugang zum Thema zwingt zur Ordnungsliebe, zur Korrektheit und Sicherheit. Verwirrend sind die verschiedenen Modelle zur Ädiopathogenese, Psychodynamik, Symptomatik und Behandlung.

Es stehen sich analytisch-tiefenpsychologische und verhaltenstherapeutische (lerntheoretisch und kognitiv) Vorstellungen scheinbar gegenüber. Die Suche nach Sicherheit und Ordnung findet im psychodynamischen Modell (biopsychosoziales Krankheitsmodell Hess/Höck 1985, siehe nächste Seite) initiale stabilisierende, auslösende und chronifizierende Faktoren und Bedingungen zum Verständnis der Entstehung, dem Hinter- und Vordergrund und der Behandlungsmöglichkeiten der Zwangskrankheit und Zwangsstörung einen begreifbaren Rahmen.

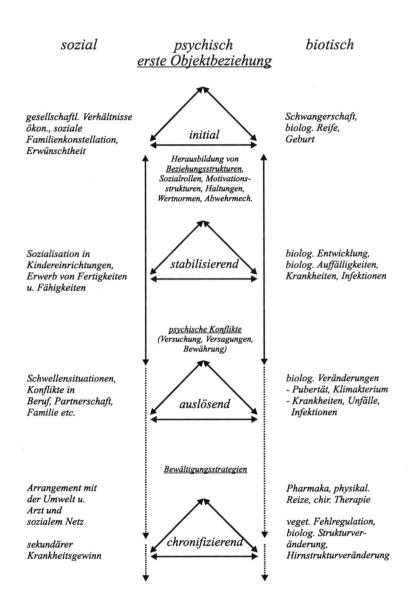

sozial   **psychisch**   **biotisch**
              erste Objektbeziehung

gesellschaftl. Verhältnisse   Schwangerschaft,
ökon., soziale   biolog. Reife,
Familienkonstellation,   *initial* Geburt
Erwünschtheit

Herausbildung von
Beziehungsstrukturen,
Sozialrollen, Motivations-
strukturen, Haltungen,
Wertnormen, Abwehrmech.

Sozialisation in   biolog. Entwicklung,
Kindereinrichtungen,   biolog. Auffälligkeiten,
Erwerb von Fertigkeiten *stabilisierend* Krankheiten, Infektionen
u. Fähigkeiten

psychische Konflikte
(Versuchung, Versagungen,
Bewährung)

Schwellensituationen,   biolog. Veränderungen
Konflikte in   - Pubertät, Klimakterium
Beruf, Partnerschaft,   *auslösend* - Krankheiten, Unfälle,
Familie etc.   Infektionen

Bewältigungsstrategien

Arrangement mit   Pharmaka, physikal.
der Umwelt u.   Reize, chir. Therapie
Arzt und
sozialem Netz   veget. Fehlregulation,
                                     biolog. Strukturver-
sekundärer   *chronifizierend* änderung,
Krankheitsgewinn   Hirnstrukturveränderung

Abb. 1 Biopsychosoziales Krankheitsmodell
nach Hess/Höck in Z. Ärztl. Fortbildung 79 (1985) 141ff

Initiale Bedingungen und Faktoren:
Unter welchen Bedingungen (Erwartung, Vorurteil, Ängste, Aufgabe, Erwünschtheit, Ablehnung u. a.) kommt ein Mensch auf die Welt? Un- und Vorehelichkeit der Geburt, die spezifische Situation der Mutter (und des Vaters), die Familiensituation, die Reihenfolge der Geschwister prägen bestimmend die Primärsozialisation in der Primärgruppe Familie.
Unerwünschtheit führt zum beständigen Zwang, die eigene Existenz zu rechtfertigen. Ein hoher Grad an Anpassung geht auf Kosten einer Abtrennung vom inneren emotionalen Leben, wie im Fall unserer Patientin angenommen werden kann. Ein chaotisches Familienmilieu mit Beziehungslosigkeit, Verletzungen und Sicherheitsdefiziten führt das Kind auf die zwanghafte Suche nach sichernder Ordnung und Strukturen, die einerseits erwünscht, andererseits nicht angenommen werden können. Das ist Hintergrund zur Entstehung der Borderline-Persönlichkeitsorganisation.
Anpassungszwang und Bedürfnisbefriedigung findet sich auch in der Bulimie, wobei die Essstörung als „Gegenfeuer und Gegenzauber" fungiert. Somatisierungen sind notwendige Folge, wenn in den ersten Objektbeziehungen, Zuwendung, Versorgung, Annahme und Interesse der Bezugspersonen selektiv über körperliche Symptome und Signale erfahren werden (Grundstörung M. Balint).
Soziale, psychische und biotische Einflüsse in ihrer Verschränkung hinterlassen neurophysiologische und hirnstrukturelle Veränderungen, die wiederum auf die beschriebenen Ebenen zurückwirken. Härte in der Erziehung richtet sich gegen die motorische Entfaltung, gegen die Entwicklung des Antriebes der Aggressionsfähigkeit (adgredi - herangehen).
Der zwangsneurotisch Strukturierte „hat es" mit dem Schmutz, er reagiert überempfindlich darauf und neigt zu betonter Sauberkeit und Ordnung im Sicherheitsbedürfnis. Der zwanghaft Gewordene fürchtet, dass Zärtlichkeit und Hingabe von ihm verlangt wird, was er selbst nicht bedingungslos bekommen hat. Die latente Aggressivität verhindert souveräne Zärtlichkeit, es ist ein Machtkampf (Schultz-Hencke, 1973).

Die Familienkonstellation; Vater rigide, streng, autoritär, Mutter unterordnend, nachgebend.
Das führt zu Bestrafungsängsten: Es geht um Macht-Ohnmacht, Bezwingung-Unterwerfung. Dieses pathogene Interaktionsmuster in der Primärgruppe wird internalisiert (Heigl-Evers, A. / Heigl, F. / Ott, J., 1993). Immerwährende Selbst- und Fremdkontrolle, Absicherungen und überwertiges Sicherheitsbedürfnis sind initial angelegt (F. Riemann, 2000).
Gehorchen = Gut (Du sollst!); Trotzen = Böse (Du darfst nicht) beruhen auf einer Flut von Ver- und Geboten (Kernberg), die von S. Freud in

seinem Instanzenmodell als „strenges Über-Ich" beschrieben werden. Die Bekräftigung des Erlebens und Verhaltens unter diesen Bedingungen wird in der weiteren Entwicklung vorgefunden und stabilisiert.

Stabilisierende Bedingungen und Faktoren:
Diese bekräftigen unter allen drei Aspekten das initiale Bezugssystem, festigen und disponieren in der weiteren Entwicklung Erlebens- und Verhaltensweisen. *Im sozialen Bereich* stehen Rollenzuweisungen in Familie, Kindereinrichtungen und Schule im Gruppenverhalten und Erleben zur prospektiven Disposition. Der Erwerb von Fertigkeiten und Fähigkeiten in den familiären Interaktionen gelingt oder auch nicht.

Unsere Förderschullehrerin bemühte sich zum Erhalt des inneren Gleichgewichts mit Leistungshaltung, besser zu sein als die Brüder, frühzeitiger Verantwortungsübernahme in der Familie und Übernahme von Verpflichtungen (du bist die Ältere, du bist für deine Brüder verantwortlich, wehe nicht!).

Ungeschickte Ausbruchsversuche aus diesem Korsett, vom Einkaufsgeld etwas für sich abzuknapsen, wurden schnell erkannt und sofort bestraft. Im biologischen Bereich spielen somatische Erkrankungen eine bedeutsame Rolle. Im Erkrankungsfall finden die Eltern plötzlich Anteilnahme, Interesse und Sorgen am Zustand und der Befindlichkeit des Kindes. Das hat unsere Patientin erlebt bei der Mutter und genossen. Die organische Fehlfunktion weist auf die Existenz larvierter Zwänge. Zwangsimpulse könnten eine Antwort auf selbstzerstörerische Impulse sein (A. Dührssen 1989). Im psychologischen Bereich wird die Ich-Struktur „zusammengezimmert"! Aus der primären Bedürfnisstruktur werden unter den gegebenen sozialen Bedingungen (Familie, Kindereinrichtung, Schule, Freizeit) Motivationsstrukturen und Hierarchien, Wertorientierungen und Bewältigungsstrategien herausgebildet, hinsichtlich der Strebungen Kontakt, Besitz, Durchsetzung, Geltung und Geschlechtsidentifikation.

Es entstehen habituelle Züge, die unter pathogenen Bedingungen als „Havarieschaltung" fungieren müssen (Vorwerk). Im Falle einer späteren Zwangsstörung werden lebendige aggressive Impulse, Äußerungen von Eigenwillen, Spontaneität gedrosselt, gehemmt, bestraft und unterdrückt. Nur das absolut Richtige gilt, der Hang zum Perfektionismus ist somit vorgezeichnet (F. Riemann). Im verhaltenstherapeutisch-kognitiven Modell von Zwangsstörungen (Emmelkamp, P. M. P., van Oppen, P., 2000) wird diesen Stabilisierungen, Bedingungen, Rechnung getragen, dass selektive Aufmerksamkeit für bedrohlich Stimuli (Bestrafung, Bedrohlichkeit) besteht, die Wahrscheinlichkeit bedrohlicher Situationen und derer Konsequenzen aus Unsicherheit überschätzt, die eigene Verantwortlichkeit überbewertet wird als ein Sammelsurium dysfunktionaler Überzeugungen. Der Bezug auf die o. g. initialen Bedingungen und Faktoren wird leider vermisst oder bleibt implizit verborgen. Ein Hauch von Grandiosität (Hohes Ich-Ideal) macht sich breit. Hinzu kommt ein überwertiges Schamgefühl, konsequent beantwortet mit Selbstentwertung. Die Folgen sind, der Ratio zugängliche automatische Zwangsgedanken (ich-synton), die analytisch-tiefenpsychologisch gesehen Verinnerlichungen von Wertvorstellungen und Handlungsanweisungen eines überstrengen und harten Über-Ich's. Sie treten besonders dann auf den Plan, wenn aufdrängende Gedanken (ich-dyston), analytisch-tiefenpsychologisch gesehen, verpönte Gedanken und Fantasien ins Spiel kommen. Der Angstpegel, verbunden mit heftigen anfallsweisen bedrohlichen Körpersymptomen (Arrousals) steigt und zwingt den Patienten zu Neutralisierungsversuchen über Zwangs- oder Vermeidungshandlungen. Im Falle unserer Patientin lösten Erinnerungen und Fantasien zu außerehelichen Beziehungen (ich-dyston), neben massiven Schuldgefühlen, Vermeidungshandlungen aus, ohne den Ehemann nicht mehr die Wohnung verlassen zu können. Verpönte Ausbruchswünsche aus der Ehe mit einem zunehmend behinderten Partner werden neutralisiert durch zwanghaftes Klammern an den Ehemann, der sich hilflos und überfordert fühlen musste.

Auslösende Faktoren und Bedingungen sind Widerspruchssituationen mit Anforderungen bei gleichzeitigem Fehlen adäquater Lösungsstrategien. Symptome bzw. Erkrankung sind der unbewusste Versuch, zu Lasten von Lebensqualität einen neuen angstgeminderten Gleichgewichtszustand zu finden. Unsere Patientin erkrankte im zeitlichen Zusammenhang der vorausgehenden kraftraubenden Vorbereitung zur Beamtenprüfung, dem enttäuschenden Ergebnis („nur eine Drei") und dem kurzen Intermezzo einer außerehelichen Beziehung. Die Anstrengung zur Prüfungsvorbereitung war bewusst. Das Versagenserlebnis bei großem Ich-Ideal im beruflichen Bereich und als untreue Ehefrau bleibt vorerst im Dunkel des Unterbewussten verborgen. Im ersten stationären Aufenthalt kam es zu kurzfristiger Stabilisierung. Man „einigte" sich auf eine Erschöpfungsreaktion, ohne dass die übrigen Aspekte des Krankseins der konfliktträchtigen Lebenssituation thematisiert, geschweige denn bearbeitet werden konnten. Für den weiteren Krankheitsverlauf (Depression, Angst, Zwang) spielten nunmehr chronifizierende Faktoren eine bedeutsame Rolle.

Chronifizierende Faktoren und Bedingungen finden in den Bewältigungsformen der Erkrankung ihren wesentlichen Niederschlag.

Sie sind abhängig von der Stabilität und Integrität der Persönlichkeit (Persönlichkeitsstörung, neurotische Persönlichkeitsorganisation).

Ganz vereinfacht geht es um die Fehleinstellung zum Symptom (Erwartungsängste), zum Kranksein (Verlust und Gewinn durch Krankheit) und zur Lebenssituation (pathogene Arrangements). Zur Bedeutung des Faktors pathogener Bekräftigung (W. König 1984) wird an anderer Stelle ausführlich Bezug genommen. Der Begriff des „psychogenen Malignoms" (W. Senf 1994) erscheint zutreffend für den Prozess der malignen Regression durch Chronifizierung. Prognostisch relevant ist das Ausmaß der Arrangements mit dem Familiensystem, dem sozialen Netz und dem Gesundheitssystem. Unsere Patientin bekam in ihrer lärmenden Symptomatik neben Notarzteinsätzen, Rettungsstellenbesuchen, Anxiolytika, Antidepressiva, und Tranquilizer in allen Kombinationen. Die immer notwendig gehaltene Psychotherapie scheiterte vorerst an unverschuldeter Wartezeit auf einen Therapieplatz, dann an Inkongruenzen mit dem Therapeuten. Nachfolgende stationäre Behandlungen hatten unterschiedliche Therapiekonzepte (analytisch-tiefenpsychologisch; Verhaltenstherapie) als Befund kollektiver Gegenübertragung im Gesundheitssystem, unbewusst von der Patientin mitinszeniert. Im familiären Arrangement schwankten verdeckte Ablehnung bis zur Überfürsorglichkeit mit der Mobilisierung von Stellvertretern (siehe Notarzteinsätze). Permanente neurotische unsichere, umweltabhängige und ichbezogene Einstellung (anstelle von selbstbewusster, umweltbezogener und eigenständiger Haltung, Höck, König 1976) schien lange unauflösbar. Die Auflösung dieser rigiden Einstellung gelang weitgehend in tiefenpsychologisch-fundierter Psychotherapie am Fokus: Du sollst nicht - Du kannst, sicherheitsgebend trotz rezidivierender Niederschläge arbeitend.

Vom Käfig zum sicherheitsgebenden Rahmen - ein therapeutischer Auftrag
Derzeitig werden Kombinationen von Psychopharmaka (SSRI, Clomipramin) und Verhaltenstherapie als Königsweg idealisierend propagiert (U. Vorholzer 2001). Ohne in den aktuell tobenden Methodenstreit Verhaltenstherapie versus analytisch-tiefenpsychologischer Therapie einzugreifen, ist die Kombitherapie der Zwangsstörung (gezielte medikamentöse Behandlung plus Psychotherapie) ein Muss in der Therapie, aber auch von komorbiden depressiv-ängstlichen Störungen, den beiden Dritten im Bunde der affektiven Erkrankungen. Für den Hausarzt sind Zwangsstörungen in eigener Verantwortung selbstredend eine Nummer zu groß. Sein Auftrag lautet: Diagnostische Vorarbeit, weitestgehende Vermeidung iatrogener Chronifizierung und rechtzeitige Zuweisung in fachpsychotherapeutische Behandlung. Das Dilemma, kompetente Psychotherapeuten zeitnah zu finden, ist hinreichend bekannt. Balintgruppenarbeit bietet Erhellung und Entlastung des Hausarztes in der Begegnung mit dem Zwangsgestörten.

Literatur:

1. Dührssen, A.: Psychotherapie bei Kindern und Jugendlichen.
Vandenhoeck & Ruprecht, Göttingen, 1989
2. Eigenwillig, I.: Gesundheitsbelastungen im Lehrerberuf. E & W Plus, Mitgliedermagazin der GEW Brandenburg, 1/2002
3. Emmelkamp, P. M. G. / P. van Oppen: Zwangsstörungen, Fortschritte der Psychologie.
Hogreve Verlag für Psychologie, Göttingen, Bern, Toronto, Seattle, 2000
4. Fischer, W.: Psychologie in der Sprechstunde. Gustav Fischer Verlag, Jena, Stuttgart, 1993
5. Goßmann, H. H.: Das geheime Zusammenspiel zwischen Arzt und Patient im Spiegel der Balintgruppe. Balint-Journal, Heft 4/2001
6. Grassel, H.: Konflikte im Lehrerberuf. In: Konflikte im Beruf (Hrsg. H. Szewczyk)
VEB Deutscher Verlag der Wissenschaften, 1968
7. Heigel-Evers, A. / Heigl, F. / Ott, J.: Lehrbuch der Psychotherapie.
Gustav Fischer, Stuttgart, Jena, 1993
8. Hess, H./ Höck, K.: Biopsychosoziales Krankheitsmodell, Z. ärztliche Fortbildung 79, 1985
9. Höck, K. / König, W.: Neurosenlehre und Psychotherapie. VEB Gustav Fischer Verlag, Jena, 1976
10. Potreck-Rose, F. / Koch, U.: Chronifizierungsprozesse bei psychosomatischen Patienten.
Schattauer, Stuttgart, New York, 1994
11. Riemann, F.: Grundformen der Angst. Ernst Reinhard Verlag, München, Basel, 2000
12. Scheerer, S.: Der Hausarzt, sein Patient und die Beziehung. Balint-Journal, Heft 2/2001
13. Schultz-Hencke, H.: Lehrbuch der analytischen Psychotherapie. Georg Thieme Verlag, Stuttgart, 1973
14. Thomä, H. / Kächle, H.: Lehrbuch der psychoanalytischen Therapie. Springer Verlag, Berlin, Heidelberg, New York, London, Tokio, 1992
15. v. Uexküll, Th.: Psychosomatische Medizin. Urban & Schwarzenberg, München, Wien, Baltimore, 1990

VI.3 Überwältigt - Reaktionen auf schwere Belastungen und Anpassungsstörungen (F54)
Die Posttraumatische Belastungsstörung (PTBS)

Die Reaktionen auf schwere Belastungen und die Anpassungsstörungen haben eine eindeutige Ursache. Diese ist den Betroffenen stets bewusst. Damit unterscheiden sie sich auf den ersten Blick deutlich von den in diesem Buch dargestellten Störungen. Wir können auf deren Beschreibungen dennoch nicht verzichten, denn sie nehmen in der Praxis und der Klinik einen immer größer werdenden Raum ein. Symptomatologie und Verlauf sowie die zunehmenden Erkenntnisse der Forschung, der Diagnostik und der Therapie lassen viele Parallelen erkennen. Im Vordergrund stehen in jedem Falle ein außergewöhnliches, belastendes Lebensereignis (Trauma). Die unmittelbare Reaktion auf das traumatisierende Ereignis ist in der Regel eine akute Belastungsreaktion. Diese kann spontan abklingen, aber auch in die Symptomatik der posttraumatischen Belastungsstörung übergehen. Es können sich aber auch dissoziative oder depressive Symptome ausbilden. In der Regel kommt es zur Bewältigung des traumatischen Ereignisses und damit zur Restitution.

Aber es kann auch zur Chronifizierung kommen oder sich eine bleibende Persönlichkeitsstörung herausbilden, z. B. bekannt als Borderline-Persönlichkeit-Störung oder als dissoziative Identifikationsstörung. Es sei noch einmal betont: Die beschriebenen Störungen sind immer Folgen eines die Persönlichkeit erschütternden, bedrohenden, durch Gefahr für das Leben oder Bedrohung der Identität überwältigenden Ereignisses. Ohne ein derartiges Trauma wären sie nicht entstanden.

1. Akute Belastungsstörungen (F43.0)
Synonyma: akute Krisenreaktion, psychischer Schock,
combat stress reaction
Unmittelbar nach einem akuten bedrohlichen Ereignis (Unfall, Überfall, Vergewaltigung) reagiert der Mensch zunächst mit einer Art Betäubungszustand. Er handelt rein mechanisch, ohne sich aller Handlungen (die durchaus folgerichtig ablaufen) bewusst zu werden. Es besteht währenddessen eine deutliche Bewusstseinseinengung, Aufmerksamkeitsreduzierung, Desorientiertheit und geminderte Reizaufnahmefähigkeit.
Häufig wird gleichzeitig eine motorische Unruhe und Überreaktion (Fluchtreaktion) gesehen.
Vegetative Zeichen wie Tachykardie, Schweißausbruch und Erröten treten häufig zugleich auf. Die Symptome erscheinen sofort und halten in der Regel zwei bis drei Tage lang an.

272

Landläufig spricht man dann von einer „Schockreaktion". Diese Störungen treten nicht zwangsläufig bei jedem bedrohlichen Ereignis auf. Sie stehen auch nicht in einem bestimmten Verhältnis zum Schweregrad. Frühere Annahmen, dass nur „schwache", dazu prädestinierte Persönlichkeiten entsprechend reagieren, sind inzwischen verlassen worden.

Es scheint ein vegetativ gesteuerter Schutz vor den übergroßen, überwältigenden Eindrücken zu sein, um Zeit zu finden und Abstand zur Aufarbeitung zu ermöglichen. Es ist also immer eine Frage der Verarbeitungs- und Bewältigungsfähigkeit im Hier und Jetzt (Coping-Strategien).

Die moderne Literatur ist sich einig (Flatten et al., 2001)· Die akute Belastungsstörung ist als eine unabhängige klinische Einheit (nach ICD-10) aufzufassen, deren charakteristisches Merkmal ihr polymorphes und variables Erscheinungsbild ist.

Neue und verbindliche Erkenntnisse konnten in letzter Zeit am Beispiel der Kriegsbelastungsreaktion (combat stress reaction) dargestellt und verstanden werden. Hier wurden folgende Symptome beschrieben:

Unruhe, Reizbarkeit, psychomotorische Agitiertheit, psychomotorische Verlangsamung, Apathie, Rückzug, Schreckreaktion, Angst, Depression, eingeengter Affekt, Verwirrtheitszustände, Schmerzsymptome, funktionelle gastrointestinale Beschwerden und aggressive, sowie feindselige Reaktionen (Solomon, 1993).

Definition: Eine akute Belastungsreaktion ist eine vorübergehende Störung von beträchtlichem Schweregrad, die sich bei einem psychisch nicht manifestierten Menschen als Reaktion auf eine außergewöhnliche körperliche und seelische Belastung entwickelt und im allgemeinen innerhalb von Stunden oder Tagen abklingt. Die Symptome sind sehr verschieden, doch typischerweise beginnen sie mit einer Art „Betäubung", einer gewissen Bewusstseinseinengung und eingeschränkter Aufmerksamkeit, einer Unfähigkeit Reize zu verarbeiten und Desorientiertheit. Meist treten vegetative Zeichen panischer Angst, wie Tachykardie, Schwitzen und Erröten auf.

Diagnostische Leitlinien

Es muss ein unmittelbarer und klarer zeitlicher Zusammenhang zwischen einer ungewöhnlichen Belastung und dem Beginn der Symptome vorliegen. Der zeitliche Abstand beträgt im allgemeinen nicht mehr als wenige Minuten. Zusätzlich zeigt sich:

1. Ein gemischtes und gewöhnlich wechselndes Bild. Nach dem anfänglichen Zustand von „Betäubung", werden Depression, Angst, Ärger, Verzweiflung, Überaktivität und Rückzug beobachtet.

Kein Symptom ist längere Zeit vorherrschend.

2. Eine rasche Remission, längstens innerhalb von wenigen Stunden, wenn eine Entfernung aus der belastenden Umgebung möglich ist. In den Fällen, in denen die Belastung weiter besteht, oder in denen sie naturgemäß nicht reversibel ist, beginnen die Symptome in der Regel nach 24-48 Stunden abzuklingen.

Prognose
Das klinische Bild des „Eingefrorenseins", des Stupor und der Selbstaufgabe, sowie die Wahrnehmung von Ereignissen als unkontrollierbar und unvorhersehbar, bilden einen ungünstigen Einfluss auf den Langzeitverlauf. Bei einer Symptomdauer von mehr als vier Wochen ist die Diagnose Posttraumatische Belastungsstörung zu stellen.

Therapie
Eine gezielte Therapie ist im allgemeinen nicht erforderlich. Die geminderte Reaktionsfähigkeit und das Ruhe- (Abstands-)bedürfnis sollten in jedem Falle Berücksichtigung finden.

2. Posttraumatische Belastungsstörung, PTBS (F43.1)
Synonym: posttraumatic stress disorder (PTSD)
Das Krankheitsbild
Die Anerkennung der posttraumatischen Belastungstörung als einheitliches Krankheitsbild setzt sich heute immer mehr durch. Damit ist aber die lange Zeit der Verkennung und Fehleinschätzung der überwiegend subjektiven Beschwerden leider immer noch nicht endgültig überwunden.
Die Erkenntnis, dass bedrohliche Ereignisse durchaus psychische Folgen haben können, ist schon so lange bekannt, wie menschliche Katastrophen der Nachwelt überliefert sind. So finden wir in der Ilias von Homer deutliche Hinweise darauf. Bis zu den heute geltenden Einschätzungen musste jedoch ein langer, mit vielen Enttäuschungen verbundener Weg zurückgelegt werden.
1889 prägte Oppenheim den Begriff der „traumatischen Neurose", nachdem er bei Charcot Patienten nach Eisenbahnunfällen gesehen hatte. Er vermutete noch als Ursache nicht erkannte organische Schäden. Zunächst waren die nachfolgenden Beschreibungen durchweg durch die Suche nach diesen organischen Ursachen gekennzeichnet.
Das drückte sich auch in den, in diesem Zusammenhang vorgeschlagenen, Bezeichnungen aus: Kampf- o. Kriegsneurose (combat/war neurosis), Granatenschock (shell schock), Überlebens-Syndrom (survive-syndrome), (Gerson und Carlier).

Vielfach spielte in den Untersuchungen und Beschreibungen die Vermutung eine Rolle, in der Symptomdarstellung eine Vorteilsnahme der Betroffenen zu sehen, Beispiel Rentenneurose oder Kompensationsneurose. Dieses Gedankengut ist leider auch heute noch weit verbreitet (Foerster). Beschreibungen der „Kriegszitterer" aus dem 1. Weltkrieg unterstellten teilweise auch, dass nur labile Persönlichkeiten entsprechend reagieren.

Erst das amerikanische Klassifikationssystem DSM III schuf 1980 mit dem Begriff posttraumatic stress disorder (PTSD), nach Erfahrungen mit Kriegsveteranen des Koreakrieges mit operationalisierten Kriterien, ein vorurteilsfreies diagnostisches Instrument und damit auch die gültige Krankheitsbewältigungs-Bezeichnung.

Seitdem gilt die Auffassung, dass auch an sich stabile Persönlichkeiten, wenn sie außergewöhnlichen, schrecklichen und lebensbedrohlichen Erlebnissen ausgesetzt sind, klinisch bedeutsame und nachhaltig psychische Störungen entwickeln können, z. B. nach Flugzeugkatastrophen (Ramstein), Eisenbahnunglücken (Enschede), Kriegshandlungen (Korea, Kosovo, Golf), Umweltkatastrophen (Erdbeben, Überschwemmungen), Vergewaltigungen und Verkehrsunfällen, aber auch bei permanent einwirkenden Gefahren, wie im KZ, Gefangenenlager oder Geiselnahme. Selbst das unmittelbare Miterleben von bedrohlichen Ereignissen bei Überfall mit Tötung anderer Personen oder das Erleben des plötzlichen Todes einer geliebten Person kann eine PTSD auslösen.

Die Wahrscheinlichkeit des Auftretens einer PTSD nach derartigen Ereignissen ist sehr unterschiedlich. Es besteht keine unmittelbare Beziehung zur Schwere des Ereignisses, sondern die Folgen sind eher ein Gradmesser für die direkte Betroffenheit und das Überwältigtsein des Opfers. Es ist mit einer Häufigkeit bis zu 20% bei Kriegsopfern, Verkehrsunfallopfern und Gewaltverbrechen zu rechnen (Flatten et al.). Die Möglichkeit des Auftretens der PTSD ist nach einer Vergewaltigung (Scham, Schmerz, Erniedrigung) besonders hoch (50% Flatten et al., 80% Breslau).

Der Beginn der Störung folgt dem Trauma mit einer Latenz von wenigen Tagen bis einigen Monaten. Der Verlauf ist wechselhaft. In den meisten Fällen, mit der Möglichkeit einer Kompensation, ist mit einer „Spontanheilung" zu rechnen. Nach mehr als drei Monaten Fortdauer ist die Prognose relativ ungünstig. Nach Kessler können dann die Symptome bis zu 6 Jahre fortbestehen. Typische Merkmale sind das wiederholte Erleben des Traumas, in sich aufdrängende Erinnerungen (Intrusionen), Träume und Alpträume, die vor dem Hintergrund eines andauernden Gefühls des Betäubtseins und emotionaler Stumpfheit auftreten. Ferner finden Gleichgültigkeit gegenüber anderen Menschen und Teilnahmslosigkeit der

Umgebung gegenüber, Freudlosigkeit und Vermeidung von Situationen und Aktivitäten, die an das Ereignis erinnern könnten, statt. In der Regel bestehen gleichzeitig Folgen vegetativer Übererregbarkeit (Durchfall, Herzrasen), Schreckhaftigkeit, Schlafstörungen, Konzentrationsstörungen, Angsterscheinungen und depressive Reaktionen. Beachtenswert ist auch die nachfolgende Gefahr des Medikamenten- und Alkoholmissbrauchs zur Symptombewältigung.

Definition (nach Flatten et al.):
Die posttraumatische Belastungsstörung ist eine mögliche Folgereaktion eines oder mehrerer traumatischer Ereignisse, wie z. B. das Erleben von körperlicher oder sexueller Gewalt, auch in der Kindheit, sog. sexueller Missbrauch, Vergewaltigung, gewalttätige Angriffe auf die eigene Person, Entführung, Terroranschlag, Krieg, Kriegsgefangenschaft, politische Haft, Folterung, Gefangenschaft in einem Konzentrationslager, Natur- oder durch Menschen verursachte Katastrophen, Unfälle oder die Diagnose einer lebensbedrohlichen Krankheit, die an der eigenen Person, aber auch an fremden Personen erlebt werden kann. In vielen Fällen kommt es zum Gefühl von Hilflosigkeit und durch das traumatische Erleben zu einer Erschütterung des Selbst- und Weltverständnisses.

Diagnose
Während die amerikanische DSM-Klassifikation die posttraumatische Belastungsstörung noch den Angsterkrankungen zuordnete, schafft die ICD-10 ein eigenes Kapitel „Reaktionen auf schwere Belastungen und Anpassungsstörungen" (F43, S352). Die langfristigen Folgen von extremer Belastung können in der ICD-10 auch unter F62 „andauernde Persönlichkeitsstörungen nach Extrembelastungen" eingeordnet werden.

Fallgeschichte
Ein 60-jähriger Hausarzt fuhr in seinem organisierten Bereitschaftsdienst, während einer Sturmnacht, einen Hausbesuch zu einem 14-jährigen Mädchen. Dessen Eltern hatten ihn gerufen, da das Mädchen über sehr hohe Temperaturen und Schluckbeschwerden klagte und sie beim Blick in den Mund „gelbe Beläge" gesehen hätten.
In der Befürchtung eines „Pseudokrupp" baten sie um dringende Hilfe. Es stellte sich ein ausgedehnter Paratonsillarabszess dar, der die Einweisung in die HNO Klinik erforderlich machte. Der Arzt ahnte zu diesem Zeitpunkt noch nicht, dass er zwei Stunden später, ebenfalls dort eingewiesen werden würde.

Auf der Rückfahrt, immer noch bei tobenden Sturm, sah er plötzlich einen Alleebaum auf sich zustürzen. Dieser hatte sich nicht aus dem Wurzelteller gelöst - was langsames Fallen bedeutet hätte - sondern er war in etwa 3 Meter Höhe abgebrochen und flog zunächst wie ein riesiger Pilz in Richtung Straße. Dann kippte er plötzlich in der Krone um und krachte nieder. Der Arzt sah dieses Geschehen mit Schrecken, begriff die Gefahr, sah aber keine Chance diesem Inferno zu entkommen. Ein lautes Krachen, und er sah nichts mehr. Wie lange es dauerte lässt sich nur erahnen. Jedenfalls, als er zu Bewusstsein kam, hörte er links von sich Motorsägengeräusch. Er sah, dass die Zündung und das Licht noch an waren und zog sofort den Zündschlüssel ab (cave Brandgefahr). Nun hörte er von rechts menschliche Stimmen: „Er lebt."

Die rechte Tür war aufgesprungen, die linke nicht erreichbar. Bei tief eingedrücktem Autodach versuchte er sich vorsichtig nach rechts zu bewegen. Das ging und er kroch vorsichtig raus. Dann rannte er in panischer Angst vom Unfallgeschehen fort, wurde von Zuschauern eingefangen und der Polizei zugeführt. Die Polizisten winkten nur ab und es ging zum Rettungsfahrzeug. Dort begrüßten ihn die ihm bekannten Rettungssanitäter und der genau so bestürzte Notarzt. Dieser, ein Gynäkologe, war mit der Situation offensichtlich überfordert und stimmte der stationären Einweisung in die HNO, wegen der offensichtlich blutenden Nase und der Schockreaktion zu. Noch in der Nacht verließ er aber, auf eigenen Wunsch, mit dem Taxi das Krankenhaus und ging morgens, ganz selbstverständlich, allerding mit verbundener Nase und geschwollenem Gesicht, in die Sprechstunde. Im Laufe des Tages konnte er das Geschehen langsam realisieren. Er stellte eine allgemeine Abstumpfung der Wahrnehmung fest, der Kopf dröhnte und ließ keine Konzentration zu. Ihm war schwindelig und alles Geschehen um ihn herum gleichgültig. Er bemerkte die Sorgen und Warnungen seiner Mitarbeiter nicht. Nachts konnte er, obwohl todmüde, nicht einschlafen. Als es dann gegen morgen oberflächlich gelang, wurde er von wüsten Alpträumen überfallen. Am nächsten Morgen informierte er die Nachbarkollegen, dass er kurzzeitig pausieren müsse und suchte den D-Arzt auf. Der konnte mit den Symptomen erst mal nicht viel anfangen und vermutete eine Commotio cerebri und ein „Durchgangssyndrom". Kopfschmerzen, Konzentrations- und Schlafstörungen, sowie Intrusionen und Alpträume manifestierten sich zunehmend in den folgenden Tagen und Wochen...

Eine Vertretung war in der Urlaubszeit nur sehr schwer zu bekommen und dann nur für das Allernotwendigste. Die Nachbarärzte wehrten sich, die Bereitschaftsdienste zu übernehmen. Gott sei Dank waren Kollegen aus der Balintgruppe bereit zu helfen. Trotz aller Bemühungen, die Praxis schrumpfte. Der aufgesuchte Neurologe war recht ratlos, riet aber, wegen eines vermuteten Burnout-Syndroms, zur Ruhe und verordnete wegen depressiver Reaktionen Sertralin.

Wegen der Konzentrationsstörungen und der Unfähigkeit zuzuhören, geriet der Arzt immer mehr in Gewissenskonflikte. Er scheute Entscheidungen, er hatte Angst etwas verkehrt zu machen oder zu übersehen. Er sah, auf Grund dieser Verunsicherungen, seine Praxis scheitern und beschloss nun, diese zu verkaufen. Das dauerte! Ein Jahr nach dem Unfall war ein Nachfolger gefunden und die Übergabe glücklich überstanden.

Ein Antrag auf BG-Rente nahm seinen unendlichen Lauf. Erst im zweiten Gutachten wurde die Diagnose PTBS gestellt und dann vom behandelnden Neurologen übernommen.

Fünf weitere Gutachten folgten, zwei davon, ebenfalls aus Universitätskliniken, bestätigten die Diagnose PTBS, immer prompt gefolgt von anderen „Gutachten,, der BG, die oft auf Grund dilettantischer „Untersuchungen" - z. B. behauptete ein „Kollege" auf Grund dessen, dass er im Rö-Schädel keine organische Veränderung feststellen konnte, auch keinen Anhalt für eine Traumafolge finden zu können - gegenteiliges feststellen wollten.

Es folgten natürlich auch juristische Hürden. Sowohl Amts- als auch Oberamtsgericht, sowie Sozialgericht konnten keine endgültigen Entscheidungen herbeiführen. Dann schmorte die Angelegenheit endlos beim Landessozialgericht, so dass 10 Jahre nach dem Unfall immer noch nicht über eine Unfallrente entschieden war.

Fazit: *Gelitten hat der Arzt, direkt unter dem Trauma und dessen Folgeerscheinungen, aber unglücklich, unverstanden und gedemütigt fand er sich erst durch einige - wohl gemerkt nicht alle - Kollegen und medizinische Einrichtungen, aber unwürdig behandelt wurde er vor allem durch die Berufsgenossenschaft, die immer wieder „rentenneurotische" Motive zu finden glaubte.*

Unlängst hat seine Verteidigerin, die ihn über die 10 Jahre begleitet hat und in anderen ähnlichen Fällen inzwischen viel Erfahrung sammeln konnte, versucht den Arzt zu trösten: „Wäre heute der Unfall in dieser Art passiert wie damals, würde ihm einiges erspart geblieben sein."

Das Wissen um die Psychotraumatologie hat deutlich Fortschritte gemacht und sich bei Ärzten und sogar bei der BG und den Gerichten soweit herumgesprochen, dass eine derartige Odyssee selten geworden ist und derartige Schwierigkeiten weniger vorkommen, (und auch nicht vorkommen dürften). Es bleibt also noch die Hoffnung auf einen (wenigstens sozial) guten Ausgang des Falles.

Die diagnostischen Schritte erfolgen nach klinischen Kriterien:
Cave: Übersehen einer PTSD
• bei lange zurückliegender Traumatisierung (z. B. sexualisierter Gewalt bei Kindern)
• bei klinisch auffälliger Komorbidität (Depression, Angst, Somatisierung, Sucht, Dissoziation)
• bei unklaren, therapieresistenten Schmerzsyndromen (z. B. anhaltende somatoforme Schmerzstörung)
• bei Persönlichkeitsstörung (traumareaktives Misstrauen kann Diagnostik erschweren)

Unter Berücksichtigung
• traumatischer Auslöser bei der Beschwerdenbildung
• Abgrenzung gegenüber akuten Belastungsreaktionen, Anpassungsstörungen oder anderen psychischen Vorerkrankungen
• traumaassoziierter und komorbider Störungen (Angsterkrankungen, Depressionen, somatoformer Störungen, dissoziative Störungen, Suchterkrankungen, Substanzmissbrauch)
• Verstärkung der Symptomatik durch unangemessene Exploration!

Abb. 1
Übersicht über traumareaktive Entwicklungen (nach Flatten et al., 2001)

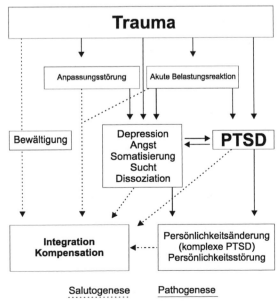

Kriterien für die posttraumatische Belastungsstörung nach ICD-10 und DSM-IV, Leitlinien (mod. nach Ehlers 2000 und Flatten 2001)

Stressor
• Ereignis oder Situation außergewöhnlicher Bedrohung oder katastrophalen Ausmaßes
• würde bei fast jedem eine tiefe Verstörung hervorrufen

Symptome
notwendige Symptome
• sich aufdrängende, belastende, unausweichliche Gedanken und Erinnerungen an das Trauma, (Intrusionen) oder Erinnerungslücken (Bilder, Alpträume, Flashbacks, partielle Amnesie)

andere typische Symptome
• andauerndes Gefühl von Betäubtsein und emotionaler Stumpfheit, Gleichgültigkeit gegenüber anderen Menschen, Teilnahmslosigkeit, Anhedonie

• Vermeidung von Aktivitäten und Situationen, die Erinnerungen an das Trauma wachrufen können

gewöhnliche Symptome
• vegetative Übererregbarkeit mit Vigilanzsteigerung, übermäßiger Schreckhaftigkeit, Schlaflosigkeit und Reizbarkeit

• Angst und Depression

seltene Symptome
• dramatische, akute Ausbrüche von Angst, Panik oder Aggression im Kindesalter, teilweise veränderte Symptomausprägungen (z. B. wiederholtes Durchspielen des traumatischen Erlebens)

Zeitlicher Rahmen: Die Symptome treten üblicherweise innerhalb von sechs Monaten nach dem Ereignis auf, können jedoch auch nach (z. T. mehrjähriger) Verzögerung (late onset-PTSD) auftreten.

Diagnostische Instrumente
Es gibt eine Vielzahl diagnostischer Elemente. Allerdings nur wenige im deutschsprachigem Schrifttum. Diese orientieren sich überwiegend am DSM-IV.

Für die allgemeine Praxis empfehlenswert davon sind semi-strukturierte Interviewleitfäden, z. B. „Diagnostisches Interview bei psychischen Störungen (DIPS)" nach Margraf, Schneider und Ehlers (1994) oder das „Strukturierte Klinische Interview für DSM (SKID)" nach Wittchen, Zaudig und Fydrich (1997).

Speziell zur Erfassung des Schweregrades der PTSB wurde der „Clinician Administered PTSD Scale (CAPS) nach Blake et al. (1995) entwickelt. Er liegt noch nicht in einer überprüften deutschen Version vor.

Psychodynamik

Aktuell werden noch verschiedene Modelle vertreten, die die Entstehung der PTBS erklären wollen. Nach Horowitz werden die Erlebnisse während des Traumas als Informationen betrachtet. Dabei ist die Menge der sensorischen, emotionalen und kognitiven Informationen derart hoch, dass nur ein Teil davon verarbeitet werden kann. Diese Annahme geht auf eine Hypothese Freuds zurück, dass ein Trauma einen Reizschutz durchbreche und in seinen Auswirkungen daher übermächtig sei. Um sich dem Ansturm der Eindrücke zu erwehren, reagiert der Mensch zum eigenen Schutz mit Verlangsamung, emotionalem Rückzug, und Vermeidensverhalten. Mit dem Preis der wiederkehrenden Erinnerungen und mit Übererregbarkeit. Ein Modell von Ehlers und Clark (1999) versucht zu erklären, warum Betroffene Angst erleben. Angst bezieht sich üblicherweise auf die Wahrnehmung einer zukünftigen Bedrohung. PTBS ist dagegen eine Störung die auf Erinnerungen eines vergangenen Erlebnisses beruht. Ehlers und Clark sehen darin keinen Widerspruch, wenn der Patient das traumatisierende Ereignis oder dessen Konsequenzen derart verarbeitet, dass eine schwere gegenwärtige Bedrohung entstanden ist. Dabei gehen die Autoren durchaus von individuellen Unterschieden in den Interpretationen des Traumas, im Erleben innerhalb des Traumagedächtnisses und seinen Verbindungen zu Vorerfahrungen aus. Wenn die Wahrnehmung (Alptraum, ähnliche Situation) aktiviert wird, kommt es zu einem intensiven Wiedererlebnis mit Symptomen der Angst, der körperlichen Erregung und starken Emotionen, wie Ärger, Wut, Trauer und Scham. Die erlebte Bedrohung löst Verhaltensformen und kognitive Reaktionen aus, die eigentlich die Belastung mindern sollten, sie im Gegensatz aber permanent aufrechterhalten.

Nicht nur das traumatische Ereignis an sich, Fragen nach Schuld und Ursache, sondern vor allem das direkte Erleben und Verhalten währenddessen ist Gegenstand der Erinnerungen und Interpretationen. Wesentlich beeinflusst wird der Betroffene gleichzeitig durch die eingetretenen Symptome und die damit verbundenen persönlichen, beruflichen und finanziellen Konsequenzen. Eigenartig und noch nicht ausreichend erklärbar ist die

Erscheinung, dass das Ereignis dem Patienten nicht vollständig erinnerbar ist. Die Erinnerung ist oft lückenhaft und ungeordnet. Das lebhafte, ungewollte Wiedererleben von Einzelheiten steht im scheinbaren Widerspruch dazu. Das Wiedererleben geschieht besonders in Form sensorischer Eindrücke, z. B. „sieht" ein Autofahrer nach nächtlichem Frontalzusammenstoß nur die auf ihn zukommenden Scheinwerfer bei jeder Autobegegnung, oder eine Frau „sieht" in der Erinnerung immer wieder die „gierigen" Augen des Täters. Auch in Form von Alpträumen in Begleitung erheblicher vegetativer Reaktionen wie Schweißausbrüche und Herzrasen werden die Erlebnisse in all ihrer Dramatik durchlebt. Oft werden diese Erscheinungen durch ähnliche Situationen gefördert.

Reemtsma beschreibt nach seiner Entführung, dass er sich nähernde Schritte „hörte" und damit das Hereinkommen der Entführer fürchtete, obwohl nur ähnliche Geräusche weit entfernt auftraten. Ein Autofahrer, der durch einen herabstürzenden Alleebaum in seinem Auto eingeklemmt war, „erlebte" in engen Röhren ohne sichtbaren Ausgang (U-Bahnschacht, Straßentunnel) eine „unausweichliche" Enge.

Auslöser, die das Wiedererleben fördern können, werden besonders sensibel bemerkt. Diese Erscheinung wird als Priming bezeichnet. Das ist eine besondere Form des impliziten Gedächtnisses. Es liegt eine niedrige Wahrnehmungsschwelle vor.

Kinder werden nach einem traumatisierenden Ereignis (z. B. sexueller Missbrauch) dadurch auffällig, dass sie das Ereignis immer wieder „durchspielen".

Bemerkenswert ist, im Zusammenhang mit der PTBS, die mögliche Entwicklung dysfunktionaler Verhaltensweisen und kognitiver Verarbeitungsstile. Diese entwickeln sich im Rahmen misslingenden Bemühens, die Symptome zu überwinden. Diese werden im Gegenteil eher weiter aufrechterhalten oder in andere umgewandelt. Im Bemühen ungewollte Gedanken zu unterdrücken, kommt es zu dem Paradoxon, dass diese zunehmen. Oder bei dem Versuch den Alpträumen zu entgehen, dass man später oder gar nicht schlafen geht, hat die Folge von Konzentrationsstörungen und zunehmender Reizbarkeit.

Typisch ist auch das Sicherheitsverhalten. Hier kommt es zu besonderen Vorsichtsvorkehrungen und Vermeidungsstrategien. Damit verhindert der Betroffene aber die Elaboration seines Gedächtnisses, indem er die Überprüfung dysfunktionaler Annahmen ausbremst:

Was passiert wirklich, wenn ich mich einer ähnlichen Situation aussetze?
Auch das Grübeln steht der rationalen Verarbeitung im Wege.
Es konzentriert sich viel zu sehr auf die Frage: *Was wäre wenn?*

Es führt zur Fixierung bestimmter Gedankeninhalte und erschwert deren Überwindung. Es nährt negative Gefühle der Niedergeschlagenheit, der Hoffnungslosigkeit, von Wut und Ärger und unterhält eine gewisse nervöse Anspannung. Die Entwicklung von Medikamenten- und Alkoholmissbrauch, die in diesem Zusammenhang leider häufig zu beobachten ist, kann aus dem Bestreben heraus verstanden werden, zunächst eine Möglichkeit in Anspruch genommen zu haben, die Erlebnisse „vergessen" machen zu wollen. Da das aber nicht gut möglich ist, *steigert sich der Bedarf* und führt letztendlich zur Abhängigkeit.

Psychosomatische Basisbehandlung
Nach Ehlers und Clark (1999) sollten drei Ziele bei der Behandlung der posttraumatischen Behandlungsstörung angestrebt werden:

• Das Traumagedächtnis muss elaboriert und in seinen Kontext eingeordnet werden, um intrusives Wiedererleben zu reduzieren.
• Die problematischen Interpretationen des Traumas und/oder seiner Konsequenzen, die das Gefühl der aktuellen Bedrohung hervorrufen, müssen geändert werden.
• Die Patienten müssen die dysfunktionalen Verhaltensweisen und kognitiven Strategien aufgeben, mit denen sie die wahrgenommene aktuelle Bedrohung und die PTBS-Symptome zu kontrollieren suchen.

Idealerweise lässt man dem Patienten eine spezielle Therapie zukommen (s. Richtlinien). Das ist leider nicht immer möglich. Der Hausarzt darf jedoch nicht tatenlos zuschauen oder abwarten, bis sich das Problem u. U. allein löst. Er muss auch hier dem Patienten eine wichtige Stütze sein.
Wichtig ist zunächst, dass der Patient sich verstanden fühlt. Solche Menschen sind beispielsweise misshandelt worden, haben sich allein gelassen gefühlt, haben Scham und Erniedrigung erlebt und fühlen sich ständig bedroht. Sie fürchten die Wiederholung ihrer schlechten Erfahrungen und glauben, dass andere Menschen schlecht über sie denken. Diesen Menschen fällt es schwer, über sich zu reden. Nur eine Vertrauensperson hat Zugang zu den Problemen. Deshalb ist es von Anfang an wichtig, sich auf die Seite des Patienten zu stellen und das auch deutlich zum Ausdruck zu bringen. Man sollte durchaus seine Abscheu vor der Untat einer Vergewaltigung gegenüber zeigen. Das deutlich Machen einer eigenen emotionalen Reaktion kann schon durchaus Modellwirkung haben. Man sollte sich auch nicht vor dem „Ausleben" der Emotionen scheuen oder sich durch Verschlossenheit oder Reizbarkeit irritieren lassen. Man sollte vorsichtig, aber konsequent bemüht sein, die Ereignisse und deren Erleben in ihrer ganzen

Subjektivität, unter Nutzung der Elemente der Übertragung und Gegenübertragung, zur Sprache zu bringen.
Dem Sicherheitsbedürfnis und dem Bedürfnis nach Ruhe und Reizabschirmung ist anfangs verständnisvoll Rechnung zu tragen, ohne den Patienten aber „ganz in Watte zu packen". Die schlimmen Erlebnisse lassen selbstverständlich auch den Arzt nicht unberührt. Es besteht auch für ihn die Gefahr, aus Angst vor zu starker Mitbeteiligung, sich aus der „Sache herauszuhalten". Dieses Verhalten erlebt der Patient von anderen Menschen (auch Verwandten und Freunden) und ist diesbezüglich schon viel und zu oft enttäuscht worden. Deshalb muss der Patient spüren, dass der Arzt auch die Mitteilung der schrecklichen Eindrücke aushalten kann, sonst „schont" er ihn und wichtige Details werden verschwiegen. Sollten damit natürliche Toleranzgrenzen des Behandlers überschritten werden, kann dieser das ruhig zugeben. Das bringt mehr Verständnis für eine dann erforderliche Weiterüberweisung, als vage Ausreden. Zur Einschätzung derartiger Grenzen kann durchaus die Balintgruppe beitragen.
Die Erklärung der Notwendigkeit, über die unerwünschten Erlebnisse auch sprechen zu müssen und damit ungewollt wieder erinnert zu werden, kann man u. a. mit einem kleinen Beispiel veranschaulichen:

Wenn Sie sich vorstellen, dass Sie alle Sachen ungeordnet in einen Schrank werfen, so wird der sehr bald übervoll sein und die Tür wird nicht mehr zu gehen. Dann werden Sie gezwungen sein, alles wieder herauszunehmen, ordentlich zusammenzulegen und in die Fächer umzusortieren.
Dann geht die Schranktür bei gleicher untergebrachter Menge aber zu.

Ähnlich werden wir gemeinsam Ihre Gedanken und Erinnerungen „sortieren" und in Ihrem Kopf ist wieder Platz für anderes.

Oder, zur Erklärung der immer wieder ungewollt auftauchenden Gedanken, machen Sie ein kleines Experiment:

Sie dürfen in den nächsten Minuten an alles denken, aber nicht an die Vorstellung, mir sitzt ein leuchten grünes Kaninchen auf der Schulter.
Der Patient ist entsprechend verblüfft und hat einiges verstanden.
(Beide Beispiele sind von Ehlers, 1999).

Leitlinien der Therapie (nach Flatten et al., 2001)

Erste Maßnahmen
• Herstellen einer sicheren Umgebung (Schutz vor weiterer Traumaeinwirkung)
• Organisation des psychosozialen Helfersystems (dazu gehört auch der Hausarzt!)
• Informationsvermittlung und Psychoeduktion bzgl. Traumatypischer Symptome und Verläufe
• frühes Hinzuziehen eines mit PTBS-Behandlung erfahrenen Psychotherapeuten

Traumaspezifische Stabilisierung
• durch entsprechend qualifizierten ärztlichen oder psychologischen Psychotherapeuten
• Anbindung zur engmaschigen diagnostischen und therapeutischen Betreuung
• Krisenintervention
• Recourcenorientierte Interventionen (z. B. Distanzierungstechniken, imaginäre Verfahren)
• pharmakotherapeutische Abschirmung (Cave: Suchtgefährdung, besond. durch Benzodiazepine)

Traumabearbeitung
• Die Therapie der Wahl ist die Rekonfrontation mit dem auslösenden Trauma, mit dem Ziel der Durcharbeitung und Integration unter geschützten therapeutischen Bedingungen. (Cave: zu früher oder alleiniger Einsatz konfrontierender traumatherapeutischer Verfahren).
• nur durch entsprechend qualifizierten Psychotherapeuten
• Voraussetzung: ausreichende Stabilisierung, keine weitere Traumatisierung, kein Täterkontakt
• Traumaadaptierte Verfahren im Rahmen eines Gesamtbehandlungsplanes (kognitiv-behaviorale Therapie, psychodynamische Therapie, EMDR)
• Einbeziehung adjuvanter Verfahren (stabilisierende Körpertherapie, künstlerische Therapie)
• ambulant (Schwerpunktpraxen, Ambulanzen)
• stationär (Schwerpunktstationen, Tagesklinik)

Das EMDR-Behandlungsverfahren
(EMDR= eye movement desensitization and reprocessing) wurde von der amerikanischen Psychologin Francine Shapiro entwickelt. Es wird seit 1989 zur Behandlung von PTBS-Patienten als manualisiertes Therapieverfahren eingesetzt. Die EMDR-Behandlung kombiniert eine imaginäre Exposition mit der traumatischen Erinnerung mit einer bilateralen Stimulation in Form von Augenbewegungen, Berührungsreizen oder auditiven Reizen. Zusätzlich erfolgt eine gezielte Bearbeitung dysfunktionaler Kognitionen (Lamprecht, 2000).
Die Wirksamkeit der EMDR-Behandlung kann inzwischen als empirisch gut belegt gelten (Sack et al. 2001). In den Leitlinien der International Society of Thraumatic Stress Studies (ISTSS) wird das EMDR-Verfahren als gesichert wirksam bewertet. In einer umfangreichen Metaanalyse aller Behandlungsverfahren erwies sich die Behandlung der PTBS mit EMDR gleich wirksam wie mit verhaltenstherapeutischen Verfahren, bei einer deutlich geringeren Behandlungsdauer und weniger Abbrechern. Die psychotherapeutische Behandlung zeigte in dieser Metaanalyse insgesamt eine bessere Wirksamkeit als pharmakologische Behandlungen.

Kontraindikationen für traumabearbeitende Verfahren

Relative Kontraindikationen
• instabile psychosoziale und körperliche Situation
• mangelnde Affekttoleranz
• anhaltende schwere Dissoziationsneigung
• mangelnde Distanzierungsfähigkeit zum traumatischen Ereignis

Absolute Kontraindikationen
• psychotisches Erleben
• akute Suizidalität
• anhaltender Täterkontakt

Psychosoziale Reintegration
• soziale Unterstützung
• Einbeziehung der Angehörigen
• berufliche Rehabilitation
• Opferentschädigungsgesetz

Abb. 2 Übersicht über therapeutische Strategie bei PTBS (nach Flatten et al., 2001)

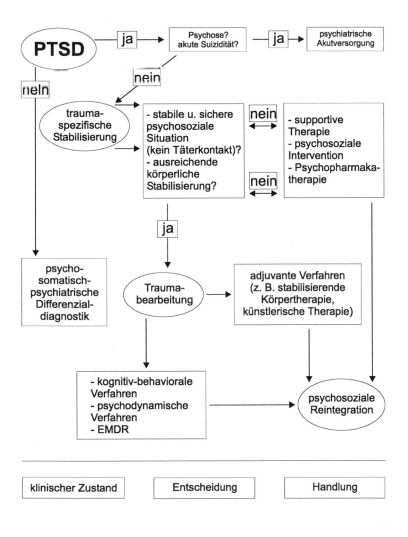

3. Anpassungsstörungen (F43.2)

Die Anpassungsstörungen äußern sich in Zuständen von subjektiver Bedrängnis und emotionaler Beeinträchtigung. Sie treten gelegentlich während bestimmter Anpassungsprozesse oder entscheidender Lebensveränderungen auf (Schwellensituation).

Das betrifft persönliche Verluste (Trennung, Trauerfall), veränderte Lebensbedingungen (Emigration, Flucht, Krieg), einen größeren Entwicklungsschritt (Schulbesuch, Eheschließung, beruflicher Misserfolg), Erreichen eines Entwicklungszieles (Ruhestand, Rente). Die individuelle Prädisposition oder Vulnerabilität spielt möglicherweise eine gewisse Rolle. Es ist dennoch davon auszugehen, dass das Krankheitsbild ohne die Belastung nicht entstanden wäre.

Die Anzeichen sind unterschiedlich und umfassen depressive Stimmung, Angst und Sorge, oder eine Mischung von diesen. Außerdem kann ein Gefühl bestehen, mit den alltäglichen Begebenheiten nicht zurechtzukommen, diese nicht voraus planen oder fortsetzen zu können. Störungen des Sozialverhaltens können insbesondere bei Jugendlichen ein vordergründiges Symptom sein. Ansonsten sind soziale Funktionen und Leistungen eher nebenher beeinträchtigt.

Als gültige Bezeichnungen für die Anpassungsstörungen gelten weiterhin: Hospitalismus bei Kindern, Kulturschock und Trauerreaktion.

Diagnostische Leitlinien

Bei der Stellung der Diagnose erfolgt eine sorgfältige Prüfung folgender Beziehungen:

1. Art, Inhalt und Schwere der Symptome
2. Anamnese und Persönlichkeit
3. belastendes Ereignis, Situation und Lebenskrise

Wird eine Anpassungsstörung diagnostiziert, so ergibt sich eine entsprechende Klassifizierung nach ICD-10, nach dem klinischen Bild und den vorwiegenden Merkmalen:

• kurze depressive Reaktion (F43.20)

Ein vorübergehender leichter depressiver Zustand, der nicht länger als einen Monat dauert.

• längere depressive Reaktion (F43.21)

Ein leichter depressiver Zustand als Reaktion auf eine länger anhaltende Belastungssituation, der aber nicht länger als zwei Jahre dauert.

• Angst und depressive Reaktion gemischt (F43.22)

Sowohl Angst und depressive Reaktion sind nachweisbar, jedoch nicht stärker als unter Angststörung (F41).

• mit vorwiegender Beeinträchtigung von anderen Gefühlen (F43.23)
Die Symptome betreffen zumeist verschiedene affektive Qualitäten, wie Angst, Depressionen, Sorgen, Anspannung und Ärger. Die ängstlichen und depressiven Symptome sind dabei nicht vorherrschend. Diese Kategorie sollte auch bei Kindern mit regressivem Verhalten, etwa wie Bettnässer und Daumenlutscher, verwendet werden.
• mit vorwiegender Störung des Sozialverhaltens (F43.24)
Die hauptsächliche Störung betrifft das Sozialverhalten. Zum Beispiel kann sich eine Trauerreaktion eines Jugendlichen in aggressiven oder dissozialem Verhalten manifestieren.
• mit gemischter Störung von Gefühlen und Sozialverhalten (F43.25)
Sowohl Störungen der Gefühle als auch des Sozialverhaltens sind die führenden Symptome.
• andere spezifische Anpassungsstörungen (F43.28)
• andere Reaktionen auf schwere Belastung (F43.38)
• nicht näher bezeichnete Reaktionen auf schwere Belastung (F43.9)

Literatur

1. Blake, D. D. / Weathers, F. W. / Nagy, L. M. / Kaloupek, D. G. / Gusman, F. D. / Charney, D. S. & Keane, T. M.: The development of a Clinician-Administered PTSD Scale. Journal of Traumatic Stress, 8, 75-90, 1995
2. Breslau, N. / G. C. Daves: Posttraumatic stress disorders. The stressor criterian, J. Nerv Ment. Dis., 175, 255-264, 1987
3. Bundesministerium f. Arbeit u. Sozialordnung, Anhaltspunkte f. ärztliche Gutachtertätigkeit, Bonn, 1996
4. Dilling, H. / W. Mombour / M. H. Schmidt: Internationale Klassifikation psychischer Störungen. ICD-10, Kap. V (F) Hans Huber Verlag, Bern, Göttingen, Toronto, 1991
5. Deter, H. C.: Belastungsreaktionen und Anpassungsstörungen. In: Deter, H. C. (Hrsg), Angewandte Psychosomatik. Thieme Verlag, Stuttgart, New York, 261, 1997
6. Deutsches Inst. f. medizinische Dokumentation u Information, DIMDI, Internationale statistische Klassifikation der Krankheiten. ICD-10, Kap. V, (F), 352-354, 1999
7. Flatten, G. / A. Hofmann / P. Liebermann / W. Wöller / T. Siol / E. Petzold: Posttraumatische Belastungsstörungen. Leitlinien u. Quellentexte, Schattauer, Stuttgart, New York, 2001
8. Ehlers, A.: Posttraumatische Belastungsstörung. Hogrefe, Göttingen, Bern, Toronto, 1999
9. Ehlers, A.: D. M. Clark: A cognitive model of posttraumatic stress disorder. Behaviour Research an Theory, 1999
10. Foerster, K.: Neue Grundsätze für die Begutachtung psychischer Traumen. Med. Sach 92, 25-30, 1996
11. Foerster, K.: Die sogenannte „Unfallneurose" - ein umstrittener Begriff. Traumatol. 17, 217-223, 1987
12. Frommberger, U. / M. Berger: Posttraumatische Belastungsstörungnen. Nervenheilkunde, 17, 59-63, 1998

13. Flatten, G.: Posttraumatische Belastungsstörungen, (PTSD) In: Janssen, P. L. / P. Joraschky / W. Tress: Leitfaden Psychosomatische Medizin und Psychotherapie.
Dtsch. Ärzteverlag, 318-327, 2005
14. Gersson, B. P. R. / V. Carlier. Posttraumatic stress disorders, the history of a recent concept. British J. of Psychiatrie, 161, 742-748, 1992
15. Horowitz M-J.: Stressreponse Syndromes. New Jersey, 1992
16. Keidel, M. / H. C. Diener: Diagnostik und Therapie posttraumatischer Kopfschmerzen MMM, Fortschritte der Medizin, 45, 289, 1999
17. Lamprecht F.: Praxis der Traumatherapie. Was kann EMDR leisten?
Pfeiffer bei Klett Cotta, Stuttgart, 2000
18. Maerker, A.: Therapie der posttraumatischen Belastungsstörungen. 2. Aufl., Springer, Berlin, Heidelberg, New York, Hongkong, 1997
19. Margraf, J. / S. Schneider / A. Ehlers:
Diagnostisches Interview bei psychischen Störungen. DIPS, 1997
20. Sack, M. / W. Lempa / F. Lamprecht: Metaanalyse der Studien zur EMDR-Behandlung von Patienten mit posttraumatischen Belastungsstörungen.
Psychoth. Psychosom. Med., 350-355, 2001
21. Wittchen, H. / U. Zaudig / T. Fydrich:
Strukturiertes Klinisches Interview für DSM IV-Achsen.
Deutsche Version, Hogrefe, Göttingen, 1997

VI.4 Leben in zwei Welten (Konversionsstörungen)
Vom verletzten Gefühl zum Symptom - Dissoziative Störungen

Der Begriff Dissoziation kann im weiteren Sinne als Trennung, Auflösung oder Zerfall verstanden werden und steht damit im Gegensatz zu dem Begriff Assoziation, der im Sinne von Verbindung oder Verknüpfung gebraucht wird. Im spezifischen Sinne wird unter Dissoziation ein komplexer psychophysiologischer Prozess gesehen, bei dem es zu einer Desintegration und Abspaltung des Bewusstseins, des Gedächtnisses, der Identität und der Wahrnehmung von sich selbst und der Umwelt kommt. Normalerweise ist Dissoziation nicht krankhaft, sondern eine von vielen menschlichen Verarbeitungsmöglichkeiten, ein oft notwendiger Abwehrprozess. Dissoziative Phänomene kommen sowohl als flüchtige unauffällige Alltagserfahrungen, aber auch als manifeste Symptome und schwere psychische Störungen vor.

Zu den alltäglichen dissoziativen Störungen gehören u. a. Tagträume, Gedankenabschweifen oder kleine „Amnesien", die als „Vergessen" in Erscheinung treten. Wenn man nicht mehr weiß, ob man eine bestimmte Handlung, die man durchführen wollte, auch wirklich erledigt hat (ein Telefonat o. ä.). Auch manifeste dissoziative Störungen sind relativ häufig und werden als psychogen eingeordnet. In der Regel ist dann eine traumatische Ursache, z. B. nach Verkehrsunfall, plötzlichem Tod oder kindlicher Missbrauch nachweisbar. In diesem Zusammenhang ist ein Trauma „alles was weh tut" oder kränkt, besonders Erlebnisse der Scham, Diffamierung, Trauer oder Peinigung. Unter bestimmten Bedingungen können sich im Zusammenhang mit einer oder mehreren traumatisierenden Ereignissen manifeste dissoziative Störungen entwickeln. Sie werden im ICD-10 im Kapitel V (F44) entsprechend der hervortretenden Hauptsymptome Amnesie, Depersonalisierung, Derealisation, Identitätsunsicherheit und Identitätswechsel voneinander unterschieden.

Psychodynamik
Kinder verfügen über besonders gute Dissoziationsfähigkeiten, die sie als Verarbeitungsmöglichkeiten von Erlebnissen, auch im Spiel und bei Fantasien, nutzen. Mit zunehmendem Alter nimmt diese Fähigkeit immer mehr ab. Nach Gast (2000) dient in traumatisierenden Situationen, die zu Reizüberflutungen führen, der psycho-physiologische Mechanismus der Dissoziation als eine Art Schutz. Im Sinne einer autoregulativen Verarbeitung werden extrem unangenehme Erfahrungen zeitweilig dissoziiert, indem sie z. B. nicht erinnert oder als unwirklich erlebt werden können. Bei wiederholten Einwirkungen von Stressoren, besonders im Kindesalter, wird die

natürliche Disposition in besonderer Weise verstärkt. Es kann zu einer festgesetzten Abkapselung von Erinnerungsanteilen kommen, die die Basis für die Ausformung von Alternativ-Persönlichkeiten bilden. Je nach Schwere und Qualität des Traumas, Länge der Einwirkung und Zahl der Wiederholungen und je nach Dissoziationsfähigkeit des Kindes, wird sich ein mehr oder weniger inkonsistentes, fragmentiertes Identitätserleben herausbilden.

In der Literatur findet man bei dissoziativen Störungen in der Regel den Nachweis von lang anhaltenden, wiederholten Traumatisierungen im Kindesalter (von 3-11 Jahren) in Form von sexueller, körperlicher oder emotionaler Gewalt (Literatur bei Gast). Aus der Gedankenwelt eines Kindes heraus ist die Entwicklung, z. B. einer dissoziativen Identitätsstörung, etwa so vorstellbar, dass dieses Kind seine Körperwahrnehmungen während der Traumatisierung einfach „abstellt" oder es fantasiert, dass die sexuelle Traumatisierung nicht ihm, sondern „im Traum" oder „einem anderen passiert". Unter dem Eindruck wiederholter Traumatisierung, kann sich die Identität aufsplitten und es können Alternativ-Persönlichkeiten, sogenannte „alters" herausgebildet werden (s. Fall), die sich dann an einen Missbrauch nicht mehr erinnern können. Der Preis für diese Art von Traumabewältigung ist eine unkontrollierte Dissoziation im Erwachsenenalter, evtl. mit Amnesie, Entfremdungserleben oder tiefgreifend fragmentierter Identität.

Diagnose

Die meisten Patienten kommen nicht mit klaren Angaben einer Verursachung, etwa einer Traumatisierung, die nur selten erinnert wird, oder eines hinweisenden Symptoms in die Sprechstunde des Hausarztes. Es werden unspezifische *Folge*-Erscheinungen wie Angst, Depression, selbstzerstörerische Tendenzen oder besondere Verhaltensauffälligkeiten bemerkt.

Aufgrund ihrer Vorerfahrungen sind die wenigsten Patienten in der Lage die Ursachen ihrer Erkrankung zu erkennen, (zu erinnern) oder über sie zu sprechen. Schlechte Beziehungserfahrungen erschweren oft, durch ein tiefes Misstrauen, eventuelle Beziehungsangebote. Das alles erschwert anfangs dem Hausarzt das richtige Erkennen der Problematik und die Zuordnung der Symptomatik. Manchmal bleibt nichts anderes übrig, als unspezifischen Hinweisen zu folgen.

In Richtung Dissoziation weisen u. a. folgende Erscheinungen:
• traumatisierende Erfahrungen in der Kindheit, evtl. Vermutungen aufgrund des Milieus
• Misslingen vorhergehender Behandlungen

• selbstverletzendes Verhalten
• mehrere, unterschiedliche, teils atypische Störungen wie Depression, Persönlichkeitsstörungen, Anpassungsstörungen, Somatisierung oder Substanzmissbrauch
• Verwenden der dritten Person für sich selbst *(wir, er, sie)*

Diese Erscheinungen treten dabei nicht massiv auf. Für den Identitätswechsel bei multiplen Persönlichkeiten nimmt die betroffene Person nicht die unterschiedlichen eingenommenen Rollen wahr.
Oft werden dann nur unerklärliche Phänomene festgestellt. Zum Beispiel das Finden von Sachen, deren Herkunft man sich nicht erklären kann, ist ein Hinweis, der eine Vermutung rechtfertigt. Eindeutiger ist schon ein fortlaufender (auch schriftlicher) Dialog zwischen zwei (oder mehr) dissoziativen Persönlichkeitsanteilen. Seltsam dagegen mutet ein plötzliches Verhalten wie ein Kind an, das die weit zurückliegenden traumatisierenden Ereignisse „erlebt".

Therapie
Die Therapie der dissoziativen Störungen gehört in erfahrene Hände!
Die Traumabearbeitung einschließlich ihrer Abreaktion kann oft nur in kleinen Schritten erfolgen und muss behutsam überwacht wurden. Die kausale Methodik ist eine kontrollierte Traumaexposition (die natürlich nicht immer möglich ist). Eine Weiterentwicklung der strukturierten Traumabearbeitung ist die Integration des EMDR (Eye Movement Desensitization and Reprocessing) nach Francine Shapiro.
Das manualisierte Therapieverfahren wird seit 1989 zur Behandlung der posttraumatischen Belastungsstörung (PTBS) (s. dort) eingesetzt. Die EMDR-Behandlung kombiniert eine imaginäre Exposition mit der traumatischen Erinnerung mit bilateraler Stimulation in Form von Augenbewegungen, Berührungsreizen oder auditiven Reizen. Zusätzlich erfolgt eine Bearbeitung dysfunktionaler Kognition.
Außerdem ist die von der Verhaltenstherapie entwickelte Expositionsbehandlung ein bewährtes Mittel und in ihrer Wirksamkeit ein gesichertes Therapieverfahren.

Ein Fallbeispiel: Frau S. - tiefe Wunden
Die Krankengeschichte von Frau S. zeigt, wie so oft, einen langen Prozess des Erkennens und Verstehens. Sie wurde mit 20 Jahren erstmals psychisch auffällig, als sie wegen der Trennung des Freundes von ihr einen Suizid versuchte. Sie geriet dadurch in eine sehr „harte" psychiatrische Behandlung mit Fixierung und massiver sedierender Medikation (Schlaftherapie).

Dieses Erlebnis hinterließ ein tiefes Misstrauen und Ablehnung von psychischer Behandlung, besonders von Neuroleptika.
Wohl deshalb blieb Frau S. in den Folgejahren nach außen unauffällig. Erst als die beiden Töchter (sie konnte in der Zeit eine Familie gründen und zwei Kinder gebären) das Haus verließen und auch der Ehemann sich von ihr trennen wollte, dekompensierte sie erneut und versuchte abermals einen Suizid. Sie wurde sehr aufwendig in verschiedenen psychiatrischen Institutionen behandelt. Die Diagnosen bewegten sich zwischen paranoid-halluzinatorische Psychose und Hysterie.
Eine wesentliche Besserung konnte nicht erzielt werden.
Frau S. entwickelte jetzt eine sehr ausgeprägte Angstsymptomatik. Sie konnte das Haus nicht mehr verlassen und gab ihre Tätigkeit als Kindergärtnerin auf. Nun erfolgte die ärztliche Betreuung „nur noch" durch den Hausarzt. Der hatte es sehr schwer mit ihr. Ständig wechselten die Symptome und Stimmungen. Vorherrschend war die Angst, ein Zugang gelang nur hin und wieder. Sie wirkte wie „zugeschüttet". Oft saß sie nur teilnahmslos da. Dann sprach sie doch einmal aus, dass sie ganz „neben sich stehe". Das wirkte nicht psychotisch. Der Hausarzt überzeugte die Patientin von der Notwendigkeit einer ambulanten Psychotherapie.
Hier kam die ganze Tragik des Schicksals von Frau S. zu Tage. Sie war mit neun Jahren vom Sozialamt in ein Kinderheim gebracht worden, da sie in der Schule wegen schwerer körperlicher Misshandlungen auffiel, (es hatte auch seelische und sexuelle Übergriffe gegeben).
Die Stimmen, von denen sie jetzt, wie auch in den Kliniken berichtete, die dort psychotisch eingeordnet wurden, werden als dissoziativ, also von „alters" her verstanden. Diese und besondere Ereignisse, die Entfremdungserlebnissen entsprachen, haben sie zutiefst irritiert und in die häusliche Isolation getrieben. So hatte sie z. B. oft erlebt, dass sie sich „neben sich stehend" fühlte oder sie hatte das Gefühl gehabt „ferngesteuert" zu sein. Das erste Mal hatte sie das Gefühl „neben sich zu stehen", als sie von den Eltern besonders heftig geschlagen wurde. Symptome der Identitätsunsicherheit machten sich bemerkbar, wenn sie ganz intensive Wünsche (z. B. sexueller Art) mit starken inneren Krämpfen abzuwehren versuchte. Dann trat ein Zustand panischer Angst mit Zittern am ganzen Körper auf, der in einer Art Trance erlebt wurde. Danach hatte sie eine ganz starke Angst, „verrückt" zu werden und in eines dieser furchtbaren Krankenhäuser zu müssen. Die Patientin kann über die ganzen Erlebnisse nicht gut sprechen. Immer noch fürchtet sie auch, wieder die „scheußlichen" Medikamente zu bekommen. Aber sie bringt eines Tages ihr Tagebuch mit. Hier kommt durch flüchtige Skizzen und auch bruchstückhafte Aufzeichnungen Erschütterndes zu Tage. Hier wird auch die „innere Stimme", mit der sie sich

in ihrer Not unterhalten konnte, offensichtlich. Dazu beteuert sie, dass „Eva nie etwas böses tat". Mit Hilfe eines hinzugezogenen Verhaltenstherapeuten gelingt vorsichtig und sehr langwierig die Stabilisierung.

Kommentar: Der Hausarzt stellte die notwendige Brücke zur spezifischen Therapie her, nachdem er durch seine ständige Präsenz und erworbenes Vertrauen eine derartige Beziehung erst möglich gemacht hatte. Er ließ sich auch nicht durch klinische „Erfahrungen" und Vorurteile, in seiner Gesamteinschätzung der Persönlichkeit der Patientin verleiten. Damit wurde er zum schicksalhaften Weichensteller.

Spezielle Formen der dissoziativen Störungen
Je nach dominierendem Hauptsymptom werden die dissoziativen Störungen in ICD-10 klassifiziert. Als weitere Bezeichnung wurde noch der Begriff „Konversionsstörung" übernommen. Das geht auf das Konversionskonzept von S. Freud zurück (s. Kapitel II - Was macht uns *psychosomatisch* krank?), das bis dahin als Erklärungsmodell für die sogenannten „hysterischen Neurosen" galt.

Dissoziative Amnesie (F44.0) - das Unangenehme vergisst man schnell
Das wichtigste Kennzeichen ist der Erinnerungsverlust für die meist wichtigen Ereignisse, der über das übliche Maß der Vergesslichkeit hinausgeht. Die Amnesie zentriert sich auf die traumatischen Ereignisse (z. B. Trauerfall, Unfall). Ausmaß und Vollständigkeit der Amnesie wechseln von Tag zu Tag. Junge Erwachsene sind am häufigsten betroffen. Besonders schwere Fälle wurden nach Kampfhandlungen beobachtet.

Diagnostische Leitlinien:
1. Partielle oder vollständige Amnesie für aktuelle traumatisierende oder belastende Ereignisse.
2. Fehlen von hirnorganischen Störungen, Intoxikationen oder extremer Erschöpfung.

Dissoziative Fugue (F44.1) - bloß weg hier
Eine Fugue ist eine zielgerichtete Ortsveränderung (Weglaufen). Dabei verhält sich die Person an sich geordnet. Oft liegt noch dissoziative Amnesie vor.

Diagnostische Leitlinien:
1. Zielgerichtete Ortsveränderung über den Rahmen des täglichen Aktionsbereiches hinaus.
2. Kennzeichen einer dissoziativen Amnesie
3. Aufrechterhaltung der einfachen Selbstversorgung (Essen, Waschen) und einfacher sozialer Interaktionen.

Dissoziativer Stupor - Totstellreflex

Ein Stupor wird aufgrund einer beträchtlichen Verringerung oder des Fehlens willkürlicher Bewegungen oder normaler Reaktionen auf äußere Reize, wie Licht, Geräusche oder Berührung diagnostiziert.
Der Patient sitzt oder liegt lange Zeit bewegungslos. Sprache oder gezielte oder spontane Bewegungen fehlen oder sind nicht wahrzunehmen.
Trotz Anzeichen einer Bewusstseinsstörung verraten Muskeltonus, Haltung, Atmung und Augenbewegungen, dass der Patient weder schläft noch bewusstlos ist.

Diagnostische Leitlinien:
1. Stupor
2. Fehlen körperlicher oder spezifisch-psychiatrischer Störungen.
3. Kurz vorher belastendes Ereignis oder gegenwärtige, darauf
bezogene Probleme.

Trance- und Besessenheitsstörungen (F44.3) - außer sich sein

Dazu gehören Störungen, bei denen ein zeitweiliger Verlust der persönlichen Identität und der vollständigen Wahrnehmung der Umgebung auftritt. Aufmerksamkeit und Bewusstsein können nur auf ein oder zwei Aspekte der Umgebung begrenzt sein.
Hier muss jedoch deutlich von Trancezuständen differenziert werden, die im Rahmen religiöser Handlungen, bei Wahn oder bei akuten Psychosen auftreten.

Dissoziative Störungen der Bewegung und der Sinnesempfindungen (44.4-44.7)
- wenn der Schreck in die Glieder oder unter die Haut fährt

Hier findet sich ein Verlust oder eine Veränderung von Bewegungsfunktionen oder Sinnesempfindungen, meistens der Haut. Die Symptome folgen auffällig den Vorstellungen der Patienten. Zum Beispiel folgen die Sinnesstörungen nicht den Dermatomen., d. h. sie stehen oft im Gegensatz zu den anatomischen und physiologischen Gegebenheiten. Der Grad der „Behinderung" kann von Mal zu Mal wechseln.

Neben einem zentralen und konstanten Kern von Symptomen mit Bewegungsstörungen oder Empfindungsstörungen, die ohne willentliche Kontrolle sind, kann zusätzlich ein auffälliges aufmerksamkeitssuchendes (histrionisches) Verhalten, d. h. möglichst in coram publico, unterschiedlichen Ausmaßes vorkommen (früher als typisches „hysterisches" Verhalten verstanden):

• *andere dissoziative Störungen (Konversionsstörungen) (F44.8)*
• *Ganser-Syndrom (F44.80)*

Ganser beschrieb erstmalig eine „hysterische" Störung, die vordergründig durch ein „Vorbeiantworten" gekennzeichnet ist.

Multiple Persönlichkeitsstörungen (F44.81)

Das grundlegende Merkmal ist das offensichtliche Vorhandensein von zwei (oder mehr) verschiedenen Persönlichkeiten in einem Individuum. Jede Persönlichkeit ist in sich vollständig, mit eigenen Erinnerungen, Verhaltensweisen und Vorlieben (und eigenen Namen). Diese können im deutlichen Kontrast zu der prämorbiden Persönlichkeit stehen. Eine der Persönlichkeiten ist immer dominant. Der Wechsel von der einen zu der anderen Persönlichkeit vollzieht sich beim ersten Mal plötzlich und ist eng mit einem traumatischen Erleben verbunden. Spätere Wechsel sind dann nicht mehr so dramatisch. Die Wechsel können auch während einer Therapiesitzung auftreten, so erlebt man dann ein plötzliches Verhalten wie ein Kind. Es wird auch eine Kommunikation zwischen den verschiedenen Persönlichkeiten beobachtet (verbal oder schriftlich).

Literatur

1. Dilling, H. / Mombour, W. / Schmidt, M. H.: Internationale Klassifikation psychischer Störungen, ICD-10, Kap.V (F), Verlag Hans Huber, Bern, Göttingen, Toronto, 1991
2. Deter, H. C.: Dissoziative Störungen (hysterische Neurose) In: Deter H. C. (Hrsg), Angewandte Psychsomatik. Georg Thieme Verlag, Stuttgart, New York, 260-261, 1997
3. Eckardt-Henn, A.: Hysterie, Konversionsstörungen und dissoziative Störungen. In: Janssen P. L. / P. Joraschky / W. Tress: Leitfaden Psychosomatische Medizin und Psychotherapie. Dtsch. Ärzteverlag, Köln, 2005
4. Gast, U.: Diagnostik und Behandlung dissoziativer Störungen. In: Lamprecht, F. (Hrsg), Praxis der Traumatherapie. Pfeiffer bei Klett - Cotta, Stuttgart, 2000
5. Reddemann, L. / A. Hofmann / U. Gast: Psychotherapie der dissoziativen Störungen. Georg Thieme Verlag, Stuttgart, New York, 2004
6. Schüßler, G.: Dissoziative Störungen der Bewegung und der Sinnesempfindung. In: Schüßler G., Psychosomatik / Psychotherapie systematisch. Uni Med. Verlag, Bremen, 3. Aufl.,150 - 154, 2005
7. Studt, H. H.: Die hysterische Neurose. In: Studt, H. H. / E. R. Petzold, (Hrsg), Psychotherapeutische Medizin, de Gruyter, Berlin, New York, 96-99, 2000,

VI.5 Vom „Schmuddelkind" Hysterie zur Somatisierung
Somatoforme Störungen

Das ganz besondere „Hilfesuchverhalten" einer recht großen Patienten-gruppe, die im Allgemeinen als „schwierig" gilt, hat dazu geführt, sie auch hier, wie in der Internationalen Klassifikationen der Krankheiten (in der ICD-10 unter F45) gesondert zu betrachten. Da die Patienten wegen ihrer auffälligen Verhaltensweisen bisweilen auch an Persönlichkeitsstörungen (von denen sie abzugrenzen sind) erinnern, unterscheiden sie sich recht deutlich von den „klassischen" psychosomatischen Erkrankungen, die hier den speziellen betroffenen Organen zugeordnet werden und im Kapitel V beschrieben werden. Den meisten Ärzten sind die hier zu beschreibenden Störungen noch unter dem Begriff „funktionelle" Störungen geläufig.

Die Funktionsstörung wurde früher, nach v. Uexküll, in zwei Bedeutungen verstanden:

• Zum Ersten sagte sie aus, dass das Beschwerdenbild nicht auf einer eigentlichen Organläsion, sondern auf der Störung in seinen Funktionen beruht, also daher auch nicht messbar klinisch diagnostizierbar ist.

• Zum Zweiten wurde mit dieser Bezeichnung zum Ausdruck gebracht, dass diese Störung für den Patienten eine „Funktion" (im Sinne von Aufgabe) im Leben zu erfüllen hatte, die dem Betroffenen nicht bewusst war und somit nicht verstanden wurde.

Von erfahrenen Ärzten wurden jedoch beide Funktionen „durchschaut". Deshalb hatte sich der Begriff in der Praxis weitgehend durchgesetzt. Viele Ärzte erinnern sich auch noch an Zeiten, als recht unbestimmte „Ersatz-diagnosen", um nicht zu sagen „Verlegenheitsdiagnosen", wie etwa Psy-chovegetative Labilität oder Vegetative Dystonie verwendet wurden. Um die Vielfalt und Tragik dieser Problematik darzustellen, wie sie in der Praxis häufig erlebbar ist, sei hier ein Fallbericht (zit. nach Langewitz) vorangestellt.

Ein Fallbericht:
Der Patient Herr R., geboren 1948, wird erstmalig 1996 vom Hausarzt an die Ambulanz der Psychosomatischen Abteilung überwiesen, um zu klären, ob für ihn die Teilnahme an einer Gruppe in einem Entspannungsverfahren für Angstpatienten sinnvoll ist.
Er berichtet von vielfältigen Beschwerden, für die bisher keine Ursachen gefunden wurden. Alles habe vor einem Jahr mit Halsschmerzen begonnen. Er war dann bei verschiedenen HNO-Spezialisten, zwei von ihnen wollten wegen Krebsverdacht Gewebe entnehmen. Prof. P. habe aber im CT zwei

gutartige Zysten entdeckt. Gleichzeitig habe der Patient massive Magenbe-
schwerden entwickelt, dazu einen ständig aufgeblähten Bauch. Seit dieser
Zeit verspüre er auch ständiges Jucken und Brennen am rechten Oberarm.
Dagegen habe der Hausarzt ein Antihistaminikum verordnet. Kurze Zeit
danach habe er wegen einer Grippe ein Antibiotikum erhalten. Demzufolge
trat einige Tage später eine Canididainfektion der Mundhöhle auf. Nach
deren Behandlung verstärkten sich die Magen- und Bauchbeschwerden.
Eine vom Patienten geforderte Gastroskopie erbrachte den Nachweis von
HP. Es folgten drei Eradikationsversuche. Diese hätten jedoch lediglich
Mundtrockenheit, eine schwarz belegte Zunge und trockene Nasenschleim-
häute bewirkt. Der Hausarzt habe dann eine vierfache Eradikationsbe-
handlung mit den Worten empfohlen: „Das wird jetzt eine richtige
Rosskur, aber damit packen wir den Käfer sicher." Herr R. wechselte
deshalb zu einem anderen Hausarzt, der Akupunktur und spezielle Diät
empfahl. Damit sei der „Durchbruch" erzielt worden. Trotzdem bestanden
weiter Atembeschwerden und wiederholte Schwindelanfälle, derenthalber
er mehrfach auf die Notfallstation eingewiesen wurde. Richtig gut sei es
ihm in der Zeit nur einmal gegangen. Er habe plötzlich Atemnot verspürt
und sei deshalb ins Krankenhaus gekommen. Dort wurde ein Spontanpneu-
mothorax diagnostiziert. Er habe vor Glück geweint. „Endlich eine Dia-
gnose!" Das Erstaunliche für ihn, in den folgenden sechs Tagen habe er
überhaupt keine Beschwerden verspürt, auch nicht im Bauch oder Hals.
Anamnestisch ist noch hinzuzufügen, dass der Patient aus Italien kommt
und bis 1992 in einer verantwortlichen Position in einem Handelsunter-
nehmen beschäftigt war.

Kommentar:

Diese Vielzahl unsystematischer Beschwerden, die in diesem Falle auch
noch besonders mit italienischem Temperament wort- und gestenreich,
immer wieder vorgetragen werden, bieten dem behandelnden Arzt wenig
Ansatzpunkte im herkömmlichen Sinne des Umgangs und der Behandlung.
Auch die „Theorie", die der Patient inzwischen entwickelt hat, ist interessant, aber wenig hilfreich. Er ist davon überzeugt, dass die „Gifte" von
Helicobacter und Candida über den Darm ins Blut gelangen, den Magen
und Darm dabei direkt und die übrigen Organe auf dem Blutwege schädi-
gen. Konflikte zwischen Ärzten und Patienten bleiben bei diesen unvereinbar gegensätzlichen Vorstellungen nicht aus.
Diese Geschichte ist sehr typisch für die Somatisierungsstörung. Sie zeigt
sehr deutlich die Überbewertung an sich normaler Körpererscheinungen,
die auf Grund der extremen Selbstbeobachtung einen riesigen Stellenwert
erhalten und zur sofortigen, fast schon reflexartigen Inanspruchnahme im

Notdienst, möglichst hochdramatisch, führen. Hier wird dann eine entsprechend ernst zu nehmende Diagnose erwartet. Bleibt diese, wie in den meisten Fällen, aus, wird nicht an den eigenen Wahrnehmungen, sondern an der Kompetenz der Ärzte gezweifelt. Wie wichtig die Anerkennung einer „richtigen" Diagnose in solchen Fällen den Patienten ist, zeigt sehr deutlich die Episode mit dem Spontanpneumothorax. Dadurch gestaltet sich auch die therapeutische Beziehung in einem ständigen Ringen um die besseren Argumente. In diesem ständigen Kampf ist der Patient stets bemüht, „seine Krankheit" zu wahren, so dass sichtbare Erfolge meist ausbleiben oder der Patient wechselt enttäuscht oder empört den Arzt. Ausgerichtet an dem Leitmerkmal „körperliche Symptome ohne organische Ursache" sind die somatoformen Störungen im Klassifikationssystem ICD-10 (Dilling et al., 1994) in einem eigenen Unterkapitel (F45) zusammengefasst. Bezeichnender Weise findet man diese gemeinsam mit den Angst-, Zwang- und Anpassungsstörungen, mit denen eine enge „Verwandtschaft" und häufige Komorbidität zu beobachten ist, gemeinsam im Hauptkapitel F4 zusammengefasst.

Somatoforme Störungen in den Klassifikationssystemen ICD-10 und DSM-IV nach Rief und Miller

ICD-10	**DSM-IV**
• Somatisierungsstörung (F 45.0)	• Somatisierungsstörung (300.81)
• undifferenzierte somatoforme Störung (F 45.1)	• undifferenzierte somatoforme Störung (300.81)
• somatoforme autonome Funktionsstörung (F 45.3x)	---------
• anhaltende somatoforme Schmerzstörung (F 45.4)	• Schmerzstörung (307.xx)
• [Konversionsstörung] *a	• Konversionsstörung (300.11)
• Hypochondrische Störung (F 45.2)	• Hypochondrie (300.7)
• [Dysmorphophobe Störung] *b	• Körperdysmorphe Störung (300.7)
• [Neurasthenie] (F 48.0) *c	---------

*a • in ICD-10 im Kapitel F 44 aufgeführt (dissoziative und Konversionsstörungen)
*b • entspricht der körperdysmorphen Störung: in ICD-10 nur als Unterform der hypochondrischen Störung aufgeführt
*c • in ICD-10 unter Kapitel F 48 aufgeführt (sonstige neurotische Störung)

Abgrenzung von somatoformen und anderen Störungen
nach Rief und Miller

Differenzialdiagnose	Überlappende Merkmale	Differenzierende Merkmale
Depressive Störung	klagsam passive Haltung resigniert demoralisiert	affektive Symptome deprimierte, niedergeschla- gene Stimmung anulebslos, suizidal
Angststörungen	körperliche Symptome Angst, mit dem eigenen Körper könnte etwas nicht in Ordnung sein	Angstgefühle situationsspezifische Ä. plötzliche Angstattacken soziale Ängste Sorgen u. Befürchtungen mit allgem. ängstlicher Anspannung
Psychotische Störungen	beunruhigende Körpersensationen Todesängste	Halluziationen Wahnideen Denkstörungen extrem inadäquater oder verflachter Affekt
Persönlichkeits-störungen	keine	lang dauernde und tief verwurzelte Erlebens- u. Verhaltensmuster
Vorgetäuschte Störungen u. Simulationen	körperliche Symptome Wunsch nach medizin. Behandlung	Symptome sind selbst erzeugt o. erfunden Wunsch, Patientenrolle einzunehmen, Symptome sind mit offensichtlichem Vorteil für den Betreffenden verbunden
Körperliche Erkrankungen	körperliche Symptome	eindeutige pathologische medizinische Befunde
„Klassische" psychosomatische Erkrankungen	körperliche Symptome	Vorliegen einer klaren Gewebs- oder Organschädigung

Die Übersicht zeigt die unterschiedliche Zuordnung innerhalb der DSM-IV und der ICD-10, bei der die dissoziativen (Konversions-)störungen als unmittelbare Nachfolger der Hysterie schon herausgenommen wurden. Sie werden deshalb in diesem Buch auch gesondert dargestellt. Neu ist auch die Abgrenzung der somatoformen autonomen Funktionsstörungen, die hier entsprechend ihrer Organpräsenz bei den typischen psychosomatischen Störungen abgehandelt werden, da dadurch eine bessere Differenzierung innerhalb der organbezogenen Beschwerden möglich ist. Auch die monosymptomatischen somatoformen Schmerzstörungen, die mit in diese Gruppe gehören und durch das Vorhandensein von länger dauernden, von psychischen Faktoren abhängigen, chronischen Schmerzen gekennzeichnet sind, werden gesondert geschildert (Kap. **VI.6 Wer oder was schmerzt?**).

Die hypochondrische Störung nimmt in dieser Gruppe eine Sonderstellung ein, da für diese nicht nur das Auftreten von körperlichen Beschwerden ausschlaggebend ist, sondern die länger anhaltende und sehr vordergründige Angst oder Besorgnis, eine schwere körperliche Krankheit zu haben. Durch die übermäßige Betonung der Ängste als zentrales Merkmal erscheint die deutliche Nähe zur Angststörung sehr auffällig. Am deutlichsten wird dieser Aspekt im Vergleich mit der Panikstörung, bei der die betroffenen Personen unter erheblichen Krankheitsängsten leiden. Die Einordnung der hypochondrischen Störungen in die Gruppe der somatoformen Störungen ist daher sehr umstritten. Sie kann in der Praxis als Bindeglied zwischen Angst- und somatoformen Störungen verstanden werden. K. Leonhard unterscheidet zwischen sensohypochondrischer Störung (Patient spürt körperliche Symptomatik, die nosophobe Ängste auslöst) und ideohypochondrischer Störung (die Symptome werden erwartet, es werden Lösungsideen im Krankheitserklärungsmodell vom Patienten fantasiert).
O. F. Kernberg postuliert in seinem analytischen Psychopathologie-Konzept eine hypochondrische Persönlichkeitsstruktur auf der Ebene der Borderline-Persönlichkeitsorganisation, in der ein Abwehrprozess struktureller und interpersonaler Defizite/Konflikte als Projektion auf den Körper abläuft. Die hypochondrische Störung bezieht sich hauptsächlich auf die übermäßigen Krankheitsängste und -überzeugungen und kann prinzipiell neben einer Somatisierungsstörung diagnostiziert werden.
Als klinisches Konzept und als Fachausdruck wurden die somatoformen Störungen erstmalig 1980 durch das DSM-III-System eingeführt. Dem vorausgegangen waren unterschiedliche, wenig differenzierte Begriffe, die häufig auch als „Verlegenheitsdiagnose" bei Störungen verwendet wurden, für die aber keine organische Ursache gefunden wurde:

• funktionelle Störungen
• psychovegetatives Syndrom, psychovegetative Labilität
• vegetative Dystonie
• psychosomatischer Beschwerdenkomplex
• somatisierte oder larvierte Depression
• nervöses Erschöpfungssyndrom

Am ältesten ist der Begriff der Hysterie, mit dem vor allem die vielfältigen, oft dramatischen, meist pseudoneurologischen Erscheinungsbilder gekennzeichnet wurden. Die Hysterie geht auf Hippokrates zurück, der die abdominellen und Unterleibbeschwerden bei Frauen mit deren unerfüllten Kinderwunsch in Verbindung brachte.
(Hystera ist der griechische Ausdruck für die Gebärmutter).

P. Briquet beschrieb 1859 erstmalig mustergültig jenes polysymptomatische Erscheinungsbild der Hysterie, das in der Folgezeit als Briquet-Syndrom modellbildend wurde für das moderne Konzept der Somatisierung. Anders geriet die Hysterie bei J. M. Charcot (1872) zu einer quasi neurologischen Krankheit. Er beobachtete aber schon damals, dass bestimmte neurologisch imponierende Syndrome (Lähmungen, Parästhesien, Anfälle) gleichsam funktionell auftreten können. Wichtig ist auch für uns heute noch seine Erkenntnis, dass die Symptome sich nicht an anerkannte Gesetzmäßigkeiten halten müssen, sondern sich an den subjektiven Vorstellungen der Patienten orientieren. Charcot erkannte schon damals, dass der Einfluss von starken, speziell traumatischen Einflüssen oder eine veränderte Bewusstseinslage (z. B. hypnotische Trancezustände), für die Ausbildung der Symptome wichtig sind. Auf seinen Schüler P. Janet (1883) geht der heute genutzte Begriff (zur Umgehung des stigmatisierten Begriffes Hysterie) der Dissoziation zurück.
Janets Modell war überwiegend psychotraumatologisch ausgerichtet, fußte jedoch auf einer konstitionellen Prädisposition.
Erste psychoanalytische Modellvorstellungen entstanden aus unmittelbaren Erfahrungen mit den französischen Lehren zur Hysterie durch Breuer und Freud (1893). In ihrer „vorläufigen Mitteilung über den psychischen Mechanismus hysterischer Phänomene" beschrieben sie paradigmatisch den „Konversionsmechanismus". Danach resultieren Konversionssymptome aus bedeutsamen Triebimpulsen, die auf traumatische Erlebnisse in biographisch frühen Familieninteraktionen verweisen. Erinnerungen hieran würden verdrängt, müssten also unbewusst bleiben, können dann aber später anlässlich ähnlicher Konflikte wieder aktualisiert und bei abermaliger Verdrängung somatisiert werden. Die körperlichen Symptome stellen

danach eine Kompromisslösung zwischen Trieb-Impulsen und psychologischer Abwehr in einem symbolischen Ausdruck dar. In dieser Konfliktlösung liegt der primäre Krankheitsgewinn. Mit der dadurch möglich gewordenen Kontrolle werden aber auch sozial zu verstehende sekundäre Krankheitsgewinne erzielt. In den modernen Revisionen der psychischen Klassifikationssysteme von DSM und ICD wurde das Konzept der Konversionshysterie zunehmend auf pseudoneurologische Symptome eingeengt. Aus der Übersicht geht hervor, dass die Konversionsstörung im DSM-IV noch als typische somatoforme Störung erscheint, nun gilt sie im ICD-10 als dissoziative Störung der Bewegung und der Sinnesempfindungen als eigenständiges Kapitel. Sie wird deshalb auch in diesem Buch als eigenständiges Kapitel behandelt.

Der Begriff der Somatisierung (engl. somatization) stammt von Stekel (1908). Er führte in diesem Zusammenhang auch die „Organsprache" als Symbolik psychisch determinierter, körperlicher Symptome ein.

Lipowski (1988) definierte erstmalig die Somatisierung psychodynamisch als „Tendenz, körperliche Beschwerden und Symptome, die nicht durch pathologische Befunde erklärt werden, zu erleben, auszudrücken, sie körperlichen Krankheiten zuzuschreiben und medizinische Hilfe für sie in Anspruch zu nehmen (Zit. S. O. Hoffmann).

Somatoforme Störungen (F45)
Das Charakteristikum ist die wiederholte Darbietung körperlicher Symptome in Verbindung mit hartnäckigen Forderungen nach medizinischen Untersuchungen, trotz vorangegangener negativer Ergebnisse und der Versicherung der Ärzte, die Symptome seien nicht körperlich begründbar. Im Falle körperlicher Veränderungen erklären diese nicht die Art und das Ausmaß des Leidensgefühls und die innere Beteiligung des Patienten. Wenn Beginn und Fortdauer der Symptome eine enge Beziehung zu unangenehmen Lebensereignissen, Schwierigkeiten oder Konflikten aufweisen, widersetzt sich der Patient gewöhnlich den Versuchen, die Möglichkeiten einer psychischen Ursache zu diskutieren, dieses sogar bei Angstsymptomen oder offensichtlich depressiven Reaktionen.

Das Ergebnis der psychischen Verursachung der Beschwerden erlebt der Patient als Enttäuschung (s. Fallbericht). Bemerkenswert ist darüber hinaus, dass sehr häufig ein gewisses aufmerksamkeitsuchendes (histrionisches) Verhalten gezeigt wird. Das ist vor allem bei Patienten zu beobachten, die sehr empfindlich darauf reagieren, dass es ihnen nicht gelungen ist, die Ärzte von der grundsätzlich körperlichen Natur ihrer Beschwerden und der Notwendigkeit weiterer Nachforschungen zu überzeugen. Die Abgrenzung vom hypochondrischen Wahn hängt gewöhnlich davon ab, wie gut man den Patienten inzwischen kennengelernt hat. Der Patient ist hier immerhin noch bis zu einem gewissen Grade, wenn auch nur kurzfristig, einer logischen Argumentation zugänglich.

Somatisierungsstörung (F 45.0)
Charakteristisch sind multiple, wiederholt auftretende und häufig wechselnde körperliche Symptome. Diese bestehen wenigstens 2 Jahre. Die meisten Patienten haben eine lange und komplizierte „Patientenkarriere" hinter sich. Sie begegnen uns sowohl in der Hausarzt-Praxis als auch in spezialisierten medizinischen Einrichtungen. Es geschehen dadurch leider viele Untersuchungen und Operationen mit (immer wieder) negativen Ergebnissen. Die Symptome können sich auf jedes Körperteil oder System beziehen. Zu den häufigsten gehören gastrointestinale Beschwerden (z. B. Aufstoßen, Erbrechen, Übelkeit, Schmerz) und abnorme Hautempfindungen (z. B. Jucken, Brennen, Taubheitsgefühl u. a.). Depressionen und Angst kommen häufig komorbid vor und erfordern eine gesonderte Behandlung. Der Verlauf ist chronisch fluktuierend und häufig mit langdauernden Störungen des sozialen, interpersonalen und familiären Verhalten verbunden. Die Störung ist weitaus häufiger bei Frauen und beginnt meist im frühen Erwachsenenalter. Abhängigkeit oder Missbrauch von Medikamenten (gewöhnlich Tranquilizer und Analgetika) resultieren häufig aus den (unabgestimmten) Verschreibungen verschiedener Behandler.

Diagnostische Leitlinien
Eine eindeutige Diagnose erfordert folgende Kriterien:
• mindestens 2 Jahre anhaltende multiple und unterschiedliche körperliche Symptome, für die keine ausreichende körperliche Erklärung gefunden wurde
• hartnäckige Weigerung, den Rat oder die Versicherung mehrerer Ärzte anzunehmen, dass für die Symptome keinerlei Erklärung zu finden ist
• eine gewisse Beeinträchtigung familiärer und sozialer Funktionen durch die Art der Symptome und das daraus resultierende Verhalten

Abzugrenzen sind:
Körperliche Erkrankungen
Bei Patienten mit chronifizierten Somatisierungsstörungen besteht eine ebenso große Wahrscheinlichkeit, eine körperliche Erkrankung zu entwickeln, wie bei jeder anderen altersentsprechenden Person. Weitere Überlegungen und Untersuchungen sind immer dann erforderlich, wenn sich die Beschwerden gravierend verändern.

Affektive (depressive) und ängstliche Störungen
Diese begleiten die Somatisierungsstörungen sehr oft in unterschiedlichen Schweregraden. Sie werden zusätzlich diagnostiziert und behandelt.

Hypochondrische Störung
Bei der Somatisierungsstörung liegt der Hauptakzent auf den Symptomen selbst. Bei der Hypochondrischen Störung ist die Aufmerksamkeit des Betroffenen mehr auf das Vorhandensein eines zugrundeliegenden ernsthaften Krankheitsprozesses und seine Begleitfolgen gerichtet. Außerdem ist ein ausgeprägter Medikamentengebrauch und Complianceprobleme zu beobachten, während sich Patienten mit hypochondrischen Störungen typischerweise vor Medikamenten fürchten und gut mitarbeiten.

Wahnhafte Störungen
Die bizarren Formen der Überzeugung lassen die wahnhafte Störung schnell erkennen. Die demonstrierten körperlichen Störungen sind starr und in geringer Anzahl.

Undifferenzierte Somatisierungsstörungen (F 45.1)
Wenn zahlreiche, unterschiedliche und hartnäckige körperliche Beschwerden vorliegen, das vollständige und typische Bild der Somatisierungsstörung aber nicht erfüllt ist oder nur eine kurzdauernde (unter 2 Jahre) und weniger auffällige Symptomatik vorliegt, wird die Klassifizierung der undifferenzierten Somatisierungsstörung verwendet.

Hypochondrische Störungen (F 45.2)
Vorherrschendes Kennzeichen ist eine beharrliche Beschäftigung mit der Möglichkeit an einer oder mehreren schweren, fortschreitenden körperlichen Krankheiten zu leiden. Die Patienten manifestieren anhaltende körperliche Beschwerden und die ständige Beschäftigung mit ihnen.
Normale oder allgemeine Empfindungen oder Erscheinungen werden als abnorm und belastend empfunden. Die Aufmerksamkeit wird meist auf ein oder zwei Organe oder Organsysteme fokussiert. Die befürchtete Erkrankung wird hartnäckig benannt.
Zwischen den Konsultationen variiert der Grad der Überzeugung. Es wird durchaus auch die Möglichkeit in Erwägung gezogen, dass auch noch andere Erkrankungen (die bis dahin nur noch nicht gefunden wurden), existieren können. Häufig finden sich Depressionen oder Angst. Diese können eine eigenständige Diagnose rechtfertigen.
Diese Störungen treten aber selten nach dem 50. Lebensjahr auf. Der Verlauf ist in der Regel chronisch und sehr wechselhaft, die Symptomatik

bestimmt sehr wesentlich das Leben.
Frauen und Männer sind gleichermaßen betroffen. Es finden sich keine Familienhäufungen. Viele Patienten, besonders die mit leichter Ausprägung, bleiben überwiegend innerhalb der Primärversorgung beim Hausarzt oder anderen nichtpsychiatrischen Spezialfächern. Die Überweisung in die psychiatrische Spezialbehandlung wird meist sehr übelgenommen. Der Grad der persönlichen Einschränkung ist sehr unterschiedlich.
Einige Patienten dominieren und manipulieren Familie und soziales Umfeld mit ihren Symptomen erheblich.

Somatoforme autonome Funktionsstörungen (F45.3)
Die Symptome werden von den Betroffenen so geschildert, als beruhten sie auf den körperlichen Läsionen von Organen oder Organsystemen, die vollständig oder weitgehenst vegetativ innerviert werden, z. B. das kardiovaskuläre, das gastrointestinale, das respiratonische oder das urogenitale System. Diese Symptome können im wesentlichen in zwei Gruppen zusammengefasst werden:
• Die erste Gruppe umfasst Beschwerden, die auf objektivierbaren Symptomen der vegetativen Stimulation beruhen, z. B. Herzklopfen, Schwitzen, Erröten oder Zittern.
• Die zweite Gruppe ist deutlich subjektiv und besteht überwiegend aus Gefühlen, z. B. Brennen, Schwere, dem Gefühl, aufgebläht zu sein etc.

Die Kombination einer eindeutigen vegetativen Beteiligung mit zusätzlichen unspezifischen, subjektiven Beschwerden und hartnäckigem Beharren auf ein betroffenes Organ oder Organsystem ergibt das typische klinische Bild. Bei vielen Patienten kann man psychische Belastungsfaktoren erkennen, sie sind jedoch nicht generell zu finden und auf keinen Fall „organspezifisch". Bei der Klassifikation in der ICD-10 wird jede fünfte Stelle genutzt, um das Organ oder Organsystem näher zu bezeichnen. Es wurden folgende Unterscheidungen vorgenommen:

Somatoforme autonome Funktionsstörungen
• des kardiovaskulären Systems (F 45.30)
• des oberen Gastrointestinaltraktes (F 45.31)
• des unteren Gastrointestinaltraktes (F 45.32)
• des respiratorischen Systems (F 45.33)
• des urogenitalen Systems (F 45.34)
Nähere Beschreibungen erfolgen in den einzelnen Kapiteln der Speziellen Psychosomatik, jeweils den betroffenen Organen zugeordnet (s. dort).

Diagnostische Leitlinien

Für eine eindeutige Diagnose werden folgende Kriterien gefordert:

1. Hartnäckige und störende Symptome der vegetativen Stimulation, z. B. Herzklopfen, Schwitzen, Zittern, Erröten.

2. Zusätzlich vegetative Symptome, bezogen auf ein bestimmtes Organ.

3. Intensive, quälende Beschäftigung mit der Möglichkeit einer ernsthaften Erkrankung des Organs oder Organsystems. Die Beschäftigung wird auch nach wiederholten Erklärungen und Versicherungen der Ärzte nicht aufgegeben.

4. Kein Anhalt für eine eindeutige Störung der Struktur des betreffenden Organs.

Abzugrenzen sind:

Generalisierte Angststörungen, GAD

Bei der generalisierten Angststörung überwiegen die psychischen Komponenten im Rahmen einer autonomen Stimulation wie Furcht, permanente Sorgen und ängstliche Vorahnungen. Es fehlt ein konstanter körperlicher Symptomfokus für die anderen Symptome.

Somatisierungsstörung

Bei der Somatisierungsstörung können zwar vegetative Symptome vorkommen, sie stehen aber, verglichen mit den anderen Empfindungen und Gefühlen weder im Vordergrund, noch dauern sie an. Die Symptome werden vor allem nicht so hartnäckig einem Organ oder Organsystem zugeordnet. Sie sind vielfältiger und wechselhafter.

Therapeutische Hinweise

Das Fehlen einer „richtigen" Erkrankung bringt für den Patienten meist erhebliche Verständigungs- und Bewältigungsprobleme mit sich, die sich in ihrer Ungeduld und Frustration auf den Arzt übertragen.

Das Arzt-Patienten-Verhältnis wird dadurch strapaziert. Oft gelingt es nicht, ein ausreichendes Einvernehmen herzustellen und aufrecht zu halten. Geduld und Verständnis des Arztes werden sehr in Anspruch genommen und halten dann nicht durch, wenn die ständigen Zweifel des Patienten nicht nur an die Grenzen der „Organmedizin", sondern auch an die des Arztes stoßen.

Einige, vor allem psychosomatische Hinweise mögen dazu dienen, sich zu orientieren und nicht aufzugeben:

• Der Schwerpunkt liegt auf der Symptombewältigung, nicht auf der körperlichen Ursachenfindung.

• „Heilung" ist meist nicht möglich und sollte nicht versprochen werden. Das angestrebte Ziel ist, mit den anhaltenden Symptomen so gut wie möglich zu leben und brauchbare Bewältigungsstrategien zu finden, die eine Akzeptanz zulassen.

• Glaubhafte Anerkennung der Beschwerden in ihrem erlebten Leidensumfang.

• Finden der persönlichen Erklärungsmodelle und „Theorien" der Patienten und sachliche Erörterung.

• Finden möglicher emotionaler Belastungen und verständnisvolles Sichtbarmachen deren Beziehungen zu den Beschwerden. Vermeidung zu konstruierter „psychiatrisierter" Zusammenhänge.

• Nicht zur Psychotherapie drängen, wenn die Überzeugung noch nicht „reif" ist.

• Entspannungsübungen·bringen bei spannungsbedingten oder auch bei zwanghaften Symptomen Erleichterung (Kopfschmerzen, Nacken- und Rückenschmerzen).

• Ermutigung zur körperlichen Betätigung, Durchbrechen kontraproduktiver Schon- und Vermeidenshaltungen.

• Vereinbaren von festen Konsultationsterminen zur Vermeidung des „überlaufen werden".

• Die Patienten müssen erreichen, ihre Symptome „auszuhalten".

• Konsequente Vermeidung von Doppelt- und Wiederholungsuntersuchungen.

• Zurückhaltung bei der Medikamentenverschreibung, besonders von Schlaf- und Beruhigungsmitteln.

• Bei Rentenbegehren entsteht meist eine hohe Barriere gegen jeden Therapieversuch, dann gilt vorerst der Grundsatz „Kur vor Rente", (eine gute psychosomatische Kur hat schon so manchem geholfen und Kur ist nicht Krankenhaus).

•Verhaltenstherapeutische Methoden, z. B. Aufmerksamkeitslenkung oder -fokussierung schaffen gelegentlich einen Durchbruch.

• In jedem Falle ist eine differenzierte Psychotherapie oder stützende psychotherapeutische Begleitung anzustreben und möglichst zu erreichen.

Kurzfassung der diagnostischen Kriterien nach ICD-10 (Rief u. Hiller)

Somatisierungsstörung (F 45.0)
a) Multiple und wechselnde körperliche Symptome über mindestens 2 Jahre (nicht oder nicht ausreichend durch eine körperliche Krankheit erklärt).
b) Andauerndes Leiden und mehrfache Arztkonsultationen.

c) Keine oder unzureichende Akzeptanz der ärztlichen Feststellung, dass keine ausreichende körperliche Ursache für die körperlichen Symptome besteht.

d) Mindestens sechs Symptome aus mindestens zwei verschiedenen Gruppen:

Gastro-intestinale Symptome: (1) Bauchschmerzen, (2) Übelkeit, (3) Gefühl von Überblähung, (4) schlechter Geschmack im Mund oder extrem belegte Zunge, (5) Erbrechen oder Regurgitation von Speisen, (6) häufiger Durchfall oder Austreten von Flüssigkeit aus dem Anus.

Kardiovaskuläre Symptome: (7) atemlos ohne Anstrengung, (8) Brustschmerzen.

Urogenitale Symptome: (9) Miktionsbeschwerden, (10) unangenehme Empfindungen im Genitalbereich, (11) ungewöhnlicher oder verstärkter vaginaler Ausfluss.

Haut- u. Schmerzsyptome: (12) Fleckigkeit oder Farbveränderungen der Haut, (13) Schmerzen in Gliedern, Extremitäten oder Gelenken, (14) unangenehme Taubheit oder Kribbelgefühle.

e) Nicht nur während einer psychotischen, affektiven oder Panikstörung.

Somatoforme autonome Funktionsstörung (F 45.3)

a) Vorliegen von Symptomen autonomer (vegetativer) Erregung des Herz- und kardiovaskulären Systems, oberen oder unteren Gastrointestinaltraktes, respiratorischen Systems oder Urogenitalsystems.

b) *Mindestens zwei vegetative Symptome:* (1) Palpitationen, (2) Schweißausbrüche, (3) Mundtrockenheit, (4) Hitzewallungen oder Erröten, (5) Druckgefühl im Epigastrium oder Kribbeln oder Unruhe im Bauch.

c) *Mindestens ein weiteres Symptom:* (6) Brustschmerzen oder Druckgefühl in der Herzgegend, (7) Dyspnoe oder Hyperventilation, (8) Ermüdbarkeit bei leichter Anstrengung, (9) Luftschlucken oder brennendes Gefühl im Brustkorb oder im Epigastrium, (10) häufiger Stuhldrang, (11) Miktionsbeschwerden, (12) Gefühl der Überblähung oder Völlegefühl.

d) Keine Störung der Struktur oder Funktion der betroffenen Organe oder Systeme.

e) Nicht nur während einer phobischen oder Panikstörung.

Hypochondrische Störung (F 45.2)

a) Entweder sechs Monate anhaltende Überzeugung, an einer körperlichen Krankheit zu leiden, oder anhaltende Beschäftigung mit einer angenommenen Entstellung oder Missbildung (dysmorphophobe Störung).

b) Andauerndes Leiden oder Beeinträchtigung des alltäglichen Lebens sowie Aufsuchen von medizinischen Behandlungen.

c) Keine oder nur unzureichende Akzeptanz der ärztlichen Feststellung, dass keine ausreichende körperliche Ursache für die körperlichen Symptome besteht.
d) Nicht nur während einer psychotischen oder affektiven Störung.

Literatur

1. Dilling, H. / W. Mombour / M. H. Schmidt: (Hrsg) Internationale Klassifikation psychischer Störungen, Kapitel V (F), Klinisch-diagnostische Leitlinien, ICD-10,
Hans Huber Verlag, Bern, Göttingen, Toronto, 1994,
2. DIMDI (Hrsg): Internationale statistische Klassifikation der Krankheiten und verwandter Gesundheitsprobleme. ICD 10, Hans Huber Verlag, Bern, Göttingen, Toronto, 2000
3. Heuser, J. / W. Rief: Therapie somatoformer Störungen. Psycho, 26, 39-43, 2000
4. Hiller,W. / W. Rief: Diagnostik und Differenzialdiagnostik somatoformer Störungen. Psycho, 26, 23-30, 2000
5. Hiller, W.: Somatisierung - Konversion - Dissoziation. Verhaltenstherapeutische Therapiestrategien. Z. Psychosom. Med. Psychother. 51, 4-22, 2005
6. Kapfhammer, H. P. / H. Gündel, Psychotherapie der Somatisierungsstörungen,
Thieme, Stuttgart, New York, 2001
7. Langewitz, W.: Funktionelle Störungen - somatoforme Störungen. In: Uexküll, Th. v.,
Psychosomatische Medizin, 6. Aufl., Urban u. Fischer, München, Jena, 2003,
8. Müssigbrodt, H. / S. Kleinschmidt / D. Schürmann / H. J. Freyberger / H. Dilling:
Psychische Störungen in der Praxis. Leitfaden zur Diagnostik und Therapie in der Primär psychiatrischen Versorgung nach Kapitel V (F) in der ICD-10 (PHC),
Hans Huber Verlag, Bern, Göttingen, Toronto
9. Rief, W. / W. Hiller: Somatisierungsstörung und Hypochondrie.
Hogrefe, Göttingen, Bern, Toronto, Seattle, 1998
10. Rudolf, G. / P. Hennigsen: Somatoforme Störungen. Schattauer, Stuttgart, New York, 1997
11. Sack, M. / Th. Loew / C. E. Scheidt: Diagnostik und Therapie der Somatisierungsstörungen und undifferenzierten Somatisierungsstörungen - eine Übersicht zur empirischen Literatur. Zschr. Psychosom. Med. 44, 214 - 232, 1998
12. Schüßler, G.: Psychosomatik/Psychotherapie systematisch. 3. Aufl., UNI-MED-Verlag,
Bremen, London, Boston, 2000
13. Tölle, R.: Funktionelle Beschwerden - Somatisierungsstörungen.
Dtsch. Ärzteblatt, 96, 128-130, 1999

VI.6 Wer oder was schmerzt? - oder -
Was tut noch alles weh?

Der chronische (psychogene) Schmerz, der somatoforme Schmerz

Der Schmerz, so häufig er ist, stellt auch heute noch eines der umstrittensten Phänomene in der Medizin dar.

Denn, *der Schmerz ist nicht messbar!* Er ist eine ausschließlich subjektive Empfindung. Niemand kann den Schmerz messen und daher auch nicht die Bedeutung und den „Wert" der Schmerzen ermessen.

Wer aber beantwortet dann die Fragen:

„Was schmerzt wo, warum und wie sehr?"

Die Definition der Internationalen Gesellschaft zum Studium des Schmerzes (International Association for study of pain, IASP) von 1979 bringt das Dilemma zum Ausdruck:

„Schmerz ist ein unangenehmes Sinnes- und Gefühlserleben, das mit einer echten oder potentiellen Gewebsschädigung einhergeht oder als solches beschrieben wird. Schmerz ist immer subjektiv."

Der akute Schmerz dient dem Organismus als Warnsignal. Der chronische Schmerz wird für den Körper gelegentlich eine psychosoziale Krücke, er kann zum Dauerleiden führen. Das Schmerzphänomen belastet den Patienten, die Krankenkassen und die Gesellschaft in hohem Maße. Der Schmerz führt den Betroffenen in die Isolation und in die Behinderung.

In der Bundesrepublik Deutschland leiden etwa 7 Millionen Menschen an chronischen Schmerzen. Die jährlich entstehenden volkswirtschaftlichen Kosten belaufen sich auf etwa 15 bis 20 Millionen Euro. Es werden 1000 Tonnen (1 Million Kilo!) Analgetika verordnet! (Das bedeutete z. B. für das Jahr 1990 etwa 86 Millionen Rezepte) nach U. T. Egle. Bei den chronischen Schmerzzuständen wirken unterschiedliche Faktoren im subjektiven Erleben zusammen. Klinische Studien zeigten, dass psychische Aspekte (Angst, Depression, geminderte Lebensqualität und psychosomatische Beschwerden) für den Patienten als Empfindung gravierender sind als die auftretenden körperlichen Faktoren. Das bio-psycho-soziale Schmerzverständnis basiert heute auf folgenden Erkenntnissen:

• Die emotionale Komponente bei Schmerz wird gleichberechtigt neben die somatische gestellt.

• Schmerz ist eine subjektive Empfindung, der objektivierbare periphere Lösungen fehlen können.

• Die kausale Verknüpfung von Gewebeschädigungen und Schmerzreaktion wird aufgehoben, d. h. eine Gewebeschädigung ist weder notwendige noch hinreichende Bestätigung für den Schmerz.

• Die Etikettierung eines Schmerzpatienten als „Simulanten", wenn keine ausreichende organpathologische Schädigung nachweisbar ist (wie es leider immer noch in Klinik und Praxis geschieht!), ist Ausdruck eines „überholten" Schmerzverständnisses (oder gar keines?)

Allgemein anerkannte neuropsychologische Grundlage für das derzeitige Schmerzverständnis ist die sogenannte „Gate-Control-Theorie" von Melzack und Wall (1965 und 1983) s. Abb. 1. Die körperlichen und seelischen Prozesse bei Schmerz werden als eine interagierende *dualistische* Einheit im Schmerzerleben verstanden. Das kommt durch einen zweifachen kompetiven Hemmungsmechanismus im Bereich der Substancia gelatinosa im Hinterhorn des Rückenmarkes zustande, wo peripher ankommende Nervenimpulse zentralwärts umgeschaltet werden.
Durch diese Vernetzung ist es möglich, dass durch „Querschaltung" verschiedene psychische und soziale Faktoren einen unmittelbaren Einfluss auf das Schmerzerleben ausüben können, so wie wir es in der Praxis erleben: Ablenkung, Aufmerksamkeit, gezielte Beobachtung, Entspannung, Angst, Schreck, Depression, sekundärer Gewinn (als Verstärker) oder „Schmerzerfahrung" in Kindheit und Jugend (als Minderer).

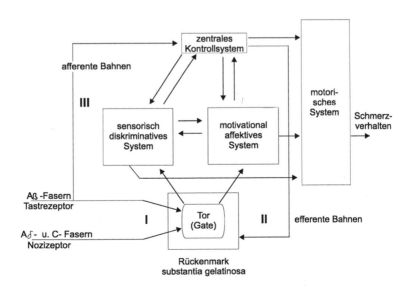

Abbildung 1: Gate-Control-Theorie (nach Melzack und Wall, 1965, 1983).

Der Schmerzkranke

Über den akuten körperlichen Schmerz hat jedermann seine persönliche Erfahrung (Zahnschmerz, Schnittwunde etc.). Dieser ist zeitlich begrenzt und hat seine offensichtliche Ursache. Die Intensität richtet sich in der Regel nach dem Ausmaß der Verletzung. Der akute Schmerz löst oft gleichzeitig vegetative Reaktionen aus (veränderte Tätigkeit von Herz, Atmung und Darm, Blutdruckveränderungen, reflektorische Muskeltonusveränderungen, evtl. Schock). Angst ist ein häufiger Begleiter. Der Schmerz dient als Warnzeichen der Restitution und dient der Einhaltung von Ruhe und ist damit Voraussetzung für die Heilung.

Auch der akute Schmerz wird also von psychischen Phänomenen begleitet (man denke nur an den Zahnschmerz!). Es ist also falsch, ihn nur sensorisch beurteilen zu wollen. Weit ausgeprägter ist die psychische Beteiligung jedoch beim chronischen Schmerz. Der „Schmerzkranke", d. h. der Patient mit chronischem Schmerz über 6 Monate hinaus, hat demnach eine lange Schmerzanamnese. Er hat oft schlechte Erfahrungen über ineffektive medizinische Maßnahmen der Diagnostik und Therapie, häufig krankt er zusätzlich noch an irgendwelchen Komplikationen der vorausgegangenen medizinischen Bemühungen. Weitere mögliche Folgen sind Medikamentenmissbrauch mit eventuellen zentralnervösen Folgeerscheinungen. Es resultieren daraus oft zunehmende körperliche Inaktivität und dysphorische Stimmungslagen, Therapieabbrüche, sowie Konflikte mit Ärzten und Pflegepersonal. Das Ergebnis ist eine komplizierende Begegnungsgrundlage auf Grund einer komplexen Störung des Selbstwertgefühls und reaktiver Depressivität.

Das Wechselspiel der unbewusst treibenden Kräfte (subjektiv und/oder objektiv?), ist die Psychodynamik. G. L. Engel beschrieb 1959 eine Gruppe von Patienten, bei denen der Schmerz der Regulation ihres psychischen Gleichgewichtes diente. Diese „pain-pronecess" kann man weitgehend auf eine gestörte Kindheitsentwicklung zurückführen, die sehr von emotionaler Deprivation und körperlicher Misshandlung geprägt war. Die Eltern waren gegeneinander oder gegenüber dem Kind verbal und psychisch brutal. Oft war ein Elternteil besonders aggressiv (meist alkoholabhängig). Nach Bestrafung des Kindes kam es oft, durch nachfolgende Gewissenskonflikte, zu isolierter Zuwendung oder „Wiedergutmachung" (Zuckerbrot und Peitsche). Das Kind lernte daraus, dass Schmerz und Leiden zu besonderer „Belohnung" führen kann. Nicht selten versuchten dann die Kinder, die Aggressivität gezielt auf sich zu lenken (durch trotziges oder „ungezogenes" Verhalten) oder sich sogar selbst zu verletzen, um damit die Aufmerksamkeit auf sich zu richten. Prägend für die kommende Entwicklung waren auch spezielle Erkrankungen eines Elternteils: z. B. Migräne, oder Verlust einer Beziehungsperson. Derartige Prädispositionen führen gelegentlich im Erwachsenenalter, bei bedrohlichen Situationen oder Verlusten, zur Schmerzsymptomatik. Die Lokalisation richtet sich nach den persönlichen Vorerfahrungen oder den Beschwerden der Bezugspersonen im Sinne einer Identifizierung.

Bei der Beziehungsgestaltung fielen Engel auch bestimmte Gemeinsamkeiten auf, z. B. in Richtung psychischen Masochismus als autoaggressive Tendenz. Auf Grund neuerer Untersuchungen (in der Übersicht bei Hoffmann und Egle, 1993) wissen wir, dass dieser eine psychodynamische Mechanismus zur Erklärung des psychogenen Schmerzes nicht ausreicht. Es werden heute folgende psychodynamische Erklärungsprinzipien bei der Entstehung ausschließlich oder überwiegend psychisch determinierter Schmerzen unterschieden:

1. Narzisstischer Mechanismus
• Schmerz als Selbstwerterhaltung oder -gewinn
Der Schmerz kann das psychische Funktionieren aufrechterhalten und einen psychischen Zusammenbruch vermeiden.

Es wird dadurch eine Begrenzung oder Vermeidung einer subjektiv existentiellen Krise ermöglicht, in dem er das intrapsychisch wahrgenommene Defizit wie eine Krücke ersetzt (psychoprothetische Funktion). Im Gegensatz zur Konversion steht nicht die Symbolisierung, sondern die Rekonstruktion, die Sicherung oder Wiederherstellung existentieller psychischer Basisbedingungen im Vordergrund. Dabei handelt es sich vor allem um Menschen mit ausgeprägt libidinöser Besetzung ihres Körpers. Es finden sich u. a. unverarbeitete infantile Unverletzlichkeitsfantasien mit besonders hohen Leistungs- und Erfolgsidealen.

In Versagens- oder Misserfolgssituationen tritt dann ein ausgeprägt regressives Verhalten auf. Die Brüchigkeit des Selbstgefühls wird in derartigen „narzisstischen Krisen" deutlich. Diese Situation tritt bei plötzlichen Ereignissen, z. B. nach Unfall auf, wenn dadurch bei den Betroffenen ein Gefühl der Hilfs- und Hoffnungslosigkeit aufkommt.

2. Konversionsmechanismus
• Schmerz als Symbol innerer Not
Die Theorie der Konversion geht auf S. Freud zurück. Freud ging von der Annahme innerer Konflikte aus, die durch ein körpersprachlich dargestelltes Symptom entlastet werden sollen. Heute stellt man sich vor, dass überwiegend vier Bereiche von unerträglichen Gefühlen und Konflikten durch Schmerz abgewehrt werden können.

Dazu eine kurze Fallgeschichte:
Eine gestandene Frau (Mitte 50) beschwert sich beim Hausarzt über ihre betagte Mutter, die der Arzt im Hausbesuch regelmäßig besucht und sie als sehr dominante alte Dame erlebt. In diesem Gespräch will die Tochter plötzlich mit der Faust auf den Schreibtisch hauen, hält aber in diesem motorischen Vorgang schmerzverzerrt im Schultergelenk inne. Was ist passiert? Sie konnte ihre Wut auf die Mutter nicht ausdrücken, der plötzliche Schmerz gebot ihr Einhalt, es war ein über das Schmerzsymptom abgewehrter verpönter Impuls gegenüber der alten dominanten Dame.

A: Die symptomgebundene Darstellung
Die Patienten berichten von einer schlimmen Krankheit mit emotionaler Deprivation, körperlichen Misshandlungen und frühen körperlichen Über-forderungen. Sie drücken jetzt über das Symptom „Schmerz" das erlebte Elend in einer von ihnen gewählten chiffrierten Form unbewusst aus. Das Symptom kann als „Bewältigungsversuch" verstanden werden.

B: Entlastung von Schuldgefühlen
Diese Entlastungen stehen meist im Zusammenhang mit aggressiven Im-pulsen, welche bei bedrohlichen familiären Auseinandersetzungen irgend-wie abgewehrt werden mussten.
Die Bedeutung des Symptoms „Schmerz" kann als „Sühnevorgang", durch den einerseits die Aggression neutralisiert und andererseits subjektiv Schuld getilgt werden soll, aufgefasst werden.

C: Entlastung von „schmerzhaften" Affekten
Durch den Schmerz erfolgt eine Umlenkung der Aufmerksamkeit vom psychischen zum körperlichen Bereich, z. B. aggressive Tendenzen zur Beziehungsperson werden gegen sich selbst gerichtet.

D: Die Erhaltung des bedrohten sozialen Bezugs
Der Schmerz symbolisiert hier das gewünschte Fortbestehen einer Bezie-hung. Er vermittelt das Gefühl, dass z. B. die Mutter trösten, helfen oder alles wieder gut machen wird. Solange der Schmerz besteht - so kann man das Symptom verstehen - kann derjenige nicht verlassen werden.

3. Primäre Umwandlung von Affekten in körperliche Spannungszustände
• Schmerz anstatt Gefühl
Grundlage für diese Annahme ist die Beobachtung, dass entwicklungspsy-chologisch alle primären Affekte anfangs körperlich erlebt werden und erst später „psychisiert" werden. Auf diese Weise können dann vegetative

Spannungszustände als Affektäquivalente auftreten, indem sie z. B. als Muskelverspannungen in Erscheinung treten, die unspezifische schmerzhafte Reaktionen auf unterschiedliche Belastungssituationen darstellen. So könnten Schmerzen bei der generalisierten Tendomyopathie, Spannungskopfschmerz, orofaciale Schmerzdysfunktionen oder funktionelle Abdominalschmerzen entstehen.

Lernvorgänge - Schmerz als Selbstläufer
Das Symptom, das ursprünglich durch konflikthafte Bedingungen entstand (s. o.), wird sekundär durch soziale Faktoren, besonders durch sekundären Krankheitsgewinn, unter Ausbildung eines „Schmerzgedächtnisses", unterhalten oder verstärkt.

Entstehung, Verlauf und Zuordnung
Bei Patienten mit psychogenen oder somatoformen Schmerzen geschieht es leider immer noch, dass die Diagnose „nach Ausschluss organischer Ursachen" gestellt wird. Das passiert vor allem dann, wenn der Untersucher „ein auffälliges Verhalten" konstatiert. Genau so falsch ist es allerdings auch, ausschließlich auf der Grundlage psychischer Erwägungen im Sinne einer symbolhaften Deutung nach psychoanalytischem Muster eine derartige Diagnose zu stellen, ohne somatische Parameter zu berücksichtigen. Beachtenswert sind einige grundsätzliche Gegebenheiten:
Eine individuelle überfordernde äußere Lebens- und intrapsychische Konfliktsituation im engen zeitlichen Zusammenhang mit dem erstmaligen Auftreten der Schmerzen, sowie eine plausible Erklärung für die Symptomwahl auf Grund der Vorgeschichte.
Der Schmerz muss vor allem das vorherrschende Symptom sein!
Hoffmann und Egle (1993) differenzierten drei klinische Gruppen bei psychogenen Schmerzpatienten (etwa 30 - 40% der Schmerzambulanz).

1. Psychogene Schmerzen mit zwanghaften, depressiv-masochistischen Persönlichkeitsentwicklungen
Bei vielen davon findet man in der Anamnese eine harte Jugend oder Kindheit mit emotionaler Deprivation und körperlicher Misshandlung. Sie fanden nur einen Ausgleich für das Gefühl zu kurz gekommen zu sein: strenge Pflichterfüllung, Klaglosigkeit und Sachlichkeit. Sie waren vor Ausbruch der Krankheit nie krank. Bestimmte Krankheitsmodelle auf Grund kindlicher Erfahrungen bestimmen später die Schmerzlokalisation.

2. Psychogene Schmerzen nach Unfall oder Eingriff

Hier liegt primär ein Unfall oder eine Operation vor. Mehr zufällig fand zeitgleich eine psychosoziale Belastungssituation statt, deren Bewältigung den Betroffenen auf der Grundlage seiner ihm zur Verfügung stehenden Konfliktbewältigungsstrategien (Abwehrmechanismen) überfordert.
In dieser Gruppe überwiegen deutlich die Männer. Diese haben vor allem schizoide oder narzisstische Persönlichkeitszüge. Die Zufälligkeit des körperlichen Traumas bestimmt die Lokalisation des Schmerzes.

3. Psychogene Schmerzen bei histrionischen Persönlichkeitszügen

Hier überwiegen jüngere Frauen. Diese Patienten sind in ihrem Darstellungsverhalten und in der Ausübung von averbalem Druck auf den Arzt sehr direkt. Hinsichtlich der Lokalisation besteht (ganz weiblich) eine Bevorzugung von Unterleib, kleinem Becken oder unteren Extremitäten (s. Fallbeispiel).

Ein Fallbeispiel
Frau Ramona S. - das „Aschenbrödel" oder Schmerz als Schutz:
Eines Tages rief Frau S. an, sie sei zur Kur gewesen und brauchte zur „Nachbehandlung" noch weitere Gespräche. Sie könne aber nicht zur Sprechstunde kommen, sie bittet um einen Hausbesuch. Ich traf eine kleine, bescheiden gekleidete und wirkende Frau Mitte 30, umgeben von 3 Kindern (12, 11 und 7 Jahre) in einem kleinen sauberen Einfamilienhaus.
Ihr Bericht über „ihre" Unterleibschmerzen verriet eine gewisse psychosomatische „Routine". Es wirkte wie „eingeübt" als sie unbeteiligt und distanziert über einen Missbrauch sprach, als sei dieser nicht ihr geschehen. Diese Beschwerden bestehen mittlerweile 7 Jahre, seit Geburt des jüngsten Sohnes. Da hierfür keinerlei Ursachen gefunden wurden, ist sie letztendlich zu einer psychosomatischen Kur geschickt worden.
Dort wurde ihr erklärt, dass die Schmerzen mit dem Missbrauch zu tun haben und dass sie zum weiteren „Aufarbeiten" noch weitere psychotherapeutische Gespräche benötige.
Mein erster Eindruck, „kleine graue Maus" bestätigt sich, als Frau S. erklärt, sie könne aber nicht kommen, da ihr Mann nicht dulde, dass sie das Haus verlässt, ich also zu den Gesprächen kommen müsste.
Das vereinbaren wir dann auch.
Frau S. übt zur Zeit keine berufliche Tätigkeit aus. Nach Abschluss der Schule nach 8 Jahren (mit Lernschwierigkeiten) machte sie eine Lehre für Schweinezucht und arbeitete dann mehrere Jahre im Stall. Seit dem Erziehungsurlaub des 3. Kindes ist sie arbeitslos. Sie dürfe sich aber auch von Seiten ihres Mannes nicht um eine Arbeit bemühen. Ihr Mann ist sehr

eifersüchtig. Sie soll sich um den Haushalt und die Kinder kümmern. Sie versichert etwas zu betont: Das tue sie auch gern, denn nun endlich habe sie ein richtiges Zuhause, als Kind habe sie das nicht gekannt.
Schon mit dem 1. Lebensjahr kam sie in ein Kinderheim. Ihre leiblichen Eltern habe sie nie kennengelernt. Mit 18 Monaten wurde sie adoptiert. Ihr Adoptivvater sei immer gut zu ihr gewesen, er starb, als die Patientin 12 Jahre alt war. Die Adoptivmutter hatte zur Adoption nur eingewilligt, weil der Vater sonst mit Scheidung drohte. Die Ehe ging nicht gut. Es wurde viel getrunken, gestritten und geschlagen. Die Mutter hatte zwischendurch auch immer wieder „Verhältnisse". Der Wechsel der Männer steigerte sich nach dem Tod des Vaters wesentlich. Einer der Partner verlangte, als sie 15 Jahre alt war, sexuellen Verkehr. Als sie den ablehnte, erzwang die Mutter diesen durch Festhalten. Mit 19 Jahren verließ die Patientin das Haus und heiratete, allerdings nicht sehr glücklich. Der Ehemann war Trinker, er ließ ihr und den Kindern zu wenig Geld, so dass die Kinder in ein Heim mussten. Die Scheidung war dann eine „Erlösung". Zumal sie sehr bald einen „guten" Mann fand, der arbeitsam ist und sich um die Familie kümmert und die Kinder auch aus dem Heim holte. Er ist im Straßenbau im Außendienst, ist also die Woche über nicht zu Hause. Deshalb müsse sie sich um alles kümmern. Auch am Wochenende lasse der Ehemann sie mit dem Haushalt und der Kindererziehung allein. Er bastelt dann nur am Haus herum. Über Erziehungsschwierigkeiten und ihre persönlichen Probleme kann sie mit dem Mann nicht reden, er habe für ihre Beschwerden auch kein Verständnis. Das wachse ihr manchmal über den Kopf, dann schreie sie mit den Kindern nur herum, könne sich aber nicht wirklich durchsetzen, was ihre Stellung nicht verbessere. In den Augen ihrer Kinder ist der Vater immer der Gute und sie die Schlechte.
Ein großes Problem in der Beziehung zum Ehemann ist dessen Eifersucht (also auch Selbstwertprobleme und Unsicherheit!). Sie habe dadurch keine persönliche Bewegungsfreiheit. Andererseits hatte er während ihrer Kur, bei der sie zwangsläufig Kontakte zu anderen Menschen, also auch Männern hatte, die er nicht ertragen konnte, ein Verhältnis zu einer anderen Frau. Sie war immer „gehorsam" gewesen, hatte auf alle persönlichen Kontakte verzichtet und hatte sich nach (außen und innen!) völlig abgeschottet. Sie hatte also ihre Gefühle soweit verdrängt, dass sie auch auf sexuelle Bedürfnisse verzichtete und die des Ehemannes mit den Schmerzen abwehrte. Der Schmerz diente ihr also als Schutz vor unliebsamen Gefühlen und Kontakten.

Es lagen somit zwei Problempakete vor, die zu bearbeiten waren. Die „Ursache" für die Unterleibschmerzen waren schon während der Kur erarbeitet worden. Frau S. konnte darüber auch routinemäßig berichten. Aber ich hatte den Eindruck, dass sie die gefühlsmäßigen Inhalte weder verinnerlichen noch umsetzen konnte. Dem sollten die folgenden Gespräche, gepaart mit einer Stabilisierung der Persönlichkeit, zur Herstellung einer harmonischen Partnerschaft dienen. Diese weiterführenden, haltgebenden Gespräche verliefen auch recht erfolgreich, obwohl ich (immerhin ein Mann!) anfangs Bedenken hatte.

Das weitere Problempaket ließ sich so einfach aber nicht lösen. Vom Bemühen geleitet, so zu sein, wie der Ehemann sie haben wollte, weil sie das Gefühl hatte, nur so gemocht zu werden, hatte Frau S. alle ihre persönlichen Ansprüche an das Leben verdrängt. Statt dessen überforderte sie sich mit Hausarbeiten, täglichen „Kleinkram" und mit der Kindererziehung. Das geforderte Maß an Fürsorge, Arbeit und Selbstaufgabe übersteigt gelegentlich ihre Möglichkeiten. Alle Impulse der Selbstverwirklichung, der Selbstbehauptung, Abgrenzung und Verweigerung bringen jedoch ihre Beziehung und Sehnsucht nach einem „Zuhause" in Gefahr. Die gelegentlichen aggressiven Ausbrüche und sexuellen Verweigerungen „wegen der Schmerzen" führen zu Selbstvorwürfen und Schuldgefühlen.

Es besteht also ein komplizierter Abhängigkeits-/Autonomiekonflikt mit starken Verlustängsten. Die Strukturierung der Persönlichkeit mit Fokussierung auf die Psychogenese und die Psychodynamik ließen eine Langzeittherapie als erforderlich erscheinen. Deswegen erfolgte eine Übernahme der Patientin von einer psychologischen Psychotherapeutin. Diese würde gleichzeitig den Ehemann teilweise mit in die Gespräche einbeziehen, um ihm deutlich zu machen, dass die Behandlung auch in seinem Interesse geschieht, da sie neben der Stabilisierung der Persönlichkeit, durch reiferes Umgehen miteinander, auch zur Stabilisierung der ehelichen Beziehungen und der Familie dient. Dann ist letztendlich auch die Symptomatik der Unterleibschmerzen nicht mehr erforderlich.

Chronischer Schmerz anderer Art
1. Psychosomatische Schmerzzustände
Psychosomatische Schmerzzustände unterscheiden sich deutlich vom chronischen Schmerz durch andere pathogenetische Prinzipien, die im wesentlichen in zwei Formen zu beobachten sind.

A: Bei einigen Patienten kommt es zum engen Zusammenwirken von körperlichen und psychischen Faktoren bei der Schmerzentstehung. Die körperlichen Komponenten stehen ursächlich deutlich im Vordergrund. Beispiele dafür sind u. a. der Bandscheibenvorfall oder der Morbus Sudeck.

B: Die größere Gruppe der psychosomatischen Schmerzen werden auch als „funktionelle" Schmerzzustände aufgefasst. Sie werden u. a. bei entsprechenden Kopfschmerzformen bei unterschiedlich gewichtetem Zusammenwirken von muskulären, zentralen und vaskulären Faktoren gesehen. Psychopathologisch stellt sich oft eine ängstliche Persönlichkeit dar.

Nach Hoffmann und Egle (1993) machen psychosomatische Schmerzzustände ctwa 50% der Patienten in einer Schmerzambulanz aus.

2. Primär organisch bedingte chronische Schmerzen

Es gelingt dem Arzt moderner Ausbildung am ehesten, den chronischen Schmerz organischer Genese richtig einzuordnen. Die Schmerzen unterschiedlicher Lokalisation und Herkunft entsprechen weitgehend den medizinischen Erfahrungen auf Grund anatomischer und pathophysiologischer Gegebenheiten.

Diese Patienten bieten selten psychische Auffälligkeiten. Sie sind offen, kooperativ und in ihrer Schmerzschilderung sachlich. Bei Neigung zu besonderer Fürsorglichkeit kann es auf dem Wege des sekundären Krankheitsgewinnes zur Chronifizierung kommen. Sekundäre psychische Veränderungen, evtl. durch Eingriffe in den gewohnten Lebenslauf, in Form von Gereiztheit, depressiven Reaktionen oder Angst, können im Sinne der „Gate-Control-Theorie" das Schmerzempfinden verstärken und unterhalten. Häufigste Ursachen sind körperliche Schäden, z. B. durch Unfall, Arthrosen, rheumatoide Arthritiden, Trigeminusneuralgie oder Krebs. Diese Patienten findet man nach Hoffmann und Egle zu ca. 20% in einer Schmerzambulanz.

3. Chronischer Schmerz bei psychischen Erkrankungen

Diese Patientengruppe ist selten (etwa 2% in der Schmerzambulanz).

Schmerz kann z. B. Ausdruck von Körperhalluzinationen sein. Das wird sowohl bei der Schizophrenie als auch z. B. bei endogenen Depressionen (Major Depression) beobachtet. Ebenso selten sind Patienten mit artifiziell verursachten Schmerzen. Diese kommen durch „sich - selbst - verletzen" oder durch provozierte medizinische Eingriffe zustande.

Deutlich abzugrenzen von allen bisher dargestellten Schmerzzuständen ist „die Simulation". Simulation wird leider auch heute noch viel zu häufig in bis dahin nicht geklärten Schmerzzuständen vermutet oder geargwöhnt. Nach intensiver interdisziplinärer Abklärung unter vollgültiger Einbeziehung bio-psycho-sozialer Faktoren und psychodynamischer Erwägungen dürften die „eingebildeten" Schmerzen der Seltenheit angehören.

Im Grunde gibt es diese nicht. Wir haben nur deren Hintergründe noch nicht verstanden. Wenn sie tatsächlich vorkommen, dann sind sie stets gekennzeichnet durch ein (bewusstes?) Motiv und einen zu vermutenden Krankheitsgewinn. Zum Beispiel im Rahmen einer Suchtproblematik.

Der Umgang mit dem chronischen Schmerz - Was kann der Hausarzt tun?
Neben der medikamentösen Behandlung im Rahmen eines Gesamtbehandlungsplanes wird der Hausarzt in der psychosomatischen Grundversorgung eine intensiv zugewandte, situativ angepasste Gesprächsgestaltung suchen. Das vertiefte ärztliche Gespräch dient in erster Linie der gegenseitigen Verständigung über die Lebenssituation und die psychischen Entstehungsursachen und Hintergründe. Der Arzt wird im Laufe dieser Gespräche erkennen und verstehen, unter welchen psychosozialen Umständen sein Patient krank wurde oder einen neuen Schmerzschub bekam. Die Patienten erwarten von vornherein eine intensive Aufmerksamkeit und Zuwendung (oft mit erheblichen diagnostischen und therapeutischen Erwartungen). Durch eine gezielte Medikation (nicht selten ist auch ein Antidepressivum angezeigt), kann zunächst die erforderliche (körperliche) Entlastung herbeigeführt und damit eine wirksame Gesprächsbasis hergestellt werden.

Achtung! Der Patient kommt oft mit übergroßem Vertrauensvorschuss und einer besonderen Neigung zur Idealisierung „seines" Arztes (was diesem zunächst sehr schmeichelt). Jedoch, der Arzt kann im Folgenden die hoch gesteckten Erwartungen nicht immer erfüllen - „Flitterwochen der Therapie" sind beendet.
Die zwangsläufige Enttäuschung und Entidealisierung belasten die Arzt-Patienten-Beziehung dann erheblich. Da diese Enttäuschungen den bisherigen Erfahrungen des Patienten entsprechen, fühlt er sich erneut „bestraft", abgelehnt, abgewertet und nicht ernst genommen.
Der erfahrene Arzt wird rechtzeitig die Idealisierung und Entidealisierung erkennen. Er wird die Übertragung und Gegenübertragung der Gefühle richtig interpretieren. Er kann dann auch dem Druck widerstehen, immer wieder neue Maßnahmen einzuleiten. Er kann die schwelenden aggressiven Gefühle des Patienten verstehen und verbalisieren. Die Gespräche müssen die aktuelle psychosoziale Situation aufgreifen und die unterschiedlichen Konflikte aufdecken.
Der biographische Hintergrund wird sich, mit oft erheblichen Widerständen, mühsam und langsam beiden Partnern der Gespräche erschließen. Gelegentlich ist es sinnvoll und hilfreich, auf Familienmitglieder zuzugehen (Ehepartner, Kinder, Eltern als Familienkonferenz). Hier erhält man oft erstaunliche Hilfe oder Unterstützung.
Wichtig ist es vordergründig den Kreis der grüblerischen Fixierung auf den Schmerz und die erzwungene oder selbst gewählte soziale Isolierung zu

durchbrechen und neue Aktivitäten und Möglichkeiten zur Lebensplanung aufzuzeigen. Gelegentlich lässt sich auch eine hilfreiche Beziehung zu einer Selbsthilfegruppe herstellen.

Die medikamentöse Therapie
Sie gestaltet sich heute schon recht erfolgreich. Die ausschließliche oder vordergründige Verordnung von Analgetika hat sich nicht bewährt. Zum einen tragen viele Analgetika an sich zur Chronifizierung bei, indem sie selbst über pathophysiologische Mechanismen Schmerzen induzieren (z. B. Kopfschmerzen).
Zum anderen und schwerwiegender wirkt sich auch aus, dass sie das Erkennen psychischer Faktoren in der Schmerzgenese erschweren. Ein folgenschwerer Analgetikaabusus ist später schwer zu durchbrechen. Außerdem stellt das Medikament in diesem Zusammenhang auch noch ein Ersatzobjekt dar. Moderne Antidepressiva wirken auf den Serotonin-Stoffwechsel und haben an sich eine analgetische Wirkung. Diese wird schon oft in geringer Dosis erreicht. Über die tri-zyklischen und tetra-zyklischen Antidepressiva hinaus, für die sehr gute klinische Erfahrungen vorliegen, leider aber mit teils erheblichen Nebenwirkungen behaftet sind, sind die selektiven Serotonin-Reuptake-Hemmer (SSRI) für die Praxis eher zu empfehlen.

Verhaltenstherapeutische Verfahren
Verhaltenstherapeutische Behandlungen bemühen sich, den Patienten hinsichtlich seiner Wahrnehmung und Bewertung der Schmerzen zu einem „Umdenken" zu bringen, etwa durch Verschiebung der Aufmerksamkeit oder Veränderung der krankheitsbezogenen Beobachtung. Es gibt positive Ergebnisse, die in ausreichenden klinischen Studien belegt wurden. Das betrifft vor allem unterschiedliche Kopf- und Rückenschmerzen. Hier konnte eine stabile Reduktion von Schmerzintensität und Medikamentenverbrauch nachgewiesen werden.

Psychoanalytische Verfahren
Es gibt erstaunlich wenig Erfahrungen von Schmerzpatienten nach psychoanalytischen Behandlungen. Um so erstaunlicher ist diese Tatsache, da doch schon S. Freud sein Modell der Konversion an Schmerzpatienten entwickelt hatte. Neuere modifizierte Verfahren belegen jedoch erfreuliche Erfolgsaussichten (vgl. Egle, 1996, Söllner und Schüssler, 2001).

Lokalanästhetische Behandlung, TENS und Akupunktur
Die Injektion von Lokalanästhetika, wie sie vielfach in der Allgemeinmedizin praktiziert wird, kann recht erfolgreich sein (Neuraltherapie, Trigger-Punkt-Therapie, Quaddeln, bis hin zur Ganglienblockade). Ziel all dieser Maßnahmen ist die (reflektorische) Durchbrechung funktioneller Fixierungen zwischen den Nozizeptorenfeldern und dem Sensorium, gesteigerten Afferenzen und Induktion gesteigerter Nozizeptorenempfindlichkeit. Die transcutane elektrische Nervenstimulation (TENS) wird bei der Schmerzbehandlung recht breit eingesetzt. Wie auch bei der Akupunktur wird davon ausgegangen, dass es durch die elektrische Reizung von Nerven zu einer stimulationsbedingten Hemmung oder Enthemmung der zentralgerichteten Schmerzleitung kommt. Diese Methoden nutzen also die seitens der Gate-Control-Theorie „begründeten" kompetativen Hemmungsmechanismen.

Diese Methoden bedürfen viel praktischer Erfahrung, denn sie können durch „Lostreten" oder „Reizung" auch ins Gegenteil führen (besonders bei Persönlichkeitsstörungen oder bei histrionischen sekundärem Krankheitsgewinn). Gelegentlich zeigen diese Methoden auch nur Erfolge im Rahmen einer einfachen Placebowirkung in den Flitterwochen der Therapie.

Entspannungsverfahren
Progressive Muskelrelaxation und Biofeedback sind bei der Behandlung chronischer Schmerzzustände dem Autogenem Training überlegen. Indikationen ergeben sich vor allem bei funktionellen Syndromen. Sie sind hinsichtlich ihrer Nebenwirkungen am unbedenklichsten und bewähren sich in der Praxis auch deshalb, weil sie die Möglichkeiten der intensiven Zuwendung, der persönlichen Entspannung und der Eigeninitiative bieten und fördern. Sie sind deshalb auch in der Hand des Hausarztes gut praktikabel und empfehlenswert. Nach Zieglgänsberger, 2000, bieten diese Methoden auch Möglichkeiten, den „Memory-Effekt" zu überlisten.

VI.6 Wer oder was schmerzt? - oder - Was tut noch alles weh?

Literatur

1. Adler, R. H.: Schmerz. In: Uexküll. Th. v., Psychosomatische Medizin, 6. Aufl., Urban und Fischer, München, Jena, 321-337, 2003
2. Dilling, H. / W. Mombour / M. H. Schmidt: Internationale Klassifikation psychischer Störungen, ICD-10, Kap. V (F), Huber, Bern, Göttingen, Toronto, 1991
3. DIMDI (Hrsg): Internationale statistische Klassifikation der Krankheiten u. verwandter Gesundheitsprobleme, 10. Rev., Huber, Bern, Göttingen, Toronto, 1999
4. Deter, H. C.: Psychosomatische Aspekte der Diagnose und Behandlung des Schmerzes. In: Deter H. C. (Hrsg): Angewandte Psychosomatik. Thieme, Stuttgart, New York, 240, 1997
5. Egle, U. T. / S. O. Hoffmann (Hrsg): Der Schmerzkranke. Grundlagen, Pathogenese, Klinik u. Therapie chronischer Schmerzen aus biopsychosozialer Sicht. Schattauer, Stuttgart, 1993
6. Egle, U. T.: Schmerz, In: Jores A (Hrsg): Praktische Psychosomatik. 3. Aufl., Huber, Bern, Göttingen, Toronto, Seattle, 344-359, 1996
7. Egle, U. T. / R. Nickel: Somatoforme Schmerzstörung. In: Kapfhammer, H. P. / H. Gündel, Psychotherapien der Somatisierungsstörungen. Thieme, Stuttgart, 235-250, 2001
8. Hartkamp, N. / P. Hennigsen / M. Sack: Somatoforme Schmerzstörung - Diagnostik, Ätiologie, Behandlung. Zsch. Psychosom. Med. 44, 338-353, 1998
9. Hasenbring, M. / B. Klasen: Psychologische und psychobiologische Modelle der Schmerz-chronifizierung. Psychoneuro 31, 92-95, 2005
10. Hoffmann, S. O. / U. T. Egle: Das klinische Bild des Schmerzkranken. In: Egle, U. T. / Hoffmann, S. O. (Hrsg): Der Schmerzkranke, Grundlagen, Pathogenese, Klinik u. Therapie chronischer Schmerzsyndrome aus bio-psycho-sozialer Sicht. Schattauer, Stuttgart, 1993
11. Kleinböhl, D. / D. Baus / U. Homberger / R. Hölzl: Schmerzgedächtnis und Sensibilisie-rung. Psycho-neuro, 31, 84-91, 2001
12. Köppe, G. / H. Flor: Schmerzgedächtnis und kortikale Plastizität. Psychoneuro, 31, 81-83, 2005
13. Kröner-Herwig, B.: Schmerztherapie: Ein Update. Psychoneuro, 31. (2001) 96-102
14. Leitenberger, G. W. / W. Schneider: Somatoforme Störungen in Klinik u. Praxis. Ärzteblatt, M-V, 14, 261-262, 2004
15. Niesert, W / M. Zenz: Prophylaxe chron. Schmerzen. Dtsch. Ärzteblatt, 102, 1255, 2005
16. Perlitz, V. / U. Petzold / E. R. Petzold: Schmerzsyndrome - Schmerzkrankheiten. In: Studt H. H. / E. R. Petzold (Hrsg): Psychotherapeutische Medizin. de Gruyter, Berlin, 264-271, 2000
17. Sandkühler, J.: Neurobiologische Grundlagen des Schmerzgedächtnisses. Psychoneuro, 31, 77-80, 2005
18. Seniler, J.: Erfolge mit komplexer Therapie - Rückenschmerzen bei Osteoporose. Hausarzt-Praxis, 10, 8-12, 1998
19. Söllner, W. / W. Schüßler: Psychodynamische Therapieverfahren bei chronischen Schmerzerkrankungen. Zschr. Psychosom. Med. 47, 115-139, 2001
20. Zieglgänsberger, W.: Wie Sie den „Memory-Effekt" überlisten können. Ärztl. Praxis, 5, 10-12, 2000

VI.7 Wenn die Umwelt zum Sündenbock wird
*Der Vertrauensverlust in die Geborgenheit meiner Welt
- umweltbezogene Somatisierungsstörungen*

In der medizinischen Praxis werden heute von den spezifischen Umwelter-krankungen die unspezifischen Umweltsyndrome abgegrenzt.

Die spezifischen Umwelterkrankungen
Sie sind eindeutig klärbar. In Zusammenarbeit mit der Toxikologie sind zahlreiche Umweltgifte identifiziert worden, die bei nachweisbarer Exposition zu spezifischen Syndromen führen. Entscheidend für deren Anerkennung sind die Expositionsanamnese und der Expositionsnachweis, sowie aus toxikologischer Sicht die Feststellung quantifizierbarer Dosis- und Wirkbeziehungen. Die Ätiologie ist somit aufklärbar und das Erkrankungsrisiko abschätzbar.

Zu den spezifischen Umwelterkrankungen gehören daher u. a. Bleivergiftung, Asbestose, Quecksilbervergiftung, Hautschäden durch Teerkontakt, Hodenkrebs bei Schornsteinfegern, Lungenkrebs bei Wismutarbeitern und Dioxinvergiftungen. Sie werden als berufsbedingte Erkrankungen anerkannt. Auf Grund dessen können eventuelle Schäden unproblematisch medizinisch und versicherungsrechtlich geklärt werden.

Die unspezifischen Umweltsyndrome
Sie stehen ganz im Gegensatz dazu. Bei diesen Störungen liegt kein gesichertes Wissen zur Ätiologie und Pathogenese vor. Es gibt daher auch keine statistische Zuordnungsmöglichkeit. Die Diagnose ist in der wissenschaftlichen Medizin äußerst umstritten. Die daraus entstehenden Unsicherheiten bekommen zu allererst die Betroffenen zu spüren. Es gelingt ihnen nur sehr selten, oft nach erheblichen Enttäuschungen, dem Erleben von Unverstandensein, Ablehnung oder gar Diffamierung, sachgerechte Hilfe zu finden. Manch ein Wissenschaftler mag es uns übel nehmen, dass wir uns mit dieser Leidensgruppe etwas ausführlicher beschäftigen.

Einige Faktoren erscheinen uns aber der Mühe wert:
• der erhebliche Leidensdruck der Patienten mit oft gravierenden Einflüssen auf die Befindlichkeit und tiefgreifende soziale Folgen
• die Häufigkeit in den Arztpraxen
• die offensichtliche Psychogenese vieler Syndrome
• die Umstrittenheit in der medizinischen Literatur und in der öffentlichen Meinung
• unnötige „Entgiftungs-" und unseriöse heilpraktische „Behandlungen"

Um einen vorläufigen Einblick in die Vielschichtigkeit der Problematik zu gewinnen, sei ein Fallbericht (Zitat Rögers, 2000) an den Anfang gestellt.

Ein Fallbericht:
Ein etwa 55-jähriger Gymnasiallehrer kehrt mit Konzentrations- und Schlafstörungen von einer Urlaubsflugreise zurück. Er verlangt von seinem Hausarzt die Einleitung einer „Entgiftungsbehandlung". Er sei von den Rückständen der zur Polsterreinigung benutzten Sprays vergiftet worden. Er hält sich schon jetzt, auf Grund der Symptomatik, für endgültig dienstunfähig. Vorausgegangen waren früher schon die Entfernung aller Amalgamfüllungen und die Behandlung mit Komplexbildnern, da ein Zahnarzt und ein Heilpraktiker eine chronische Quecksilbervergiftung als Ursache für die Reizbarkeit und Kopfschmerzen vom Spannungstyp „identifiziert" hatten.
Zur Zeit ist der Patient noch wegen eines Lendenwirbelsyndroms und zunehmender Konflikte im Kollegenkreis auf Zeit pensioniert. Der Hausarzt überweist den Patienten wunschgemäß an einen HNO-Arzt mit der Zusatzbezeichnung „Umweltmedizin". Dieser rät, ohne weiter untersucht zu haben, unter Hinweis auf die Polsterreinigungsmittel zu einer stationären „Entgiftungsbehandlung" in einer privaten internistischen Klinik.
Die zur Kostenübernahme notwendige amtsärztliche Stellungnahme wartet der Patient, unter Hinweis auf den „Notfall" (sonst wäre er nicht zur Entgiftung eingewiesen worden), nicht ab. In der Klinik wird er, seinen Vorstellungen entsprechend, mit „Detoxikation" durch Koloneinläufe und mit „entschlackend-ausschwemmender Entgiftungskost" behandelt. Im Entlassungsbrief wird die unterlassene toxikologische Untersuchung mit der inzwischen vergangenen Zeit begründet.
Als die Kostenübernahme für die Behandlung im nachherein mit einer behutsamen Empfehlung einer psychiatrischen Behandlung abgelehnt wird, antwortet der Patient empört mit Widerspruch, einem beleidigenden Schreiben an den Gutachter und letzendlich mit einer Klage.

Kommentar
Schon vordergründig fallen einige Umstände auf, die für die unspezifischen Umweltschäden (oder hier auch Somatisierungsstörungen) recht typisch sind. Dass der Patient in diesem Fall Lehrer ist, dürfte eher Zufall sein, kann aber auch zur Sache gehören, (s. S. 336 Übersicht über berufliche Belastungsmöglichkeiten). Auf jeden Fall gehört es mit zur Tragik des Schicksals. Ganz offensichtlich ist die fordernde, kategorische und unduldsame Art und Weise seine Vorstellungen und seine Krankheitstheorie zu behaupten und durchzuboxen (er schreckt selbst vor einer Klage

nicht zurück). Weitere Hinweise für diese Kategorie der Störungen liefern auch die Vorerkrankungen und Vorbehandlungen. Die „Amalgam-Vergiftungen" und die Einlassung auf einen Heilpraktiker deuten schon auf eine Neigung zu unwissenschaftlichen Krankheitserklärungen und Vorstellungen von „Umweltgiften" hin. Auch die Lendenwirbelsymptomatik erscheint im Zusammenhang mit zunehmenden Beziehungsstörungen im Kollegenkreis und in der Partnerschaft psychosomatische Zusammenhänge zu nähren. Der Verdacht auf eine Somatisierungsstörung liegt dann nahe. Dieser erhärtet sich, nachdem der psychodynamische Hintergrund deutlicher wird:

Der Patient lebt in einer schon lange latent schwelenden Auseinandersetzung mit der ebenfalls als Lehrerin tätigen, wesentlich jüngeren Ehefrau. Die Flucht in die Symptome und die ständigen Auseinandersetzungen ersparen dem Patienten die direkte Konfrontation mit der Ehefrau. Sie begründen die Vermeidung beruflicher Anstrengungen und das Auftreten von Konfikten mit den Kollegen.

Die Ehefrau unterstützt das Krankheitskonzept des Ehemannes und seine Forderungen vehement und entlastet sich damit vorübergehend von dem ständig gereizten Ehemann. Auch dem Hausarzt fällt es schwer, einen derartigen Patienten zu ertragen. Er neigt schnell dazu, die durch Übertragung mögliche Ablehnung derartig umzusetzen, dass er sich durch Überweisung von ihm entlastet. Hat er aber die psychodynamischen Hintergründe erkannt, wird er mit mehr Gelassenheit reagieren können. Er ermöglicht auch dem Patienten einen „geordneten Rückzug" und gibt ihm damit eine Lösungschance.

Der Hausarzt sollte möglichst vermeiden helfen, dass ein derartiger Patient in die Hände schamloser Heiler und selbsternannter „ökologischer Spezialisten" fällt, die ihn ständig zu neuen „Entgiftungsbehandlungen" treiben. In diesem Falle ist dem Patienten seltsamerweise (und völlig untypisch) erspart worden, was viele der Betroffenen zur Verzweiflung treibt. Hier wurde im Gegensatz zu den üblichen Erfahrungen auf die endlosen toxikologischen Untersuchungen ganz verzichtet.

Zur Definition
Die unspezifischen Umweltsyndrome sind noch keine klar definierbare Diagnose. Sie sind derzeit noch kein Element der offiziellen Klassifikationssysteme von ICD-10 oder DSM IV.

Drei wesentliche Faktoren bestimmen ihre klinische Zuordnung:
1. Der Betroffene klagt über allgemeine Beschwerden (z. B. Müdigkeit, Schlafstörungen, Konzentrationsstörungen, Reizbarkeit, Augenbrennen).

2. Der Betroffene sieht die Ursachen für seine Beschwerden in der Umwelt (z. B. Überempfindlichkeit gegenüber Chemikalien, (Holzschutzmittel, Amalgam) aber auch Staub und Lärm.
3. Der Betroffene wendet sich wiederholt an mehrere medizinische Einrichtungen. Auf Grund des erheblichen Leidensdruckes werden immer wieder sehr kategorisch neue Untersuchungen gefordert, obwohl klinisch-umweltmedizinische und toxikologische Befunde keinen Nachweis von überschwelligen Expositionen und/oder organische Erkrankungen erbracht haben.
Zu den unspezifischen Umweltsyndromen werden gerechnet:
1. Multiple Chemische Sensibilität (Multiple chemical sensivity) MCS
2. Idiopathische umweltbezogene Unverträglichkeit (Idiopathic environmental Intolerance) IEI
3. Sick building syndrome SBS

1. Multiple Chemische Sensibilität (Multiple chemical sensivity) MCS
MCS ist noch keine wissenschaftlich anerkannte Diagnose, sie hat zurzeit noch den Charakter einer Arbeitshypothese. Der Begriff MCS ist allerdings schon weit verbreitet (vor allem in den USA), leider nicht nur in der Fachliteratur, sondern auch in der Laienliteratur und den Medien: MCS ist noch Gegenstand heftiger kontroverser Diskussionen. Eine erste Definition von Cullen (1987) brachte in eine Vielzahl von Beschreibungen und Bezeichnungen eine gewisse Vereinheitlichung und Übersicht.

MCS-Definition nach Cullen (1987)
MCS wird durch folgende Diagnosekriterien definiert :
• MCS ist eine erworbene Störung, die in einem zeitlichen Bezug zu einer dokumentierbaren Umweltexposition entstanden ist
• die Symptome betreffen mehrere Organsysteme und variieren in Abhängigkeit von bestimmbaren Umweltstimuli
• die Symptome werden durch Exposition von nachweisbaren, jedoch nur gering konzentrierten Chemikalien oder anderen Noxen hervorgerufen
• verfügbare Tests zur Erfassung der Funktion der Organsysteme können die Symptome nicht erklären
Die Symptome
1. Symptome des ZNS: Kopfschmerzen, Müdigkeit, Schlaf und Konzentrationsstörungen, Schwindel, Reizbarkeit, Depressionen, Ängste
2. „Reiz"-Syndrome: Reizungen der Schleimhäute, Augenbrennen, unspezifische Ekzeme, Husten, Heiserkeit
3. Gastrointest Syndrome: Durchfall, Völle, Blähungen, krampfartige Bauchschmerzen

2. Idiopathische umweltbezogene Unverträglichkeit
(Idiopathic environmental intolerance) IEI
Eine WHO-Expertengruppe hat sich 1996 in Berlin bemüht, diesen Begriff anstelle von MCS einzuführen, um eine Assoziation zu „chemisch" zu vermeiden, aber auch diese Bezeichnung ist nur beschreibend und lediglich eine Arbeitshypothese. Idiopathisch weist darauf hin, dass die Ätiologie und Pathogenese noch ungeklärt ist. Umweltbezogen macht deutlich, dass der Patient (vor allem subjektiv) seine Beschwerden auf Umwelteinflüsse bezieht. Diese Subjektivität ergibt sich auch aus der Beobachtung, dass die Mehrzahl der Menschen die gleichen Bedingungen (noch?) problemlos verarbeiten.

Die Symptome (Arbeitsdef. einer Expertengruppe, Berlin, 1996)
• erworbene Störung mit multiplen rezidivierenden Symptomen
• die Störung steht im Zusammenhang mit vielfältigen Umwelteinflüssen, die von der Mehrzahl der Bevölkerung vertragen werden
• die Symptomatik ist durch keine bekannte medizinische oder psychiatrisch/psychologische Störung erklärbar

Der Begriff IEI hat sich bisher weitgehend nicht durchsetzen können. Er trifft sogar auf Widerstand. In der Literatur wird er verwirrender Weise entweder gleichbedeutend oder parallel zu MCS verwendet.

3. Sick building Syndrome (SBS)
Diese Störung unterscheidet sich von MCS und IEI in wesentlichen Merkmalen. Es wird ein Syndrom damit beschrieben, dass bei einem größeren Personenkreis, beim gemeinsamen Aufenthalt in bestimmten Räumen oder Gebäuden auftritt oder sich verschlimmert. Nach Verlassen der Räume können die Beschwerden abklingen oder sogar ganz verschwinden. Es sind in der Regel keine Einzelpersonen betroffen, sondern eine Gruppe von Menschen, davon dann aber nicht alle, sondern nur etwa 20% der Gruppe. Das SBS unterscheidet sich deutlich von Building related illness (BRI). Diese ist ein klar definiertes Krankheitsbild mit konkret nachweisbaren Substanzen (z. B. Asbest).
Ähnlich wie bei MCS und IEI finden sich bei SBS folgende unspezifische Syndrome: Reizerscheinungen der Haut, der Augen und der Schleimhäute von Nase und Rachen, unspezifische Symptome des ZNS, wie Müdigkeit, Konzentrationsstörungen, Kopfschmerz, Schwindel und Schlafstörungen.

Assoziierte Syndrome
Die unspezifischen Umweltsyndrome werden in der Literatur (siehe bei
Czef 2000) im engen Zusammenhang mit dem Chronischen Müdigkeits-
syndrom (chronic fatigue Syndrom, CFS) und der Fibromyalgie gesehen.
Grundlegende Gemeinsamkeiten finden sich in der ähnlichen Symptomatik, im Konsultationsverhalten, den Arzt-Patienten-Interaktionen und in der
relativ hohen Komorbidität mit anderen psychischen Störungen.

Psychische Komorbidität
In zahlreichen wissenschaftlichen Untersuchungen ist aufgefallen, dass die
Patienten mit unspezifischen Umweltsyndromen eine sehr hohe Prävalenz
von definierbaren psychischen Störungen zeigen. Insbesondere werden
besonders häufig Depressionen, Angststörungen und somatoforme Störungen (bis zu einer Häufigkeit von 60-70%, Joraschky, 1998) gefunden.

Differenzialdiagnosen, mögliche Komorbiditäten
• Angststörungen F 40/41
• somatoforme Störungen F 45
• wahnhafte Störungen (z. B. Vergiftungswahn) F 22
• Hypochondrie F 45.2
• affektive Störungen F 3
• Persönlichkeitsstörungen F 60-63

Psychosomatische Aspekte
Hinsichtlich der psychosomatischen Zusammenhänge werden unterschiedliche Auffassungen diskutiert:
• die psychischen Störungen sind direkte Folgen eines Umwelteinflusses
• die psychischen Störungen sind Folgen eines chronischen Krankheitsver-
laufes und jahrelangen frustranen Hilfesuchens
• die psychische Störung war primär und die Umweltsymptomatik dient der
Abwehr oder Verleugnung
• die psychischen Störungen sind Folgen langjähriger Umweltängste mit
folgender Konditionierung (Joraschky, 1998)
• die psychischen Störungen sind Folgen einer Somatisierung (Czef, 2000)

Experten, die ein psychogenes Ätiologiemodell vertreten (Czef, 1995,
2001, Hennigsen und Sack, 1998, Kraus et al., 1995) empfehlen:
Patienten mit unspezifischen Umweltsyndromen den Somatoformen Stö-
rungen zuzuordnen (analog den organbezogenen funktionellen Störungen,
Reizdarmsyndrom, Herzangstsyndrom ect.).
In jedem Falle dürfen keine vorschnellen Festlegungen getroffen werden.

Es ist ein verantwortungsvoller, interdisziplinärer Entscheidungsweg zu suchen, um Fehlbeurteilungen zu vermeiden. Diese hätten für den Patienten fatale Folgen. Denn sie ziehen zwangsläufig Fehlbehandlungen und iatrogene Chronifizierungen nach sich.

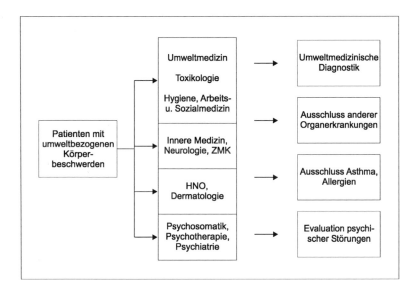

Abb. 1 Interdisziplinäre Zusammenarbeit der verschiedenen Fachrichtungen bei Patienten mit Umweltkrankheiten (nach Czef, 2001)

Im Extremfall sind zwei völlig gegensätzliche Fehleinschätzungen mit entsprechenden Folgen denkbar:
• der Patient erhält vorschnell eine rein umweltbezogene Diagnose, z. B. MCS, mögliche psychische Störungen werden dadurch ausgeblendet, es kommt zu einer einseitigen Behandlung (z. B. Entgiftung)
• der Patient erhält vorschnell eine psychiatrische Diagnose und wird dadurch „psychiatrisiert"

Nur eine abgestimmte interdisziplinäre Zusammenarbeit, wie in vielen Umweltambulanzen schon bewährt, kann die erforderliche Arbeit leisten (siehe Abbildung nach Czef, 2001).

Epidemiologie

Über Zahlen von Betroffenen gibt es in der Literatur, besonders in den USA, erhebliche Unstimmigkeiten, da es keine einheitliche Zuordnung gibt. Umweltmediziner geben die Prävalenzraten mit Zahlen von 2-10% der Allgemeinbevölkerung an. Der Frauenanteil ist mit 60-85% unverhältnismäßig hoch. Nach Bilger (2000) sind auch Kinder besonders häufig betroffen. Bilger begründet es damit, dass Kinder eine erhöhte Stoffwechselrate, höheres Atemminutenvolumen, geringere Enzymaktivitäten, unausgereiftes Immunsystem und geringere Entgiftungsfähigkeit von Leber und Niere aufweisen. Inwieweit Kinder über ein geringeres psychisches Störungspotential verfügen, ist noch nicht erwiesen.

Ätiopathogenese

Bezüglich der kontroversen biogenen und psychogenen Ätiologiekonzepte, die sich teilweise noch unvereinbar gegenüberstehen, konnte bisher leider noch kein verbindlicher Konsens erreicht werden. Sehr zum Leidwesen der Patienten!

Es ist zu beobachten, dass die meisten betroffenen Patienten eher von einer biogenen/exogenen Verursachung ausgehen und diese vehement verteidigen. Werden ihnen gegenüber psychische Faktoren diskutiert, werden diese strikt abgelehnt und mit dem Vorwurf zurückgewiesen, diese führten nur zur unzulässigen Psychiatrisierung.

Die aktuellen wissenschaftlichen Erkenntnisse legen jedoch nahe, dass die starren entweder/oder-Haltungen unbedingt aufgegeben werden sollten und eine sowohl/als auch-Einstellung anzustreben ist.

Für die biogenen Modelle wurden unterschiedliche Vorstellungen entwickelt, wie zum Beispiel neuroimmunologische Vorgänge, neuronale Entzündungen, toxische Toleranz-Verluste bei Niedrigdosierungen oder neuronale Sensitivierungsabläufe.

Die psychogenen Modelle gehen derzeit von folgenden Erklärungen aus:

• Unspezifische Umweltsyndrome sind eigentlich psychische Störungen, die überwiegend in Körperbeschwerden ausgedrückt und von den Patienten auf Umwelteinflüsse bezogen werden.

• Unspezifische Umweltsyndrome werden durch komplexe interpersonale, psychosoziale und kulturelle Prozesse etabliert. Medien, medizinische Strömungen, Alternativmedizin und andere Meinungsbildner tragen dazu bei, dass die Beschwerden anders gedeutet und benannt wurden und heute mit dem Chiffre MCS, IEI oder SBS behaftet sind. Es sind also auch „moderne Leiden" und „Modeleiden".

• Weiterhin gibt es Vorstellungen, dass Ängste, real begründet oder fantasiert und ausgelöst durch Umweltbelastungen, sich manifestieren und ihren Ausdruck in Form von unspezifischen Umweltsyndromen finden können (Joraschky, 1998).

Psychodynamische Aspekte
Psychodynamische Untersuchungen zu den unspezifischen Umweltsyndromen liegen bisher nur sehr wenige vor (Czef, 2001, Joraschky, 1998). Joraschky beschreibt sehr einfühlsam den Verlust des Gefühls der Geborgenheit in unserer Umwelt. Es besteht danach eine sehr hohe Sensibilität in der Bevölkerung für Bedrohungen durch Umwelteinflüsse. Das betrifft in erster Linie Einflüsse über die Nahrungskette, durch Chemikalien und Lösungsmittel und vor allem durch Luftverschmutzung. Die Angst vor Umweltzerstörung (79%) rangiert unmittelbar nach der Angst einen nahestehenden Menschen zu verlieren (84%) an zweiter Stelle, gefolgt von Angst vor Krankheit (75%) und Angst vor dem Tode (58%). Bezüglich der materiellen Zukunft wird Angst nur in 44 % der Befragten geklagt.
Umweltängste spielen daher eine so hervorragende Rolle, weil sie durch die Größenordnung, die universelle Verbreitung und viele noch unbekannte und nicht kalkulierbare Faktoren Ohnmachtsgefühle auslösen, die durch ihre Dauer stressfördernd und damit wiederum angstfördernd sind. Es kann daher zum „Aufschaukelungsprozess" kommen und damit zur Konditionierung. Joraschky teilte die Patienten einer Umweltambulanz bezüglich Genese und Behandlung in 4 Gruppen:
1. Ängstlich verunsicherte Patienten, die auf Grund von Medien beunruhigt sind und somatische Abklärung und Information wünschen. Hier ist die Psychodynamik als von außen induzierte Situationsangst zu verstehen. Die subjektive Krankheitstheorie ist daher relativ flexibel und die Patienten sind relativ leicht wieder zu stabilisieren.
2. Gibt es Patienten mit stärkeren Ängsten und einer längeren Vorgeschichte. Diese zeigen deutlichere psychische Belastungsfaktoren und noch recht flexible Angstverarbeitungsmechanismen.
3. Besonders „somatisch" fixierte Umweltpatienten halten auch an einem somatischen Krankheitsmodell fest und verlangen überwiegend Entgiftungsbehandlungen.
4. Noch starrer sind die sog. „Vergiftungsüberzeugten" oder „Vergiftungsopfer". Sie haben häufig strukturelle Ich-Störungen, so dass die Darstellung des „Bösen" nach außen die Faktoren des Selbstschutzes einnehmen. Hier sind häufig Persönlichkeitsstörungen zu beobachten, aber auch „psycho- toxische Erfahrungen" sowie Erfahrungen von Missbrauch und körperlicher Misshandlung.

Mögliche Therapieansätze für den Hausarzt

Es gibt verständlicher Weise, auf Grund des Mangels an Wissen und des Streites über die Ursachen für die unspezifischen Umweltsyndrome, keine ausreichend gesicherten Therapie-Empfehlungen. Die Zahl der betroffenen Patienten wird dagegen immer größer. Dem stehen immer noch unzulängliche Behandlungen, Therapieablehnungen (vor allem von den Versicherungen) und Fehlbehandlungen gegenüber. Teilweise wird diese Situation auch ausgenutzt, durch Heilpraktiker oder selbsternannte „ökologische" Heiler. Sind somatische Ursachen ausgeschlossen, haben sich psychotherapeutische Verfahren bewährt (Czef, Gieler, Joraschky, Hennigsen und Sack).

Diese sind grundsätzlich auch dem Hausarzt zugänglich und bestehen in Stressbewältigung, Biofeedback, supportive Psychotherapie, Verbesserung der sozialen Kompetenz und Verhaltenstherapie. Für den Hausarzt steht jedoch an erster Stelle:

Der Patient sollte in seinen subjektiven Beschwerden akzeptiert werden und in seinem Leidensdruck und seiner Hilfsbedürftigkeit angenommen werden. Der Arzt kann den verunsicherten, ängstlichen Patienten über die Zusammenhänge aufklären, notfalls auch in eine spezielle Behandlung überweisen. Für die somatischen Komponenten sind die Umweltambulanzen Ansprechpartner, für schwierige psychische Störungen stehen die psychosomatischen Universitätskliniken zur Verfügung. Irrationalen Vorstellungen kann man einfühlsam begegnen, damit den Druck abfangen und vorsichtig korrigieren. Die Gesprächsführung muss dabei geduldig, verständnisvoll und unterstützend sein. Neben diesen Gesprächen und vertrauensbildenden Maßnahmen sind auch Psychopharmaka (z. B. bei Schlafstörungen oder Depressionen) möglich. Insgesamt sollte nach der interdisziplinären Diagnostik auch eine Therapie innerhalb kompetenter Fachgruppen angestrebt werden.

Übersicht über berufliche Belastungsmöglichkeiten
(nach Maslewski, 2000)

Berufe	Hauptexpositionen (*)
Laboranten OR = 9,6	**Lösemittel**, schlechte Luft, Strahlung, Staub/Rauch/Qualm, Gestank, Gase/Dämpfe, Säuren/Laugen, Metalle, Schimmel, Lärm, Stress, Hektik/Hetze
Drucker OR = 3,7	**Lösemittel, schlechte Luft, Gase/Dämpfe, dauernde Anspannung, Lärm, Gestank, Schmutz, Hektik/Hetze, unangenehme Arbeit, Staub/Rauch/Qualm, Metalle, ständige Störungen, Schikanen/Missgunst,** Stress, Nacht/Schichtarbeit, viele Überstunden, EMFs, Unfallgefahr, Reinigungsmittel, ständige Kontrolle, Ärger mit Vorgesetzten, Zugluft, Säuren/Laugen
Maler/-Lackierer OR = 3,4	**Lösemittel, Staub/Rauch/Qualm, Zugluft, schlechte Luft, Gestank, Schmutz, Lärm, Gase/Dämpfe,** Schimmel, Reinigungsmittel, Hitze/Kälte, Hektik/Hetze, Überforderung, unangenehme Arbeit, dauernde Anspannung, körperliche Schwerarbeit, Feuchtigkeit
Lehrer OR = 2,2	**Stress, dauernde Anspannung,** schlechte Luft, Lärm, Reinigungsmittel, Hektik/Hetze, Lösemittel, Gase/Dämpfe
Gesundheits-dienstberufe OR = 1,9	**Stress, Desinfektionsmittel, Bakterien, schlechte Luft, Schimmel, Viren,** Hektik/Hetze, Reinigungsmittel, Nacht/Schichtarbeit, dauernde Anspannung, Überforderung, EMFs
Ingenieure OR = 1,9	**Stress, Lösemittel,** Staub/Rauch/Qualm, Gase/Dämpfe, schlechte Luft, Lärm, Hektik/Hetze

*Expositionen bei über 50% der Fälle in Rangordnung
Expositionen bei über 75% fett

Literatur

1. Bailer, J. / F. Rist / M. Witthöft / Ch. Paul: Validierung eines Screeninginstrumentes zur Identifizierung von Multiple Chemical Sensivity (MCS). Die chemische Geruchssensivitäts-Scala, (CGSS) Psych. Med. 54, 396-404, 2004

2. Bartram, F.: Schadstoffunverträglichkeit in einer überregionalen Schwerpunktpraxis für Umweltmedizin. Umwelt-Medizin-Gesellschaft. 13, 113-118, 2000

3. Baur, S.: Störungen durch Umweltschadstoffe. Zur „Psychiatrisierung" der Geschädigten Umwelt. Medizin-Gesellschaft, 12, 223-234, 1999

4. Bilger, J.: Die neue pädiatrische Morbidität. Toxikologie der Kinder. Umwelt Medizin Gesellschaft, 13, 229-232, 2000

5. Brand, S. / P. Heller / A. Huss / A. Bircher / Ch. Braun-Fahrländer / M. Niederer / R. Weber / L. Wegmann / J. Küchenhoff: Psychiatrische, medizinische und umweltanalytische Faktoren beim Menschen mit umweltbezogenen Gesundheitsstörungen. Psychother. Med. Psych. 55, 55-64, 2005

6. Czef, F. Die unspezifischen Umweltsyndrome MCS,IEI,SBS, Klinische Bilden und Therapieansätze, Fortschritte der Medizin, 116, 18-24, 1998

7. Czef, F.: Somatisierungssyndrome in der Umweltmedizin. In: Kapfhammer, H. P. / H. Gündel: Psychotherapie der Somatisierungsstörungen. Thieme, Stuttgart, New York, 223-234, 2001

8. Czef, F.: Chronic Fatigue Syndrom. Fibromyalgie und MCS im Kontext somatoformer Störungen. Psycho, 26, 31-36, 2000

9. Dilling, H. / W. Mombour / M. H. Schmidt: Internationale Klassifikation psychischer Störungen. ICD-10, Kap. V (F), Verlag Huber, Bern, Göttingen, Toronto, 1991

10. Hennigsen, P. / M. Sack: Diagnostik und Therapie umweltbezogener Körperbeschwerden. Eine Übersicht empirischer Literatur, Zschr. Psychosom. Med,. 44, 251-267, 1998

11. Herr, C. / Th. Eikmann: Umweltmedizinische Diagnostik und Therapie. Fortschritte der Medizin, 116, 26-29, 1998

12. Joraschky, P.: Umweltbezogene Ängste und Körperbeschwerden. Nervenheilkunde, 17, 26-29, 1998

13. Joraschky, P.: Umweltbezogene Ängste und Körperbeschwerden. In: G. Rudolf, u. P. Hennigsen, Somatoforme Störungen, Schattauer, Stuttgart, New York, 1998

14. Maslewski, W.: Chemikalienunverträglichkeit und Beruf - Ergebnisse einer empirischen Studie. Umwelt-Medizin-Gesellschaft, 13, 105-112, 2000

15. Nasternack, M. / Th. Kraus / R. Wrbitzky: Multiple-chemical Sensitivity. Eine Darstellung des wissenschaftlichen Kenntnisstandes aus arbeits- und umweltmedizinischer Sicht. Dtsch. Ärzteblatt, 99, 1981-1986, 2002

16. Rhomberg, K.: Umweltmedizinische Expertise zur gesamttoxikologischen Exposition in Industrieländern am Beispiel von Österreich. Umwelt-Medizin-Gesellschaft 13, 225, 2000

17. Röttgers, H. R.: Psychisch Kranke in der Umweltmedizin. Dtsch. Ärzteblatt 98, 835-840, 2000

VI.8 Erschöpfung oder:
Erschöpfend falsch „programmiert"

Gemeint ist hier die chronisch wiederkehrende oder auch episodische psycho-emotionale Erschöpfung.

Dass dieser Akzent betont wird, spricht nicht gegen die immer beteiligte, ja notwendig immanente physische Erschöpfung. Schließlich ist es eine Banalität: Immer ist der ganze Mensch erschöpft.

Geschichten aus dem Leben, beileibe nicht selten.

1. „Immer habe ich funktioniert - für andere!"
Das ewige Funktionieren. Die erzwungene Außenorientierung

Eine Frau im dreiundfünfzigsten Lebensjahr, Chefsekretärin, wird zugunsten einer Jüngeren auf einen weniger bedeutsamen Posten verschoben.
Danach eskaliert eine jahrzehntelange somatisierte Karriere so massiv, dass Helfer eingeschaltet werden und erst viel später beginnt das Nachdenken: „Eigentlich bin ich ganz so geworden wie meine Mutter. Eine „gute Frau" denkt an sich selbst zuletzt, kann alles, ist für alles immer da und in allem perfekt, bezogen auf das reibungslose Funktionieren im Hause, ergo das reibungslose Glück der Familie. Das füllt sie voll aus, übervoll, da bleibt kein Rest, kein Platz für andere Bedürfnisse, ja diese scheinen überhaupt nicht da zu sein. "

Schon die Frage danach fällt niemandem ein, auch nicht der Betroffenen selbst, niemals.

Ein selbst-loses Leben, ist das nicht ein Leben ohne (mich) Selbst, ein loses Leben, ein Lotterleben, wenn ich an mein Selbst denke, verwahrlost, weil ich mich nicht wahrnehmen und erst recht nicht verwahren konnte?

„Das ist das Funktionieren meines Körpers nach dem Takt einer fremden, dann notwendig selbstlosen Software. Das lief ja soo... lange gut.
Nur manchmal, wenn nicht alles perfekt war (z. B. wenn ich mal eine kleine Grippe hatte o. ä.) blickte die Familie verwundert und gestört auf.
Dabei sieht sie aber nicht mal die ausgemergelte Frau, die ewig müde und abgehärmte. Sieht nicht die Migräne, die immer öfter kommt, die Platzangst (an allen Plätzen Angst, nur nicht neben der Waschmaschine...), die Appetitlosigkeit, die Gewichtsabnahme.
Die gekauften Apparate wurden gewartet, aber ich als Haushaltsautomat brauchte nicht mal das, ich zeigte nie Schwächen.
Nun sind die Kinder groß und überwiegend weg und der Mann immer noch nur und scheinbar jetzt erst recht auf Arbeit.

Und genau jetzt werde ich zur Unperson erklärt von meinem Chef, von dem ich fantasierte, dass er mich meinte mit seiner Wertschätzung. Aber auch für ihn war ich nur „Maschine". Nun, ich habe mich wohl zu oft im Leben als solche angeboten, verlässlich wie die legendäre Singer-Nähmaschine. "
Die Tochter entwickelt mit Beginn des Studiums auch eine Phobie, der Sohn bleibt verwöhnt - abhängig, trinkt später süchtig, der Mann flüchtet in die Arbeit.
Wenn ich schon als Person mit eigenen Ansprüchen, Raum und Individualität nie oder kaum in Erscheinung getreten bin, wäre das nur folgerichtig;
Warum sollten die mich denn gerade jetzt als solche wahrnehmen?
Immer dann, wenn ich diesen Verlust meines Selbst bzw. dessen Kümmerlichkeit wahrnehme und es nicht mehr ausreichend spüren kann, entstehen Angst und Depression. Angst metastasiert und setzt sich gerne an vielen Stellen des Körpers fest, wird größer und größer. Nun wenden sich mir viele Mediziner zu. Mir oder meinen Symptomen?
Was wird ernst genommen, mein Leistungsdefizit oder ich selbst.
Das Selbst ist nicht mal im MRT zu sehen.
Erst, wenn nach langer Zeit klar wird, dass es um Angst geht und die unausbleibliche Depression und nicht um dieses oder jenes Symptömchen, kommt man zum Thema. So ganz langsam begreife ich die Hintergründe der Angst, was passiert ist und das macht so viele Schmerzen.
Aber, etwas Zeit bleibt ja noch, vielleicht kann ich sie nutzen. Die Teilnahme an einer solidarischen Gruppe gibt etwas Kraft zur Veränderung.

2. „Ich werde euch beweisen, dass ich nicht schlecht bin - und wenn's mein Leben lang dauert"
Existenzscham und Existenzschuld
Da ist er, der zur Unzeit geborene Sohn, der die talentierte und ehrgeizige Mutter aus dem zweiten Semester des Studiums warf. Ein Vater, der einspringen konnte, war nicht verfügbar, der musste die Brötchen verdienen, aber gefragt wurde er ohnehin nie, zog sich folgerichtig zurück, auch vom Sohn.
Nun ist er, dieser Sohn, der Sündenbock für das verkorkste Leben der Mutter, ist verkörperte Schuld von Anfang an.
So ein Sohn macht alles falsch, mindestens nichts gut genug. Dafür kann er doch nicht gelobt werden: Er ist zu langsam, zu stutzig, zu lahm, zu bockig, ungeschickt, stößt manches um. Der braucht eine straffe Hand.
Und wenn er mal gut war in der Schule, gab's noch lange kein Lob, da fiel halt der Tadel weg. So ein Glück! Sein Glück im Unglück:
Er war intelligent, flexibel, kreativ. Seine kompensatorische Nische waren

Leistung, schwarzer Humor, Clownerie, vielfache Interessen, Zähigkeit. Er schaffte viel, war einfach gut, originell. Aber seine frühe Eiszeit (die fehlende Sonne) holte ihn immer wieder ein, lief mit ihm.
Im Gefolge verschiedene Allergien, Magenbeschwerden und nicht allzu selten Durchfälle. Kann man so ein Leben schlucken oder es gar verdauen? Also musste er immer wieder und immer noch etwas besser sein als bisher.
Im Beruf, als Ehemann und Vater, beim Hobby, als Selfmademan und Kumpel, als Rivale, im Tempo (er spricht und macht immer alles sehr schnell), bei den Einfällen, der Vielfalt, die in verzettelndes Chaos überzugehen droht. Ja, er musste der Welt, der Mutter (von der er nebenbei sagte, dass er sie nie pflegen würde, obgleich er seinen Vater bis zum Ende gepflegt hatte), sich selbst und allen Anderen beweisen, dass er doch lobens- und liebenswert war und ist, endlich mal anerkennenswert. Das ist schon schwer, in permanenter Beweisschuld zu leben und nie einen Beweis anerkannt zu bekommen, eine unendliche Geschichte, Sisyphos.
Doch vergeblich, den anerkannten Beweis hat er bis heute nicht gefunden, aber er sucht mittlerweile in der richtigen Ecke, bei sich.
Das strengt an, schon 40 Jahre lang, wer würde da nicht müde?

3. „Im Wartezimmer des Lebens"
Die ungestillte Sehnsucht, ewig auf der Suche sein.
Jetzt bin ich 27 Jahre verheiratet und bin ganz unruhig, wenn ich mit einem Arbeitskollegen spreche. Die Themen sind nichts Besonderes, er sieht nicht besonders gut aus, hat keine besondere Position und zwei linke Hände. Warum also? Was ist anders?
Es ist ganz einfach: Er hört zu, fragt nach, versucht zu verstehen, versteht, geht auf mich ein, kann manches besser, klarer ausdrücken von meinem Innenleben, als ich es je konnte.
Er sieht mein Leben. Wer hat es je gesehen? - und er sieht es anders, neu, so dass ich diese Chance auch habe. Eigentlich ganz einfach.
So habe ich aber mit meinem Mann noch nie geredet und auch nie mit meinen Eltern. Wieso eigentlich? In seiner wie in meiner Familie galten mitmenschliche Befindlichkeiten einen Dreck, alle mussten nach der Pfeife des Herrn tanzen, subjektive Äußerungen waren „Seelenquark".
Er trennte sich im Hass von seinem Vater, wurde aber genauso, nur, dass er nicht schlug. Es gab nur eines was galt - schuften, schuften, auch im Urlaub. In meiner Familie wurde auf meine Talente und Interessen nie Rücksicht genommen - vier mal Umzug, Schulwechsel, Wechsel der Freunde, Oberschule verboten, Geld verdienen war angesagt, aber ohne reale Not. So passte ich „wunderbar" zu meinem Mann. Ich machte ihm in Fortsetzung des Gleichen alles recht, um meine „Ruhe" zu haben vor

seinem Jähzorn, wenn nicht alles perfekt war. Ich hatte meine Ruhe, d. h. im Klartext, hatte etwas Zeit, in der ich nicht das übliche Gefühl haben musste, nicht perfekt genug gewesen zu sein und damit quasi schuldig, nur eben (und das ist häufig) ohne Schuld.

Es galt die Maxime: Wenn du gut bist, wirst du nicht bestraft. Welche Verkümmerung, welche Enttäuschung, Wut (nach innen), Bedrücktheit, Erschöpfung. Ergebnis: Hochdruck bis hin zum passageren Lungenödem, Ekzem, Übergewicht, Depression.

Er hat sein ganzes Leben ins Haus und den relativen Luxus investiert, sich nie geschont, nur komisch geguckt, wenn ich abends keine Lust hatte. Geredet haben wir nie über den „Seelenquark". Wir haben immer nur außen gebaut und waren doch innen schon lange Ruinen. Auf „Innen" wurde ja auch nie Wert gelegt, das war einfach nichts wert. Wir konnten ja die Alten nur beeindrucken mit Gehorsam, Fleiss usw., beeindrucken aber nur so weit, als sie dann eben nur nicht meckerten oder zuschlugen, nicht etwa lobten, freundlich oder gar empathisch waren.

Sie haben's bis zum Ende nie getan.

Und nun dieses, das neue kleine Leben: diese Bestätigung, diese Akzeptanz, diese Wärme, dieses neue Gefühl des Lebendigseins, wieder Kraft zu haben, Munterkeit, Lust. Aber nur dort. Jetzt kommt die Zerreißprobe. Ich habe zerrissen und nicht bereut.

4. „Unzufriedener Friedensstifter von Beruf"

Außen friedlich - innen Krieg

*Die mittlere Schwester unter zwei Brüdern war sie (z. Z. 40 Jahre), bei einem despotischen Vater und einer Mutter, die ihre Art „Frausein" auf sie übertrug. Mädchen, Tochter, Frau sein, heißt eben, zuerst kommen die Pflicht, die Disziplin und die Ordnung, Freundlichsein zu jedermann und - vor allem - schlichtend wirken auf jeden Streit in der Familie. Friedensstiftend zwischen den Brüdern, zwischen ihr und den Brüdern, den Freundinnen, alles einrenken oder gar sich entschuldigen, **selbstverständlich**! Schuld auf sich zu nehmen ohne tatsächliche Schuld, z. B. gegenüber Vater und später Schwiegermutter (auf deren Hof sie zog), gegenüber dem Ehemann, konkurrierenden Schwägerinnen und fremden „Autoritäten".*

Das hieß immer zurückstecken zugunsten der anderen. Das war das Programm, das hieß „ein gutes Mädchen sein". Und wer möchte nicht so oft wie möglich ein gutes Mädchen sein?

Der äußere Friede war gewahrt, aber die Schlacht ging innen weiter und sie war radikal. Krebs, Operation, ewige Nachkontrolle, ewige Angst, Ausweitung der Angst in eine Phobie, Depression sowieso, Aussehen wie bei Anorexie und ewige Müdigkeit.

5. „Immer wird mir der Rücken zugedreht"

Ausgegrenzt, unbeantwortet, immer dazwischen, nie zu Hause

Die führende Erinnerung: „Meine Mutter drehte mir immer nur den Rücken zu." Sie hatte für mich und meine Schwester leider nie viel Zeit gehabt, da sie für ein gutes Leben, dass sie uns ermöglichen wollte, einen zweiten Job in einer Gaststätte annehmen musste.

Mein leiblicher Vater war als mein Onkel deklariert (er musste bei seiner Ehefrau bleiben) und zu einem Mann neben meiner Mutter sollte ich Papa sagen (aber der war nur an meiner Mutter interessiert), eine Oma war zu weit weg und alle Verwandten tuschelten und warfen Blicke, wenn das Gespräch auf mich kam.

Wohin gehörte ich, wer gehörte zu mir? Keiner war richtig für mich da, keiner war verantwortlich, keiner gab Antwort auf meine Existenz, ich war eine Unbeantwortete. Wie konnte ich aus dem Chaos in den sicheren Hafen kommen? Ich war immer dazwischen und dazwischen wird man zermahlen.

Ich stürzte mich in die Arbeit: War beste Schülerin, bester Lehrling und wurde schließlich leidenschaftlicher Berufs-Helfer für gestrauchelte Kinder und deren Familien.

Aber meine Tochter sagt öfters: „Du hörst mir ja nie richtig zu."

Das erschreckt, denn es ist ein ähnlicher Satz wie die eingangs bemerkte Erinnerung. Bin ich im Beruf eine bessere Mutter als zu Hause und weiß nicht warum? Dort hat mir noch nie jemand ähnliches gesagt!

Die Kinder kommen noch jede Nacht in unsere Betten (Sohn 13, Tochter 10 Jahre). Sie liegen dann kreuzweise und dazwischen, wir sind nie richtig ausgeschlafen. Aber ich traue mich nicht sie wegzuschicken, das schlechte Gewissen!

Bin ich nun Mutter, Ehefrau oder einfach nur jemand, der abends sehr müde ist. Bin ich alles auf einmal und dabei nichts richtig?

Wieder dazwischen, wieder so unzufrieden, keine Grenzen, wieder ausgegrenzt, Grenzen nicht in mir, nicht zwischen uns, keine Grenze für den Energieverlust.

Die Kinder werfe ich nicht aus dem Bett wegen des schlechten Gewissens. Da ich oft zu müde für meinen Mann bin, ist es mir andererseits ganz recht. Mein Mann ist auch kein Steher, er probiert's nicht mehr, das passt ihm also auch. Und außerdem könnte es sein, dass ich ihn nicht so sehr als Mann wollte, sondern als jemanden, der nur da ist, lieb ist, mich nicht belastet. Sollen wir uns auch noch ein nicht mehr übersehbares Eheproblem einhandeln?

Bei dem ganzen anstrengenden Leben, den ewigen Rückenschmerzen, dem ewigen müde sein?

6. „Lebenslängliche Strafe für nie begangene Sünden"

Die Ungnade des falschen Geschlechts

Leider kein Junge geworden, wie später mein zwei Jahre jüngerer Bruder. Und dabei weiß ich gar nicht, warum die Alten einen Jungen wollten, den sie ja doch nur verwöhnt und mit Staralürem versehen haben. Wieviel vorteilhafter war da doch ein Mädchen, das schon ein schlechtes Gewissen haben musste, weil sie ein solches war, eine Zumutung für die Eltern.

Von nun an und für die Ewigkeit musste ich daran ackern, die Schuld des falschen Geschlechts abzuarbeiten. Doch diese Schuld ist so groß, dass ein Leben nicht reicht. Jetzt bin ich 50 Jahre und ackere immer noch wie eine Blöde. So war es schon immer.

Nach der Schule, nach der Berufsschule, im Sommer auch schon davor, in den Ferien und auch nach Gründung einer eigenen Familie. Immer auf dem Acker, schuften, schuften, schuften.

Angestellte, Magd, Sklave, Lückenbüßer.

Ganz nebenbei chronische Magen-Darmbeschwerden, ewige Unterleibsschmerzen, Anorgasmie, Gewichtabnahme, ewige Blasenentzündungen. Drei Jahre hintereinander möchte ich schlafen!

Aufbegehren? Das wurde mit Stumpf und Stiel schon so zeitig ausgetrieben, dass keine Chance war. Da gab es schon mal ein zu spät nach Hause kommen, ein Klauen in der Kaufhalle und die „angemessene" Bewertung. Da war auch ein Übergriff beim Trampen, was sollte es schon, ich hätte besser aufpassen müssen, sagte mein Vater. Die ewig ans Wasser gebauten Augen, die Stimme, die - so sagten alle - immer klagte, anklagte, was ich nicht bemerkte, auch wenn von sonst was Harmlosem die Rede war.

Für meinen Mann war ich die eher Unterbelichtete, die mit den Fehltritten, die nur Jammernde, nur zum Arbeiten zu Gebrauchende. Für die ganze Welt war ich das und schließlich glaubte ich es selbst.

Selbstentfremdung:

Mein Selbst ist mir fremd, aber ein anderes habe ich nicht.

Wollte ich mich trennen, nichts Sehnlicheres gab es, hielt ich es nicht zwei Wochen durch - alleine nicht lebensfähig.

Die Angst fraß mich auf: Lieber Sklave als gar nicht gebraucht, lieber unglücklich, als mich gar nicht spüren, lieber geschlagen, als gar nicht beachtet werden.

Das falsche Programm, der falsche Film, das falsche Leben, also fast kein Leben. Und als das dann doch alles wegfiel mit der Trennung, fiel ich ins Loch und es dauerte lange, bis ich wieder Licht sehen konnte und richtig hell wird's wohl nicht mehr werden.

Fazit: „burn out" mit fremder „Software" ist unvermeidlich

Das spürt jeder, der sich mit diesen Patienten beschäftigt. Wie oft stehen wir bei ihnen an einer unüberwindlichen Mauer? Da heißt es dann: Ackern, sich mühen, durchhalten, immer wieder Anlauf nehmen, immer wieder in Versuchung kommen, für diese „Armen, Geplagten" etwas Gutes zu tun, für sie, an ihrer statt zu arbeiten, was nie hilft (höchstens deren Wünsche deutlich macht), sondern dazu führt, dass ich als Behandler müde und später ärgerlich werde über das ewige Klagen und das wenig effektive Tun. Meine (evtl. schon vorhandene oder provozierte) Helfersyndromtendenz, die Gegenübertragungsreaktion auf die Bedürftigkeit dieser Patienten. Die saugen mich aus, die rauben mir die Energie, die erschöpfen mich. Ich könnte glatt die Empathie verlieren. Aber natürlich machen die das nicht tatsächlich, sondern ich komme - per Gegenübertragung - ins leibliche Erleben darüber, ins Miterleben, wie anstrengend so ein Dasein ist, wie viel Zuwendungsbedarf besteht, wie viel Ärger und Wut verborgen sind, wie schwer es ist, jemanden zu finden, der mich nicht nur benutzt und der nicht gleich ausreißt. Nutze ich das Übertragungserleben zur genaueren Kenntnis und Einfühlung der Erschöpfung und ihrer inneren Dynamik und lasse mich nicht verführen, das Spiel mitzuspielen (helfend zu agieren), sondern mache deutlich, was in den Patienten und deren Beziehungen passiert, erschöpfe ich mich nicht selbst. Dann sitzen letztlich nicht zwei Erschöpfte da.

Kurz: Befallen mich Erschöpfung und Klagen über den Patienten im Umgang mit ihm, habe ich wahrscheinlich eine emotionale Diagnose bei ihm gestellt.

Psychosoziale Hintergründe
Wie können derartig destruktive, fast immer chronifizierte Fehlentwicklungen verstanden werden? Da sind ausnahmslos weit zurückreichende Geschichten. Die entsprechenden Botschaften beim Empfang in der Welt, bei der Geburt dieser hier beschriebenen damaligen Kinder in ihrer Familie lauteten (nach Maaz) in etwa:
1. Sei nicht!   - **das zerbrechliche Selbst**
2. Sei nicht so anstrengend!   - **das schuldige beschämte Selbst**
3. Sei so, wie ich dich brauche! - **das falsche Selbst**

„Sei nicht, sei kein Junge, sei kein Mädchen"
Die in Frage gestellte Daseinsberechtigung an sich bewirkt die Urerfahrung vom Nichtdazugehören, Ausgestoßensein, Außenseitersein, gerade mal geduldet sein, viel später bewusst: Nichtseinsollen, schafft die fragile Identität. So müssen immer wieder und wieder Gründe für die Daseinsberechtigung geschaffen werden.

Die ewige Ablehnung, das ewige Ungenügen, die permanente Erfahrung, nicht wert zu sein gemocht zu werden, kurz: nicht liebenswert zu sein, muss ja, bevor ich die Zusammenhänge verstehen kann, ein inkonsistentes Selbstbild erzeugen. Ich als Unwert in Person. Die katastrophale Einsicht, ohne jeden selbst zu verantwortenden Grund primär abgelehnt zu sein, wäre im vollen Bewusstsein kaum zu überleben. Später wird sich jede alltägliche Situation, die vermeintlich oder real irgendetwas mit Ablehnung, Abwertung oder Kritik zu tun hat, sofort als schwer aushaltbare Erschütterung melden (überwiegend somatoform!) und nicht, wie beim Gesunden, erst mal kritisch geprüft werden. Der bedrohliche Affekt lässt das nicht zu.

„Sei nicht so anstrengend"
Zur Unzeit gekommen. Jetzt noch nicht oder jetzt nicht mehr.
Warum: Da sind meine/unsere Ausbildung, Arbeitsplatzprobleme, Trennung, Krisen (Kind als Ehekitt oder Mittel für Bedeutung und Macht), andere Lebenspläne, begonnenes Studium usw.
Prinzipiell bestünde aber Kinderwunsch.
Also: Da du nun mal da bist, nehmen wir dich halt, aber du sollst wissen, dass du eine enorme Belastung bist. Sei also nicht anstrengend, störe nicht, du sollst keine eigenen Ansprüche entwickeln, pflegeleicht sein, brav, lieb, anständig, gehorsam.
Das Kind muss dann unausweichlich auch so fühlen. Verantwortlich, ja schuldig zu sein für die elterlichen Misslichkeiten, Schwierigkeiten („...durch dich bin ich krank geworden...",
„...habe ich meine Karriere aufgeben müssen...").
Es wird oft zum Symptomträger der elterlichen Konflikte. Wenn ein Mensch sich schuldig fühlt, muss er noch lange nicht schuldig sein. Das entsprechende Kind muss sich aber schuldig fühlen, da es die Zusammenhänge nicht verstehen kann. Lebenslanges Schuld- und Schamgefühl sind aber die Folgen.
Ein solcher Mensch unternimmt große Anstrengungen, um das vermeintliche Versagen in Ordnung zu bringen. Er macht sich aufdringlich nützlich, entwickelt ein Radar für Hilfsbedürftigkeit bei anderen.

Lebenslängliches Bemühen um soziale Anerkennung bleibt unlösbare Aufgabe.
Diese Menschen spüren nur noch die fremden Bedürfnisse, da sie die eigenen verkümmern lassen **mussten**.

Leidet also das nichtgewollte Kind lebenslang an seiner Daseinsberechtigung und Existenzscham, so das Unzeitgemäße an dauernden Schuldgefühlen.

„Sei so, wie ich dich brauche"

Die Kinder sollen so werden, wie die Eltern es brauchen. Die Konfrontation mit kindlicher Spontaneität, Eigenständigkeit, Ungehemmtheit, lebendiger Lust usw. ist für die Eltern, die das selbst nicht gelebt haben, nicht aushaltbar, reaktiviert den Schmerz eigenen Verzichts, macht Defizite bewusst. So pressen sie das Kind in die eigenen Vorstellungen. Es verliert den Kontakt zu sich selbst, es ist außenorientiert, denn seine Grunderfahrung ist:

Ich werde nur geliebt, wenn ich nach dem Bilde der Eltern bin.

Bin ich aber so, wie ich mich fühle, bin ich irgendwie falsch, wird etwas eigenes abgelehnt. Modell: Bedingungsliebe.

Ein falsches, prostituiertes Selbst entsteht, ein *Als - Ob - Mensch*.

Später nicht selten auch ein willfähriger Baustein für andere Interessen.

Zuschreibungen, die diese Problematik verdeutlichen

Kind: *Ich bin nicht gut genug, ich bin nichts wert, ich darf nichts verlangen, mich mag eh keiner, ich bin lästig, mich hält niemand aus, ich bin anstrengend, ich bin schmutzig, sündig, schuldig.*

Eltern: *Du brauchst mich noch, du machst mir Sorgen, du bringst mich noch ins Grab, du machst mich ganz unglücklich. Wenn du nicht wärst, hätte ich Vater längst verlassen, deinetwegen nehme ich mir keinen neuen Mann, deinetwegen habe ich auf Karriere verzichtet, deinetwegen habe ich mich nicht umgebracht, an dir wäre ich fast gestorben, wenn du das....machst, bist du für mich gestorben, das wirst du doch deiner Mutter nicht antun, du kannst mich doch nicht allein lassen, das macht doch meine Tochter/mein Sohn nicht.....*

In unserer Gesellschaft lassen sich die Folgen dieser verbreiteten Haltungen in einigen gängigen Formeln zusammenfassen:

• *time is money - keine Zeit zum Innehalten, Fühlen, Wahrnehmen, Reflektieren, zur Muße*

• *alles muss sich rechnen - Vermarktung auch der Beziehungen*

• *Geld regiert die Welt - und nicht Empathie, Toleranz u. Verständnis*

• *leiste was, dann haste was, dann biste was - das Laufrad, in dem man sich aus Beziehungslosigkeit zu Tode hetzt*

• *streng dich an - sonst bist du nicht akzeptiert*

• *der schöne Schein - verdeckt die innere Not*

- *die äußere Fülle - verbirgt den inneren Mangel*
- *die Vielfalt - lenkt nach außen ab*
- *stell dich dar - und zeige nicht, wie du wirklich bist*
- *tragt Masken - schont das eigene Gesicht (Brecht)*
- *verkauf dich - denn umsonst gibt es nichts*
- *hilf dir selbst - denn anderes hast du nicht kennen gelernt*
- *fit for fun - auf der Flucht vor der Sehnsucht*

Literatur

Maaz, H.-J.: Der Lilithkomplex. C. H. Beck, München, 2003

VI.9 Suchen und Siechen - Die Sucht *oder:*
Psychische und Verhaltensstörungen durch psychotrope Substanzen

Die enge Verwandtschaft im Wortstamm vom anfänglichen (orientierungs-losen) Suchen nach Anregung und Genuss, über die Entwicklung einer Sucht zum letztendlichen Siechtum, verrät eine uralte Problematik der Menschheit mit dem Gebrauch und Missbrauch von psychisch verändernden (psychotropen) Substanzen. Die berauschende Wirkung von bestimmten Substanzen oder Gebräuen wurde schon von steinzeitlichen Völkern, wie auch heute noch in einigen primitiven Gesellschaftsformen, zur Erreichung von Trance-Zuständen im Rahmen von religiösen Handlungen und Riten genutzt. In den antiken Hochkulturen wurde besonders der Wein kultisch verehrt (Dionysos, Bacchus) und deren geistige Anregung (daher der Begriff Spiritus) vor allem gesellig gesucht. Der Alkohol diente damals auch schon als Medizin (Aqua vitae). Auch unsere direkten Vorfahren, die Germanen, die vor allem dem Met zusprachen, pflegten das „Saufen" wie es uns in dem bekannten Studentenlied (das gern beim Umtrunk gesungen wird) überliefert ist.

Das Wort Sucht geht auf den germanischen Wortstamm *„suht"* oder *„suot"* zurück und bezeichnete früher eine allgemeine Krankheit. Reste von derartigen Krankheitsbezeichnungen sind uns heute noch erhalten. *Gelbsucht, Tobsucht, Fallsucht und Schwindsucht.*

Erst im 16. Jahrhundert wurde der Begriff „Sucht" mehr negativ besetzt. Hauptsächlich entstanden durch „eigenes Verschulden" oder auch durch „Laster" bedingt. Das galt vor allem für die Trunksucht.

Erst die Entwicklung der hochprozentigen alkoholischen Getränke durch die mittelalterliche Alchimie (Branntwein, Gin) schuf die Grundlagen für die Entwicklung des Alkoholismus. Seitdem hat sich der Missbrauch, begünstigt durch unseren Umgang mit Alkohol in der modernen Gesellschaft und Zivilisation, in besorgniserregender Weise vermehrt. Vor allem die persönlichen und sozialen Folgen werden durch das erhebliche Ausmaß an Gesundheitsschäden und der Häufigkeit der zerstörten Persönlichkeiten zu einer Belastung für die Gesellschaft und das Gesundheitswesen.

Dem Hausarzt begegnen diese Probleme täglich, in verschiedenen Formen, Ebenen und Ausprägungen. Er wird ständig in die persönlichen und sozialen Bedingungen, Ursachen, Folgen und Verstrickungen unmittelbar einbezogen. Es ist daher für den Hausarzt besonders erforderlich, sich sowohl mit dem allgegenwärtigen Alkohol, als auch mit den für ihn eher selteneren Drogen kritisch (und auch selbstkritisch!) auseinander zu setzen. Gemeint ist dabei vor allem die tägliche, vielschichtige, überraschende, unstrukturierte Begegnung mit dem Betroffenen, aber auch das eigene Verhältnis zu

348

dieser Problematik, d. h. den Umgang mit anderen und sich selbst im Interesse einer klaren (klärenden) Position (Rücksichtnahme, Toleranz, Wegschauen, Ungeduld, Schamgefühl, Ratlosigkeit, Inkonsequenz, Schuldgefühl, Solidarisierung und Identifizierung).

Uns begegnet im Umgang, vor allem mit Alkoholikern, aber auch mit Drogenabhängigen, ein ungewöhnlicher Facettenreichtum, vom gelegentlichen Erfolgreich-sein bis zu tiefsten Enttäuschungen, Unverständnis und Selbst-Gefährdung.

Die Einstellung der Gesellschaft zur Sucht und zur Abhängigkeit hat sich bis heute deutlich gewandelt. Während früher die Neigung zur Sucht eher als „Charakterschwäche" aufgefasst wurde oder bestimmte „niedrige Persönlichkeitsmerkmale" vermutet wurden und daher die „Trunksucht" als Laster oder als Teufelswerk moralisch verurteilt wurde, geht man modern von einer „Suchtkrankheit" aus. (Seit einem Urteil des Bundessozialgerichtes 1968 auch juristisch anerkannt).

Einige „nüchterne" Zahlen

Die Patienten mit Alkoholproblemen konzentrieren sich vor allem in der Hausarztpraxis und in Allgemeinkrankenhäusern.

Häufigkeit von Alkoholproblemen in der Bevölkerung
Es sind 9,3 Millionen Personen betroffen oder gefährdet.

Abb. 1 nach K. F. Mann, 2002

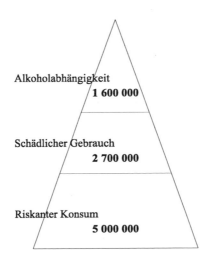

Alkoholabhängigkeit
1 600 000

Schädlicher Gebrauch
2 700 000

Riskanter Konsum
5 000 000

Infolge des Ausmaßes, der Vielschichtigkeit und der vielen Schwierigkeiten im Umgang mit den Betroffenen und wegen der oft fragwürdigen
Erfolge bei den Bemühungen um die Suchtkranken ist viel Unbehagen bei
den Ärzten entstanden.
Sind darin eventuell die Gründe zu suchen, dass so wenige Alkoholiker als
solche nicht erkannt werden?
Trotz alledem bleibt es die Aufgabe aller Ärzte, besonders der Hausärzte,
sich angesichts der Prävalenzen, Mortalitätszahlen und der volkswirtschaftlichen Auswirkungen den Problemen uneingeschränkt zu stellen.

*In den westlichen Industriestaaten gehen rund 25% aller Todesfälle direkt
oder indirekt auf den Gebrauch von psychotropen Substanzen zurück!*
Davon 12% durch regelmäßiges Rauchen und 11% durch Alkohol.
Die europäischen Länder liegen weltweit bezüglich des Alkoholkonsums
in der Spitzengruppe. Deutschland war 1992 mit 12 Litern reinem Alkohol
pro Kopf und Jahr das Land mit dem höchsten Verbrauch, eng gefolgt von
Frankreich mit 11,8 Litern und Spanien mit 10,9 Litern.

**Insgesamt stellt sich in Deutschland der Suchtmittelgebrauch wie folgt
dar:** (K. F. Mann, E. A. Richter)

Alkohol: 1,6 Mill. Alkoholabhängige (3% der Bevölkerung)
2,7 Mill. Schädlicher Gebrauch
5,0 Mill. Riskanter Konsum

Nikotin: 28,3% aller über 15-jährigen sind Raucher
(34,7% Männer, 22,4% Frauen)

Psychotrope
Medikamente: 1,5 Mill. sind medikamentenabhängig
1,2 Mill. davon von Benzodiazepinen

Illegale Drogen: etwa 250-300.000 Personen konsumieren
in Deutschland harte Drogen,
(Heroin, andere Opiate, Amphetamin, Exstasy)
etwa 120-130.000 Menschen sind heroinabhängig,
davon sind 35-40% in einer Substitutionsbehandlung

Alkoholabhängigkeit ist in einigen westlichen Industrieländern die häufigste psychische Erkrankung bei den Männern, bei Frauen steht sie nach
der Angsterkrankung an zweiter Stelle. Lediglich 5-10% der Erwachsenen

trinken keinen Alkohol. Die übrige Bevölkerung verbraucht durchschnittlich pro Kopf und Jahr:

131 Liter Bier,
23 Liter Wein/Sekt und
6 Liter Spirituosen.

Dabei werden **50% der Gesamtmenge** von nur **7% der Bevölkerung** getrunken.

In den Allgemeinkrankenhäusern erhalten nur **9%!** bezüglich der zugrunde liegenden Alkoholproblematik spezifische Hilfe (K. F. Mann).

91% der Alkoholiker werden ausschließlich wegen ihrer somatischen (auch Folge-) Krankheiten behandelt. Nur 6% aller Alkoholabhängigen finden den Weg in die Suchtabteilungen und 3% in die Suchtfachkliniken.

Nur noch ein Wort zu den „Normaltrinkern".

30 g Alkohol pro Tag für den Mann und 20 g pro Tag für die Frauen sollen „unschädlich" sein. Darauf sollte sich jedoch niemand verlassen und gelegentlich längere Regenerationspausen einlegen.

Die drei Teufelskreise der Sucht (Störungstheorien und -modelle)
Über die Entwicklung einer Abhängigkeitserkrankung gibt es auch heute noch sehr unterschiedliche Vorstellungen. Einigkeit besteht lediglich darüber, dass es sich um einen multikonditionalen Prozess handelt.

Die Vorstellung von einer charakteristischen Persönlichkeitsstruktur wurde allgemein verlassen. Am ehesten wird ein bio-psycho-soziales Modell allen Faktoren für die Entstehung und Aufrechterhaltung der Sucht unter Berücksichtigung unterschiedlicher persönlicher, genetischer und sozialer Voraussetzungen und Geschehen gerecht.

Zur Darstellung der Verwobenheit eignet sich besonders gut das „Teufelskreismodell der Sucht" nach Küfner (1981).

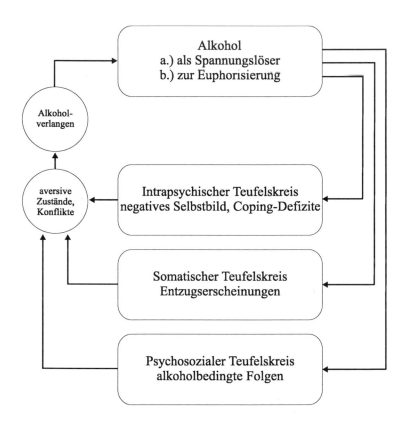

Abb.2 Teufelskreismodell der Sucht nach Küfner, 1981

1. Intrapsychischer Teufelskreis

a.) Die Entwicklung von unterschiedlichen Trinkmethoden

Der Alkohol wirkt sich je nach aktueller Lebenssituation, Lebensstil und Erwartungshaltung unterschiedlich auf den Menschen aus.

- Entlastung oder Stimulierung

Die Stimulierung oder Entlastung (Enthemmung) wird in der Regel erwartet und/oder gesucht, zur Erleichterung von Kontakten, Lockerung und Stimmungsmacher bei Partys und Anregung bei Verhandlungen und Geschäften. Das Denken wird freier, unternehmungslustiger, risikofreudiger, witziger und einfallsreicher.

Man kann die Situation freier und ungehemmter genießen, man fühlt sich „cool". Ein Gefühl von Stärke lässt sich und die Situation aus einer angenehmen Sicht heraus erleben.

Dämpfung/ Beruhigung
Durch Alkohol werden kurzfristig unangenehme Gedanken und Gefühle gedämpft. Dadurch wird die Situation vorübergehend erträglicher. Deshalb spielt Alkohol in beruflichen und privaten Stresssituationen, bei seelischen und körperlichen Problemen, bei Anspannung, Schlaflosigkeit, Ärger oder anderen Konflikten und Langeweile sowie bei Einsamkeit eine große ständig wiederkehrende Rolle.

b.) Die Entwicklung pathologischer Trinkmotive
Folgende pathologische Trinkmotive spielen bei der Suchtentwicklung eine große Rolle.
- beeinträchtigende Selbstwahrnehmung
Viele Alkoholkonsumenten erleben angenehme wie unangenehme Alkoholwirkung erst bei größeren Mengen.
Der Alkohol dient ihnen zur Verringerung der Selbstaufmerksamkeit.
- unrealistische, positiv verzerrte Wirkungserwartung
Besonders bei Jugendlichen fördern unrealistische, verzerrte Wirkungserwartungen die Entwicklung eines problematischen Trinkstils.
- mangelnde Entwicklung von alternativen Verhaltensformen
Nur unter Alkohol schaffen die Betroffenen die Lösung ihrer Probleme, es wird zur einzigen Bewältigungsmöglichkeit.
- Entwicklung suchtbezogener Grundannahmen
Persönlichkeitsspezifische Grundüberzeugungen werden immer wieder in besonderen Situationen aktiviert, ohne erneut hinterfragt und überprüft zu werden, z. B. ist es die „einzige" Möglichkeit sich gut zu fühlen.

c.) Klassische Konditionierungsmodelle - craving
Klassische Konditionierungsmodelle der Alkoholabhängigkeit postulieren, dass Stimulusbedingungen (sog. „trigger") klassisch konditionierte Reaktionen (sog. „cue reactivity") auslösen. Diese werden aversiv erlebt.
Dadurch ist erneutes Trinken zu ihrer Dämpfung selbst nach langen Abstinenzphasen ein erhebliches Verlangen (sog. „craving").
Die Konditionierung wird durch verschiedene klassische Modelle unterschiedlich interpretiert.
In Frage kommen u. a. z. B. unterschiedliche situative Stimuli, die mit der Alkoholeinnahme gepaart werden oder verringerte Selbstwirksamkeitsüberzeugungen oder durch Ärger bzw. Erregung veränderte Bewältigungsfertigkeiten.

2. Der psychosoziale Teufelskreis - psychosoziale Bedingungen

Marlett und Gordon (1985) entwickelten ein sozialkognitives Rückfallmodell in dem der Zusammenhang u. a. in drei speziellen Situationen des Rückfallgeschehens herausgestellt wird.

Abb. 3 Sozialkognitives Rückfallmodell

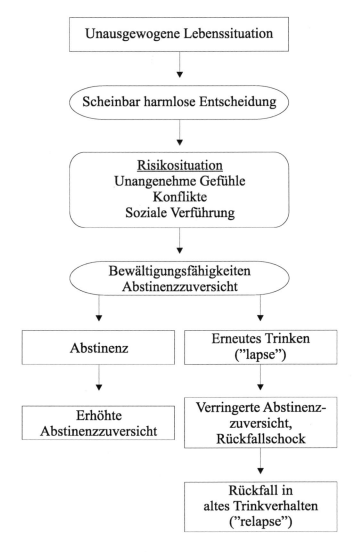

Rückfallrisikosituationen
Die Wahrscheinlichkeit des Auftretens eines Rückfallrisikos hängt demnach wesentlich von einer „ausgewogenen" Lebenssituation und scheinbar „irrelevanten Entscheidungen" ab. Besonders negative Gefühle, vor allem gesteigerte Wahrnehmung ungerecht bchandelt worden zu sein, fördern das Bedürfnis nach „Entschädigung" oder „Genugtuung".
(So bist du kein Kerl mehr).

Bewältigungsfertigkeiten
Ein Betroffener reagiert nicht passiv bzw. automatisiert mit einem Rückfall, sondern dessen Wahrscheinlichkeit hängt von der Verfügbarkeit und dem Einsatz alternativer Bewältigungsfertigkeiten (coping skills) ab. Dabei gibt es aktiv bewältigende und passiv vermeidende Strategien, statt Kneipe - Sport.

Abstinenzzuversicht
Unter Abstinenzzuversicht (alcohol related selfefficacy) wird die Überzeugung eines Alkoholabhängigen verstanden, in einer Rückfallsituation über effektive Alternativen, statt des früheren Trinkens, zu verfügen. Diese nimmt mit den Erfahrungen über erfolgreich bewältigte Risikosituationen zu. (Ich kann genauso gut Wasser trinken). Marlott und Gordon stellten darauf ein 2-Phasen-Modell vor, das den Ablauf nach einmaligem „Ausrutscher" (lapse) in das ursprüngliche Trinkverhalten (relapse) aufzeigt. Der Betroffene reagiert in typischer Weise mit einem starken Absinken seiner Abstinenzzuversicht im Sinne eines „Rückfallschocks" (abstinence violation syndromse). Dabei gibt es mindestens zwei kognitive Komponenten (ich bin ein Versager) oder eine emotionale (Panik).

Soziale Bedingungen des Alkoholrisikos
Der Umgang mit Alkohol gehört mit zu den gewohnten Formen des Lebens in unserer Gesellschaft. Er gehört zu den Ritualen im Umgang miteinander. Standardreaktionen oder Einstellungen dazu sind etwa:
„Ich kann soviel und wo auch immer Alkohol trinken wie ich will".
„Eine Fete ohne Alkohol ist langweilig".
„Mein Bier zum Abend gehört mit zum Leben".
Alkohol gehört auch wie selbstverständlich zur Darstellung unseres Lebens in der Literatur und in den Medien. Das wird besonders deutlich in den Fernsehserien zur Darstellung des Wirkungstrinkens in Stresssituationen, zur Kontakterleichterung, zur Selbstdarstellung, mit oft zweifelhaften Folgen, nicht nur in Kriminalfilmen. Abhängigkeitsprobleme werden oft nur bei Randgruppen dargestellt. Wichtige Schritte in Richtung Abhängigkeit

werden in unserer Gesellschaft selbst von der unmittelbaren Umgebung nicht ernst genommen.

Auch Hausärzte zögern meist zu lange, um ihre Patienten auf die Risikosituation anzusprechen.

Auf der anderen Seite wird wieder (zu) erheblich auf eine Belastungssituation reagiert. Oder immer wieder werden aufwendige und langwierige Maßnahmen der stationären Behandlung veranlasst. Ambulante Ansätze (die deutlich sparsamer sind) etwa durch Hausärzte gibt es noch zu wenig. Rechtzeitige Aktionen können eher geeignet sein mit weniger Aufwand wieder zu einem „normalen" Alkoholkonsum zurückzuführen (s. Therapie).

Familiensituation

Einem Paradigmawechsel kam es gleich, als man erkannte, dass die sozialen Wurzeln der Alkoholabhängigkeit nicht so sehr in der Persönlichkeit, sondern in der prägenden Umgebung zu suchen sind. Das gilt über die Stammtischgesellschaften und Gesangvereine hinaus vor allem für die Familie. Man spricht in diesem Zusammenhang auch von „Suchtfamilien" mit unterschiedlichsten Verhaltensweisen:

• Ermöglichung (enabling) der Abhängigkeit durch Familie oder Partner durch Co-Abhängigkeit oder Duldung
• Abschottung der Familie zum Verbergen negativer Auswirkungen
• Veränderung der Rollenaufteilung zur Entlastung und/oder Schutz der Familie vor Unzuverlässigkeit
• Entgegenkommen und Konfliktvermeidung zur Senkung des Alkoholkonsums und Minderung von Gewalttätigkeit

Nach Zerstörung der familiären Beziehung drohen sozialer Abstieg, Ausgrenzung, Scheidung, Kündigung, finanzielle Engpässe, Schulden, Wohnungsverlust, Obdachlosigkeit und strafrechtliche Komplikationen.

Abstinenz oder „kontrolliertes" Trinken?

Es ist ein geläufiger Irrtum von sich zu sagen, man trinke wegen der sozialen Probleme und verwechselt dabei, dass die sozialen Probleme durch das Trinken entstehen.

Es ist kaum möglich, vom Alkoholiker eine ausreichende Einsichtsfähigkeit zu erwarten. Inzwischen wurde auch der früher weit verbreitete Standpunkt verlassen, der in etwa besagte, „der Alkoholiker muss erst physisch und psychisch völlig am Boden sein", um einsichtsfähig zu sein und damit für eine Behandlung ausreichend motiviert zu sein. Durch zu langes Warten und Zögern riskiert man schwerwiegendere soziale und körperliche

Folgen, die wiederum die Abstinenzchancen erschweren. Es ist ein großer Fortschritt, dass heute mehr und mehr ein „kontrolliertes Trinken" (harm reduction) mit der Möglichkeit geringerer sozialer und körperlicher Folgeschäden angestrebt wird. Trotzdem wird von vielen stationären Behandlungseinrichtungen noch die schwer erreichbare völlige Abstinenz (Abstinenzdogma) aus einrichtungsdisziplinären Gründen gefordert.

Der somatische Teufelskreis- oder neurobiologische Modelle
Erfahrungen zeigen, dass manche Trinker doppelt so viel Alkohol vertragen bzw. benötigen, als der Durchschnitt. Das hängt mit einer erhöhten Alkoholverarbeitungskapazität der Leber zusammen. Das geschieht durch eine Anpassung des „mikrosomalen Ethanol-Oxidation-Systems" (MEOS). Entscheidend für den somatischen Teufelskreis ist ein sich entwickelnder Endorphinmangel.

Die menschliche Wohlbefindlichkeit wird durch ein sogenanntes „Belohnungssystem" im Gehirn geregelt. Stammesgeschichtlich ist dieses vor allem dopaminerg/endorphinerg regulierte, mesolimbisch-mesocorticale Funktionssystem mit bestimmten Motivationsprozessen, allgemeiner Verhaltensaktivierung und Beibehaltung von stabilisierenden Gewohnheiten verbunden. Ein genetischer oder ein durch psychotrophe Substanzen erworbener Defekt verschiedener Transmittersysteme (u. a. dopaminerges oder serotonerges Transmittersystem und endogene Endorphine) führen zu einer mangelnden Selbstaktivierung des Belohnungssystems. Der Endorphinmangel führt zum Suchtmittelverlangen (craving), zu Reizbarkeit, Depression, Ärger und/oder Dysphorie.

Durch erneute Aufnahme von Alkohol wird der Endorphinmangel ausgeglichen und damit seine psychischen Begleiterscheinungen kurzfristig beseitigt (s. Konditionierungsmodell). Dieses neurobiologische Modell ist auch die theoretische Grundlage für die Behandlung mit Anti-Craving-Substanzen (z. B. Campral) bei der Rückfallprophylaxe im ambulanten Bereich. Nun gibt es sowohl ausgedehnten Missbrauch, als auch die schicksalhafte Suchterkrankung mit der Abhängigkeitsproblematik. Die Differenzialdiagnose ist insofern wichtig, weil das therapeutische Vorgehen andere Zielstellungen verfolgt. Bei Missbräuchlern erlebt der Hausarzt nicht selten spontane „Heilung", indem der Patient ohne suchttherapeutische Hilfe abstinent wird. Das bedeutet nicht, dass man darauf als Hausarzt vertrauen könnte.

Hierzu eine Fallgeschichte:
Ein inzwischen 77-jähriger Patient machte seinem Hausarzt jahrzehntelang große Sorgen, zumal die Familie des Patienten dem Hausarzt aus

verschiedenen Gründen nach 40-jähriger Hausarzttätigkeit näher stand. Es erfolgten mehrfach ärztliche Interventionen bei alkoholbedingten Unfällen (Sturz auf der Kellertreppe, Traktorunfall ohne bemerkenswerte Verletzung u. Ä.). Im familiären Kontext ist bedeutsam, dass der Patient sich im wesentlichen über Arbeit und Leistung definierte und auch nach der Berentung eine relativ intensive Landwirtschaft betrieb.

Die Ehefrau erkrankte mit einem Apoplex, einer Parkinsonerkrankung, Bandscheibenvorfall mit verbleibender Peroneusparese nach Op.

Es entwickelten sich eher evasive Copingstrategien mit Passivität, Giving up und Given up-Verhalten. Die Hoffnung, dass einer der Zwillingssöhne ihn in der Landwirtschaft mehr unterstützte, wurde nicht erfüllt. In dieser Konstellation kam es in den letzten 20 Jahren zu immer intensiveren Alkoholmissbrauch, die Schnapsflasche stand immer bereit.

Der Hausarzt wurde von der Familie, Ehefrau, Tochter, Söhne und Verwandten bedrängt, etwas zu unternehmen.

Dieser führte zu diesem Thema viele Gespräche, da Herr D. die Ehefrau regelmäßig in der Praxis vorstellte. Ohne nachvollziehbaren Hintergrund ist der Patient seit 6 Jahren abstinent.

Alkohol ist in der Hausbar, der Patient rührt ihn glaubhaft nicht an, bedient aber gerne seine Gäste damit, (vermutlich mit einem gewissen narzisstischen Überlegensheitgefühl).

Die Suchterkrankung mit Abhängigkeitsprofil verläuft deutlich anders: Noch eine Fallgeschichte:

Ein 44-jähriger Patient, Herr S., gelangt nach zwei stationären Aufenthalten (psychiatrisch-psychosomatische Klinik), über den Hausarzt in psychotherapeutischen Kontakt. Es wir vereinbart, dass nach einer stationären Alkoholentzugsbehandlung eine ambulante langfristig geplante tiefenpsychologische Therapie erfolgt. Derzeitig mit bisher gutem Verlauf. Der Therapeut bleibt misstrauisch, der Patient traut sich auch selbst nicht über den Weg (Konkordante Gegenübertragung).

Lebensgeschichtlich sind folgende Fakten bedeutsam:

Als Einzelkind ist er einer geringen mütterlichen Feinfühligkeit „ausgesetzt", bei wenig emotional präsentem Vater, eine narzisstische Störung auf Borderline-Niveau ist dafür die Quittung.

Bestätigung und Anerkennung erreichte er über Leistung, die Sehnsucht nach symbiotischer Beziehung ließ eine Ehe scheitern, die jetzige langfristige Beziehung ist durch Machtkämpfe geprägt, wobei die Auseinandersetzungsfähigkeit durch depressiven Rückzug und den Alkohol „bewältigt" wurde. Es entwickelte sich eine Alkoholkrankheit mit dem Charakter der Gamma-Störung nach Jellinik, als Versuch, den unaushaltbaren negativen

Impulsdurchbrüchen, die der Borderline-Persönlichkeitsorganisation zugehörig sind, zu begegnen. Die Dekompensation mit Suizidversuchen erfolgte nach für den Patienten unlösbaren betrieblichen Konflikten, die das wichtige Eisen der Leistung zur Selbstwertbestätigung erkalten ließen. Es wird deutlich, dass die Entzugsbehandlung nicht ausreicht, weil immer hinter der Alkohol-Krankheit eine psychotherapeutisch behandlungsbedürftige Borderline- oder neurotische Persönlichkeitsorganisation stehen kann.

Leider sind diese beiden Geschichten insofern untypisch, als dass ihr Ausgang zum Ersten gut und zum Zweiten glimpflich verliefen. Das trifft leider in der Praxis nur zu 5-10% zu. Die meisten Lebensgeschichten Suchtkranker enden tragisch. Dazu hat jeder Leser aus dem eigenen Umfeld selbst genug Erfahrungen.

Diese Tatsache ist auch keine Zeiterscheinung. Das möge die traurige Geschichte der frommen Helene von Wilhelm Busch hier in Erinnerung bringen:

Es ist ein Brauch von alters her:
Wer Sorgen hat, hat auch Likör!
»Nein!« - ruft Helene - »Aber nun
Will ich's auch ganz - und ganz - und ganz -
und ganz gewiß nicht wieder tun!«
Sie kniet von ferne fromm und frisch.
Die Flasche stehet auf dem Tisch.
Es läßt sich knien auch ohne Pult.
Die Flasche wartet mit Geduld.
Gefährlich ist des Freundes Nähe.
O Lene, Lene! Wehe, wehe!
Umsonst! - Es fällt die Lampe um,
Gefüllt mit dem Petroleum.
Und hilflos und mit Angstgewimmer
Verkohlt dies fromme Frauenzimmer.
Hier sieht man ihre Trümmer rauchen,
Der Rest ist nicht mehr zu gebrauchen.
Als Onkel Nolte dies vernommen,
War ihm sein Herze sehr beklommen.
Doch als er nun genug geklagt:
»Oh!« - sprach er - »Ich hab's gleich gesagt!
Das Gute - dieser Satz steht fest -
Ist stets das Böse, was man läßt!

Entwicklung der Medikamentenabhängigkeit
Psychoaktive Substanzen entfalten ihre physiologische und psychologische Wirkung, indem sie die Neurotransmittersysteme im Gehirn interagieren. Sie können deren Wirkung erhöhen, aber auch blockieren. Ihre Wirkung kann spezifisch auf ein bestimmtes System abzielen oder mehrere Neurotransmittersysteme sowie hormonelle und autonome Systeme beeinflussen, so dass die psychotropen Substanzen den Anstoß zu einer Vielfalt von Wirkungen geben.

1. Opioide
Opioide besitzen eine ähnliche molekulare Struktur wie Encephaline und Endorphine. Diese werden bei Schmerzen vermehrt produziert. Es wird angenommen, dass die wiederholte Zufuhr von Opiaten die körpereigene Produktion von Endorphinen und Encephalinen unterbindet. Somit treten bei ausbleibender Einnahme Entzugserscheinungen auf.

2. Sedativa
a)Barbiturate
Barbiturate haben generell eine hemmende Wirkung auf das Gehirn, indem sie den Neurotransmitterprozess verlangsamen. Vorrangig ist davon die Formatio reticularis betroffen. Von der allgemeinen Dämpfung sensorischer Funktionen ist die Schmerzwahrnehmung ausgeschlossen. Schmerzen werden daher auch noch bei hohen Dosen kurz vor Erreichen des Komas empfunden.

b) Benzodiazepine
Benzodiazepine sind an spezifische Rezeptoren gebunden, die Teil des GABA-Systems (Gamma-Amino-Butter-Säure) darstellen. GABA ist der am weitesten verbreitete Neurotransmitter im Gehirn und wird von 20-40% aller Neuronen abgesondert. Benzodiazepine verstärken die hemmende Wirkung, die das GABA-System auf andere Neurotransmitter ausübt. Eine hohe Rezeptordichte wurde im limbischen System gefunden. Daher kommt vermutlich deren anxiolytische Wirkung. Durch Vorkommen im Cerebellum und in der Formatio reticularis erklärt sich der Einfluss auf die Muskelaktivität.
Es wird angenommen, dass langdauernde Einnahmen von Benzodiazepinen kompensatorische Veränderungen der Rezeptorsensibilität bewirken. Die Beendigung der Einnahme führt deshalb zu erhöhter Aktivität der betroffenen Hirnstrukturen.

c) Stimulantien

Amphetamine stimulieren praktisch das gesamte Nervensystem, besonders jedoch das retikuläre Aktivierungssystem und damit vor allem die gesamte Hirnrinde. Eine der spezifischen anregenden Wirkungen betrifft auch das Atemzentrum und bestimmte Bereiche des Hypothalamus (siehe Nebenwirkungen).

Ihre pharmakologische Wirkung üben Amphetamine durch die Ausschüttung von Katecholaminen aus. Das betrifft in erster Linie Noradrenalin, aber auch Dopamin und bei hoher Dosierung Serotonin. Länger dauernde Einnahme führt zu einer Abnahme der postsynaptischen Rezeptordichte.

d) Nikotin

Über die langdauernden, sich ständig wiederholenden Gebrauchsrituale kommt es bei allen Suchtmitteln zu lernbedingten Fixierungen. Dieser Effekt ist bei Rauchern besonders ausgeprägt und spielt bei der Gewohnheitsbildung eine hervorragende Rolle.
Darüber hinaus kann man beim Nikotin einen Zusammenhang mit noradrenergen (evtl. auch dopaminergen) Transmittersystem vermuten. Das liegt nahe, seitdem man weiß, dass durch das Antidepressivum Bupropion (Zyban®), durch einen Rauchstop induzierte nikotinbedingte Entzugserscheinungen gemindert werden.

Einteilung der psychischen und Verhaltensstörungen
Nach dem ICD-10 erfolgte eine Einteilung nach Substanzgruppen und klinischem Erscheinungsbild.

1. Substanzgruppen
Jede Substanzgruppe erhält hier eine eigene Ziffer
(Störungen durch Alkohol F.10, Störungen durch Opioide F.11 usw.)

2. Das klinische Erscheinungsbild
• akute Intoxikation (Rausch)
• schädlicher Gebrauch
• Abhängigkeitssyndrom
• Entzugssyndrom
• Entzugssyndrom mit Delir
• Psychotische Störung
• Amnestische Störung
• Restzustände

Akute Intoxikation

Die akute Intoxikation (Rausch) ist ein vorrübergehendes Zustandsbild nach Aufnahme von psychotropen Substanzen mit Störungen oder Veränderungen der körperlichen, psychischen und Verhaltensfunktionen.

Zwischen der Schwere der Intoxikation und der aufgenommenen Substanz und deren Dosis besteht ein enger Zusammenhang. Das Ausmaß wird nach körperlichem Abbau nach und nach geringer und verschwindet nach „Katererscheinungen" (hangover) vollständig ohne Hinterlassen von Schäden.

Die Symptome sind nicht immer „typisch" für eine bestimmte Substanz, z. B. können dämpfende Substanzen durchaus sich auch durch Agitiertheit und Überaktivität auswirken oder Stimulantien zu Rückzugstendenzen führen.

Schädlicher Gebrauch

Das Konsumverhalten führt zu Gesundheitsschädigungen, etwa als körperliche Schäden in Form von Hepatitis bei Selbstinjektionen oder als psychische Störungen z. B. als depressive Episode nach massivem Alkoholkonsum. Der schädliche Gebrauch hat häufig nachteilige soziale Folgen (Arbeitsplatzverlust, Eheprobleme).

Abhängigkeitssyndrom

Ein Abhängigkeitssyndrom besteht bei Personen die entweder
• den Konsum nicht beenden können, ohne dass unangenehme Zustände körperlicher oder psychischer Art eintreten
• oder nicht aufhören können zu konsumieren, obwohl sie sich oder anderen immer wieder schweren Schaden zufügen.

Die Diagnosekriterien:
• starker Wunsch oder eine Art Zwang zu konsumieren
• verminderte Kontrollfähigkeit bezüglich des Beginns, der Beendigung und der Menge des Konsums
• körperliche Entzugssyndrome nach Beendigung oder Reduktion des Konsums, nachgewiesen durch substanzspezifische Entzugssymptome
• Nachweis einer Toleranz
• fortschreitende Vernachlässigung
• anhaltender Konsum trotz Nachweises schädlicher Folgen

Formen von Trinkverhalten bei Alkoholkonsum (nach Jellinek)
• Konflikttrinken (Alpha-Trinker)

Die Abhängigkeit besteht darin, dass der Betroffene in ganz bestimmten Situationen zum Alkohol greift, da er über keine anderen Lösungs- oder Bewältigungsmöglichkeiten verfügt.

• Rauschtrinken (Gamma-Trinker)

Der Betroffene schafft trotz bester Vorsätze nicht, lediglich kleine Mengen zu trinken. Sein Trinken endet deshalb fast immer im starken Rausch, (sog. „Kontrollverlust").

• Spiegeltrinken (Delta-Trinker)

Der Betroffene trinkt über den Tag verteilt regelmäßig, um eine Alkoholkonzentration im Blut nie unter einen bestimmten „Spiegel" sinken zu lassen, da sonst unangenehme Entzugserscheinungen auftreten.

• Periodisches Trinken (Epsilon-Trinker, Quartals-Säufer)

Trotz zwischenzeitlicher Abstinenz (oder unauffälligem Trinken) kommt es immer wieder zu Phasen heftigen und unkontrollierten Trinkens. Es muss kein besonderer Anlass sein oder keinen besonderen Auslöser geben. (Ist dieser Anlass da, wird er entsprechend genutzt). Ansonsten legen sich die Betroffenen „magische" oder abergläubische Erklärungen für einen Beginn zurecht.

Die Abhängigkeit kann sich auf einen bestimmten Stoff beziehen, zum Beispiel Tabak oder Diazepam, aber auch auf eine ganze Gruppe von Substanzen, z. B. Opioiden, oder ein ganzes Spektrum umfassen, am häufigsten ist die Kombination von Alkohol und Tabak.

Medikamentenabhängigkeit

Bei vier der neun psycho-tropen Substanzen ist mit einer Medikamentenabhängigkeit zu rechnen.

Psychotrope Substanzen mit Abhängigkeitspotential

Substanzklasse	zugehörige Medikamentengruppe
1. Opioide	Opioidhaltige Analgetika, Hustensupressiva und Anaesthetika (Kodein, Morphin, Fentanyl)
2. Sedativa/Hypnotika	Hypnotika/Sedativa aus der Gruppe der Barbiturate, Benzodiazepine, Bromharnstoffe, Carbamate
3. Stimulantien	Amphetamin, ephedrinhaltige Stimulantien und Appetitzügler, (incl. Koffein)
4. Halluzinogene	Atropinhaltige Substanzen, Biperidon

Opioide

Opioide besitzen ein sehr hohes Abhängigkeitspotential. Sie führen schnell zu starker psychischer und körperlicher Abhängigkeit. Zentral wirkende Analgetika unterliegen in der Regel der Betäubungsmittelgesetzgebung und sind daher schwer zu beschaffen. Im Interesse einer starken (tumorbedingten, finalen) Schmerzbekämpfung ist u. U. ein Risiko tragbar. Ein direkter Missbrauch wird weniger beobachtet. Schwierig sind Kombinationspräparate zu überblicken, die Kodein und Koffein enthalten. Besonders leicht ist der Kodeinanteil (evtl. noch mit Alkohol) in Hustenmitteln zugänglich.

Sedativa/Hypnotika

Inzwischen werden Barbiturate und Meprobamat in der Häufigkeit der Abhängigkeit bei weitem von den Benzodiazepinen überholt. 75% des Konsums an psychotropen Substanzen mit Abhängigkeitsproblematik geht inzwischen auf Benzodiazepine zurück. Hauptkonsumenten sind Frauen mittleren bis höheren Lebensalters. Es überwiegt die „Niedrig-Dosis-Abhängigkeit". Der Missbrauch kurz- oder langfristig wirksamer Benzodiazepine (Übersicht im Anhang) kann gleichermaßen zur Abhängigkeit führen.

Stimulantien

Psychostimulantien vermitteln euphorische Effekte, sie wirken antriebssteigernd, sexuell stimulierend, verringern das Schlafbedürfnis und hemmen Hungergefühle und Appetit. Lässt die Substanzwirkung nach, können konträre Effekte, wie Heißhunger, Müdigkeit oder depressive Verstimmung auftreten. Diese aversiven Nachwirkungen und die Entwicklung von Toleranzeffekten tragen wesentlich zur Abhängigkeitsentwicklung bei.
Bei therapeutisch verabreichten Psychostimulantien (z. B. zur Behandlung der Narkolepsie) treten Abhängigkeiten selten auf. Die Gefahr besteht eher im freiverkäuflichen Sektor, vor allem bei koffeinhaltigen Analgetika.

Halluzinogene

In der Gruppe der Halluzinogene werden Atropin, Atropinderivate und Anticholinergika (z. B. Biperidon) als Antiparkinsonmittel verordnet. Aufgrund ihrer antriebssteigernden und euphorisierenden Wirkung werden diese Substanzen gelegentlich missbräuchlich konsumiert.

Verlauf

Der Verlauf hängt von den persönlichen und sozialen Bedingungen des Betroffenen ab und davon, wie er die medizinischen und sozialen Angebote der Reintegration nutzen kann. Obwohl etwa 25% aller Alkoholiker im Jahresverlauf irgendeinmal Kontakt zu medizinischen Einrichtungen (einschließlich Hausarzt!) haben, werden die sich bietenden Hilfen und Behandlungsmöglichkeiten (von beiden Seiten!) nicht genutzt. Nur 2,5% werden direkt als Notfall in psychiatrische Einrichtungen eingewiesen. Im Durchschnitt *benötigt ein Abhängiger sechs Jahre* bis zur Aufnahme einer spezifischen Behandlung. Lediglich bei 3-11% treten Spontanremissionen auf.

Günstige Situationen für einen Suchtausstieg
• Ersatzabhängigkeit (ohne Suchtmittel), z. B. religiöse Gemeinschaft
• rituelle Erinnerungen an Wichtigkeit der Abstinenz, z. B. in Selbsthilfegruppen
• soziale und medikamentöse Unterstützung im Aufbau unabhängiger Gewohnheiten
• Wiederherstellung der Selbstachtung

Typische Auslöser für Rückfälle
• unangenehme Gefühlszustände (z. B. Langeweile, Einsamkeit, Angst, Depression)
• Ärger- und Konfliktsituationen (z. B. am Arbeitsplatz, in der Familie)
• soziale Verführung (z. B. Aufforderung durch ehemalige Trinkkumpane, Aufsuchen der „Stammkneipe")

Entzugssyndrom
Das Entzugssyndrom richtet sich in unterschiedlicher Symptomatik danach, ob es sich um einen absoluten oder relativen Entzug oder um eine wiederholt oder langfristig konsumierte Substanz handelt. Beginn und Verlauf sind zeitlich begrenzt und abhängig von Substanzart und der Dosis, die unmittelbar vor dem Absetzen verwendet worden ist. Das Entzugssyndrom kann durch Krampfanfälle kompliziert werden. Die körperlichen Symptome sind je nach zugrunde liegender Substanz unterschiedlich. Im Vordergrund stehen sehr ausgeprägte vegetative Erscheinungen und psychische Störungen, z. B. Angst, Depression und/oder Schlafstörungen. Erneute Zufuhr der Substanz führt zur raschen Besserung.

Entzugssyndrom mit Delir
Hier ist auch das alkoholbedingte Delirium tremens einzuordnen. Es ist ein kurzdauernder, aber gelegentlich lebensbedrohlicher toxischer Verwirrtheitszustand. Das Delir ist Folge eines absoluten oder relativen Entzugs bei starker Abhängigkeit und meist langer Vorgeschichte. Die typischen Vorzeichen sind Schlaflosigkeit, Zittern, Angst.

Es können auch Entzugskrämpfe auftreten. Die klassische Symptomtrias besteht in Bewusstseinseintrübung, Verwirrtheit und lebhafte Halluzinationen, oder Illusionen jeglicher Wahrnehmungsqualität sowie ausgeprägter Tremor. Wahnvorstellungen, Unruhe, Schlafstörungen sowie vegetative Überregbarkeit werden unterschiedlich zusätzlich beobachtet.
Eine sofortige stationäre Behandlung ist dringend erforderlich.

Opioidentzug
Das charakteristische Entzugssyndrom bei Opioidentzug kann sich aus zwölf verschiedenen Symptomen zusammensetzen, das Auftreten von drei davon reicht für die Diagnose:
• Verlangen (craving) nach einem Opioid
• Rhinorrhoe oder Niesen
• Tränenfluss
• Muskelschmerzen oder -krämpfe
• Abdominelle Spasmen
• Übelkeit oder Erbrechen
• Diarrhoe
• Pupillenerweiterung
• Tachykardie oder Hypertonus
• Piloerektion oder wiederholte Schauer
• Gähnen
• Unruhiger Schlaf

Nach 6-18 Stunden bzw. bei langwirksamen Substanzen bis zu 2-4 Tagen treten die Entzugssymptome auf und haben innerhalb von 1-3 Tagen ihr Maximum erreicht.
Die Erscheinungen flauen nach ca. 1-2 Wochen allmählich ab.

Sedativa- oder Hypnotika-Entzugssyndrom
Im Verlaufe des Entzugs von Sedativa oder Hypnotika können im wesentlichen elf verschiedene Symptome auftreten, drei von ihnen rechtfertigen die Diagnose.
• Tremor der Hände, Zunge oder der Augenlider
• Übelkeit oder Erbrechen
• Tachykardie
• Hypotonie
• Psychomotorische Unruhe
• Kopfschmerzen
• Insomnie
• Krankheitsgefühl und Schwäche

• Vorübergehende optische, taktile oder akustische Halluzinationen oder Illusionen
• Paranoide Vorstellungen
• Krampfanfälle (grand mal)

Langsamer Entzug mildert die Intensität der Symptome. Der Beginn des Auftretens richtet sich nach der Halbwertzeit der Substanz (etwa 5-12 Stunden), sie sind etwa 4-6 Wochen lang zu beobachten.

Stimulantienentzug

Neben der Affektminderung z. B. Traurigkeit oder Anhedonie treten unterschiedlich noch weitere Symptome auf.
• Lethargie und Müdigkeit
• Psychomotorische Verlangsamung
• Verlangen (craving) nach stimulierenden Substanzen
• Appetitsteigerung
• Insomnie oder Hypersomnie
• Bizarre oder unangenehme Träume

Psychotische Störungen

Unmittelbar während oder nach Substanzgebrauch können psychotische Störungen auftreten, wie z. B. lebhafte Halluzinationen, Personenverkennung, Wahn- und/oder Beziehungsideen (häufig im Sinne einer Verfolgung). Sie sind begleitet von psychomotorischen Störungen wie Erregungen oder Stupor oder von abnormen Affekten, wie hochgradig gesteigerte Angst bis hin zur Ekstase. Das Sensorium ist meist klar, das Bewusstsein kann leicht getrübt sein. Die Störung klingt ohne weiteren Substanzmissbrauch innerhalb von sechs Wochen restlos ab. Wenn Suchtmittel mit primär halluzinogenen Effekten, z. B. LSD, Meskalin oder Cannabinen, in hoher Dosis konsumiert werden, ist die Diagnose eines psychotischen Zustandes wegen der hierbei möglichen Wahrnehmungsstörungen und Halluzinationen nicht zu stellen. Hier ist etwa, wie bei Verwirrtheitszuständen, eher an eine akute Intoxikation zu denken. Substanzinduzierte psychotische Zustände dauern nur sehr kurze Zeit und dürfen nicht mit einer Schizophrenie verwechselt werden. Das würde unangemessene und fatale Folgen für den Patienten und das Gesundheitswesen bedeuten.

Amnestisches Syndrom (Korsakow-Syndrom)

Das Amnestische Syndrom bedeutet eine ausgeprägte Störung des Kurzzeitgedächtnisses (erschwertes Aufnehmen von neuem Lehrstoff, z. B. beim Erlernen einer Sprache, aber auch im Alltagsgebrauch). Weiter treten

Störungen des Zeitgefühls (Umordnung der chronologischen Reihenfolge, Zusammenziehen unterschiedlicher Ereignisse) auf. Es fehlen Störungen des Immediatgedächtnisses, des Bewusstseins und der kognitiven Funktionen, obwohl Konfabulationen sehr ausgeprägt sein können. Es lassen sich in der Regel eindeutige anamnestische und laborchemische Beweise für einen Missbrauch erbringen. Persönlichkeitsveränderungen, etwa mit Apathie und Initiativeverlust und eine Tendenz zur Selbstvernachlässigung lassen sich beobachten, gehören aber nicht zwangsläufig dazu.

Restzustände
Hierunter versteht man Veränderungen der kognitiven Fähigkeiten, des Affektes, der Persönlichkeit oder des Verhaltens noch über den Zeitraum hinaus, in dem die direkte Substanzwirkung angenommen werden kann.
Eine substanzbedingte Demenz ist öfter irreversibel. Ansonsten kann nach einer längeren Periode totaler Abstinenz eine Besserung der Störung auftreten.

Therapeutische Strategien, Ziele und (Un-)Möglichkeiten
Die Gesetzeslage ist klar (s. Urteil BSG 1978).
Die Sucht ist eine Krankheit.
Daraus erwächst gemäß § 27 SGB für alle krankenversicherten und behandlungsbedürftigen Alkoholiker und Süchtigen ein umfassender Anspruch auf Krankenbehandlung, einschließlich Früherkennung, d. h. aller körperlichen, sozialen und psychischen Aspekte. Eine derartige Versorgung muss demgemäss nach dem allgemein anerkannten Stand der medizinischen Erkenntnisse sicher gestellt werden (§70, SGB) und hat sowohl ausreichend und „zweckmäßig", als auch wirtschaftlich zu erfolgen. Dabei werden die Kosten für die medizinische Grundversorgung von den Krankenkassen und die Rehabilitation von den Rentenversicherungsträgern übernommen. Aus dieser Konstellation ergeben sich in der Praxis sehr schwerfällige und unkontinuierliche, in einer Hand also schwer steuerbare, Behandlungssituationen.
Die stationären Einrichtungen sehen sich im Akutfall nur zu einer kurzfristigen (3-4 Tage) „Entgiftung" verpflichtet. Die dann nicht ausreichend anschließende „Entwöhnung" wird erst durch Antragstellung beim Rentenversicherer möglich. In der sehr störanfälligen Zwischenzeit soll der Patient quasi alleingelassen, die Voraussetzungen für die Rehabilitation, also die Abstinenz sicherstellen. Hier ist unter anderem besonders das Engagement des Hausarztes erforderlich. Zur Erreichung möglichst weitreichender Therapieziele ist ein funktionsfähiges, gegliedertes, institutions- und fachgruppenübergreifendes Behandlungsnetz erforderlich. Auf diesem Wege

sind dann auch Behandlungserfolge zwischen 60-70% erreichbar (K. F. Mann).

In Bezug auf die Therapieziele hat sich in letzter Zeit ein Paradigmawechsel vollzogen. Abweichend von der Forderung nach absoluter Abstinenz (Abstinenzdogma) bewährt es sich zunehmend, individuelle, errcichbare Zwischenziele zu formulieren, die sich an der momentanen Situation des Betroffenen orientieren. Dieses Umdenken greift Erfahrungen aus der Behandlung von Drogenabhängigen auf, wo der Begriff der „Schadensminimierung" schon länger erfolgreich gehandhabt wird. Diese Sichtweise wird der chronischen Verlaufsform der Sucht, besonders des Alkoholismus, mit der Möglichkeit respektive Wahrscheinlichkeit des Ruckfalls besser gerecht. Man geht nicht mehr davon aus, dass das Scheitern der derzeitigen Behandlung am „mangelnden Willen" des Patienten liegt, sondern dass der Rückfall ein Teil der Krankheit ist. Das Erreichen von Zwischenzielen lässt leichter Erfolgserlebnisse vermitteln und fördert somit die zugrunde liegende Motivationsarbeit. Die Abkehr von der Forderung nach totaler Abstinenz vermeidet auch die damit zwangsläufig verbundene hemmende Frustation.

Moderate Therapieziele
• Sicherung des Überlebens - Entgiftung
• Behandlung der Folge- und Begleitkrankheiten
• Förderung der Krankheitseinsicht und Motivation zur Veränderung des Verhaltens
• Aufbau alkoholfreier (drogenfreier) Phasen
• Verbesserung der psychosozialen Situation
• möglichst langfristige bis dauerhafte Abstinenz
• angemessene Lebensqualität

Die Hauptlast im täglichen Umgang vor allem mit Alkoholkranken und bei der „Bekämpfung" der Abhängigkeit trägt der Hausarzt.

Das Komplizierte in der Arzt-Patienten-Beziehung sind die Belastungen durch die Langwierigkeit der chronischen Erkrankungen und das ständige Wechseln der Situationen, in denen die Folgen der Persönlichkeitszerstörungen der Betroffenen und deren ständig wechselnde Gefühlslagen einen entscheidenden Anteil haben.

Wenn ich an den täglichen Umgang mit Betroffenen in der Praxis und an die vielen, teils traurigen, teils tragikkomischen Episoden denke, fällt mir unter anderem eine sehr zutreffende Bemerkung des bekannten Verhaltensforschers Konrad Lorenz ein, der eventuell diese Erfahrungen auch mit abhängigen Personen gemacht hat.

• *wenn ich etwas gesagt habe, heißt das noch lange nicht,*
dass der Patient es auch gehört hat
• *wenn er es gehört hat, heißt das noch lange nicht,*
dass er es auch wirklich begriffen hat
• *wenn er es begriffen hat, heißt das noch lange nicht,*
dass er es auch verstanden hat
• *wenn er das Gesagte verstanden hat, heißt das noch lange nicht,*
dass er sich entsprechend verhält
• *wendet er es einmal an, heißt das noch lange nicht,*
dass er es im Alltag auch beibehält

Diese sarkastische Aussage kennzeichnet eindrucksvoll das Dilemma, in dem sich der Hausarzt speziell im Umgang mit Abhängigen befindet. Es ist immer sehr schwierig die Betroffenen wirklich „bei der Stange" zu halten. Belehrungen, Ermahnungen, Kontrollen, Vorwürfe oder „kluges Sprücheklopfen" verwehren eher den Zugang, als das sie das notwendige Vertrauen, die Motivation fördern oder das Gefühl des *Verstandenwerdens* und des *Akzeptiertwerdens* vermitteln.

Mir hat es sich in der Praxis bewährt, den Patienten immer dort „abzuholen", wo er sich gerade befand. Auch wenn der Patient durch tagelanges „Sumpfen" sich psychisch und körperlich „am Ende" befindet, ist es das Beste, geduldig immer wieder von vorn anzufangen. Manchmal sind dann auch drastische Worte nicht zu vermeiden, wie z. B.: „Jetzt hast du wieder Scheiße gebaut, Oskar, nun ist aber Schluss mit lustig". Der Patient muss dennoch den wohlwollenden Unterton heraushören oder auf die Erfahrung aufbauen können, dass ihm wieder einmal, trotz alledem geholfen wird. Gelingt es nicht, in heiklen Situationen das Vertrauen herzustellen oder wieder aufzubauen, trinkt er u. U. aus Selbstmitleid weiter. Um das notwendige Vertrauen als „Helfer in der Not" aufzubauen", bewährt es sich auch, sich gelegentlich des bekannten Jargons der „Szene" zu bedienen. „Hängst Du wieder durch?" „Hast Du wieder einen durchgezogen?" „Hast Du wieder Nullbock?"

Auch ein mehr „kumpelhaftes" Auftreten hilft dem Zugang besser, als ein belehrender „Besserwisser". Da man seine „Pappenheimer" meist gut kennt, bietet sich auch die Anwendung der Spitznamen an. Bei uns heißt z. B. einer der permanenten Trinker „Gummi". Das kommt von seiner früheren Tätigkeit in der Reifenmontage und kennzeichnet hervorragend den Charakter.

Es bleibt nicht aus, dass der Hausarzt in bedrohlichen Situationen auch drastische Maßnahmen ergreifen muss, z. B. eine Einweisung zur Entgiftung zu veranlassen. „Zwangseinweisungen" bei fehlender Einsicht (oder schlechten Erfahrungen) erweisen sich im Nachherein immer als besonders kompliziert in der stationären Behandlung oder danach. Besser ist es immer, die notwendige Einsicht und Motivation zur notwendigen Behandlung im Vorfeld zu vermitteln. Schuldzuweisungen helfen in solchen Fällen wenig. Der Umgang mit Schuld und Scham ist ohnehin ein besonders schwieriges Kapitel.

In der Regel schämt sich der Betroffene ohnehin und fühlt sich gegenüber der Gesellschaft als „Versager". Er hört sowieso schon von allen Seiten, dass er selbst schuld an seinen Problemen ist. Aber gerade diese Negativerlebnisse versucht er durch das Trinken zu „vergessen". Nur bei „großen Auftritten" unter dem Einfluss der psychotropen Substanz oder im Kreise der gleichgesinnten „Kumpels" gelingt es ihm, seine Schuld und Scham zu verdrängen. Wir erleben unsere Patienten aber meist am Tiefpunkt der Gefühle, bei Selbstvorwürfen, Selbstekel und der Verzweiflung, wieder einmal versagt zu haben.

Dann darf der Hausarzt nicht wegsehen, denken, es hat doch keinen Zweck oder gar „Rücksicht nehmen" oder Mitleid zeigen. Das Problem muss immer klar angesprochen werden.

Spätestens vor derartigen Situationen ist es von Wert, wenn der Arzt sich selbst geprüft hat, wie er mit den Problemen für sich als Person umgeht. Es ist üblich, sich zum „normalen" Umgang mit Alkohol zu bekennen, aber ein Übermaß strikt zu vermeiden. Ich habe es erlebt, dass ein Kollege diese Grenzziehung nicht schaffte und immer mehr in den unheilvollen Strudel der Identifizierung hineingeriet.

Es hat stellenweise Überlegungen gegeben, um den Umgang mit Betroffenen etwas zu systematisieren, in dem man die Alkoholiker in ein strenges Kontrollsystem, wie es beispielsweise bei Diabetikern und Hypertonikern erfolgreich praktiziert wird, einzubeziehen und damit eine „Überwachung" zu ermöglichen. Die Erfahrung lehrt jedoch, je strenger die Überwachung, umso mehr schlägt der Alkoholiker „über die Stränge". Er versucht dann mit allen Mitteln sich zu drücken. Er hält einen derartigen Druck nicht aus. Ein derartiges strenges Regime passt nicht zu den spontanen Lebensgewohnheiten und dem ständigen Wechsel der Befindlichkeiten.

Dagegen ist ein lockerer, ständiger unverbindlicher Kontakt für beide, sowohl für den Arzt, als auch den Patienten, sehr hilfreich. Eine Möglichkeit zu einer derartigen Beziehung erhält man z. B. durch die Verordnung der Anti-Craving-Substanz Acamprosat (Campral). Diese vermittelt durch die Regulierung des Glutamat-Stoffwechsels eine gewisse Minderung des Rückfallrisikos. Besonders in der störanfälligen Zeit, zwischen Entgiftung und Entwöhnung, kann man den Patienten entlasten. Es ist in dieser außergewöhnlichen Situation sogar möglich, ihn täglich einzubestellen, ohne das Gefühl entstehen zu lassen, ihn zu gängeln, mit der Begründung, die Nebenwirkungen des Medikaments zu überwachen. Mit Kopfschmerzen, Diarrhoen, Übelkeit und Magendruck bei sonst guter Verträglichkeit ist zu rechnen. „Nebenbei" hat man den Patienten jeden Tag im Auge und kann sofort, bei Gefahr im Verzuge, handeln. Dieses Regime klappt aber meist nur kurze Zeit. Im übrigen sind bei jeder passenden Gelegenheit gelegentliche und supportive Gespräche anzubieten. Inwieweit darüber hinausgehende psychotherapeutische Bemühungen fruchten, hängt sehr von der Persönlichkeit des Patienten ab. Die psychotherapeutischen Ansätze versuchen die unterschiedlichen persönlichen und sozialen Rahmenbedingungen und das spezifische Suchtverhalten zu identifizieren. Diese Bemühungen stoßen aufgrund der Dynamik der Sucht auf mehr Grenzen als auf Möglichkeiten.

Es haben sich entsprechend der spezifischen soziokulturellen Bedingungen unterschiedliche Voraussetzungen und Strategien entwickelt. Besonders in den angelsächsischen Ländern, auf Selbsthilfeansätze, d. h. die Ausgangssituation ist mehr ambulant und wird mehr in Kurzform durchgeführt.

Im Gegensatz dazu stützen sich die überwiegenden Behandlungsmaßnahmen in Deutschland auf stationäre Einrichtungen. Das ist historisch gewachsen. Früher wurde die Sucht zu den „Geisteskrankheiten" gerechnet und die Behandlung erfolgte in „Trinkerheilanstalten", die der Psychiatrie angegliedert waren. Daraus entwickelten sich sehr langwierige und kostenaufwendige, aber keineswegs effektivere Behandlungen.

Unter diesen Voraussetzungen ist die Frage der „Behandlung unter Zwang", z. B. im Strafvollzug, weiter diskussionswürdig. Vor allem in Fällen der Behandlung bei Missbrauch von illegalen Drogen oder bei fremdmotiviertem Hintergrund (Therapie statt Strafe) nach kriminellen Handlungen im Rahmen der Sucht.

Inhaltlich richten sich die psychotherapeutischen Angebote weniger nach den spezifischen Angeboten, sondern mehr nach den vorhandenen Ausbildungen und „Schulen". Sie entwickeln sich alle überwiegend in Richtung „störungsbezogene" Therapie.

Auch stationär spielen neben motivierenden, gesprächstherapeutischen und psychodynamischen Interventionen, wie etwa in der Hausarztpraxis oder in speziellen Beratungsstellen, unter Einbeziehung des familiären Umfeldes, verhaltenstherapeutischer Ansätze, eine vordergründige Rolle.

Bei problematischem Substanzgebrauch (Problemtrinken) wird u. a. ein „gelerntes Verhalten" zu Grunde gelegt, das durch geeignete Interventionen wieder „verlernt" werden kann. Neue Verhaltensweisen und Einstellungen werden dann im Gegenzug „antrainiert". Das gilt auch für die Beherrschung von Alltagssituationen, als soziales Kompetenztraining zur

Rückfallprophylaxe, zur Abwehr von „Verführungen" in etwa durch ehemalige „Kumpel" oder für spezielle Verhaltensweisen in der Familie. Sinn aller psychotherapeutischen Maßnahmen ist die Stabilisierung der Abstinenzmotivation und der Therapiemotivation mit realistischen Erwartungen in die Therapie und Stabilisierung der Fähigkeit oder Bercitschaft, Hilfe in welcher Form auch immer (körperlich, psychisch und/oder sozial) anzunehmen. Besondere Defizite der Suchtprävention und -behandlung ergeben sich immer mehr bei der Handhabung der am weitest verbreiteten Sucht mit den verheerendsten gesundheitlichen und sozialen Folgen, dem *Tabakmissbrauch*.

Die Abb. 4 stellt den überragenden Anteil der Folgen des Tabakmissbrauchs an der Gesamtmortalität dar.

Tabak- und alkoholattribuierbare Mortalität

Ursächliche Anteile an Gesamtmortalität USA

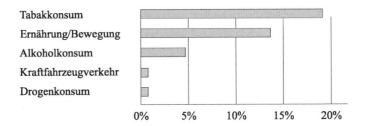

Dem gegenüber sind die Ergebnisse der angebotenen Maßnahmen vergleichsweise verschwindend gering. Es besteht ein Versorgungsparadoxon. Demjenigen Suchtmittelkonsum mit den höchsten persönlichen und sozialen Folgen wird mit den geringsten Interventionen begegnet. Nur 5% der Raucher gelingt, trotz vieler Versuche, allein ein endgültiger Ausstieg aus dem Suchtverhalten! Auf Grund der Häufigkeit des Tabakmissbrauchs und des Umfangs der Folgen und der geringen Motivation der Betroffenen zur Vermeidung oder Reduzierung des Suchtverhaltens ergeben sich auch für die Hausärzte Notwendigkeiten zum Engagement. Das betrifft vor allem die Beeinflussung der Motivation zur Veränderung des Verhaltens. Sinnvoll erscheinen hier am ehesten Kurzinterventionen und motivierende

Gesprächsangebote. Das Ziel muss in der Mäßigkeit des Gebrauchs bzw. in der Motivation zum Verzicht auf Tabakkonsum bestehen.
Entscheidend ist Geduld und Toleranz beim vermeintlichen Scheitern. Die Motivation des Arztes ist Voraussetzung für eine beharrliche Motivation des Patienten.

Medikamentöse Behandlung der Sucht
Auf Einzelheiten der medikamentösen Behandlung kann in diesem Rahmen nicht ausführlich eingegangen werden. Es sei diesbezüglich auf die einschlägige Literatur verwiesen. Eine einseitige, nur medikamentöse Behandlung hat sich bisher nicht bewährt. In jedem Falle ist eine psychotherapeutische Unterstützung der Motivation, des Lernverhaltens, der Bewältigungsstrategien und der sozialen Integration erforderlich.
Diese Maßnahmen werden unterschiedlich begleitend eingesetzt, je nach dem, ob es sich um eine Entzugsbehandlung oder um eine Entwöhnungsbehandlung handelt.
Während die Entzugsbehandlung vorrangig stationär, überwiegend medikamentös erfolgt, z. B. unter Einsatz von Clomethiazol (Distraneurin), Benzodiazepinen und Carbamazepin, erfolgt die Entwöhnungsbehandlung überwiegend kombiniert unter Einbeziehung psychotherapeutischer und sozialer Maßnahmen auf gleichberechtigter Ebene. Die Rückfallprophylaxe kann auch ambulant in hausärztlicher Hand durch Nutzung der Anti-Craving-Behandlung mit Campral und motivierenden Kurzinterventionen erfolgen. Auch die Raucherentwöhnung kann mit medikamentöser Unterstützung in Form von Nikotinsubstitution (als Spray, Pflaster oder Kaugummi) oder unter Nutzung des Antidepressivums Bupropion (Zyban) durchaus durch den Hausarzt erfolgen.
Gesetzliche Rauchverbote (in öffentlichen Gebäuden und Gaststätten) sowie die Erhöhung der Zigarettenpreise scheinen individuelle Erfolge zu zeitigen.

Literatur

1. Batra, A.: Beziehung von Alkoholismus, Drogen und Tabakkonsum.
Dtsch. Ärzteblatt 98, 2590-2593, 2001
2. Dilling, H. / M. Mombour / M. H. Schmidt: Internationale Klassifikation psychischer Störungen. ICD-10, Kap. V(F), Huber, Bern, Göttingen, Toronto, 1991
3. Elsesser, K. / G. Sartory: Medikamentenabhängigkeit.
Hogrefe, Göttingen, Bern, Toronto, 2001
4. Günther, A.: Psychotherapie der Sucht. Psycho 27, 611-614, 2001
5. John U. / U. Hapke / H. J. Rumpf / A. Schumann / M. Hanke: Tabakrauchen - das größte verhaltensbezogene vermeidbare Gesundheitsrisiko. Psycho, 27, 534-536, 2001
6. John, U.: Missbrauch und Abhängigkeit von Alkohol. Dtsch. Ärzteblatt, 98, 2001
7, Kraust, M. / H. L. Kröber: Sucht. In: Studt, H. H. / E. R. Petzold Psychotherapeutische Medizin. de Gruyter, Berlin, New York, 120-122, 2000
8. Krausz, M. / Ch. Haasen: Kompendium Sucht, Thieme, Stuttgart, New York, 2004
9. . Kröger, Ch.: Psychotherapie der Tabakabhängigkeit. Psycho, 27, 545-548, 2001
10. Küfner, H.: Systemwissenschaftlich orientierte Überlegungen zu einer integrativen Alkoholismustheorie. Wiener Zeitschr. f. Suchtforsch. 4, 2-16, 1981
11. Küfner, H.: Diagnostik des Alkoholismus in einem ambulanten Setting.
Nervenheilkunde 16, 377-385, 1997
12. Küfner, H. / L. Kraus: Epidemiologische und ökologische Aspekte des Alkoholismus.
Dtsch. Ärzteblatt 99, 729, 2002
13. Lauer, G.: Psychotherapeutische Maßnahmen zur Rückfallprophylaxe.
Nervenheilkunde 16, 402-407, 1997
14. Lindemann, J.: Alkoholabhängigkeit. Hogrefe, Göttingen, Bern, Toronto, 1999
15. Mann, K. F.: Neue ärztliche Aufgaben bei Alkoholproblemen.
Dtsch. Ärzteblatt 99, 486, 2002
16. Marlatt, G. A. / J. R. Jordon: Relapse prevention, Guilford Press, New York, 1985
17. Parnefjord. R.: Das Drogentaschenbuch. Thieme, 3. Aufl., Stuttgart, New York, 2001
18. Reddemann, L.: Trauma und Sucht. In: Reddemann, L. (Hrsg) Psychotraumatologie und psychologische Medizin, Thieme Verlag, Stuttgart, New York, 2005
19. Remschmidt, H.: Alkoholabhängigkeit bei jungen Menschen.
Dtsch. Ärzteblatt, 99, 2002
20. Schmidt, L. G.: Pharmakologie der Tabakabhängigkeit. Psycho, 27, 541-544, 2001
21. Schott, H.: Das Alkoholproblem in der Medizingeschichte. Dtsch. Ärzteblatt 98, 2001
22. Schwärztler, F. / F. Stetter / P. Kühnel / K. Mann: Zum Stellenwert einer niederfrequenten ambulanten Therapie für Alkoholkranke in der Post-Entzugs-Phase.
Nervenheilkunde 16, 396-401, 1997
23. Soyka, M.: Anti-Craving-Substanzen in der Therapie des Alkoholkonsums.
Nervenheilkunde 16, 372-376, 1997
24. Steinkirchner, R. / M. Soyka: Suchtambulanz zwischen Hausarzt und stationärer Therapie.
Nervenheilkunde 16, 389-396, 1997
25. Tölle.R.: Alkoholmissbrauch und Alkoholabhängigkeit. Dtsch. Ärzteblatt 98, 1957, 2001
26. Wetterling, T. / C. Veltrup.: Diagnostik und Therapie von Alkoholproblemen.
Springer, Berlin, Heidelberg, New York, 1997

VI.10 Wege und Ausweglosigkeit in lebensbedrohlichem und infaustem Kranksein

Die Fälle der Variationen von Krankheitsbewältigungen und Abwehr der Bewältigungsanforderungen vermitteln ein Bild der Verwirrung und Zerrissenheit, auch als Strukturlosigkeit verstehbar für den betroffenen Patienten, seine Familie und seinen Hausarzt. Das Phasenmodell von E. Kübler-Ross mag als verstaubt gelten, es hat aber auch bestechende Gemeinsamkeiten mit dem Copingmodell von Thomae.

Begreifen der ausweglos erkennbaren Situation ist ein aktiver Prozess, man kann sagen, eine aktive Ich-Leistung, die erst auf einem langen Weg gemeinsamer Arbeit und tragfähiger Beziehung zwischen Patient, Familie und Hausarzt möglich wird. Aufklärung über den infausten Krankheitsverlauf tut Not, jedoch Hoffnung muss bleiben. Eine scheinbar unlösliche Aufgabe für die in den Betreuungsprozess eingebundenen Helfer: Patientenfamilie, Hausarzt mit Praxisteam und soziale Dienste.

Gegenstand sind maligne Erkrankungen:

Karzinome, Aids, Herzkreislauferkrankungen, maligne Kollagenosen, Traumatisierungen, zerebrovasculäre und zerebrale Erkrankungen.

Stichwort ist als Bewältigungsanforderung die Bedrohlichkeit der Erkrankung:

• Verlust von Lebensbezügen
• Widersprüchlichkeit der Information zur Krankheit
• Rollenwechsel von Autonomie zur Abhängigkeit in sozialen Bezügen
• reales und fantasiertes soziales, seelisches und körperliches Leiden
• die Ungewissheit über den Verlauf und Ausgang mit den Gefühlen zwischen Hoffnung und Verzweiflung

„Annahme verweigert" - Schock - Verleugnung - Verdrängung

• körperliche Abbauvorgänge werden nicht wahrgenommen, nicht zur Kenntnis genommen
• vom Arzt festgestellte veränderte Befunde werden zwar angstvoll registriert, die notwendigen Kontrollen beim Arzt aber nicht befolgt oder nur widerwillig akzeptiert

Dazu ein Beispiel:

Der Ehemann von Frau N. erkrankt an einem Colon-Ca. Der Hausarzt, im Rahmen einer Routine-Diagnostik, diagnostiziert bei Frau N. eine Anämie, deren Hintergrund länger im Dunkeln bleibt. „ Muss ich denn schon wieder zum Labor?" Die Patientin versäumt vereinbarte Laborkontrollen, fühlt sich auch nicht wesentlich beeinträchtigt. Die subjektiv wahrgenommene

Leistungseinschränkung wird dem Alter zugeschrieben. Der Ehemann wird erfolgreich operiert, ihm wird eine günstige Prognose bescheinigt, die auch bis heute anhält. Frau N. kommt endlich der schon länger veranlassten Laborkontrollen (Blutbild, TM-Marker) nach. Der Verdacht auf ein Colon-Ca. wird bekräftigt. Stationär wird ein Colon-Ca mit regionalen Metastasen vorgefunden, operiert und chemotherapiert. Der Hausarzt wirft sich nachträglich vor, nicht genügend Druck auf die Patientin ausgeübt zu haben. Frau N. entlastet ihn und „bedankt" sich für die „zügige" Diagnose der Krankheit. Sie gesteht die eigene Zögerlichkeit mit Ängsten ein, die gleiche Krankheit wie der Ehemann haben zu können.

Gewaschen werden - aber nicht nass werden
Ausweichen - Depression
• Regression, gemeint sind Zurückgehen auf ursprüngliche Bedürfnisse mit Versorgungswünschen bei eigener Hilflosigkeit (giving up - given up, G. Engel), Mobilisierung von Stellvertretern, Rückzug mit Passivität und Resignation als Schutz vor unerträglichen Belastungen in der Ausweglosigkeit.

Frau R. beobachtet zunehmende Schwäche, Abbau der körperlichen Belastungsfähigkeit, Appetitlosigkeit und Schwindelzustände. Sie selbst bezieht die Beschwerden auf den schon immer zu niedrigen Blutdruck und ihre Wetterfühligkeit. Vor 5 Jahren erfolgte die erfolgreiche Operation eines Uterus-Karzinoms. Der Hausarzt sorgt dafür, dass sie, zwar widerwillig, den nötigen Kontrollen beim Frauenarzt nachkommt und wegen der oben genannten Symptomatik einen vorgezogenen Kontrollbesuch befolgt. Wobei sich Lebermetastasen bei unbekannten Primärtumor herausstellen. Die stationäre Diagnostik ergibt ein mäßig differenziertes Adeno-Karzinom des Magens mit Lebermetastasen und Peritonealcarcinose, 4/5 Resektion des Magens und Chemotherapie in Intervallen folgen, soweit der nüchterne Behandlungsbericht. Frau R. klagt nicht, hat keine Fragen zu ihrer Erkrankung und sitzt oder liegt auf der Couch wie ein Häufchen Elend, bedeckt mit einer Wollmütze, um die chemotherapiebedingte Alopezie vor der Umwelt (und vor sich selbst) zu verbergen. Lediglich verschiedene körperliche unspezifische Beschwerden werden emotionslos benannt. Mal ist es Afterbrennen, dann Zittern der Arme, Appetitlosigkeit oder allgemein gehaltene Befindlichkeitsstörungen, alles erklärbar mit der aggressiven Chemotherapie. Der Enkelsohn und sein Freund alarmieren mehrfach den Hausarzt, dass etwas geschehen solle. Dieser ertappt sich dabei, auch nur auf der sachlich-fachlichen, sprich somatischen und organisatorischen Ebene zu handeln, fühlt sich ebenso hilflos und resigniert wie die Patientin.

Der Ehemann steht still daneben, wirkt völlig überfordert und blickt den Hausarzt hilfesuchend an. Im Wohnzimmer stehen und hängen viele Familienfotos. Das Bild der Tochter S. wird vom Hausarzt vermisst. S. ist vor 10 Jahren, 44-jährig, an einem Cervix-Ca verstorben Wie es aussieht, bleibt Frau R. in der Depressionsphase stecken, jetzt ist sie mit Ascites, Decubitus, Dauerkatheter und Opiod-Pflaster ein schwerer Pflegefall.

„Suche nach Schuldigen - haltet den Dieb" - Aggression

• Abwertung, es werden Spezialisten oder fachspezifische Kliniken favorisiert, Verlegungswünsche und Überweisungsbegehren haben in der Aktivität des Patienten und seiner Familie unbedingte Priorität.

• Verbal-motorische Entladung, Behandler und Behandlungsteam werden der Unfähigkeit bezichtigt, das Klinikessen ist miserabel, in der ambulanten Situation sind die Wartezeiten unerträglich, niemand kümmert sich richtig um den Patienten, das ist das Letzte in der Klinik/Praxis.

• Autoaggression, ich halte es nicht mehr aus, mache am liebsten Schluss, die Behandlung hat mich nur noch kränker gemacht, ich habe es nicht besser verdient.

• Aufbegehren, die Klinik ist schuld, der Hausarzt wird als Doktor „Schnelltod" apostrophiert.

Die Ehefrau hat meinen Sohn umgebracht: Frau B., eine 87-jährige couragierte alte Dame, erlebt die foudroyante Erkrankung und den Tod ihres 56-jährigen Sohnes G., an einem therapeutisch nicht mehr beeinflussbaren Bronchial-Karzinom mit generalisierter Metastasierung. Sie kann es nicht begreifen, mobilisiert Arbeitskollegen des Sohnes, den Hausarzt, den Chef der behandelnden Klinik und sogar einen Rechtsanwalt, den für sie unfassbaren Tod aufzuklären. In ihren Verdacht gerät die schon immer ungeliebte Schwiegertochter, den Sohn umgebracht zu haben. Der Chefarzt beantwortet artig alle ihre Briefe, der Hausarzt wird gelobt für seine Mitteilung, dass er in seiner langen Berufstätigkeit einen derartig schnellen Verlauf der malignen Erkrankung noch nicht erlebt habe. (Als Beweis für sie, dass es bei diesem Krankheitsverlauf nicht mit rechten Dingen zugegangen sei). Die über den Rechtsanwalt eingereichte Klage erreicht den Staatsanwalt, er veranlasst ein Ermittlungsverfahren. Auch der Hausarzt muss sich einer stundenlangen Vernehmung stellen. Letztendlich erfolgt die Einstellung des Verfahrens.
Was steckt dahinter?
Frau B. hatte in den 50er Jahren ihr Glück im „Westen" gesucht und materiell in neuer Ehe gefunden. Die zurückgebliebenen Söhne, die ohne sie ihren beruflichen und familiären Weg gemacht haben, wurden mit Genex-Zuwendungen (Autos, Möbeln, Luxusartikel über eine Importfirma,

spezialisiert für West-Ost-Transferhandel) reichhaltig bedacht. Nach der Wende baut der Sohn ein Eigenheim, Frau B. zieht aus Bochum in die bereitgestellte Einliegerwohnung. Durch den schnellen Tod des Sohnes ist ihre Lebensplanung vernichtet. Schuldgefühle, Verlassenheitsängste münden im paranoiden Wahn in einem Vernichtungsfeldzug gegen die Schwiegertochter. Der Hausarzt bemüht sich um Schadensbegrenzung mit wenig Erfolg. Der verbliebene Sohn D. holt seine Mutter in seine Nähe und besorgt ihr eine Seniorenwohnung. Frau B. wird in ihrem Wahn verbleiben.

Durch die Krankheit in die Pflicht genommen - den Hausarzt in die Pflicht nehmend - Verhandeln

Herr F., 78-jährig, erleidet vor 11 Jahren einen „unkomplizierten" Herzinfarkt, er war schon immer bei jeglichen Erkrankungen und Befindlichkeitsstörungen um intensive hausärztliche und spezialisierte Aktivitäten bemüht. Eine akute Harnverhaltung bei bekannter BPH erfordert einen Dauerkatheter, der als sehr belastend und die Lebensqualität beeinträchtigend erlebt wird. Vom Patienten und seiner Familie wird die operative Intervention zur Behebung des Prostata-Adenoms angestrebt. Der Hausarzt kontaktiert, fast im Stile einer Telefonkonferenz, Urologen, Kardiologen, Anästhesisten zur Indikationsstellung unter Berücksichtigung der vorhandenen kardialen Risiken mit dem Fazit: erst Bypass-OP am Herzen, dann ist die urologische Intervention möglich. Die Bypass-OP wird von der Familie verworfen, der Dauerkatheter langsam akzeptiert, jedoch letztendlich nicht als Dauerlösung hingenommen.

Kinder des Patienten, im Ort und außerhalb lebend, suchen mehrfach, intensiv und fordernd, den Kontakt zum Hausarzt. Dieser verweist auf die Ergebnisse der Konsilien. Ohne Rücksprache erfolgt eine Vorstellung bei einem weiteren Urologen. Dieser veranlasst eine Klinikeinweisung, dort erfolgt ein operativer Eingriff. Kaum entlassen erleidet Herr F. eine Gefäßkrise und stirbt.

Seit dem Besuch beim 2. Urologen ist der Kontakt zum Hausarzt abgerissen, dadurch entstand wahrscheinlich ein Informationsverlust für die Weiterbehandler mit folgeschwerem Ausgang. Triumph, nach dem Motto „ich habe es ja geahnt", stellt sich nicht ein. Der Hausarzt ist enttäuscht über den tragischen Ausgang, ärgerlich und wütend auf den Patienten, die Familie und die Weiterbehandler, die ohne die Möglichkeiten der Informationssuche bei den Vorbehandlern, den Hausarzt nützend, aktiv wurden.

• Familienkonferenz zur Entscheidungsfindung
• bei Verhandlungen in die Berufung gehen
• Den „Anwalt" - Behandler wechseln. Metaphern, die einem juristischen Procedere zugeordnet im Coping-Prozess zustehen können.

„Ich finde meinen Weg und gehe ihn" - Annahme
• Erwerb von Kenntnissen zu Diagnose und Therapie, Mitentscheiden nach Problemanalyse
• koordinative Leistungen, Beratung in der Familie, Suchen sozialer Kontakte mit gleichfalls Betroffenen (z. B. Selbsthilfegruppen)
• Informationssuche, aufmerksame Beobachtungen des Selbst und der Beziehungen
Die 74-jährige Frau Ne. verlor ihren Mann nach dem 3. Herzinfarkt. Sie ist seit Jahren an einem insulinpflichtigen Diabetes mellitus, einer Hypertonie mit Herzbelastung und Rhythmusstörungen erkrankt. Kurz nach dem Tod des Ehemannes findet der Kardiologe in routinemäßiger Echokardiographie einen Perikarderguss. In weiterführender stationärer Diagnostik stellt sich ein CUP-Syndrom (Adeno-Carcinom bei unbekanntem Primärtumor) heraus. Nach kurzer Schockphase („Stimmt die Diagnose?" „Mir geht's doch gut.") willigt Frau Ne. in die von der Klinik vorgeschlagene serielle Chemotherapie ein. Vorausgegangen sind intensive Gespräche in der Familie, mit dem Hausarzt, teilweise gemeinsam. So pendelt die Patientin zwischen hausärztlicher Betreuung und sehr belastenden stationären Chemotherapien.
Zwischen den Behandlern bestehen intensive Kontakte. Hausärztliche Begegnungen werden genutzt zu notwendigen Laborkontrollen und Gesprächen, im Sinne, was hilft mir, was bringt es mir, wie geht es weiter? Die Töchter sind aktiv einbezogen, suchen den Kontakt mit Klinik und Hausarzt zum Austausch. Frau Ne. trägt auch eine Perücke, der Chemotherapie geschuldet, zu Hause nicht, nur in der Öffentlichkeit.

„Nebeneinander, Füreinander, Gegeneinander, Miteinander, Auseinander"
Ein Gemenge von Kommunikationsebenen, die soziales Umfeld (Familie, Freunde) und Hausarzt (Praxisteam, soziale Dienste) gleichermaßen betreffen in Begegnung und Beziehung zum bedrohlich und infaust Erkrankten. Auf den Hausarzt bezogen, heißt es, wie geht er mit der eigenen und auf den Patienten bezogenen Krankheitsbewältigung oder der Abwehr der Bewältigungsanforderungen um.
Ein Schlüssel liegt in der Gegenübertragung, sie ist sein Kompass: mir geht es wie dem Patienten (konkordante Gegenübertragung), was machen die

Krankheit, der Patient und seine Familie mit mir? (Komplementäre Gegenübertragung), was verlangen die realen gesellschaftlichen Verhältnisse
vom Hausarzt (indirekte Gegenübertragung) und wo liegen eigene Behinderungen, Verzerrungen, Abwehrvorgänge (Balint; blinde Flecke; neuro-
senpsychologisch: neurotische Gegenübertragung des Hausarztes auf den
Patienten), im Prozess der Krankheitsauseinandersetzung verborgen?

Bei Frau N. geht es vorwiegend *nebeneinander*. Sie versäumt Kontrolluntersuchungen, der Hausarzt verzögert die Einleitung notwendiger spezifischer Kontrolluntersuchungen (TM-Marker) ebenso. Der Ehemann hat
ein Colon-Ca, bei der Patientin ist das noch nicht möglich.
(„Was nicht sein darf, auch nicht sein kann").
Frau R. ist in ihrem Kranksein sehr allein. Der Hausarzt bleibt ebenfalls in
seiner Situation als Behandler isoliert, er findet keinen befriedigenden
emotionalen Kontakt zur Patientin. Der Ehemann steht still daneben und
blickt den Hausarzt hilfesuchend an. Enkelsohn und Freunde sind auf ihre
Art sehr aktiv, alle bemühen sich um ein *Füreinander*, der konstruktive
Dialog gelingt kaum.
Herr F. hat in seiner langen Krankengeschichte ein besonders großes
Problem. Patient und Familie suchen Kontakt zum Hausarzt und spezialistischen Behandlern, sind aber letztendlich auf einem Ausweg gelandet,
fordernd und unzufrieden. Im Krankheitsverlauf ist ein *Auseinander* zu
konstatieren.
Frau B. erhofft von ihrem Hausarzt einen Komplizen in dem paranoiden
Wahn gegen die bösartige Schwiegertochter, der sie den Tod ihres Sohnes
zuschreibt, zu finden. Nicht die maligne, tödlich endende Krankheit und
der Verlust des Sohnes werden traumatisiert, sondern die vermeintlichen
Böswilligkeiten der Schwiegertochter beherrschen das Feld. Der Hausarzt
kann nur gegenhalten, es geht um ein *Gegeneinander*.
Frau Ne., vom Verlust des Ehemanns getroffen, bekommt die Mitteilung
einer bösartigen Erkrankung. Sie ist schockiert, verunsichert und gleichzeitig gefasst: „Was sein muss, muss sein". Zwischenzeitlich gewinnen Verzweiflung, Wut auf die Krankheit, die Behandlung und Behandler,
Verhandlungswünsche zu alternativen Möglichkeiten Raum in den Begegnungen mit dem Hausarzt. Dieser hat dennoch „leichtes Spiel". In Ausspra-
chen zwischen Patienten und Angehörigen, dem Hausarzt und der Klinik
kann eine aggressive Therapie vereinbart und durchgehalten werden, der
Ausgang bleibt ungewiss. Das *Miteinander* ist Grundlage des gemeinsamen Bemühens. Am Beispiel von Frau Ne. ist zu erkennen, dass ein
idealtypischer Ablauf in der Krankheitsauseinandersetzung zwar möglich
ist, aber nicht der üblichen Realität ausreichend gerecht wird. Diese ist eher

gekennzeichnet durch oszillierende Prozesse, „Steckenbleiben" in einem Bewältigungsmuster und auch Rückfall in frühere, schon als überwunden geltende Coping-Strategien. Sie sind abhängig vom Krankheitsverlauf, den Ressourcen des Patienten und seinem sozialen Umfeld, den Möglichkeiten und Grenzen des Behandlers und explizit der Erwartungen an den Hausarzt, genährt aus früheren Beziehungsmustern, die auf dem aktuellen Prüfstand zur Disposition stehen. Die wunschgeleitete Vorstellung, der Patient und seine Angehörigen mögen sich bitteschön angemessen mit Schock, Aufbegehren, Depression, Verhandeln und Annahme „phasengerecht" in den Krankheitsauseinandersetzungen verhalten, ist möglicherweise Abwehrverhalten des Hausarztes. M. Balint beschreibt diese Haltung des Arztes mit der apostolischen Funktion, die ein schwerwiegendes Hemmnis in der Arzt-Patienten-Beziehung ist. P. Sackin (2000) berichtet über ein Projekt in 4-jähriger Balintgruppenarbeit (Training cum research) mit dem Ziel, die Abwehrreaktionen des Arztes in der Beziehung zu Schwer- und bedrohlichen Erkrankten zu untersuchen. Neben der apostolischen Funktion des Arztes, der eine vage, jedoch unerschütterliche Vorstellung davon hat, wie ein Mensch sich verhalten soll, wenn er krank ist, dient dieses Abwehrverhalten des Arztes seinem eigenen Schutz. Insbesondere ist diese erforderlich, wenn persönlich-biographische Seiten angesprochen sind. Balintarbeit mit begrenzter Selbsterfahrung bietet die Möglichkeit, Abwehrverhalten zu identifizieren und flexibel in der Begegnung und Beziehung mit bedrohlich-infaust Erkrankten zu handhaben.

Literatur:

1. Kübler-Ross, E.: Interviews mit Sterbenden. Kreuzverlag, Stuttgart, 1972
2. Thomae, H.: Reaktionen auf gesundheitliche Belastungen im mittleren und höheren Erwachsenenalter. Z. Gerontologie, 17, 186-197, 1984
3. Engel, G. L.: Signs of Giving up. In: Troup. S. B. / Greene, W. A. (Ed.),
The patient, death and the family. Charles Srcibner's Sons S. 44-49, New York, 1974
4. Sackin, P.: Unveröffentlichtes Manuskript für Balint-Journal.
Die Abwehrreaktion des Arztes. Thieme - Verlag, Stuttgart, 2001

VI.11 Familienmedizin:
Wer ist denn nun eigentlich krank?

Welche Kennzeichen könnte denn eine relativ gesunde Familie aufweisen?

Mit H. E. Richter („Patient Familie") und ganz praktischen Erfahrungen aus der eigenen und Patientenfamilien wäre folgendes plausibel:
Die Fähigkeit, Konflikte zu orten, ausreichend offen zu klären und relativ konstruktiv zu lösen, d. h., ohne einander zu verstoßen, zu bedrohen, einen Symptomträger zu „organisieren" oder gar die ganze Familie in ein realitätofremdes neurotisches Gesamtverhalten zu bringen.

Zwei große Gruppen neurotischer Familienstörungen können - ebenfalls nach Richter - ziemlich praktikabel und real beobachtbar eingeteilt werden in

1. Die familiäre Symptomneurose
2. Die familiäre Charakterneurose

Die familiäre Symptomneurose
Muster: Eine aggressive innerfamiliäre Spannung bedroht die Stabilität des Systems, kann aber nicht offen und realistisch geklärt werden, da nicht ausreichend bewusst.
Ein Familienmitglied wird krank und als „Fall" unbewusst „organisiert", auch als **Symptomträger** oder als **Präsentiersymptom** bezeichnet. Die Spannung reduziert sich damit schlagartig, es gibt wieder eine gemeinsame Aufgabe (gemeinsame Aufgaben binden), die die Differenzen zeitweise entschärft. Das „Opfer" wird in einem goldenen Käfig gehalten, die evtl. Therapeuten sind Erfüllungsgehilfen, die den so mühsam erreichten Frieden stabilisieren sollen, sowohl verschleiern, als auch indirekt auf das eigentliche Problem hinweisen. Die Problemabwehr dominiert natürlich. Klappt das nicht, kann ein anderes Mitglied als „Kranker" organisiert werden.

Beispiele in Kurzform
• der Versager unter Tüchtigen
• der Pechvogel unter Erfolgreichen
• der Kranke unter Gesunden
• der Depressive unter den Optimisten
• der Abnorme unter den Angepassten
• das Kind wird groß, die Mutter krank

- depressiv warst du mir lieber
- das kranke Kind als Ehekitt
- Ödipussi bleibt bei Mama
- die graue Maus unter den Paradiesvögeln

Die familiäre Charakterneurose
Muster: Der bedrohliche intrafamiliäre Konflikt führt zu einer neuen stabilisierenden familiären „Ideologie", d. h. einer neuen unausgesprochenen, aber bindenden Norm mit allerdings inadäquatem, also neurotischem Realitätsbezug. Es entsteht also kein Symptom-Träger oder keine Ausstoßung eines Mitgliedes, sondern die **Formierung einer neuen familienideologischen Einigkeit** um den Preis einer realitätsfremden Isolation. Der Konflikt wird nach außen agiert, projiziert, weil innen nicht bearbeitbar. **Motto: Hier die gute Familie, da die böse Welt.**

Beispiele in Kurzform

- die angstneurotische Familie	**das Sanatorium**
- die paranoide Familie	**die Festung**
- die hysterische Familie	**das Theater**
- die Borderline-Familie	**das Chaos**

Bilder zur familiären Symptomneurose
1.1 Verweigerer, Versager, Auffällige
*Die wegen **Essstörungen** (der Verweigerer unter Folgsamen, Anorexie ist hier nicht gemeint) oder wegen **Schulleistungstörungen** (der Versager unter lauter Tüchtigen) oder **Verhaltensstörungen** (der Auffällige unter lauter Angepassten) präsentierten und zur Reparatur gebrachten Kinder. Diese wehren sich und signalisieren mit ihren „Störungen" fehlende elterliche Empathie, Akzeptanz und Toleranz. Sie können damit den Eltern auch etwas ans Schienbein „treten". Wie sollte ich es anders machen als Kind?*
Eine fantasierte (adultomorphe) Interpretation von seiten des Kindes: „Ich spüre, dass es offensichtlich sehr bedeutsam ist, Normen wie Leistung, Bravheit, Essen, Sauberkeit, Großartigkeit für meine „Alten" zu leben und auf meine Bedürfnisse weitgehend zu verzichten und kann sie einfach anders nicht erschüttern, nicht berühren, als genau dagegen zu agieren: gegen übermäßige Kontrolle, Einengung, Kompensation elterlicher Wünsche, Delegation unangemessener Funktionen, Verhinderung von elterlicher Einsamkeit, Partnerersatzfunktion u. a.: wer nicht hören will, muss fühlen". Das können auch die Kinder agieren. Oft leicht zu durchschauende Arrangements, schon weniger leicht zu beeinflussen, aber möglich.

Das ewig verschnupfte Kind - die Nase voll von.....

Situation: nach der „13. Verschnupfung":

Bei jedem Schnüpfchen oder analogen Symptömchen kommen die ange-
rannt, als ob es eine Katastrophe wäre! Vielleicht ist es eine für die Eltern,
aber welche?

Merken die denn gar nicht, welche ärgerliche Unruhe, Ängstlichkeit vor
allem aber chronische Unzufriedenheit die mitbringen - das kann nicht nur
mir so gehen!

Zuerst dachte ich immer, es sei die Angst vor einer ernsthaften Erkrankung
des Kindes. Aber es ist mehr Ärger, vielleicht Enttäuschung und Hilflosig-
keit. Nun, dieses Klima könnte auch in der Familie so sein, zumindest nicht
so selten. Die haben die Hosen voll und das Kind die Nase und ich einen
Teil des Ärgers und der Vorwürfe am Hals, dass das alles nicht schnell
genug „weggeht". Dabei ist die schöne, lebendige Kleine doch ganz
passabel und liebenswürdig, zu Hause aber per Quengeln rigoros durch-
setzend, verwöhnt. Verwöhnung als die Beruhigungspille gestresster El-
tern, das Kind und das eigene schlechte Gewissen beruhigend. Das habe
ich von der Oma bestätigt bekommen. Und dann gehen die immer wieder
auch „fremd", in der Hoffnung, dass ein anderer Arzt die „Lösung" hat.
Er hat sie natürlich genauso wenig, also keine lästige Kränkung für mich.

Spekulationen

Die hätten sich noch kein Kind anschaffen sollen. Wollten die denn über-
haupt eins? Hält es etwa die beiden zusammen, sie sind nicht verheiratet.
Natürlich ist die Ehe auch das Feld für das Nachholen von frühen Defizi-
ten. Dabei kann ein Kind stören.

Je drängender dieses Thema „Nachholen" ist, desto größer aber oft die
Enttäuschung. Denn beide wollen nachholen, erwarten unreflektiert Ähn-
liches vom Anderen, der aber den gleichen Mangel hat. Kongruent ist das
nur in der Phase der Verliebtheit, aber danach im Alltag?

Das andere Problem ist das häufige Zuhausebleibenmüssen, auch ein als
ärgerliche „Erpressung" empfindbarer Akt. Aber welche Mittel hätte das
Kind noch, mehr von der Mutter zu bekommen? Auf dem Fuße folgt das
Risiko des Arbeitsplatzverlustes, bei jüngeren Eltern vor allem die Frauen
betreffend.

Der Kindesvater ist mir schon seit seiner Kindheit bekannt, bei jedem
Problemchen kränklich, meist mit dem Magen, zuletzt aber auch mit
häufigen Infekten, dabei sehr schnell viel Angst, es könnte ja auch etwas
Gefährliches, gar Bösartiges sein? Das hat bis heute nicht nachgelassen.
Seine Frau ist ähnlich. Also dann muss sich die Frau um „zwei Kinder"
kümmern und bleibt selbst auf der Strecke, wo soll sie hernehmen, was sie

selbst nie ausreichend bekommen hat? Sie ist eine etwas zwanghaft, latent depressive, meist traurig in die Welt Blickende. Lachend habe ich sie selten gesehen. Sie ist wohl an der Grenze ihrer Kraft.
Vielleicht hat sie ein schlechtes Gewissen:
Bin ich eine gute Mutter und eine gute Ehefrau?
Aber wo und wie ist sie gut zu sich und wer noch und zu welchem Preis?
Kann ein Kind unter diesem Druck gesund sein und bleiben? Kann ein Arzt unter diesem Druck viel machen? Der Druck, den er spürt, ist nur ein Bruchteil dessen, was die Eltern ertragen bzw. eben nicht ohne Folgen ertragen.
In der Summe ist das Kind, das immer die Nase voll hat, ein Symptom von zwei gestörten Leuten und deren gestörtem Verhältnis zueinander. Das Kind präsentiert das Familienproblem, das von den Eltern noch nicht anders „formuliert" werden kann, überhaupt nicht verbalisiert, also inszeniert werden muss.
Das Verständnis der Zusammenhänge ermöglicht die Erhaltung der Empathie zu allen drei Beteiligten, lässt eigenen Ärger nicht ausagieren, sondern als Symptom der Familie verstehen. Wiederum die so wichtige Gegenübertragung, als Diagnostikum der emotionalen Szene, als Erhalt der eigenen souveränen Position und als Verhinderung des unreflektierten Abreagierens. Nebenbei bleibt so auch manches Antibiotikum in der Apotheke.

„Das kranke Kind und die attraktivere Mutter"
Die Reinszenierung einer familiären Störung in der normalen Sprechstunde.
Eine Mutter bringt ein leicht erkranktes Kind, das kurz untersucht wird und woran sich ein nicht so kurzes Gespräch mit der Mutter anschließt. Das Kind spielt mittlerweile, aber etwas laut, so dass es die Mutter ins Spielzimmer schicken will. Das mag es aber nicht, es bleibt und hört zu und quängelt öfters dazwischen, was den Unwillen der Mutter provoziert, schließlich ist es doch so selten, dass mal jemand auf ihre Probleme eingeht. Das Arrangement wiederholt sich.
Es ist offensichtlich, die Mutter kommt wegen des Gesprächs über ihre Schwierigkeiten. Ich spüre ebenfalls den Impuls, mich länger mit ihr zu unterhalten, es entwickelt sich eine reizvolle, leicht erotisierte Atmosphäre, meine Zugewandtheit entspricht dem Bedürfnis der Mutter. Auch so kann Gegenübertragung aussehen. Ob es evtl. auch meinem persönlichen Bedürfnis entsprechen könnte, ist dann immerhin sorgfältig zu prüfen, mindestens, wenn mehrere Kontakte so laufen.
Attraktiv sind für solche Patienten unsere Empathie und Akzeptanz, i. d. R. nicht auch unsere Person. Eine wichtige Differenzierung und ein Beispiel für die Freudsche Abstinenzregel, für die Realisierung eigener Bedürfnisse

Patienten nicht zu benutzen. Die von mir interpretierte Botschaft der Frau: „Mein Mann sollte mich so verstehen, wie Sie hier mich verstehen, er denkt nur an die Arbeit und geht abends zu oft in die Kneipe und ich habe das Kind allein am Hals. Seit es da ist, haben wir zu wenig Zeit füreinander und wenn er da ist, stört das Kind, weil es immer dazwischen kommt. Er kommt ja wohl auch etwas zu kurz. Schließlich ist er sauer, so wie ich hier sauer bin, wenn das Kind sich dazwischen drängt. Und wenn ich sauer bin, kann ich auch ganz schön biestig sein".

Sauer zu dritt, jeder kommt zu kurz, wie ist das Dilemma zu lösen?

Gelingt die Verdeutlichung der Botschaft, die mit der Vorstellung des Präsentiersymptoms „Kind" in Szene gesetzt wurde, worum es also eigentlich geht, worüber schließlich mal geredet werden muss, dann kann Heilsames in der Familie bewirkt werden, nicht schnell und nicht ohne Umwege, aber dennoch.

Bilder zur Familiären Charakterneurose
Die Familie als Sanatorium „Pappchen, Muttchen und die Kleine"
(Originalton Familie)

Die Kleine ist 48 Jahre alt, extrem dünn, 178 cm groß und wegen Rhythmusstörungen nach jahrelangem Kampf berentet. Pappchen ist 65 J., mal dement, mal pseudodement, wie es gebraucht wird und Muttchen ist ebenfalls 65 und chronisch gastritisch-colitisch-anorektisch, seit ca. 15 Jahren: 165 cm groß u. 34 kg. Wenn ich in die Wohnung komme, trete ich schon hinter der Türschwelle auf weißen plüschartigen Belag und zögere sofort einzutreten, mit meinen nie ausreichend sauberen Schuhen. Ich sollte eigentlich die Schuhe ausziehen, sagt meine Moralinstanz, mein Über-Ich. Die Wohnung ist durchgehend in weiß-rosa und hellblau gehalten, mit extrem vielen kitschigen Accessoirs, überall wo dafür nur Platz ist. Auf den weiß betuchten Sessel setze ich mich automatisch nur partiell, mit einer Backe, scheinbar bringe ich Schmutz mit.

Gesprochen wird leise, Freundlichkeit pur kommt rüber und große Dankbarkeit, schon weil ich gekommen bin, wo ich doch noch so viel Kränkere zu versorgen hätte. Sollte ich die Wichtigkeit hier betonen? Oder ...?

Immer entsteht das Gefühl, etwas schmutzig zu machen, etwas unangemessen zu berühren, evtl. schmutzige Ab- und Ausdrücke zu hinterlassen. Gleichermaßen sind Hemmung und Versuchung, ein Thema zu berühren, gar anzufassen oder etwas zu bezweifeln, hinter den Plüsch zu sehen, und - jetzt ein unangemessen aggressiver Impuls - den ganzen Plunder rauszuschmeißen, vom Tisch zu fegen, Klartext zu reden, Verlogenes zu enthüllen. Nein, um Gottes willen nicht. Es wäre so auch tatsächlich falsch: erlaubt ist nur, das Symptom zu sehen und zu berühren, das muss zunächst respektiert werden. Ich scheine gedanklich alle die „Schweinereien" zu enthalten, die aus diesem Arrangement verbannt sind: Aggressives, Gewaltsames, Lustvolles, Explosives, Ausbruch, Schmutziges, etwas zum Kotzen finden usw. Hier ist die Welt aufgeteilt in die Engel - Schwein - Kollusion, wobei die Familienmitglieder natürlich die „Engel" sind und die Schweinereien draußen stattfinden. Ist es das streng Gemiedene, Verbotene, Abgewehrte, was sich in meiner Gegenübertragung zeigt?

Die gemeinsame Norm ist überdeutlich: „Ich bin klein, mein Herz ist rein, ich will immer brav, sauber und anständig sein".

Tragischerweise hinterlässt Pappchen manchmal eine braune Spur auf dem Plüsch, wenn er nicht schnell genug seine „Schmutzigkeit" wahrnimmt, aber die Demenz entschuldigt das. Der beschmutzte Plüsch wird dann im Gesunden exzidiert und ersetzt.

Ja, wo bleibt denn eigentlich meine Empathie?

Sie ist ein bisschen runtergerutscht, aber ich kann sie noch spüren: ich kenne ja auch einige Zusammenhänge: Dass Pappchen Muttchen noch genommen hat nach langem Mauerblümchendasein, war eine Gnade bei ihrer primär schwer gestörten Persönlichkeit und sehr unweiblichem Aussehen, obwohl er doch getrunken hat und manchmal schlampig war. Und dann kam Töchterchen und die war ein echter Gewinn an Lebenssinn, aufwertend, Stolz ermöglichend, sie bekam die ganze Liebe und da war die Symbiose nur eine logische Folge und die totale Abhängigkeit beiderseits: Tochter - Mutter.

Die Verselbstständigung der Tochter war unmöglich, ihre Ausbruchsversuche schlugen fehl, die anhaltenden Rhythmustörungen drücken möglicherweise sowohl die Versuchung zur Realisierung ihrer Wünsche als auch die Angst vor deren Realisierung - dem Weggehen - aus. Und nun muss sie ja ohnehin ihre beiden Alten pflegen, so lange die leben. Danach ist keine Zeit mehr für die Pubertät. Ja, es ist schon ein Trauerspiel und zugleich eine Groteske großen Ausmaßes. Hätten diese drei denn wirklich eine Chance gehabt? Wie sollte die aussehen, wer hätte die Weichen stellen können? Vermutlich null Chancen! Das kommt eben vor.

Wären wir nicht auch so geworden, unter ähnlichen Umständen? Wer kann sich aus eigener Kraft gegen solche Zwangsläufigkeiten wehren, wenn er nicht ein Riesenglück hat? Und das entspricht dem eines Jackpots im Lotto. Das alles in Frage zu stellen wäre leicht, aber es wäre offen bösartig, das „Malignom" steckt ja ohnehin mit vielen Metastasen drin. So bleibe ich bei meiner zugeordneten Rolle, derjenige zu sein, der in Krisen, die sich immer symptomatisch darstellen, die Bombe zu entschärfen hilft. Die Übersicht über das alles, lässt gelassener bleiben, lässt Respekt auch vor solchen „verqueren" Lebensformen entstehen.

Sie lässt Empathie, wenn auch mühsam, erhalten, lässt die eigene aggressive Versuchung auch als komplementäre Gegenübertragung (das Erleben des Abgewehrten) verstehen und eben deshalb nicht ausagieren. Vielleicht bin ich hier quasi Container für das nicht Erträgliche, für das mit dem Leben dieser Leute nicht vereinbare Abgewehrte und deshalb stabilisierend.

Die Familie als Theater - „Die vier Großartigen"

Wenn sie kommt, dann will sie immer etwas ganz Bestimmtes, schon Ausgedachtes, schon vorher mit Kompetenteren geplantes, z. B. mit dem großartigen Arzt ihres Vaters, der sie immer gleich drannehme und mit Vornamen anspreche. So bin ich dann der Erfüllungsgehilfe, unreflektiert selbstverständlicherweise. Denn sie arrangiert alles, sie ist die große Regisseurin. Und was sie da alles geschafft hat.

Leider sei ihre Lebensart fast einmalig im Städtchen, so dass man eine richtige Freundin und den angemessenen Umgang nicht haben kann. Das war bei ihren Eltern damals in Westberlin anders. Was hat ihre Mutter als Hausfrau, besser aber als die Gattin eines hohen Beamten für großartige Auftritte gehabt mit ihrer perfekten Erscheinung.

An der Seite ihres erfolgreichen und betuchten Papas, den sie selbst das ganze Leben bewunderte, der sie immer am besten beraten konnte, der ihr so sehr fehle, denn niemand könne ihm hier nur im Entferntesten das Wasser reichen.

Aber damals im Osten, durch Heirat dahin verschlagen, konnte sie natürlich nicht die Karriere machen, die den Eltern vorschwebte, das wurde behindert, auch durch Mann und Familie. Ja, leider konnte sie ihren Eltern nicht ganz entsprechen, aber der Vater habe immer wieder betont, dass sie drüben in Westberlin doch eine große Entwicklung genommen hätte. Von der Mutter wurde sie immer etwas verachtet, angestellt, schikaniert, abgewertet, bis zuletzt, als sie sie im Heim besuchte. Die war eifersüchtig auf ihre Tochter, die der Vater schon immer mehr hofierte als seine Frau. Ihre karrieretüchtigeren Geschwister sähen etwas auf sie herab. Sie habe aber zwei großartige Söhne, einer (aber stadtbekannt alkoholkrank) führe erfolgreich ein Geschäft, wurde nur durch die falschen Frauen behindert und zum Trinken gebracht, die seien aber jetzt weg. Real hat er das Geschäft geschenkt bekommen und die Verluste wurden von Mutter immer wieder subventioniert. Seine Frauen haben ihn stets verlassen. Der Andere sei studierter Landwirt (ohne je studiert zu haben), der erfolgreich auf ererbtem Land Ackerbau betreibe. Real ein abhängiges, verwöhntes und in fast allen Bereichen inkompetentes „dickes Kind", das von einer ABM-Stelle zur anderen taumelt. Schon in der Schulzeit wurden die „Sünden" der Söhne, sie waren zwei Schläger, also deren „Einschläge" wurden mit -

damals Westgeld - geheilt. Auch heute wird alles „Schlechte" mit Geld gebessert.

Man fährt die beste "Karosse", geht immer elegant angezogen und musste sich von manchen Freunden trennen, die dem Niveau doch nicht entsprachen.

Das Problematische erzählt sie dann, wenn sie in die Krise gekommen ist und das Schwierige und Schmerzliche mal loswerden will, dann hat sie wohl auch Fehler gemacht und sie wollte doch immer so perfekt sein. Aber es ist nie gelungen, anders als nur in ganz kleinen Etappen darüber zu reden. Dann werden die Unechtheit, die narzisstischen Illusionen, die hysterischen Übertreibungen, das Exhibitionistische, eben das Theater deutlich, in dem nicht wichtig ist, wie weit man hinter seinem Sagen, Tun und Fühlen steht, sondern wie die „SHOW" ankommt. So wie gleichermaßen die schwere Identitätsstörung deutlich wird, das labile Selbstbewusstsein, die überwiegend von materiellen Attributen gestützte Selbstwertempfindung. Je mehr sie letztlich erzählte, desto mehr schämte sie sich. Dann gab es deshalb große Pausen, denn der Kontakt würde doch zu schmerzlich an das Versagen erinnern.

Sie hat eine schier endlose Energie, das „Bild" immer wieder auszubessern, zu kaschieren, die Farbe (das Geld) geht dabei nie aus. Die Widersprüchlichkeit zwischen Anspruch und Realität (die allen bekannt ist im Städtchen), kurz, die grandiose Lebenslüge, die in ihrem Ausmaß und ihrer „Öffentlichkeit" schon so grotesk ist, dass der Schwindel an sich nicht mehr bedeutsam ist, schafft eine ganz eigenartige Atmosphäre in der Begegnung: das Spiel geht immer auf die Frage hinaus, was heute dran ist, etwas Realität oder das Andere, der Weihrauch. Ich habe meine Rolle akzeptiert, sie kann immer nur einige Milligramm Wahrheit schlucken, ansonsten spiele ich mit, ohne die Luftschlösser zu bekräftigen - deren Nichtexistenz schließlich beide kennen. Ich teile ihr aber in meiner Haltung mit, dass ich sie nicht verachte. Sie und die Familie leben am Abgrund, ein Lufthauch kann das Kartenhaus zum Einsturz bringen. Katastrophen blieben nicht aus: sie hat seit 5 Jahren ein bisher gut geheiltes Neoplasma, der hochdruckkranke Mann wurde nach einer Subarachnoidalblutung erfolgreich operiert. Aber es ist eben auch Realität, dass Geld auch psychosozial stützen kann. Wie in all diesen Beispielen kann auch hier das schale Gefühl des Benutztwerdens durch das Verstehen des Familiendramas modifiziert werden. Mein Gefühl als repräsentativ dafür, wie die Mutter ihre Kontakte gestaltet. Problematisch genug. So kann ihr Anliegen jenseits der Show aufgenommen werden, ohne Verachtung. Die anderen drei kommen auch, aber hier ist bis auf den Alkoholkranken jedes Problem tabu und gleichzeitig - beim Hausbesuch nach C2-Exzess z. B. - wieder voll in Szene gesetzt.

Die Familie als Festung
„Wir Guten hier drinnen und ihr Bösen da draußen"

Da ist die Einsame, ohne Freundin, ohne Partner, schon als Kind nicht bei den anderen, sondern auf dem Feld oder im Stall, nie zum Dorftanz, nie „im Straßengraben gelegen mit den Kerlen", wie die Mutter das nannte. Sie ist sehr vorsichtig, sehr leicht kränkbar, hochsensibel, besser: sensitiv im fast psycho-pathologischen Sinne, d. h. ihr Radar ist extrem empfindlich, viel mehr als meines, es nimmt evtl. auch nicht Geschehenes wahr. Sie kam anfangs recht oft und gerne, aber dann wegen einer „Konfrontation" (ein Satz, an den ich keine Erinnerung hatte und der noch dazu untypisch für mich war), die ich nicht bemerkte, blieb sie lange weg und näherte sich nur zögernd wieder an.

Wegen der Eltern kam es des öfteren zu Hausbesuchen und ich lernte mehr verstehen mit dem Kennenlernen der Familie.

Auch in der Familie waren überall Skepsis, Vorsicht, Zweifel, schlicht Misstrauen. Warum holen die einen dann, wenn doch alles nicht annehmbar ist? Ist denn diese Diagnose auch richtig und schon gar die Therapie, sollten nicht doch lieber pflanzliche Tropfen genommen werden, die nie schädlichen. Sollte nicht doch ein Spezialist zugezogen werden, es gäbe doch so viele Berichte über medizinische Folgeschäden. Denn auch bei der Tochter wurden viele ärztliche Versäumnisse begangen, als sie Kind war. Das ganz Besondere dieser Tochter wurde einfach ignoriert, immer gab es nur die Empfehlung, sie doch nicht zu verwöhnen und als ganz normales Kind zu behandeln. Der in seiner Kindheit von der Mutter stets abgewertete Vater heiratete eine viel jüngere und schwache Frau, die eine Wiederholung dieser Erlebnisse ausschließen sollte. Die Frau selbst war in ihrer Kindheit voll von uneingestandenem Neid, ja Wut bis Hass gegen die erfolgreichere, bewunderte Schwester. Kurz, es ist gut vorstellbar, unter welchem Druck die Tochter aufgewachsen war. Sie sollte alle Defizite der Eltern ausgleichen, Anerkennung und Erfolg haben, das, was bei den Eltern „verwehrt" war. Unter dieser „Maßgabe" nochmal eine Abwertung zu erleben, war unannehmbar. Der tatsächlich ausbleibende Erfolg lag an den Ärzten, den Lehrern, den Institutionen, den Mitbürgern, dem System usw. Die Familie zog mehrfach um, wohnte zuletzt im Ausbau, also am Rande des Dorfes, so wie immer am Rande der bösen Welt, die sich verschworen hatte gegen sie. In diesem Verstehen konnten Misstrauen und Abwertungen einigermaßen ausgehalten werden, denn ich war nur eine Figur mehr, die so war wie alle anderen und nicht als Person selbst gemeint. Noch hatte ich ja keinen konkreten Schaden gesetzt. Als Arzt Misstrauen zu erhalten und dennoch nicht ablehnend zu reagieren, war neu für die Familie.

Sie hatten immer - im Nichtwahrnehmenkönnen des eigenen projizierten Misstrauens - die „Erfahrung" gemacht, dass die auf ihre Art des Kontaktes erfolgende distanzierende Reaktion der meisten anderen Menschen, ihre Vermutung von der bösen Welt bestätigten.
Das Muster der selbsterfüllenden Prophezeihung. Sie konnten nicht bemerken, dass die Misstrauenshaltung von ihnen ausging, denn das würde ja ihre Werte-Welt sofort zusammenbrechen lassen.
Eine häufige Abwehrstrategie auch bei anderen Inhalten: Aggression, Entwertung, Nähe, Distanz u. a.
So entstand doch eine kleine Vertrauensbasis, die eine leichte Gesamtentspannung möglich machte und bei der noch etwas flexibleren Tochter, manche Selbsteinsichten, manche Zurücknahme von Projektionen.
Meistens konnte ich meinen Affekt: Enttäuschung, Ärger, Abwertung zurücknehmen und als ein das familiäre Klima diagnostizierendes Gegenübertragungsgefühl einordnen, konnte freier und entspannter sein und damit zu der Familie einen der seltenen Kontakte erhalten.
Also: erst, wenn es dem Arzt besser geht, wenn er freier ist, kann mehr Freiheit von inneren Zwängen auch bei den anderen entstehen.
Oder: nur wenn es auch mir gut geht, ist eine notwendige - wenn auch nicht hinreichende - Bedingung für verändernden Einfluss gegeben. Das aber ist eben genau das Einfache, das so schwer zu machen ist.

Die Borderline-Familie - das „organisierte" Chaos
Gründung der Familie von zwei Borderline-Gestörten, die jeweils wenig Chancen hatten, an einen gesünderen Partner zu gelangen.

Die Familienkommunikation ist gekennzeichnet von:
Rollendiffusion (und damit Identitätsdiffusion), **Grenzverletzungen**, Übergriffen, **Benutzen** bis Missbrauchen (nicht physisch), **Parakommunikation**, die Eigenständigkeit des anderen wird ignoriert, Zuhören bedeutet allein eine Pause machen mit dem eigenen Sprechen, **keiner wird beantwortet und übernimmt Verantwortung**, damit Identitätsbildung schwach.

Doppelbindungen: verbal „Ich habe dich ja so lieb", nonverbal „Bleib mir vom Leib", Rollenablehnungen, abwertende „Anschläge" auf die jeweilige Realrolle des anderen, nichts von ihm akzeptieren, alles kritisieren und in Frage stellen.

Sehr geringe Kompetenzen im Umgang mit Belastungen und **emotionale Instabilität** bei allen:
Beispiele:
- immer selbst am schlimmsten dran sein
- entweder dominieren oder völlig hilflos sein und sich bedienen lassen
- schwarz-weiß-Malerei, alles ist nur gut oder nur schlecht
- ausreißen, sich zurückziehen, verweigern
- manchmal ungehemmte Aggressivität
- **Ausbeuten** der Abhängigen oder Wehrlosen, um den anderen zu kränken
- **Binden** über overprotection (Einsamkeit vermeiden) und ggf. schnelles
- **Abstoßen,** Fallenlassen, wenn sich ergiebigere „Objekte" zeigen.

Primitive Bewältigungs bzw. Abwehrmechanismen:
Fehlwahrnehmungen, Projektionen, Abspaltungen - Beispiele:
- nicht zuhören — - da ihr selbst nie zugehört wurde
- halb hinhören — - an eigenes denken
- nicht antworten — - da selbst nie als Person „beantwortet"
- nicht echt beachten — - da selbst nebenbei aufgewachsen
- nicht empathisch sein — - da nie jemand empathisch zu ihm war
- okkupieren, bestechen — - da selbst als Mädchen „gekauft" worden
- beschuldigen — - da selbst früher immer die Schuldige

Lügen, psychosomatisches Agieren und psychosomatisches Erkranken:
- massive **Hypochondrie**
- **primitive Aggressivität,** Weglaufen

Insgesamt eine „Produktionsstätte" von Borderline-Störungen.
Aber noch mehr:
Deutliche Übergänge in **parasitäres antisoziales Verhal**ten: Jede äußere und innere Arbeit per Symptom verweigern, aber das soziale Netz maximal ausbeuten, so wie auch andere Familienmitglieder. Der Sohn entwickelte seit früher Jugend systematisch antisoziale Aktivitäten in Permanenz, setzt da, wo möglich, terroristisch seine Interessen durch, ist kriminalisiert.

Literatur:

1. Richter, H. E.: Patient Familie. Rohwohlt, Hamburg, 1976
2. Kernberg, O.: Handbuch der Borderline-Störungen. Schattauer, 2000

VI.12 Wenn das Altern zur Krankheit wird
- Gerontopsychosomatik -

1. Aus Geschichte und Literatur
Die speziellen Erkrankungen des Alters füllen heute schon ein eigenständiges medizinisches Spezialgebiet, die Geriatrie. Diese hat sich aus der Inneren Medizin entwickelt. Auch die Erkenntnisse von den psychischen Veränderungen durch den Alterungsprozess erfahren zunehmend die erforderliche Aufmerksamkeit, die hier näher dargestellt werden sollen. Dem Hausarzt erwachsen immer mehr und umfangreichere Probleme aus der Zunahme älterer Menschen. Diese Situation bedeutet neue Herausforderungen, vor allem durch die Nutzung der (nicht immer wahrgenommenen) relativ guten therapeutischen Möglichkeiten und der Notwendigkeit der vielfältigen Bewältigungshilfe im Kranksein. Das bedeutet gleichzeitig die Fortschritte der modernen Medizin zu nutzen und dabei den ökonomischen Zwängen zu folgen. Andererseits muss der Hausarzt mehr psychosoziale und psychotherapeutische Kompetenz entwickeln, um die immer noch vordergründig biologisch verstandenen Prozesse des Alterns ganzheitlich betrachten zu können. Deshalb werden hier einige spezielle Probleme der Gerontopsychosomatik und der Alterspsychotherapie aus der Sicht der Hausarztpraxis dargestellt.
Die Vorgänge des Alterns haben auch schon unsere Vorfahren beschäftigt. Sie haben sich je nach Wissensstand ihrer Zeit auch mit deren Bewältigung auseinandergesetzt.
Seneca (gest. 65 n. Chr.) bezeichnet das Altern noch als „unheilbare Krankheit" (senectus insanabilis morbus).
Galen (129-199 n. Chr.) bestreitet das schon hundert Jahre später, da „Krankheit immer gegen die Natur sei, dieses Zeichen dem Alter aber fehle".
Schopenhauer (1788-1860) äußert sich im Hinblick auf die Bewältigungsprozesse des Alterns eher positiv. „Man pflegt die Jugend die glücklichste Zeit des Lebens zu nennen und das Alter die traurige. Das wäre wahr, wenn die Leidenschaften glücklich machten. Von diesen wird die Jugend hin und her gerissen, mit wenig Freude und viel Pein. Dem kühlen Alter lassen sie Ruhe, denn die Erkenntnis wird frei und behält die Oberhand".
J. W. v. Goethe (1749-1832) der selbst alt genug geworden ist, um sich ein realistisches Bild machen zu können, spricht sich in „Maximen und Reflexionen" gegen jeden Pessimismus aus und empfiehlt eine aktive Lebensgestaltung auch im Alter. „Man sagt oft im Leben, man solle die Vielgeschäftigkeit meiden, besonders wenn man älter wird. Desto weniger sich auf ein neues Geschäft einlassen. Aber älter werden heißt, selbst ein

neues Geschäft antreten, alle Verhältnisse ändern sich und man muss mit Willen und Bewusstsein das neue Rollenfach übernehmen".
Hermann Hesse (1877-1962) äußert sich in seinem Gedicht „Lebensstufen" im Hinblick auf die zunehmende Weisheit durchaus positiv über das Altern.
„Wie jede Blüte welkt und jede Jugend
dem Alter weicht, blüht jede Lebensstufe
blüht jede Weisheit auch und Tugend ..."

2. Ein Fallbericht

Frau I. M. wurde 75 Jahre alt. Ihr recht bescheidenes Leben war im wesentlichen durch die Ereignisse und Folgen des 2. Weltkrieges bestimmt. 1930 hatte sie in einer Kleinstadt einen Geschäftsmann geheiratet und mit ihm zunächst sehr glücklich das Geschäft geführt. Ein Sohn wurde bald geboren. Durch viele Freunde und Bekannte war das Leben auch außerhalb von Familie und Geschäft abwechslungsreich und zufriedenstellend. Als der Ehemann 1940 eingezogen wurde, führte Frau M. das Geschäft allein weiter. Als dann 1943 noch eine Tochter geboren wurde, ging ein inniger Wunsch in Erfüllung.
Zum Ende des Krieges wurde die Stadt zur Festung erklärt und von den anrückenden Russen abgebrannt. Das Geschäft brannte mitsamt dem alten Stadtkern völlig ab. Der Ehemann kehrte nicht von der Ostfront zurück, er wurde als vermisst gemeldet.
Nun, ganz auf sich allein gestellt, ohne Hab und Gut, richtete Frau M. ihre ganze Kraft auf die Ernährung und Erziehung ihrer beiden Kinder. Beide waren intelligent genug, um nach dem Abitur ein Studium erfolgreich zu beenden und eine sichere Position einzunehmen. Frau M. war stolz auf diese Entwicklung und nahm auch regen Anteil an der Familienbildung und der Entwicklung der Enkel. Jedes bisschen Geld legte sie beiseite, um ihnen eine Freude bereiten zu können. Für sich selbst aber lebte Frau M. bescheiden und anspruchslos. Ihr ganzer Stolz waren die Kinder und Enkel, über die sie auch gern und oft mit Freunden und in der Familie sprach.
Ein unvorsichtiger unaufmerksamer Schritt führte zum Sturz, mit den Folgen einer Oberschenkelhalsfraktur. Frau M. war bis dahin nicht wesentlich krank gewesen. Ein labiler Hypertonus, eine beginnende Zerebralsklerose und häufige Rückenschmerzen bei Osteoporose hatten zwar den Alltag erschwert, aber nicht wesentlich behindert.
Die Krankenhausbehandlung erlebte Frau M. als Katastrophe:
Herausgerissen aus der vertrauten Umgebung, alles war fremd, laut und ängstigend. Kein Mensch, dem sie ihre Ängste und Sorgen anvertrauen

konnte, sie fand sich im Klinikalltag nicht zurecht, fand keinen Schlaf, wurde immer unruhiger und schließlich verwirrte sie vollends. Um Frau M. „ruhig zu stellen", wurde sie sediert. Eine Pneumonie war das tödliche Ende.

Kommentar:

Solange Frau M. einen Lebenssinn sah, auch wenn er bescheiden war und im wesentlichen sich auf die Kinder konzentrierte, gelang es ihr, sich auf ihre Altersgebrechen einzustellen und ihre Lebenssituation zu beherrschen. Der aufgetretene Aktualkonflikt, der alle bisherigen Lebenserfahrungen übertraf, führte zum Erleben der Hilflosigkeit und des Ausgeliefertseins. Er konnte so nicht bewältigt werden und führte damit zum totalen Zusammenbruch.

3. Demographische Veränderungen und Morbidität

Erst sehr spät beschäftigt sich heute die Gesellschaft und die Medizin, somit auch die Psychosomatik, mit den zunehmenden Problemen alter Menschen. Das wird jetzt zwingend notwendig, durch die erreichte Lebensverlängerung und den frühen Austritt aus dem aktiven Erwerbsleben. Um das Ausmaß der sich daraus ergebenden Aufgaben für die Hausärzte, im besonderen Maße auf psychosozialem und psychosomatischem Gebiet, anzudeuten, seien zur Orientierung einige Zahlen und Fakten genannt. Diese ergeben sich u. a. aus den ökonomischen, sozialen und demographischen Entwicklungen des letzten und erwerbsfreien Lebensabschnittes der Menschen.

Der Beginn der Ausgrenzung dieser Lebensphase aus der Erwerbstätigkeit geschah vor etwa 100 Jahren mit der Einführung der Pensionsversicherung. Seither gilt ein Mensch mit 65 Jahren als alt. Heute stehen wir vor den vielfältigen Problemen, die die explosionsartige Entwicklung der Anzahl alter Menschen in den zivilisierten Ländern mit sich gebracht hat. 1989 lebten im Vereinten Deutschland 16,1 Millionen über 60-jähriger, d. h. jeder 5. gehörte in diese Altersgruppe, jeder 3. war älter als 75 Jahre. Die über 60-jährigen stellten also mehr als 20% der Gesamtbevölkerung. Zwei Drittel davon sind Frauen. Diese Entwicklung geht weiter!

Bevölkerungsvorausberechnungen des Statistischen Bundesamtes
(aus Pressedienst)

Jahr	1990	2000	2010	2020	2030
Bevölkerung in Mio.	79,8	81,1	78,9	75,0	69,9
davon bis 20-jähr.	21,7	21,3	18,9	17,3	17,1
davon bis 60-jähr.	58,0	55,1	55,3	53,3	48,0
davon über 60-jähr.	20,4	23,6	25,9	29,4	34,9

Die gesellschaftsökonomische Folge ist, dass immer mehr ältere Menschen immer weniger Erwerbsfähigen gegenüberstehen werden, so dass es in Zukunft immer mehr Probleme mit der Versorgung im Alter und in den Interaktionen zwischen den Generationen geben wird. Unser Lebensbaum gerät immer mehr in die Gefahr einer Schieflage.

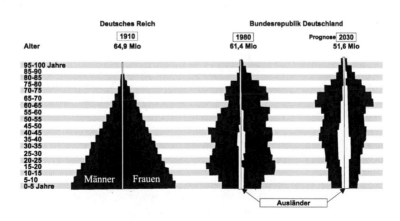

Abb. 1
Der Deutsche Lebensbaum krankt, Franke, 1985.

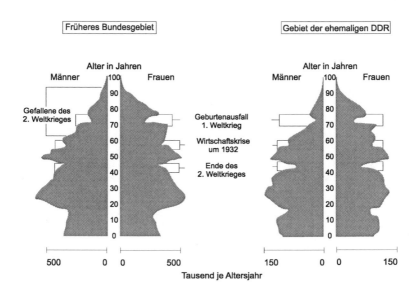

Abb. 2
Altersaufbau der Bevölkerung in beiden Teilen Deutschlands Ende 1989

Die Bevölkerungsgruppe der älteren Menschen unterscheidet sich in Bezug auf die Lebensumstände erheblich von der Gesamtbevölkerung: Jeder 3. Haushalt ist ein Altenhaushalt. Mit steigendem Lebensalter steigt der Anteil der Alleinlebenden, fast die Hälfte, (48,2%) aller alleinlebenden Menschen in der BRD sind älter als 65 Jahre, 71,2% sind Frauen, knapp 5,9% der älteren Bevölkerung leben in Alten- und Pflegeheimen, 1989 in 8558 Einrichtungen mit 695.446 Pflegeplätzen. Der Bedarf steigt ständig und Politik und Sozialwesen sind nicht ausreichend gerüstet!
Es entstehen immer mehr Defizite bei der Gewährleistung von Pflege- und Sozialleistungen. Die Familie trägt diese Aufgaben nicht mehr wie früher. Die Drei-Generationen-Familien sind selten geworden, die Wohnungen zu klein und die jungen Menschen (vor allem die Frauen) sind durch den Arbeitsprozess voll in Anspruch genommen. Andererseits sind die Pflege-einrichtungen unzureichend und zu teuer!
Deshalb verbleibt dem Hausarzt, unter diesen erschwerten Bedingungen, trotzdem die Betreuung eines Großteils der alten Menschen. Das kommt u. a. auch dadurch zum Ausdruck, dass immer noch fast die Hälfte aller Menschen zu Hause stirbt. Das Aufgabenprofil des Hausarztes hat sich mit

den Veränderungen der demographischen und sozialen Bedingungen in den letzten 50 Jahren wesentlich gewandelt. Aus dem Hausarzt und Geburtshelfer (Sandholzer, 1993) wurde ein „Alten betreuender Hausarzt" (oder hausärztlicher Geriater). Das hängt u. a. mit der Minderung der Geburtenrate im Allgemeinen und mit den selten gewordenen Hausentbindungen im Besonderen zusammen.

Biologisch wird das Altern heute als ein nicht umkehrbarer Prozess von einem Anfangspunkt (Zeugung) bis zu einem Endpunkt (Tod) verstanden, der bald nach Abschluss einer Blüte- und Reifeperiode offensichtlich wird. Das Alter wird danach weitgehend, entweder als Prozess mit negativer Entwicklung oder Zunahme von pathologischen Veränderungen mit Häufung von Krankheiten (Multi - Morbidität) bei gleichzeitiger Abnahme von physiologischen und psychologischen Fähigkeiten (Defizitmodell) angesehen. Im Gegensatz dazu ist heute ausreichend bekannt und wird zunehmend akzeptiert, dass der Alterungsprozess von genetischen, physischen, sozialen, psychischen und ökonomischen Faktoren abhängig ist und somit auch (zumindest teilweise) psychisch und sozial beeinflussbar ist.

Das betrifft auch dessen Bewältigungsfähigkeit (Coping), die durch den Arzt zu fördern und zu unterstützen ist. Psychologisch und soziologisch ist Altern als psychodynamischer Prozess zu verstehen, der alle Zeitabschnitte des Lebens umfasst. Der Definition der WHO folgend spricht man je nach Erreichen des chronologischen Alters vom *alternden (50-60 Jahre), vom älteren (61-75 Jahre), vom alten (76-90 Jahre) und sehr alten (über 91 Jahre)* Menschen.

Mit zunehmendem Alter erhöht sich auch die Gefahr, an einer oder mehreren Erkrankungen zu leiden. Diese haben oft eine lange Latenzzeit, verlaufen schleichend, sind oft chronisch, fortschreitend und irreversibel. Das Altern bringt auch für den Gesunden eine Häufung von möglichen Veränderungen negativen Charakters mit sich, die subjektiv als Bedrohungen, Kränkungen und Krisen erlebt werden können. Im körperlichen Bereich zählen dazu nachlassende physische Fähigkeiten und Leistungen, Veränderungen des Aussehens und der Sexualität.

Es ist nicht das Alter selbst, das die Menschen fürchten, sondern sie fürchten die damit verbundenen körperlichen, seelischen und sozialen Veränderungen. Als schwierig werden nicht die positiven Veränderungen (Erfahrung, Wissen „Weisheit") erlebt, sondern die *Verlusterlebnisse* (nach Junkers).
• Verlust von Schönheit
• Verlust von Gesundheit
• Verlust von körperlicher Funktionstüchtigkeit

• Verlust einer langen Zukunft (zu wenig verbleibende Zeit)
• Verlust der Wahlmöglichkeiten für Ziele, Handlungen, Lebensformen
• Verlust der Lebenssicherheit (Nahen des Todes)
• Verlust von Freunden und Verwandten

Mehr dazu auf den nächsten Seiten unter 5. Verarbeiten von Verlusten als zentrale psychische Aufgabe im Alter.

Mit zunehmendem Alter wächst der Anteil an psychischen und psychiatrischen Erkrankungen. Die Angaben über das Vorkommen schwanken je nach Untersucher zwischen 23,9 bis 42,8%. Dabei liegen die neurotischen und psychosomatischen Störungen mit 16,9% (Dilling et al., 1984) an erster Stelle, gefolgt von psychoorganischen Syndromen mit 11 bis 13%. (Eine Übersicht dazu, siehe Gesamtprävalenz nach Schüler).

Daraus erwächst ein ständig steigender Bedarf an psycho- und soziotherapeutischen Maßnahmen, der durch den Hausarzt realisiert werden muss. Dagegen ist der derzeit geleistete Versorgungsgrad zu gering. Das betrifft nicht nur die spezifische psychodynamisch orientierte Psychotherapie (Heufft und Marschner, 1994) oder die kognitiv-behaviorale Psychotherapie (Lindner et al, 1993), sondern in erster Linie die Maßnahmen, die im Rahmen der psychosomatischen Grundversorgung möglich wären.

Ärzte im Allgemeinen, Hausärzte im Besonderen, denken (noch) zu wenig an die psychotherapeutischen Behandlungsmöglichkeiten und ihre alten Patienten fordern (noch) zu wenig entsprechende Behandlungen ein.

Prävalenz psychischer Störungen bei über 65- jährigen
Gesamtprävalenz (nach Schüler, 1998) aller psychischen Störungen im Alter: 14,1-43,4% (ca. 28,7%).
Unter Berücksichtigung unterschiedlicher diagnostischer Kriterien liegt demnach bei einem Viertel bis einem Drittel aller Menschen über 65 Jahren eine behandlungsbedürftige psychische Störung vor, welche diese in ihrem Wohlbefinden und ihrer Leistungsfähigkeit beeinträchtigen.

• Leichte bis mittelschwere Demenzen, ca. 5,3%
• Mittelschwere bis schwere Demenzen, ca. 6,8%
• Mittel- bis schwergradige depressive Syndrome, 0,5-3,7%, ca. 2,1%
• Leichtere Depressionen, psychoreaktive Störungen, ca. 10,4%
• Im höheren Lebensalter geht die Prävalenz von Angst- und Zwangsstörungen, Phobien und Panikstörungen stark zurück, insgesamt überwiegen Frauen.
• Schizophrenien und paranoide Syndrome, ca. 0,92%
• Alkohol- und Medikamentenabhängigkeit, ca. 2,5%

Nur ca. 7% aller Alkoholerkrankungen beginnen nach dem 60. Lebensjahr. Ca. 2,5-4% der Männer über 65 Jahren zeigen ein problematisches Trinkverhalten, max. 0,5% der Frauen. Bei Frauen über 65 Jahren überwiegen bei weitem die Benzodiazepine, ca. 15% bejahen eine „häufige Einnahme", meist wegen Schlafstörungen. Die Erstellung eines qualifizierten psychosomatischen Gesamtbehandlungsplanes erfordert, aufgrund der vielfältigen Einflussfaktoren beim alten Menschen, ein ausreichendes Wissen über psychodynamische und psychosoziale Zusammenhänge, diagnostische und therapeutische Möglichkeiten, sowie über psychosoziale und soziotherapeutische Versorgungsangebote, Rehabilitations- und Pflegeeinrichtungen. Das schließt eine biopsychosoziale Gesamtsicht mit einer adäquaten Rollenzuweisung der jeweils Beteiligten innerhalb der sozialen Realitäten mit ein.

4. Psychische Veränderungen im Alterungsprozess

Besonders im höheren Lebensalter können zahlreiche, von außen dem Individuum auferlegte Bedrohungen, Einschränkungen und Verluste mit neuen Abhängigkeiten auftreten. Deshalb sind Erstmanifestationen funktioneller Störungen und psychosomatischer Erkrankungen in dieser Lebensphase häufiger als bisher vermutet. Diese Problematik wird unter einseitig organischer Sicht völlig vernachlässigt. Daher wird diagnostisch der Einfluss psychodynamischer und psychosozialer Faktoren zu wenig berücksichtigt und daraus folgend werden, therapeutisch, außer einer eventuellen medikamentösen Behandlung (diese zwangsläufig ungezielt oder als Polypragmasie), keine weiteren sinnvollen Ansätze genutzt.

Im Gegensatz zu den früher geltenden biologisch/physiologischen Alterstheorien wird heute das Altern als „Vorgang der Veränderungen" (Lehr, 1972) verstanden. Dieser Veränderungsprozess umfasst demnach neben den biologisch/physiologischen Vorgängen auch die psychischen und sozialen Bedingungen. Es wird also der gesamte Prozess, sowohl in seinen objektiven Veränderungen als auch in seinem subjektiven Erleben gesehen. Dabei muss der Arzt sich vergegenwärtigen, dass der alte Mensch jetzt wieder, nach der Kindheit zum zweiten Mal in seinem Leben, in immer weniger von ihm selbst bestimmte und beeinflussbare, fremdbestimmte Lebenssituationen gerät. In jedem Falle ergibt sich die Frage, in welchem Maße der alternde Mensch in der Lage ist, derartige psychosoziale Einschränkungen neben den biologischen Veränderungen der Multimorbidität zu ertragen und zu verarbeiten. Da das im konkreten Falle nicht immer möglich ist, stellt die Gruppe der alten Menschen in ihrer Gesamtgefährdung eine ausgesprochene Risikogruppe dar.

Im Rahmen des psychodynamischen Lebenszykluskonzeptes (Erikson, 1968) wird das Alter vom 50/55. Lebensjahr bis ins hohe Alter in bestimmte Phasen eingeteilt, denen allen die Auseinandersetzung mit und das Akzeptierenmüssens des Alterns und des Altseins gemeinsam ist, einschließlich der Notwendigkeit von Sterben und Tod.

Diese Phasen umfassen im Einzelnen grob unterteilt folgende Zeiträume:
• 50/55. Lebensjahr bis hin zum Ausscheiden aus dem Arbeitsprozess
• vom Beginn und Erleben des Ruhezustandes (ca. 60./65. Lebensjahr), bei gleichzeitigem Erleben des Altwerdens
• das hohe Alter im Altsein
Diese Phasen sind alle mehr oder weniger gekennzeichnet durch hohe Regressionstendenz. Diese hängt im wesentlichen mit dem Erleben, der Auseinandersetzung, der Akzeptanz und der Bewältigung der jeweiligen psycho- sozialen Situation und dem Erreichen oder Verlieren einer ausreichenden Ich-Stabilität mit Ausschöpfung noch möglicher Befriedigungsmöglichkeiten zusammen. Die Wahrung der Ich-Stabilität orientiert sich ganz wesentlich an bisher gefundenen und geglückten (bzw. missglückten) Lösungen früherer psychosozialer Aufgaben, der Schaffung persönlicher Befriedigungsmöglichkeiten und der Übereinstimmung mit dem eigenen Ich-Ideal. Weiter wird sie beeinflusst durch das Weiterbestehen oder das Neuauftreten neurotischer Störungen und dem Ausmaß der eingetretenen Veränderungen.

5. Verarbeiten von Verlusten als zentrale psychische Aufgabe im Alter
Verlust körperlicher Funktionsfähigkeit
Im Zusammenhang von genetisch bedingten (z. B. ZNS, Endokrinum, Knochenstruktur) und erworbenen (z. B. Gefäßsystem) Veränderungen kommt es zu Funktionseinbußen, die die körperliche Leistungsfähigkeit und Reaktionsbereitschaft des Organismus erheblich einschränken können. Die Bewegungen werden langsamer, die sexuelle Potenz lässt nach, das Gedächtnis wird schwächer, die Widerstandsfähigkeit wird geringer und die Erschöpfbarkeit nimmt zu. Diese führen neben Minderung von Seh- und Hörfähigkeit zu Einschränkungen des Lebensradius und der gegenseitigen Kontaktfähigkeit. Die Prothesenmedizin (Hüften, Zähne, Schrittmacher, Hörgeräte) kann diese Einschränkungen segensreich mindern, schafft jedoch auch neue Abhängigkeiten, die teilweise als narzisstische Kränkungen verarbeitet werden. Auch Enttäuschungs- und Verleugnungsreaktionen kommen vor, wenn die illusionären Vorstellungen einer Wiederherstellung nicht realisiert werden konnten.

Verlust und Trennung

Neben den möglichen Einschränkungen und negativen Veränderungen im physischen, psychischen und sozialen Bereich, ist die Lebensphase des Alters sehr wesentlich durch die Zunahme und Wertigkeit von Objektverlusten gekennzeichnet.

Die Objektverluste werden auf verschiedenen Ebenen erlebt, als:

• akuter Verlust, bei plötzlicher Trennung aus dem vertrauten Lebensmilieu heraus, z. B. durch Einweisung in ein Krankenhaus oder in ein Pflegeheim und besonders durch abrupten Abbruch von gewohnten Beziehungen, z. B. bei Tod des Partners, von Geschwistern, von Freunden oder gar eigenen Kindern

• drohender Verlust, bei zu erwartenden oder zu vermutenden (auch fantasierten) Veränderungen in den bestehenden Beziehungen oder im sozialen Umfeld, z. B. bei schwerwiegender Krankheit des Partners, bei bevorstehendem Rentenstand

• symbolischer Verlust, durch Wiederbelebung erlebter oder fantasierter Verluste, z. B. Todestag

Das Akzeptieren eines Verlustes mit der notwendigen inneren Trennung von der Beziehungsperson und die Bewältigung der Trauerarbeit über die verschiedenen Schritte und Stadien hinweg, setzt eine ausreichende Ich-Stabilität voraus. Bei unzureichender innerer Festigkeit neigt besonders der alte Mensch eher zum Sich-Zurückziehen, der Vermeidung direkter Auseinandersetzung mit innerpsychischem Problem und einer intensiven Trauerarbeit. Wird der alte Mensch demzufolge von Gefühlen der Hoffnungslosigkeit überwältigt, gerät er bei ausgeprägter Angst sehr schnell in eine Regression oder eine Depression. Bewährte Anpassungs- und Bewältigungsstrategien können oft den tiefgreifenden Veränderungen gegenüber nicht mehr genügen, neue und adäquate werden dann nicht mehr gefunden. Deshalb beobachtet die Umgebung und besonders der Hausarzt veränderte, für das Alter charakteristische Verhaltensweisen. Der alte Mensch wird als irritiert, hilf- und ratlos erlebt. Es kommt zur Verschärfung bestimmter Charakterzüge, zu Altersstarsinn, Resignation oder gar Aggressivität, Misstrauen, bis hin zu Wahnideen. Die betroffenen Menschen fühlen sich verfolgt, bestohlen oder betrogen. Diese Menschen greifen zu Abwehrmaßnahmen, deren primäres Ziel nicht die direkte Problemlösung ist. Eine klare Konfrontation mit der Wirklichkeit wird dadurch verhindert und die unakzeptable Wirklichkeit wird nicht mehr real wahrgenommen. Durch diese unbewusst ablaufenden intrapsychischen Prozesse soll die emotionale Bedrohung reduziert oder schonend reguliert werden. Der Arzt findet oft eine ausgeprägte Regressionserscheinung, d. h. einen Rückzug auf noch mögliche einfache frühere Beziehungsformen und

Verhaltensweisen, die dann auch kindlich wirken. Diese muten gelegentlich recht primitiv an, denken wir nur an das Läppischwerden, an kritiklose Anklammerungsversuche oder gar die Flucht in die totale Hilflosigkeit und Pflegebedürftigkeit.

Die Möglichkeit einer strukturellen Veränderung der Verhaltensweisen oder der Bewältigung der Selbstwertprobleme werden durch jahrelange neurotische Persönlichkeitsentwicklungen, die relative Zeitlosigkeit des Verdrängten und die chronifizierten Abwehrstrukturen stark eingeschränkt. Erschwert wird ein derartiger Prozess auch durch die Tatsache, dass die heute 60-80-jährigen noch eine andere Erziehung genossen haben. Sie wurden von Kind an dazu angehalten, Gefühlsäußerungen weitgehend zu vermeiden. Bei neurotischen und psychiatrischen Vorerkrankungen fallen die Trauerreaktionen oder Bewältigungsmaßnahmen in Ausprägung und Dauer oft besonders unkontrolliert aus. Bei mangelnder innerpsychischer Verarbeitungsfähigkeit ist gelegentlich eine zwanghafte Verstärkung der bisherigen Gewohnheiten zu beobachten, z. B. im Haushalt, im Freizeitverhalten oder in der ehemaligen beruflichen Tätigkeit. (Ein ehemaliger Friedhofswärter nimmt noch täglich seine gewohnten Aufsichtspflichten wahr).

Psychische Dekompensationen mit entsprechenden Folgeerscheinungen oder Somatisierung des Konfliktes sind bei Verlusterlebnissen des Alters besonders häufig.

Diese Erscheinungen wurden z. B. als „Pensionierungsbankrott" (Stander, 1955) oder als „Pensionierungstod" (Jores und Puchta, 1959) beschrieben. Auch der Verlust hoch besetzter Eigenschaften, z. B. intellektuelle Fähigkeiten des Wissenschaftlers, des Hörens beim Musiker (Beethoven), des Sehens beim bildnerischen Künstler oder des Bewegungsverlustes bei körperlich stark Motivierten, bedeutet eine erhebliche psychische Belastung für den Betroffenen.

Entfremdung und Vereinsamung

Im Zuge der erlebten Verluste und des Herausgelöstwerdens aus dem gewohnten sozialen Umfeld kommt es im Alter häufig zu einer psychischen oder sozialen Entfremdung. Vertraute Versorgungsaufgaben, die für den betroffenen Menschen bis dahin den Lebensinhalt bedeuteten und über die der Status definiert wurde, sind verloren gegangen. Der solange stabile Orientierungsrahmen im sozialen Umfeld (Nachbarn, Kollegen, Freunde) ist bis auf einige Banalkontakte (Briefträger, Pflegepersonal, Hausarzt) weggebrochen. Eine Neuorientierung fällt aufgrund fehlender Motivation und Inhalte schwer. Die zunehmende Vereinsamung alter Menschen ist neben der Minderung der persönlichen Flexibilität durch die

Einschränkung der sozio-kulturellen Möglichkeiten bedingt. Wesentlich zur Vereinsamung tragen auch die locker gewordenen Generationsbindungen bei, die Kinder wohnen weit weg, sind durch den Beruf gebunden, haben aufgrund der Leistungsgesellschaft wenig Verständnis für den engen Handlungsrahmen und haben keine Zeit!

Andererseits fehlt es den alten Menschen auch an Verständnis für die jüngere Generation, sie haben durch Krieg und Nachkriegszeit Hunger und Not erlebt, mussten viele Entbehrungen auf sich nehmen, haben quasi aus dem Nichts sich eine Existenz aufgebaut und erleben jetzt Überfluss und Wegwerfmentalität.

Psychosomatische Störungen

Zur Häufung und Erstmanifestation psychosomatischer Krankheiten im hohen Alter liegen nur wenige klinische Angaben vor (Radebold, 1979, Heufft 1996, 2003). Erfahrungen und Beobachtungen in der täglichen Praxis sprechen jedoch dafür, dass sie insgesamt einen hohen Anteil im Erkrankungsspektrum des hohen Alters ausmachen. Viele Störungen manifestieren sich schon in den mittleren Lebensjahren und bleiben bis ins Alter bestehen.

Bei 10-12% wird vermutet, dass die Erstmanifestation nach dem 60-65. Lebensjahr erfolgt (Radebold). Im wesentlichen unterscheiden sich die psychosomatischen Erkrankungen des Alters nicht von denen jüngerer Menschen. Einige charakteristische Unterschiede bestehen jedoch:
• erneut oder neu auftretende Störungen beginnen offenbar unauffälliger, schleichend mit langfristigem, an Intensität abgeschwächtem Verlauf mit geringer Anzahl von Symptomen
• bestimmte Geschlechtsspezifitäten lassen nach, z. B. das Überwiegen der Männer beim Ulcus ventriculi
• funktionelle Störungen werden häufiger von organischen Schädigungen abgelöst
• die organische Verursachung wird bei der Unspezifität der Erkrankungen noch häufiger als in der Jugend vermutet
• ätiologisch tritt mehr die Ursachenkomplexität von physischen, psychischen und sozialen Einflüssen in den Vordergrund

Häufige Psychosomatische Störungen
Schlafstörungen
Klagen über ungenügenden oder gestörten Schlaf nehmen offensichtlich mit dem Alter in den ärztlichen Sprechstunden zu.
Bis zu 60% der über 65-jährigen Menschen klagen über Einschlafschwierigkeiten oder zu frühes Erwachen. Dabei fällt besonders bei alten Menschen

die Diskrepanz zwischen subjektiver Beurteilung und den möglichen objektiven Beobachtungen auf. Die für das Alter charakteristische Abnahme der Schlafdauer und vor allem der Schlaftiefe ist sicher mit verantwortlich für viele Unzufriedenheiten mit dem Schlaf. Vor allem aber sind starke seelische Belastungen verantwortlich für die Schlafstörungen des alten Menschen. Spezielle Probleme des Alterns, reaktivierte Konflikte (PTSB aus bisheriger Latenz), Bedrohungen und spezifische Ängste, z. B. die Angst vor dem „Einschlafen", die symbolisch für den Tod erlebt wird, spielen dabei eine wichtige Rolle. Auch die Gewohnheit der zwanghaften Gedanken, die Grübelei, wirkt sich nachhaltig störend auf das Finden von Schlaf aus. Auch ein eintöniger, langweiliger, wenig fordernder Tagesablauf erschwert das Einschlafen, zumal, wenn durch einen Mittagsschlaf die normale Müdigkeit reduziert wurde.

Kopfschmerzen
Im Allgemeinen ist die Psychosomatik des Kopfschmerzes im Alter mit der im jüngeren Leben identisch. Im Alter ist bei Beurteilung diffuser Kopfschmerzen mehr Angst, Beunruhigung und besonders aufgestaute Aggressionen zu berücksichtigen, die im Zusammenhang mit nicht mehr erfüllbaren Leistungsansprüchen auftreten. Einschränkungen durch Medikamenteneinfluss und vor allem bei Altersdepressionen sind häufig Ursachen für Kopfschmerzen im Alter.

Ischämische zerebrale Durchblutungsstörungen
Ein Schlaganfall ist häufig in einer Phase dauernder oder wechselnder, oft schwerer, psychischer Belastungen zu beobachten. Hier stehen ständige Probleme der Kontrolle über Wut und Ärger (auch Scham) im Vordergrund, die sich vor allem mit Enttäuschungen über eigene Unzulänglichkeiten gegenüber zu hohen Anforderungen an sich selbst in Verbindung zu bringen sind. Dies geschieht u. a. im Bemühen um Bewahrung eines hohen Ansehens bei entsprechendem Sozialstatus und im Bemühen um die Bedürfnisse anderer.

Herz - Kreislauf - Erkrankungen
Im Gegensatz zu Jüngeren zeigen alte Menschen eher eine Neigung zur Somatisierung. Das ist vor allem bei zunehmender Unsicherheit gegenüber dem Erfolgsstreben zu beobachten. Vor allem, wenn der Betroffene sich bemüht, das jugendliche Selbstbild zu erhalten und Einschränkungen im Bereich der Arbeit und der Sexualität nicht zulassen kann.
Eine gewisse Verleugnungs- und Bagatellisierungstendenz den Beschwerden gegenüber führt über Fehleinschätzungen der Leistungsfähigkeit zu

Überforderungserscheinungen. Daher werden phobische Reaktionen nach pectanginösen Beschwerden im Alter selten beobachtet.

Asthma bronchiale
Erstmanifestationen des Bronchialasthmas werden in 10-16% nach dem 60. Lebensjahr und bei 2% bei über 65-jährigen gesehen. Dabei treten psychologische Faktoren gegenüber immunologischen und allergischen Einflüssen stärker hervor. Beim Ausbruch der Erkrankung werden sehr häufig allgemeine Spannungszustände beobachtet, die vor allem von Angst und Ärger begleitet sind, bei Überwiegen von Gefühlen der Zurückweisung und des Abgelehntwerdens. Dabei fallen die Asthmaanfälle um so heftiger aus, je mehr sich der alte Mensch bemüht, diese Gefühle zu unterdrücken oder zu verleugnen. Der Einfluss ungünstiger Lebenssituationen spielt meistens eine große Rolle.

Funktionelle Störungen
Am bekanntesten ist die Häufigkeit der Obstipation im hohen Lebensalter. Im Allgemeinen tritt diese bei 20-25% der alten Menschen in Erscheinung, in Wahrheit liegt sie aber wesentlich höher. Weiterhin treten funktionelle Störungen im Senium in Form von Sodbrennen, Aufstoßen, Übelkeit, Durchfall und Blähungen auf. Dabei spielen ganz sicher altersspezifische Lebensveränderungen eine förderliche Rolle, z. B. fehlende Zähne, Zusammensetzung der Nahrung, Bewegungsmangel, Laxantienabusus usw. Im Rahmen des Rückzugs von der Außen- und Innenwelt nimmt die Wichtigkeit der Intaktheit des Körpers und damit die intensive Eigenbeobachtung zu. Der alte Mensch beschäftigt sich bei weitgehender Vereinsamung immer mehr mit sich selbst. Er registriert u. a. zwanghaft seine Ausscheidungsfunktionen. Die kleinste Abweichung oder Unregelmäßigkeit kann dann schon zur Beunruhigung führen.

Ulcus ventriculi
Ersterkrankungen durch ein Magenulcus treten am häufigsten zwischen dem 50. und 60. Lebensjahr auf. (Beim Ulcus duodeni liegt der Häufigkeitsgipfel um das 30. Lebensjahr). Psychophysiologie, Psychodynamik und Persönlichkeitsstruktur entspricht beim Ulcuskranken im höheren Lebensalter den gleichen Gegebenheiten wie von jüngeren Menschen. Sie werden allerdings durch charakteristische Konfliktsituationen des Alters verstärkt. Das im hohen Lebensalter neu auftretende Magenulcus ist im Gegensatz zur Entwicklung und im Verlauf bei jüngeren Menschen, mit deren langen Anamnese durch plötzliches Auftreten und durch eher unspezifische Beschwerden gekennzeichnet.

Colitis ulcerosa

Die Erstmanifestation der Colitis ulcerosa nach dem 50. Lebensjahr ist charakterisiert durch einen schleichenden Beginn. Die Charakterzüge alter Patienten stimmen weitgehend mit denen von Colitiskranken in jüngeren Jahren überein. Vom Hausarzt wird vor allem beobachtet, dass in erster Linie abhängige und depressive alte Menschen mit furchtsamen Stimmungen betroffen sind. Oft geht dem Ausbruch der Erkrankung ein Verlust einer wichtigen Bezugsperson, vor allem wenn diese darmkrank war, voraus.

Sexuelle Störungen

Während den psychogenen Potenzstörungen im jüngeren Alter eindeutige Triebkonflikte zugrunde liegen, scheinen diese im höheren Lebensalter nicht mehr dadurch geprägt zu sein. Sie entstehen eher aus einer Summierung verschiedener Einflüsse. Im Vordergrund steht eine schon immer geringe sexuelle Aktivität, Desinteresse und Gewöhnung an den Partner, negative Einstellung zur Umwelt und Abnahme der sonstigen körperlichen Aktivitäten. Insgesamt ist der organische Anteil an den Potenzstörungen sicher nicht so hoch, als vielfach angenommen wird.

Weibliche Sexualstörungen werden im höheren Alter seltsamer Weise selten beobachtet. Es gibt aber bei einigen eine weitgehende Abwehr, geprägt durch religiöse und moralische Erziehungseinflüsse und Vorstellungen.

Die Altersdepression

Depressive Störungen werden bei älteren Menschen noch öfter als bei Jüngeren nicht erkannt Das liegt sicher auch daran, dass alte Menschen mehr vordergründig über körperliche Beschwerden klagen, die bei der gegebenen Multimorbidität auch eher vom Arzt erwartet (und akzeptiert) werden. Die Senioren klagen eventuell noch über schwierige psycho - soziale Situationen, Vereinsamung und Isolation, geminderte körperliche Leistungsfähigkeit, sowie über das fehlende menschliche Verständnis der Angehörigen. Letzteres ist dem Hausarzt in der Regel wohlvertraut. Der sieht dann in diesen Klagen aber nichts besonderes oder auffälliges. Er verbindet oft mit dem Alter von vornherein Resignation, Klagsamkeit, Hoffnungslosigkeit, Initiativeverlust und gedrückte Stimmung. Er übersieht dann schnell, dass das in Wahrheit schon depressive Symptome sein können. Es sind auf alle Fälle keine „altersspezifischen" Phänomene. Typisch ist eher, dass aus der Erfahrung heraus eher körperliche Beschwerden „angeboten" werden, da diese mehr das Interesse des Arztes wecken.

**Psychische Symptome depressiver Erkrankung im Alter
(nach Rudolf, 1997)**
• „Traurige" Verstimmtheit, Missgestimmtheit, Unzufriedenheit
• Unfähigkeit zur Freude, Trauer
• „Innere Leere", Gefühl der „Leblosigkeit", Apathie, Hoffnungslosigkeit, Pessimismus
• Mutlosigkeit, negatives Selbstbild, fehlendes Selbstwertgefühl, Gefühl oder Gewissheit von Versagen und schuldhaftem Verhalten, Minderwertigkeitsgefühl, Grübelneigung
• Zwang, Depersonalisierung, Derealisation, Gefühl, dass die Zeit nicht vergeht („gedehnte Zeit")
• Autoaggressives Denken, Todeswünsche, Todesfantasien, latente oder offene Suizidalität (Gefühle der Sinnlosigkeit des eigenen Lebens)
• „Hemmung": Denkhemmung, Ideenarmut, Unentschlossenheit, Initiativelosigkeit, Entscheidungsschwäche oder -unfähigkeit, Energielosigkeit, erstarrtes Verhalten
• „Agitation": Angst, innere Unruhe, Weinerlichkeit, Jammern, Selbstanklagen
• Selbstisolation, Kontaktarmut, sexuelle Inappetenz
• Vernachlässigung von Kleidung und Körperpflege
• Bei schweren Depressionen: Wahn: hypochondrisch, paranoid, Verarmungs- und Versündigungsvorstellungen, Wahn, ständig betrogen zu werden, Schwankungen der Intensität der Beschwerden, „Morgentief"

Besonderheiten der Altersdepression
Noch allzu häufig werden in der Depression auftretende kognitive Defizite als Symptom eines langsam progredienten hirnorganischen Psychosyndroms, eines sog. Demenzsyndroms, verkannt.
Das Erkennen einer depressiven Pseudodemenz ist jedoch wegen deren guter Therapierbarkeit sehr wichtig. Ansonsten ist es sehr schwierig „echte" depressive Symptome aus der Vielfalt körperlicher und sozialer Klagen heraus zu erkennen.
Trotz einiger Besonderheiten der Altersdepression, die vor allem durch die Vielfalt und Unübersichtlichkeit, sowohl der körperlichen als auch psychischen und sozialen Einflüsse gekennzeichnet ist, ist es nicht gerechtfertigt, von einer „Involutionsdepression" zu sprechen (Rudolf).
Die Ursachen der depressiven Erkrankung im Alter sind sehr zahlreich und höchst unterschiedlicher Natur. Es ist immer von einer multifaktoriellen Genese auszugehen. Einzelne Faktoren können auch altersspezifisch sein. Ansonsten unterscheidet eine Altersdepression sich nicht grundsätzlich von einer depressiven Erkrankung im jüngeren Alter. In der Regel wird bei

depressiven Erkrankungen älterer Menschen keine einzelne Ursache behandelt. Für jeden Patienten wird nach gründlicher Gewichtung der einzelnen Faktoren, je nach Schweregrad und persönliche Bedeutung der einzelnen Symptome, ein Gesamtbehandlungsplan (möglichst gemeinsam) erarbeitet. Traumatisierungen durch die Erlebnisse aus dem 2. Weltkrieg wurden mit Angst und Depression manifest. Anwendbar sind im Prinzip alle der in der Depressionsbehandlung bewährten Therapieverfahren (Folkerts, 1997), Pharmako-, Psycho-, Wach- und Elektrokrampftherapie. Die Auswahl der Anwendung wird immer individuell geschehen müssen. Für den Hausarzt wichtig ist in jedem Falle, dass eine Behandlung der Depression medizinisch möglich ist und daher auch unbedingt angestrebt werden sollte. Er darf sich dabei persönlich nicht durch den hohen Bedarf und den erheblichen Aufwand entmutigen lassen, sondern sollte mit Geduld seine alten Patienten betreuen, immer im Bemühen, Optimismus auszustrahlen.

7. Suizidalität bei alten Menschen

Wir betrachten hier dieses Thema, weil es bei der Suizidalität im Alter Besonderheiten gibt, die der Hausarzt mit in seine Überlegungen einbeziehen muss. Suizide werden, wie in allen Altersgruppen, von Männern häufiger ausgeführt. Besonders prädestiniert sind alte alleinstehende Männer mit aktuellen Verlusterlebnissen.

Suizidalität wird definiert als Summe aller Denk- und Verhaltensweisen von Menschen, die in Gedanken, durch aktives Handeln oder passives Unterlassen oder durch Handelnlassen den eigenen Tod anstreben bzw. als mögliches Ergebnis einer Handlung in Kauf nehmen (Wolfersdorf).

Psychodynamisch ist Suizidalität ein komplexes Geschehen aus Bewertung der eigenen Person, der Wertigkeit in und von Beziehungen, aus der Einschätzung von eigener Zukunft, der Veränderbarkeit vom Zustand, durch psychische und/oder körperlicher Befindlichkeit. Suizidalität ist dabei bewusstes Denken und Handeln, sie will etwas verändern. Sie ist meist kein Ausdruck von Wahlfreiheit, sondern das Ergebnis deutlicher Einengung durch objektiv oder subjektiv erlebte Not.

Man geht beim alten Menschen vom Krisenmodell aus, das psychische Gesundheit (also keine Wahnideen) und die Notwendigkeit von Anpassungsleistungen voraussetzt. Alte Menschen müssen zahlreiche Anpassungen meistern. Besonders irritierend werden Verluste erlebt, das betrifft besonders Partnerverluste, Verluste der Integrität und der Umwelt (Umzug, Heim- und Krankenhauseinweisungen). Wesentlich häufiger als die aktive Handlung zum Suizid trifft man im Alter die „stille Suizidalität" (Heufft) an. Gerade die ist durch den Hausarzt zu beobachten und äußert sich

vorzugsweise durch „passiven Wiederstand", z. B. bei der Nahrungsaufnahme und Verweigerung medizinischer Maßnahmen, fehlender Compliance bei chronischen Leiden (Diabetes, Herz- oder Niereninsuffizienz) und
Rückzug aus sozialen Kontakten mit der Tendenz zur „Selbstaufgabe".
Die Behandlung suizidaler alter Menschen unterscheidet sich nicht von der
bei jüngeren. Diese besteht aktuell in der (Wieder) Herstellung hilfreich
erlebter Beziehungen zur Umwelt, unter Einbeziehung von Familie, Freunden, Nachbarn, Hausarzt und Management der sozialen Situation, evtl.
Krisenintervention und psychotherapeutische Orientierung (Erkennen aggressiver Impulse, Selbstwertkrise), sowie Beginn einer adäquaten an der
Grundstörung orientierten und angepassten psychotherapeutischen, psychosozialen und psychopharmakologischen Behandlung.

8. Die psychosomatische Diagnostik
Aufgrund der multifaktoriellen Genese im Alterungsprozess mit seiner
engen Verbindung zur gegenseitigen Beeinflussung durch physische, psychische, soziale und ökonomische Bedingungen, bedarf es einer besonders
umfassenden und mehrdimensionalen Diagnose. Diese dient als Grundlage
für den Gesamtbehandlungsplan, der auch die „subjektive Wirklichkeit"
(v. Uexküll) mit einbezieht. Die ausführliche, daher oft sehr zeitaufwen-
dige Anamnese muss möglichst genau alle körperlichen, psychischen und
sozialen Informationen sammeln. Psychodynamisch ist besonders wichtig,
welche Veränderungen sich durch das Altern im Laufe der Zeit ergeben
haben, welche Einschränkungen oder Verluste erlebt oder fantasiert wurden. Oft sind die relevanten Ereignisse längst vergessen oder verdrängt
worden oder in einem mehrschichtigen Abwehrprozess modifiziert oder in
einem für den Betroffenen günstigeren Sinne korrigiert worden. (Das gilt
besonders für Beziehungsverhältnisse z. B. zu den Kindern). Erst nach
mehreren Gesprächen ist in der Regel eine umfassende bio-psycho-soziale
Diagnose zu stellen und eine Beurteilung möglicher therapeutischer
Schritte auf allen diesen Ebenen möglich.

9. Psychotherapie im Alter
Anwendungsbereiche
Generell gilt heute noch, dass die Anwendung von Psychotherapie dem Bedarf und den therapeutischen Möglichkeiten weder stationär noch ambulant gerecht wird. Der Anteil alter Menschen in allen Behandlungsformen
ist derzeit noch zu gering. Generelle Zahlenangaben sind diesbezüglich
jedoch nicht möglich. Im Alter können in der psychoanalytischen Psychotherapie fast alle phänomenologisch-therapeutischen Diagnosen (z. B Depressionen, Hypochondrie, Phobien), sowie psychodynamische Diagnosen

in Behandlung genommen werden (Heuft und Marschner, 1994). Auch im Alter neu auftretende neurotische Syndrome sind gut behandelbar. Sie haben gegenüber chronifizierten Symptomen eine bessere Prognose. Die psychoanalytische Psychotherapie wird sowohl stationär als auch ambulant entweder als Langzeit- oder als Fokaltherapie durchgeführt.

Die psychodynamische Konfiguration sollte jedoch nicht durch schwerwiegende Organpathologie, erhebliche Traumatisierung oder durch massive Regression deformiert sein. Neben der Fähigkeit, ein therapeutisches Bündnis einzugehen und eine gewisse Introspektionsfähigkeit gilt als Voraussetzung, dass kein sekundärer Krankheitsgewinn den Behandlungsbemühungen entgegensteht. Ein spezifisches Problem kann aus der Konstellation junger Therapeut/alter Patient erwachsen („umgekehrte Ödipussituation"). Die Beziehungsfähigkeit, ein bestimmtes Vertrauen zu entwickeln, die gleichzeitig auch als Indikator für die Schwere der psychischen Störung gilt, ist für die Beurteilung einer erfolgreichen Behandlung ein wichtiges Kriterium.

Bezüglich der kognitiv-behavioralen Therapien gelten ähnliche Voraussetzungen. Beschrieben wurden Behandlungen bestimmter Verhaltensformen, von Depressionen, Angstzuständen und Phobien. Der kognitive Ansatz verlangt darüber hinaus die Fähigkeit, Beziehungen zwischen Gedanken und Gefühlen kognitiv und affektiv zu verstehen. Auch hier gilt, dass Menschen mit einer bisher guten psychischen und sozialen Anpassung eine bessere Prognose haben. Als optimale Anwendungsform hat sich allgemein die Einzeltherapie mit problemorientierter Zuwendung in ein bis zwei Sitzungen pro Woche bewährt (Radebold).

Therapieziel

Das Therapieziel besteht vor allem in der Wiederherstellung des psychophysischen Gleichgewichtes unter den Bedingungen subjektiver und objektiver altersspezifischer Veränderungen. Dazu gehört auch die Modifizierung des „Ich-Ideals", das sich den zunehmenden Einschränkungen anpassen muss, ohne dass das mit Scham- und Schuldgefühlen erlebt wird. Wichtig ist auch das Zulassenkönnen von Passivität und Abhängigkeit unter Aufrechterhaltung der Selbstachtung, sowie das Ertragen von Verlusten. Da depressive Dekompensationen immer wieder durch neue Konflikte und Verluste wiederbelebt werden können, ist die Aufarbeitung psychodynamisch relevanter Einstellungen, Wünsche oder Fantasien auch im höheren Alter sinnvoll. Auch die Ermöglichung einer Versöhnung kann neue Perspektiven über den Weg eines neuen Verständnisses gegen Verbitterung und Schuldgefühle erschließen.

Die psychosomatische Grundversorgung für ältere Patienten
Seit Einführung der psychosomatischen Grundversorgung im Jahre 1987
in die kassenärztliche Versorgung sind die Chancen für eine verbesserte
psychosomatische Behandlung gestiegen. Auch die älteren Menschen
könnten davon profitieren. Ein ganzheitliches Vorgehen, das eine basale
Psychotherapie einschließt, kann gerade für die alten Menschen zu einer
humaneren Dimension in der ärztlichen Betreuung führen. Alte Patienten
werden heute noch zu selten zu einer Psychotherapie überwiesen, werden
leider auch oft von den Psychotherapeuten nicht angenommen. Sie finden
selbst auch nicht den Weg dahin. Der Widerstand einiger Ärzte gegen
psychotherapeutische Behandlung alter Menschen ist leider noch weit
verbreitet. Alte Menschen sind vielfach in dem Bewusstsein aufgewachsen, dass Probleme, Konflikte und Verstimmungen selbst zu bewältigen
sind. Häufig schämen sie sich daher, seelische Bedürfnisse zu zeigen. Sie
verarbeiten die emotionalen Beeinträchtigungen oft schuldhaft und drücken diese dann in Form von körperlichen Symptomen aus. Die Behandlung alter Menschen liegt vorrangig in der Hand des Hausarztes. Dieser
bemüht sich inhaltlich bei den Auseinandersetzungen mit den bisher unbefriedigenden, misslungenen oder enttäuschenden Lebensläufen und mit
den Verlusten an physischen und psychischen Fähigkeiten und Objektbeziehungen mit narzisstischer Kränkung durch das Alter und der zunehmenden Bedrohung durch Sterben und Tod in der Akzeptanz zu fördern.
Für den Hausarzt ergibt sich, unter den Bedingungen der Bearbeitung
aktueller und reaktivierter innerpsychischer Konflikte und konsequenter
Meidung von Passivität und Nutzung jeder förderlichen Möglichkeit, das
Motto „fördern durch fordern".
Die im Alter auftretenden Abwehrmaßnahmen dienen nicht mehr dem
primären Ziel der direkten Problemlösung. Eine klare Konfrontation mit
der Realität wird dadurch nicht mehr möglich, da die unakzeptable Wirklichkeit nicht mehr real wahrgenommen wird. Der alte Mensch muss von
seinem Hausarzt ernst genommen werden, so ernst, wie dieser seine Situation sieht. Seine Auseinandersetzung mit der fremdgewordenen Umwelt
stellt den alten Menschen zunehmend in Frage. Dazu braucht er Verständnis und Hilfe. Unbedingte Voraussetzung im Umgang mit diesen Problemen ist ein zuverlässiges und stabiles Arzt-Patienten-Verhältnis auf der
Ebene des Vertrauens und des Vertrautseins. In der Regel hat sich der
Hausarzt in aufopferungsvoller langjähriger Tätigkeit die notwendigen
tragfähigen Beziehungen aufgebaut. Dieses kann er durch angemessenes
Verhalten, Empathie, Akzeptanz und Kongruenz ständig festigen. Seine
Möglichkeiten liegen in jedem Falle in der heilsamen Begegnung und
teilweiser Nutzung stützend-adaptiver konflikt-orientierter Gespräche.

Die besten sozialen Bedingungen findet der alte Mensch immer noch, seinen Altersbedingungen am ehesten gerecht werdend, in seinen ihm vertrauten häuslichen Milieu, unter hausärztlicher Betreuung, unter ganz bewusster Erhaltung noch möglicher und Aufbau neuer, angepasster Sozialkontakte in der Familie, Nachbarschaft, unter Gleichaltrigen und Gleichbetroffenen. Bei seinen Bemühungen hat der Hausarzt einen wichtigen und verlässlichen Partner in der Sozialstation. (Neuerdings auch in der Gemeindeschwester).

In der betreuenden und pflegerischen Zusammenarbeit kann das Gefühl der Geborgenheit und der Sicherheit, auch für zu erwartende, noch schwerere Tage, vermittelt werden. In der gewohnten Umgebung, im Umgang mit vertrauten Menschen sind Restleistungen noch am längsten nutzbar und erträglich zu gestalten. Der Hausarzt ist hier bemüht, jede mögliche Eigenaktivität zu fördern und damit das Selbstvertrauen zu stabilisieren. Jede Passivität und Resignation, so verständlich sie sind, werden bewusst vermieden oder gezielt angegangen.

Jedoch: *Jede Überfürsorglichkeit führt zur Unselbstständigkeit, Handlungsunfähigkeit bis hin zur vollständigen Pflegebedürftigkeit!*

Der Hausarzt kann vielfältige und durchaus befriedigende Erfolge darin erzielen, wenn er seinen alten Patienten auf diese Weise einen inhaltlich angemessenen und würdevollen Lebensabend mitgestalten hilft.

Literatur

1. Blaser, G.: Den Verfall aufhalten. Therapie der Gegenwart 131, 9-12, 1992
2. Böttcher, H. R.: Beeinträchtigung, Auseinandersetzung, Unterstützung.
Z. ärztl. Fortbild. 83, 396-400, 1989
3. Curschmann, D.: Psychosoziale und medizinpsychologische Betreuung
der alten (alternden) Menschen in der Hausarztpraxis.
Vortrag Tagg. Gesellsch. Allgemeinmed. der 3 Nordbez. Kühlungsborn, 27.10.1989
4. Curschmann D.: Einige medizinpsychologische und psychosoziale Probleme des alten (alternden) Menschen in der Allgemeinmedizin. Z. Klin. Med. 44, 849-850, 1989
5. Dilling, H. / S. Weyerer / R. Castell: Psychische Erkrankungen in der Bevölkerung.
Enke, Stuttgart, 1984
6. Erikson, E. H.: Kindheit und Gesellschaft. Kleff, Stuttgart, 1968
7. Goethe v. J. W.: Maximen und Reflexionen in Gesam. Werke.
Hrsg. Bibliothek Deutscher Klassiker, Volksverlag Weimar, 1962
8. Haag, A.: Probleme und Erkrankungen des Alters. In: Jores (Hrsg)
Praktische Psychosomatik, Hans Huber, Bern, Göttingen, Toronto, Seattle, 1996
9. Heufft, G. / G. Rudolf / C. Öri: Ältere Patienten in psychosomatisch-psychotherapeutischen Institutionen. Zschr. Psychosom. Med. 38, 358-370, 1992
10. Heufft, G. / C. Marschner: Psychotherapeutische Behandlung im Alter.
Psychotherapeut, 39, 205- 219, 1994
11. Heufft, G.: Psychoanalytische Psychotherapie bei älteren Menschen. In: Ahrens St (Hrsg)
Lehrbuch der psychotherapeutischen Medizin, Schattauer, Stuttgart, New York, 1997

12. Heufft, G. / H. Radebold: Gerontopsychosomatik. In: Uexküll, v. Th. (Hrsg) Psychosomatische Medizin, 6. Aufl., Urban und Fischer, 1247-1276, 2003

13. Jores, A. / S. Puchta: Der Pensionierungstod. Med. Klinik 54, 1158-1164, 2003

14. Junkers, G.: Klinische Psychologie und Psychosomatik des Alters. Schattauer, Stuttgart, 1995

15. Linden, M. / R. Förster / M. Quel: Verhaltenstherapie in der kassenärztlichen Versorgung. Eine versorgungsepidemiologische Untersuchung. Verhaltenstherapie 3, 101-111, 1993

16. Lehr, U.: Psychologie des Alters. Quelle und Meyer, Heidelberg, 1997

17. Peters, M. / C. Lange / H. Radebold: Psychotherapiemotivation älterer Patienten in der Rehaklinik. Zsch. Psychosom. Med. 46, 259-272, 1993

18. Radebold, H.: Psychosomatische Probleme in der Geriatrie. In: Uexküll, v. Th. (Hrsg) Lehrbuch der Psychosomatischen Medizin, Urban und Schwarzenberg, München, 1979

19. Rudolf, G.: Der depressive ältere Mensch. Symptomatik, Diagnostik, Klassifikation Synopsis 1, 13-18, 1997

20. Sandholzer, H. / R. Fricke / St. Richter / K. Mannschreck / M. Kämpfer / G. Runter / H. Jungk: Morbidität und medizinische Versorgung älterer Patienten. Z. All. Med. 69, 44-48, 1993

21. Schiller, A.: Psychotherapie älterer Patienten. Zschr. Psychosom. Med. 38, 371, 1992

22. Schepank, H.: Die Versorgung psychogen Kranker aus epidemiologischer Sicht. Psychotherapeut, 39, 220-229, 1994

23. Schüler, M.: Psychische Störungen im höheren Lebensalter. Landarztpraxis, 1, 16, 1998

24. Stauder K. H.: Über den Pensionierungsbankrott. Psyche 9, 481, 1955

25. Wolfersdorf, M.: Suizidalität bei alten Menschen. T & E Landarztpraxis, 10-15, 1998

VI.13 Ausgehandelt: Geld oder Liebe
Partnerschaft und Sexualität - mit oder ohne Beziehung

1. Häufig oder selten?

Bei aller hysterisch inszenierten Medienoffenheit ist das Thema im Sprechzimmer noch oft tabu. Es gibt Untersuchungen, die behaupten, dass 10% der allgemeinmedizinischen Klientel sexuelle Probleme hätten und zudem jedes zweite Paar. Hand aufs Herz: Wie oft rede ich vergleichsweise mit Patienten darüber und wie oft reden sie mit mir darüber?

Sehr viel weniger mit Sicherheit, als diese Zahlen auf die Häufigkeit der Probleme verweisen. Entsprechende Fragen an Kollegen zeigen das Gleiche. Am ehesten kommt das Thema - wiederum somatisiert - noch zur Sprache, wenn es um Viagra und Nachfolger geht, durchaus auch von den frustrierten Ehefrauen angeregt. Gleichwohl sind die Folgen sexueller Unzufriedenheit groß: unmittelbar körperlich, beim Einzelnen, natürlich in der Paarbeziehung, familiär, am Arbeitsplatz, überall.

2. Aus der Praxis
Rezept oder Problem?

Da wird mir der Rezeptwunsch eines 24-jährigen Mannes vom Tresen hereingereicht zur Unterschrift: Viagra. Da er daraufhin „gezwungen" wird hereinzukommen, muss er sich erklären. Das fällt ihm sehr schwer, obgleich er schon einige Male da war.

Jedenfalls geht es um „Impotenz" im Zusammensein mit seiner über alles geliebten Freundin, die er als die Frau seines Lebens beschreibt. In anderen Beziehungen sei ihm solches Malheur noch nie widerfahren.

Hier ist festzuhalten: Der Fall ist insofern typisch, als die erektile Impotenz neben der Ejakulatio präcox die häufigste sexuelle Funktionsstörung bei Männern ist. Offensichtlich hat sie noch mit anderen Impotenz - Äquivalenten zu tun. Die Ejakulatio präcox ist aber eigentlich eine Orgasmusstörung, da beide nicht trennbar sind. Libido und Ejakulation sind sehr stabile Funktionen bei den Männern. Dazu und zum angeführten Beispiel in Folge Näheres.

Sex ohne oder mit Beziehung?
Eine ca. 35-jährige Frau kommt mit ihrem Mann nach vorausvereinbartem Termin. Der Mann eröffnet das Gespräch und teilt mit, dass seine Frau seit längerem keine Lust mehr habe. Solch klare Eröffnung ist schon ein mutiger und seltener Schritt. Sie sei den ganzen Tag zu Hause, brauche sich nur um Haushalt und die 4-jährige Tochter zu kümmern und müsse doch eigentlich genügend Kraft dazu haben, abends im Bett mitzumachen

*und es nicht nur über sich ergehen zu lassen. Er gehe den ganzen Tag
arbeiten und bringe das Geld nach Hause. Was bleibe denn da noch vom
Leben? Er hätte ja Lust, also müsse es doch an ihr liegen.*
*Die Frau gibt an, die Lust auf Sex und die Erlebnisfähigkeit (Orgasmus)
schon länger verloren zu haben. Früher habe das gut geklappt und sie war
aktiv dabei. Sie komme eigentlich nur mit, damit er ihr später nicht vor-
werfe, sie habe nicht alles versucht.*

Hier ist festzuhalten: Libido und Orgasmus sind bei den Frauen am
häufigsten gestört, wahrscheinlich, weil am leichtesten störbar und das
wiederum offensichtlich deshalb, weil sehr stark an die Beziehungsat-
mosphäre geknüpft, viel mehr jedenfalls als die schnell anspringende
potentiell polygame Lust der meisten Männer.
Da kann noch differenziert werden in primäre, sekundäre oder situativ
bedingte anorgasmische Störungen mit ihren jeweiligen Hintergründen.
Das Verstehen einer libidinös-orgasmischen Störung ist relevant für viele
ähnlich gelagerte Probleme. Auch dazu mehr weiter unten.
Zunächst eine Beschreibung zum Verständnis des Kontextes und des
(wertenden) Interpretationsrahmens.

3. Sexualstörungen als Modell

Sexualstörungen stellen auch ein besonders
typisches Psychosomatik-Modell dar, ob der ausnahmslosen Einbeziehung
aller Ebenen, ein Modell für den psychosomatischen Zusammenhang in
beiden Richtungen:
• soziopsychosomatisch
• somatopsychosozial

Vom „gestörten, falsch funktionierenden Organ" zur gestörten Person und
deren gestörter Beziehung zum Partner, zur Familie und umgekehrt.
Zwei Personen und ihre gestörten Beziehungen zur Welt, zu sich selbst und
zueinander, einschließlich natürlich ihrer Körper.

So sind sie auch ein Modell für ebenso typische *Missverständnisse* solcher
Zusammenhänge.

a.) Die angeborene körperliche Ausstattung mit Sexualorganen müsse
deren erfolgreichen (gleich lustvollen) Gebrauch garantieren: Reprodukti-
on von Lust, wann immer ich es möchte. Beim Mann z. B. also die stets
einsatzbereite Lust und ihre leider öfters gestörte „Sexualhydraulik".

b.) So gesehen und etwas zugespitzt ausgedrückt wäre Sexualität also überwiegend gleichbedeutend mit einer Genitalorganbegegnung. Die Partnerschaft in diesem Sinne wäre ein Vertrag zur gegenseitigen Benutzung der Geschlechtsorgane.

c.) Ausgeklammert und Abgespalten wird dabei aber die kommunikative Funktion, die nonverbal-körper-sprachliche Bedeutung der sexuellen Begegnung, ihre Bedeutung für die Beziehung und die Symptomatik.

Wenn ansonsten Gestik und Mimik selbstverständlich anerkanntes und bedeutsames Allgemeingut in Kontakten zwischen Menschen sind, wird hier die körpersprachliche Bedeutung der Art des Umgangs im sexuellen Kontakt oft weitgehend ignoriert. Dies alles ist hier bewusst etwas akzentuiert dargestellt, um das Problem deutlicher zu machen.

Mit dieser Abspaltung der Sexualität von der in ihr und durch sie realisierten Art des Umgangs miteinander, der auch typisch ist für die Art der Beziehung überhaupt, drücken sich Fehlwahrnehmungen, Fehleinschätzungen und Fehlerwartungen aus. Es zeigt sich nämlich ein reduziertes, vereinfachtes, mechanistisches, also objekthaftes Bild vom Körper und seinen Funktionen, bezogen auf den eigenen und den des anderen.

Diese „Maschine" provoziert auch sehr schnell die Angst vor dem Versagen, dem Leistungsdruck und der folgenden Wertminderung, Selbstwertminderung. Gleiches gilt auch von der Wahrnehmung des Partners, der überwiegend als Objekt und nicht als Subjekt wahrgenommen und dementsprechend **gehandhabt** wird.

Parallel dazu entwickeln sich Spannungen, Missverständnisse und Fehlverhalten in der gesamten Partnerschaft, bzw. ist dieses Verhalten bereits da in Wechselwirkung mit der sexuellen Begegnung.

Diese ist ein Barometer ersten Ranges zur Beurteilung der Kommunikationsfähigkeit eines Paares. Sexualverhalten ist Körpersprache, ist subtile nonverbale Kommunikation. Körpersprache kann ausreichend genau übersetzt werden in ein Gespräch. Jedenfalls kann das gelernt werden.

Und bei Störungen müsste es gelernt werden.

Und diese Sprache wäre ein Sprechen über die Beziehung,

Sie wäre die Aufhebung der Alexithymie.

Denn hier zeigen sich auch die menschlich - basalen, primär nicht sexuellen Wertungen, Bedürfnisse, Wünsche, Nöte und Defizite in der Beziehung und in den Individuen: Akzeptanz, Verständnis, Sicherheit, Toleranz u. a.

4. Was ist die körpersprachliche Bedeutung der Sexualität?

Die „Übersetzung" körpersprachlichen Verhaltens, der nonverbalen Kommunikation sexuell sich Begegnender, zeigt ganz grundlegende, strukturierende Qualitäten der Beziehung überhaupt. Qualitäten, die auch typisch sind für den außererotischen Bereich. Konstruktive oder eher destruktive.

Wenn positive, beziehungsförderliche Inhalte sexueller Gesten gemeint sind, sind das beispielsweise solche
Konstruktive: Aufeinander - Zugehen, Sich - Näherkommen, Sich - Nahestehen, Sich - Zugeneigtsein, Sich - hüllenlos - zu erkennen - Geben, Berührt - Sein, Sich - Einfühlen, Bergen, Annehmen, Sich - Öffnen, Aufeinander - Eingehen, Sich In - den - anderen - Hineinversetzen, Vereint - Sein, Zusammenhalten, Sich - am - Herzen - Liegen u. a.
Destruktive: Wenn ambivalente bis negative, beziehungsbelastende Inhalte gemeint sind, dann etwa Verletzung, Abwendung, Sich - Verschließen, Abweisen, Entwerten, Benutzen bis hin zu Gewalt, Angriff, Verfolgung, Überwältigung, Unterwerfung.

In der Beschreibung der sexuellen Begegnung haben wir schließlich die leiblich - sinnenhafte Dimension der gesamten Beziehung vor uns, grundsätzlich anders wird auch im Alltag nicht miteinander umgegangen. Also viel „Material" für das psychosomatische Wechselspiel, für das Verstehen und natürlich auch für die evtl. therapeutische Route, Life-Material für das Verstehen der Beziehung, auch außerhalb der Sexualität. In kaum einem anderen Bereich ist dies so plastisch, so beinahe unmittelbar zu erfassen. Therapie kann hier sein die gute Moderation, die Übersetzungshilfe und Vermittlung des Beobachteten, Partnervermittlung im besten Sinne. Sie braucht dazu nicht immer viel Zeit.

Wie deutlich geworden ist, stellen diese körpersprachlich codierten und dann übersetzten Inhalte gleichzeitig den Umgang, die Erfahrungen und Defizite bei der Realisierung basaler menschlicher Grundbedürfnisse dar. Da diese schon vor der genitalen Sexualität bestehen, werden sie auch als prägenitale bezeichnet. Gemeint ist die Angewiesenheit auf Annahme in der je individuellen Eigenart, auf Zuwendung, Verstehen, Wertschätzung, Zugehörigkeit, Bezogenheit, Sicherheit und Entfaltung.
Ihre einigermaßen ausreichende Erfüllung entscheidet in unserer Kultur wesentlich über psychosomatisches Gesund - Sein, Gesund - Bleiben, Krank - Werden und -Bleiben, entscheidet über die so wesentliche, oft abgewertete Sinnfindung.
Diese Grundbedürfnisse und ihre mehr oder weniger gelungene und immer wieder neu zu reproduzierende Befriedigung sind zugleich unverzichtbare Voraussetzungen von gelungenen Partnerbeziehungen, eben auch in der Sexualität. Der so schwer fassbare Begriff der **„Liebe" kann** - dies

zugrundegelegt - **definiert werden, als gegenseitige Sorge um die ausreichende Erfüllung dieser Grundbedürfnisse. Hier wird die Sorge um den anderen gleichzeitig Sorge für sich selbst, damit entneurotisiert, nicht zum Helfersyndrom.**

All diese Bedürfnisse, ihre Erfüllung oder Versagung, können in der sexuell-erotischen Begegnung am deutlichsten, unmittelbarsten, weil buchstäblich **verkörpert,** gespürt werden. Ihre verbale Thematisierung, ihre Verhandlung und Abstimmung hat heilsame Wirkung.

So kann im positiven Fall die sexuelle Lust potenziert werden. Zur sexuellen Lust käme dann die Beziehungslust, die Lust am Verstehen und Verstandenwerden, Akzeptieren und Akzeptiertwerden, am Wertschätzen und Geschätztwerden und am Reflektieren des Ganzen.

Rein körperlich realisierter Sex, ohne Einbettung in diese Atmosphäre gegenseitig gewährter Bezogenheit, wirkt auf Dauer störend bis pathogen, macht impotent, lustlos, anorgasmisch und mehr.

Sexuelle Störungen sind so körperlicher Ausdruck für die gesamte Beziehungsrealität, sind inszenierte somatoforme Antwort auf die gestörte Beziehung.

Deshalb gilt uneingeschränkt: **primär** ist die immer vorausgehende **Beziehungsstörung,** die natürlich auch durchaus schon mit in die aktuelle Beziehung hineingebracht werden kann und **sekundär** die **sexuelle Störung.** Das heißt aber nicht, dass Therapie primär und isoliert erst an der Beziehung ansetzen muss, sondern auch parallel, synchron in der Analyse und Korrektur der sexuellen Fehlhaltungen stattfinden sollte.

Zurück zum ersten Beispiel: Rezept oder Problem

Seine Freundin ist 17 Jahre alt und die erste, die er erobern musste, bisher liefen ihm die Mädchen und Frauen nach. Sie sei seine Traumfrau, ohne die er nie mehr leben möchte und könnte. Er habe oft daran gedacht, ob das Leben ohne sie noch einen Sinn hätte. Dennoch, umbringen würde er sich nicht. Und ausgerechnet bei ihr kippe - nach anfänglich problemlosem Sex - sein Glied einfach um.

Ja, sie hätte schlechte Erfahrungen mit ihren ersten Männern gemacht, die sie nur als Sexobjekt benutzt hätten. Bei ihm fühle sie sich durchaus erstmals so richtig akzeptiert und dennoch möchte sie noch mehr Erfahrungen machen und sich nicht auf ihn festlegen, wie es sein Wunsch wäre. In dieser prinzipiell labilen Situation tue er alles, um sie nicht zu verlieren, lese ihr den berühmten Wunsch von den Augen ab, würde ihr buchstäblich alles geben, obwohl sie ihn oft schwer kränke mit ihren spielerischen Orientierungen nach anderen Männern, ihren Ausbruchsversuchen, ihren Eifersuchtsprovokationen. Was könnte das bedeuten?

Aggressives Agieren gegen Männer bei schlechten Vorerfahrungen oder ein sich immer neues Vergewissern ihrer Attraktivität, weil sie sich vielleicht nicht ganz vorstellen kann, dass ein Mann sie so intensiv mag, weil seine Haltung evtl. zu vereinnahmend ist oder eben das Sich - noch - nicht - fest - anbinden - lassen - wollen, oder...?

Hier wird unmittelbar deutlich, worum es auch geht: er gibt subjektiv alles hin, ist ganz selbstlos, ist in dieser Beziehung sein Selbst los, d. h. bleibt nicht er selbst, wie er es sonst sein konnte, der selbstbewusste, gut aussehende und durchtrainierte Schönling.

Die sonst gelebte Selbstbehauptung bedeutet hier plötzlich eine Gefahr der Trennung, also muss all dies unterbleiben. Obgleich er nicht selten vor Wut kocht. Im übersetzten Sinne verhält er sich ihr gegenüber sozial impotent, nicht nur sein Glied kippt um, sondern vorher ist er selbst schon umgekippt. Er, die Person, die er war und ihr gegenüber nicht mehr sein zu können glaubt.

Einige wenige Erfahrungen hat er gemacht, die ihn stutzig machen: wenn er sie im Rahmen der erwähnten Kränkungen mal abschrieb, nicht mehr hinfuhr oder anrief, kam sie nach kurzer Zeit zu ihm, beinahe reuig, liebevoll, gnädig. Und da klappte es sexuell wieder. Warum? Da war er wieder einfach echt so, wie er sich fühlte, wieder er selbst, nicht mehr selbstlos. Dennoch rutschte er sehr schnell wieder in seine alte, abhängige Rolle und damit in die soziale und erektile Impotenz, er und sein Glied fielen um. Aber er verstand die Botschaft seines Körpers, seine Körpersprache nicht, verstand den „therapeutischen" Hinweis, der in der Situation aufleuchtete, nicht.

Vielleicht hat die Impotenz ja auch etwas Rachecharakter für die empfundenen Kränkungen?

Da ich seine Eltern als Patienten kenne, weiß ich, dass die Ablösung von der in der Familie sehr overprotective - dominanten Mutter sehr schwer fiel. Sein sonst ganz patenter, aber eher ausweichend bis leicht unterwürfiger Vater war halt kein optimales „Lern - Modell" dafür, einer dominanten Frau zu widerstehen bzw. ihr autonom kompetent zu begegnen.

So wiederholte sich ein ungelöster Problemaspekt der Beziehung zu den Eltern in der Beziehung zur Freundin. In dem Gespräch fühlte er sich nicht wohl. Neben der erlebten Impotenz nun noch die Blamage, einem Mann gegenüber auch seine soziale Impotenz unterstellt zu bekommen. Zum nächsten Termin kam er nicht, meldete aber einen neuen an.

Ich versuchte - auch unter dem Druck, den er machte - relativ schnell, wohl zu schnell, eine Verbindung zwischen diesen erwähnten Ebenen herzustellen, insbesondere den *„therapeutischen Vorfall"* zu bearbeiten. Alles ziemlich schnell, er verstand schon, was gemeint war, aber die Integration des Problems bedurfte natürlich Zeit. So dürfte er noch mehr unter Druck gekommen sein. Er kam nicht wieder, rief aber an, dass er es nun allein versuche, er wisse jetzt, worum es gehe. Dichtung oder Wahrheit?

Ich hätte ihn wohl eher gelassener auf- und annehmen und nicht situativ die eigene therapeutische Potenz herauskehren sollen, was mir erst im Nachhinein klar wurde. Um ihm damit zu signalisieren, dass eine Impotenzepisode keinerlei „Schande" ist und das Problem nicht mit der Brechstange gelöst werden kann, weder in der realen, noch in der therapeutischen Beziehung.

Zum zweiten Beispiel: Sex mit oder ohne Beziehung

Ergebnis der Exploration - sie war zeitlebens ein Aschenputtel, eine Magd, immer auf dem Abstellgleis: Vater übergriffig, Mutter alkoholkrank und ständig auf Konfrontation, stets auch schlechter als der größere Bruder, von dem sie auch angestellt wurde, unter Androhung von Prügel. Übergriffe von beiden Männern.

In der Zeit des Verliebtseins, der Schwangerschaft und der gemeinsamen Wohnung klappte das Familienleben recht zufriedenstellend. Aus wirtschaftlichen Gründen zogen sie zu den Eltern des Mannes.

Hier begann das Gleiche von vorn: Diese Eltern akzeptierten sie nur in der Rolle, der sich um das Wohl ihres Sohnes und Enkels Kümmernden. Als Mutter wurde sie nicht ernst genommen, ihre pädagogische Kompetenz wurde situativ und systematisch paralysiert, indem das Kind per Verwöhnung von der um Konsequenz bemühten Mutter weggelockt wurde und sich bald so abwertend ihr gegenüber verhielt, wie es Schwiegereltern und Ehemann vormachten. Sie hatte diese Dinge schon durchschaut, aber befand sich in der Zwickmühle, ziemlich sicher davon ausgehen zu können, dass Durchsetzung und Konsequenz (nämlich die Gretchenfrage an den Mann, ob er mit ihr oder seinen Eltern leben wolle) gleichbedeutend waren mit wahrscheinlicher Trennung und vielleicht noch Verlust des Kindes. Verlust - und Trennungsängste, die sie schon immer zu unterwürfiger Bravheit gezwungen hatten und vor denen sie sich per Symptom, per Krankheit etwas schützen konnte.

So akzeptierte sie auf dieser Basis viel Störendes am Partner und hatte nicht den Mut, etwas davon anzusprechen. Ebenso nicht die unausweichlichen Spannungen mit den schwierigen Schwiegereltern.

Aus der anfänglich durchaus beiderseits befriedigenden Sexualität wurde so der alleinige Zweck der Befriedigung des Mannes, der ja zu seinem „Recht" kommen sollte und musste, eigentlich aber: besänftigt werden musste. Natürlich geht so etwas nicht lange gut, denn auch er hatte den

stummen Widerstand, den Aufstand und die Verweigerung im Übersicher-
gehenlassen als Defizit bemerkt. Allein leben konnte sie nicht, ihre Eltern
wollten sie nicht, Freundinnen waren nicht da. Was also tun?

In den ersten Gesprächen konnte ich mich - leicht erschrocken darüber - am
ehesten in die Haltung der anderen einfühlen. Sie machte den nachhaltigen
Eindruck einer lahmen Ente, deren Hauptgeschäft das Klagen war. Jede
Forderung, jedes Drängen, jedes Zentrieren auf das vermeintlich wesentliche wurde mit mehr Klagen beantwortet und schließlich auch mit der
Äußerung, ich sei ja auch einer von den vielen, die sie nicht mögen. Das
stimmte. Sie teilte mit, dass ich sie unter Druck setze, wie sie es zu Hause
dauernd erlebe, und darüber kann sie sich ja nur empören.
Ich verstand die Wiederholung, die passierte und die ich mitinszenierte und
versuchte ihr zu erklären, was an ihr möglicherweise zu dieser Haltung
provoziere:
Das Langsame, Umständliche, Chaotische, Unkonzentrierte und natürlich:
Klagen statt Tun.
Nun, ich verstand auch, dass diese „Strategien" Abwehr- und Schutzcha-
rakter hatten, in einer Lebenssituation die keine Chancen ließ, keine Alternativen. Was würde ich denn tun in ihrer Lage? Dennoch, sie musste auch
wissen, wie und warum sie so wirkte, dass alle Welt sie zum Aschenputtel
machte und nicht ernst nahm.
Allmählich konnte ich mein unempathisches Verhalten ändern, mit besse-
rem, genauerem Verstehen sie akzeptieren lernen. Es wird wohl nicht
anders gehen, als sie und ihren Mann an einen Tisch zu bekommen und sich
in die Mühen der Ebene zu begeben.
Was wäre dabei zu bearbeiten, zu klären? Ganz allgemein seine Mitbeteiligung und Verantwortung am Problem, was ja eine ganz neue Sicht auf
Sexualität und Beziehung, nämlich ihrer beider Verwobenheit erforderlich
machte. Es müssten die übergreifenden Inhalte der sexuellen Kommunikation erfahrbar gemacht und übersetzt werden:
Was bedeutet dieses und jenes Verhalten und Umgehen miteinander in
punkto Respektieren, Annehmen, Einfühlen, Verstehen usw.?
Dies natürlich im Dreierpack. Offensichtlich viel Arbeit und nicht immer
lustvoll, sie hat gerade begonnen.
Lustvoll muss diese Arbeit ja auch nicht sein, aber immer wieder frei zu
machen von negativen Affekten meinerseits, bzw. müssen derartige Gefühle geklärt werden. Sie würden anderenfalls den Fortschritt verhindern.
Optimal geeignet dazu ist die Balintgruppe, um Übersicht und Kompetenz
in den Therapien zu erhalten, sich Potenz zu holen, indem über die eigene
situative, zeitweise therapeutische Impotenz verhandelt wird.

VI.13 Ausgehandelt: Geld oder Liebe

Literatur:

1. Uexküll v.: Psychosomatische Medizin, Urban und Schwarzenberg. München, 1998
2. Uexküll v.: Integrierte Psychosomatische Medizin. Schattauer, 1992
3. Uexküll v.: Subjektive Anatomie. Schattauer, 1994
4. Buddeberg, C.: Sexualstörungen in der Praxis, Thieme, Stuttgart, 1988

VI.14 Schwindel -
wenn ich den Boden unter den Füßen verliere

Psychosomatische Aspekte
Ist es nicht oft so, dass das beunruhigt-drängend, ja fordernd Vorgetragene, ohne auch nur ein bisschen selbst überlegten Zusammenhang hingeworfene Symptom „Schwindel" uns sofort ein gewisses Unbehagen schafft? Schon wieder diese mühsamen Prozeduren..., diese Halteversuche, die so oft nicht halten... So anstrengend ist die Stabilisierung, für uns und wie viel mehr für den Patienten? Nehmen wir an, die wesentlichen organischen Hintergründe sind geklärt und der Schwindel dennoch geblieben. Was nun?

1. Die immanente Mehrdeutigkeit, volksmundartige und volksweisheitliche Assoziationen, versteckte Bedeutungen, Symbole, auch diagnostisch-therapeutisch nutzbar

Ich habe Schwindel --- keinen festen Stand,
mir schwindelt --- Haltung, Halten, Ruhe,
ich bin schwindelig --- sich stellen, Stellung beziehen,
ich schwindele, ich werde beschwindelt --- Wahrheit, Norm und Strafe, Vergehen, Fehlgehen, Fehltritt, keine Richtung, keine Linie und Orientierung haben, bivalent, ambivalent sein.
Taumeln, Tumult, Kreiseln, Drehen, Durchdrehen.
Schwund, zu verschwinden versuchen, verschwinde, verschwunden, nicht mehr gesehen werden, eine Null sein, nichts.
Kommen und gehen, aber nicht bleiben, Anziehung und Abstoßung in schneller Folge.

2. Erfahrungen und Sichtweisen in Beispielen
2.1 Ambivalenz: Der Sohn wird groß - die Mutter schwindelig
Nach dem frühen Tod des Ehemannes bekommt der dreizehnjährige Sohn von der Mutter einen Teil der Partnerfunktionen übertragen, eigentlich schon während der infausten Darm - Krankheit seines Vaters, deshalb war er vielleicht so oft verstopft und hatte häufige nicht erklärbare Bauchschmerzen. Denkbar auch als Angst vor der Krankheit des Vaters und möglicherweise in mitleidender Identifikation mit dem Vater.
Der Sohn wird älter und entfernt sich emotional im besten Sinne der beginnenden Verselbstständigung von der Mutter, die selbst immer noch nicht ganz abgenabelt ist von den nahen Eltern. Die Mutter arbeitet bei der Tochter in deren Praxis.

Der Sohn pflegt manchmal und dann immer öfter open - end - Abende.
Andere Frauen kommen ins Spiel. Bei der Mutter kommt der Schwindel.
Natürlich ist es erst mal die verspannte HWS als naheliegendes soma-
tisches Erfolgsorgan und fassbares, konkretes Korrelat.
Aber der erfolglose Selbsttherapieversuch zeigt, dass es woanders klem-
men muss. Sie kommt selbst wie ein kleines Mädchen in die Praxis und weiß
eigentlich schon worum es geht. Sie sucht die haltgebende Anlehnung an
und die bestätigende Gewissheit durch den „Vater", dass die Aktivitäten
des Sohnes nicht gegen sie gehen, sondern für ihn wichtig sind: Distanzie-
rung nicht gegen sie, sondern für sich. Denn diese ermöglicht nach der
Verselbstständigung die spätere Wiederannäherung aus souveräner Posi-
tion.
So hat sie denn für eine gewisse Zeit wieder festen Boden unter den Füßen.
Sie beginnt am eigenen Fundament zu arbeiten, d. h. die verlorene Stütze
„Sohn" zu ersetzen. Partnerangebote stehen vor der Tür. Sie hat den
Schwindel, den inadäquaten unhaltbaren Halteversuch traurig aufgege-
ben, eine Täuschung verloren.

2.2 Mir fehlt der Halt - ich habe ihn verloren - bin ich verloren?
Der 14-jährige Schüler wird in einen anderen Ort umgeschult. Dieser
Wechsel ist ein Sturz in die „Kälte" einer neuen, überwiegend unver-
trauten Welt. „Keiner kümmert sich mehr in gewohnter Weise um irgendet-
was, was außerhalb des Schulischen liegt, also nicht mehr um mich. Das
war doch bei der vorherigen Lehrerin ganz anders. Die kannte mich viele
Jahre. Sicher, die neuen Lehrer sind auch freundlich, aber ohne die
vermisste Wärme, sie sind Profis, professionell, mehr nicht."
Aufgewachsen war er zwischen den Eltern und Großeltern auf einem
großen Gehöft, durchaus wie ein typischer Junge, der sich lieber mit
Fußball abgab, frech und lustig war, als an Mutters Rock zu hängen.
Soweit ganz unauffällig.
Dennoch - im Nachhinein erkennbar - quasi unauffällig verwöhnt mittels
immer griffbereiter Sicherheit. Einer von den vier „Eltern" war immer da.
Die Konfrontation mit der abrupt geforderten Verselbstständigung, mit
dem abgebrochenen permanent sichernden Hintergrund, mit dem Ertra-
genmüssen von mitmenschlicher Unaufmerksamkeit und relativer Kälte,
lassen sichere Fundamente wanken. Schwindel, Übelkeit, Konzentrations-
störungen und Leistungsabfall entstehen, führen zu Attesten, zur Schulbe-
freiung, zu Diagnostik „ohne Befund" und schließlich zu Überlegungen,
was denn eigentlich los ist.
Inzwischen ist er deutlich depressiv, weint oft, hängt am Rockzipfel und
sitzt am liebsten im „Schoß" des Hauses.

Er sieht sehr vieles schon selbst, ist motiviert, die Arbeit kann beginnen. Nach wenigen Wochen ist sein Stand im Leben fester. Er ist stolz darauf und der schon latente Wunsch nach Verselbstständigung hat die Arbeit leicht gemacht. So kann der rauhere Wind ihn nicht mehr so leicht aushebeln.

2.3 Nichts und niemand halten mich fest, ein Leben im Chaos, der Dauerschwindel

Die schon immer schwer hypochondrische Frau hat fünf Kinder und zwei Enkel: „Kreislaufbeschwerden seit Geburt". Wie ihre beiden Eltern ist sie vordergründig „unerträglich", ist sie der Auslöser für einen Vermeidungsimpuls; wie kann ich sie schnell loswerden? Die Suche nach der Empathie ist ein Arbeitsvorgang, der bewusst in Gang gesetzt werden muss.

Alle Kinder, tatsächlich alle haben mit besonders schwierigen Problemen zu kämpfen. Wenn ich das am Halse hätte...?

Sie kann nicht zuhören, niemandem, sie ist immer nur mit sich beschäftigt, mit ihrer tatsächlich auch „unendlichen" Problematik, die sie nur als Krankheit wahrnehmen kann, als Strafe, als Alleingelassensein. Anderenfalls müsste sie sich ja auch ändern, müsste sie für einiges die Verantwortung übernehmen, z. B. dafür, dass sie immer wieder schwanger wurde und dies zunächst die bequemste Weise war, ökonomisch stabil zu bleiben und sich der dringend nötigen Entwicklung von anderen Kompetenzen zu entziehen. Aber so könnte man verrückt werden, ginge es uns nicht ebenso? Da sie niemandem zuhört, wird sie auch nicht angehört, ihr hörte sicherlich auch niemand zu in ihrem Leben. Sie sei nur angemeckert worden. Sie schimpft, sie heult, sie streitet, sie kreischt, sie schwindelt, was das Zeug hält, legt sich tagelang ins Bett. Vor allem ist sie krank: zu vier bis fünf Ärzten fährt sie ihr Mann samt meist einem oder zwei Kindern, mehr als einmal pro Woche.

Hauptsymptom ist der Schwindel, der natürlich am Kreislauf, dem Herzen, der Wirbelsäule oder der Schilddrüse liegt, je nachdem, welcher Arzt dran ist. Derjenige, der alles in einen möglichen Zusammenhang zu bringen versucht, der sie auch zu Hause erlebt hat, wird meist gemieden, sie schickt die Kinder, wenn sie etwas braucht, zufällig? Sie verteilt alles auf viele Ärzte, vielleicht, damit niemand das Chaos sehen kann. So wird denn nur der kleine Schwindel selbst gesehen, nicht der große. Und alles bleibt: nur Schwindel.

2.4 Ich schwindele mich durch

Ein Melker, 7 Jahre vor der Altersrente, hörend von drohenden Entlassungen, taumelt mehrfach gegen die „Welt" (alle Gegenstände seiner

Arbeitswelt, aber auch zu Hause), verletzt sich dabei leicht (eine Art Schleudertrauma) und hat von nun an Schwindel in allen Lebenslagen. Er war immer ein fleißiger und zuverlässiger Arbeiter, auffallend war allenfalls seine Ängstlichkeit.
Umfangreiche Diagnostik und Therapie, mit allen Schikanen, auch stationär.
Nichts hat geholfen und sehr wenig wurde gefunden. Er fährt immer noch zu dem Torero-Orthopäden: drei mal pro Woche eine „Spritze", die nur das Konto des Arztes ändert. Die Rente ist mittlerweile durch. Etwas Schwindel ließ „durch die Ruhe" nach, das Schwanken sei geblieben.
Schwindeln steckt offensichtlich an, wie soll denn der Mann nicht weiterschwindeln, wenn alle ihn anschwindeln. Und - andererseits - wie sollte man als Arzt nicht froh sein, sich - selbst schwindelnd - an dem Schwindel festzuhalten, wer wollte sich auf die Alternative einlassen?
Da kann einem schon bei dem Gedanken daran schwindlig werden!

2.5 Welcher Retter - Ritter sieht mein Leid, steht mir bei und hebt mich auf?

*Die Befürchtung: „Wenn ich nun vom Schwindel übermannt (was soll eigentlich **über-mannt** heißen?) inmitten von vielen Leuten umfalle"...*
Passiert war das noch nicht. Aber ganz umfallen darf ich ja auch nicht, denn sehen müsste ich schon, was passiert. Es könnte ja auch der falsche Ritter sein, also ein Schwindel.
Sie fällt nie um, wenn sie alleine ist. Gerade dann wäre ja niemand da. Immer nur vor Publikum bekommt sie diese Anwandlung:
Wandlung, Wende, Veränderung... Wünsche danach gibt's viele und schon lange, nämlich dem mittlerweile Unerträglichen und doch Unveränderlichen und ewig Lästigen entfliehen wollen.
„Wie sollte ich aber sicher sein, was dann kommt?
Zwischen der Angst vor dem Verlust gewohnter Sicherheit und der Angst vor dem Risiko einer offenen Zukunft, für die ich allein verantwortlich bin hin und her schwankend. Andere schwindeln eher, wenn sie alleingelassen sind, das ist unmittelbar verständlicher. Eine weitere Angst ist, dass die anderen meine Schwäche sehen könnten.
Meine Scham darüber ist so groß, keine kompetente Frau zu sein, so viel Mühe mit etwas zu haben, was anderen selbstverständlich ist."

2.6 Heimatlos, ohne Hafen, immer auf See und nie ohne hohen Wellengang

Oh, diese lebenslängliche Sehnsucht nach Ruhe: endlich im Inneren zu Hause sein können, das Fundament einer sicheren Beziehung zu haben, zu sich und anderen, gelandet sein, mal nicht aufpassen müssen ... Aber dann, wenn äußere Ruhe ist, wenn ein Partner und die Zeit dafür da sind, kann ich das nicht genießen, ja gar nicht aushalten: die Zweifel, ob er bleibt, ob ich gut genug bin, ob er mich überfordert, ob ich alles richtig mache und ob ich einfach so sein kann, wie ich mich fühle, fressen jedes Fundament kaputt. Bin ich allein, sind zwar diese Zweifel nicht unmittelbar präsent, aber in solcher einsamer Ruhe bin ich ja gar nicht mehr richtig da, werde ich nicht registriert, von keinem wahrgenommen, kann ich nicht antworten, bin nicht beantwortet, kann ich nicht fühlen, dass ich da bin, das ist wie ein kleines Sterben.

Dazu macht mir die Situation klar, dass ich offensichtlich nicht wert bin, dass jemand kommt und bleibt, nicht bleibenswert, nicht liebenswert. Bin ich aber dann wieder arbeitsaktiv, zeigt mir die Aktivität, dass ich etwas kann und manches besser als andere. Andererseits, die durch stets hektische Leistung hergestellte Bestätigung laugt mich aus. Ein ewiger Kreisel, der sich immer schneller zu drehen scheint, jedenfalls nie aufhört: **Sisyphos im Tretrad.**

In meinem ganzen Leben war ich nicht viel wert, neben dem immer besseren Bruder. Den ewig nörgelnden und kritisierenden, nicht akzeptierenden Eltern ausgesetzt und später gleichermaßen den Ehemännern. Alle waren eigentlich nicht direkt schlecht zu mir, aber keiner nahm mich ernst und an, keiner wollte mich so, wie ich bin. Und dann werden meine vielen Versuche, den Richtigen zu finden, noch als beinahe Hurerei missverstanden. Wie soll man da nicht durchdrehen, wo ich doch überall durchgedreht werde.

3. Auslöser, die Stand, Haltung, Stellung und Werte labilisieren
Ambivalenzen

Zwischen z. B. meinem Sicherheitsbedürfnis einerseits und einer längst fälligen Veränderungsnotwendigkeit bzw. dem Wunsch danach andererseits. Wenn der Sicherheitsanspruch aus zu großer Angst nicht etwas zurückgenommen werden kann, wird Veränderung nicht möglich, wird sie von der Angst blockiert. Gehe ich die Veränderung ein und an, muss ich eine Zeit lang auf unsicherem Boden aushalten, entsteht unvermeidlich Unsicherheit. Ohne Risiko habe ich nur die Sicherheit des Bisherigen, das wie ein Gefängnis ist, in dem ich mich nicht wohlfühle. Mit dem Risiko kommt die „Sicherheit" des Wellenganges, die Möglichkeit des Scheiterns. Zwischen subjektiv vermeintlich unverzichtbaren Bedürfnissen und Wünschen einerseits und drängenden Forderungen der Realität andererseits kann man buchstäblich „verhungern", wie in der Parabel der Esel zwischen den zwei Heuhaufen. Mein Bewegungsspielraum ist blockiert, ich kann

weder kämpfen, noch fliehen. Meine Haupttätigkeit besteht im Schwanken, Zweifeln und Vermeiden. Ich fühle mich vielleicht hilf- und hoffnungslos, wie ausgeliefert, zwischen deprimiert und ohnmächtig wütend.
Die rettende Lösung: das Symptom, das sich absolut zuverlässig in solcher Situation einstellt: aha, das war es also und nicht etwa die schon verdächtigten Kompetenzdefizite. Gottseidank!
Bin ich älter, kann man dabei schon auch mal an Rente denken.

Die Liste der Situationen mit solchem Potential ist gar nicht so groß:
Real drohender oder auch nur vermeintlicher Verlust von
• **haltgebenden Personen und Beziehungen oder**
• **Strukturen wie Heimat, Arbeit, materieller Sicherheit oder**
• **drohender Verlust körperlich-seelisch-sozialer Integrität**

Alle Schwellensituationen, wie Kindergarten, Schuleintritt, die ersten Beziehungen, Berufswahl oder die nicht vorhandene Wahl, die Arbeitslage. Soll ich denn nicht doch jetzt erst ein Kind bekommen oder..? Sollte ich mich trennen, einer Versuchung nachgeben oder einer einmaligen, vielleicht letztmaligen Chance und dabei letztlich evtl. in der bleibenden Einsamkeit landen? In der Klemme zwischen drängender Verführung, großer Versuchung und mühsamer Versagung.

Fragen über Fragen. Wo sind die Antworten?
Ich könnt sie etwa in folgenden Kriterien meines Lebens suchen.
Wie sieht es denn aus mit meiner
Ich-Stärke, dem was man Stärke nennt, meiner Identität?

Ich-Stärke könnte beschrieben werden als die Fähigkeit:
• Affektive Impulse kontrollieren zu können und nicht einfach impulsiv zu handeln, durchbruchartig unreflektiert.
• Auch intensive Trauer, Wut, Angst, Nähe auszuhalten, ohne zu desintegrieren, also ohne ewig zu somatisieren, hypochondrisch oder depressiv zu werden.
• Ausdauernd in der Verfolgung von Zielen zu sein, die nicht sofort und unmittelbar Befriedigung bringen (sogenannte Sublimation).
• Dauerhafte, tiefe, realistische Beziehungen zu entwickeln und halten zu können.
• Ein ausreichend realistisches Bild davon zu haben, wer man ist und sein kann, sein möchte aber auch nicht sein kann.
• Zur Ich-Stärke gehört auch die Realisierung einer gelungenen „Über-Ich-Integration". Das meint eine gelungene Synthese zwischen den sozialen

und moralisch-ethischen Normen einerseits und dem Drang nach individueller Bedürfnisbefriedigung andererseits.

• Das „Über-Ich" ist das innere Gesetzbuch des Wertens und Handelns. Es ist charakterisiert durch die Anpassung an die Normen, unter denen wir aufwachsen, an Normen, die uns Bindung, Schutz, Wachstum, Anerkennung, Selbstwert und Befriedigung ermöglichen können aber auch beschneiden oder unmöglich machen.

4. Schwindel und Gesellschaft - Zusammenhänge?

Auch Momente ganz anderer Lesart sind zu bedenken.

Der gedankliche Sprung erscheint groß vielleicht unangemessen, evtl abgehoben, aber ist er nicht auch relevant?

Transnational global agierendes Kapital führt immer mehr spürbar zur allmählichen Auflösung des Nationalstaates und folglich auch des Sozialstaates mit seiner Aufgabe der Absicherung einer basalen Existenz: Arbeit, Rente, Versicherung, dem stabilisierenden kulturellen Konsens. Eine Politik dafür wird tendenziell entmachtet. Ihre dominierende Aufgabe bleibt die innere und äußere Sicherheit und deren angemessene Gesetzgebung. Wenn das Ziel der meisten Politiker allein die Wiederwahl ist, sind sie willfährig.

Ziel des Kapitals ist allein die Entledigung von sozialem Ballast, der Gewinn und Macht schmälert. Die Gesetze des freien (gemeint ist: des neoliberalen Marktes), sind Darwins Gesetze, Macht- und Verdrängungsgesetze. Ein konkretes Ergebnis dieser Strategien ist u. a. die extreme Flexibilisierung des Arbeitsmarktes, die keine Ruhe und Überschaubarkeit für familiäre Entwicklungen ermöglicht, bzw. diese paralysiert. Existenzielle Verunsicherungen und Ängste wachsen und deren Folgen auf allen Ebenen.

Wie sollen Familien, die von diesen Bedingungen betroffen sind, Kindern die so dringend wichtige angstarme und beziehungsbetonte Atmosphäre geben?

Die Nötigung zu ständiger Konkurrenz und Flexibilität bedeutet Heimatverlust. Flexibilität ist ein Tarnwort für systematische Labilisierung, für Biegsamkeit, Beugsamkeit, Abhängigkeit, Vereinzelung, Erfahrung von Anonymisierung, Austauschbarkeit und Beliebigkeit.

Systematische Indoktrination von Außenorientierungen für die sogenannte „Masse" durch eine Fernseh- und Werbeverblödungsindustrie.

Wo bleibt da der Halt, das ausreichend sichere Fundament?

Wer kommt da nicht ins Wanken?

5. „Mechanismen"

Inhaltlich sind Schwindel und Angst mit ihren vielfältigen Folgesymptomen untrennbar: Unsicherheit muss Angst machen, Angst lässt mich schwanken. Ein somatischer Vermittler kann z. B. die angstgetriggerte Hyperventilation sein. Im Allgemeinen werden mehrere, qualitativ durchaus verschiedene Ebenen durchlaufen, die allerdings so nicht bewusst wahrnehmbar sind.

Unser Problem liegt auf der sozialen und psychosozialen Ebene, kann da aber aus Gründen der beschriebenen unlösbaren Ambivalenz, also
• mangels adäquater Wahrnehmung und Bewertung der Auslöser
• mangels ungenügend entwickelter innerer Konfliktverarbeitung
• mangels angemessener Handlungsstrategien
nicht gelöst werden und gelangt auf die psychoemotionale Ebene, als die Vermittlungsebene zwischen „mir als Person und mir als Körper" und landet letztlich auf der somatischen, der Symptomebene.

Dort setzt nun die Therapie ein und an. Damit scheint der Konflikt gelöst, denn er ist aus dem Bewusstsein bzw. hat keine Chance dahin zukommen.
Ergebnis: **Ich habe einen Schwindel, aber kein Problem.**

Nun kann dem so „umgestalteten Problem" ganz legitim, d. h. medizinmarktgerecht nachgegangen werden:

Wie immer ist der „Handel" mit Symptomen allemal profitabler als „Handel" mit Problemen, auch der EBM zeigt das folgerichtig.

Aus dem sozialen Konflikt wurde per Fehlverarbeitung ein persönliches, neurotisches und schließlich ein unmittelbar biotisches Problem. Damit geht's zum Arzt und der muss sein eigenes Schwanken bewältigen: was ist es denn nun? Denn die viel gescholtenen: Kreislauf, die HWS, Labyrinth oder die Gefäße, die nicht eng genug sind, geben es nicht her. Also auch nicht Tabletten, Physiotherapie, Kuren, gar Rente. So sieht der Schwindel aus, durch alle Ebenen geschwindelt.

Literatur

1. Uexküll v. Th.: Psychosomatische Medizin. Schwarzenberg, 1995
2. Maaz,H.-J.: Der Lilithkomplex. C. H. Beck, München, 2003

VI.15 Krise und Krisenintervention - auch ein schöpferischer Sprung

1. Einleitung und Eingrenzung

Krisen, die hier besprochen werden, sind solche, die sich nicht mehr in ihrer akuten und vital bedrohlichen Dynamik zeigen. Die hier gemeinten sind etwa Situationen nach der Entlassung eines Suizidenten, nach der stationär gestellten dramatischen Diagnose, nach der Trennung u. Ä. Da sind sie vordergründig schon etwas verschleiert, zeigen sich z. B. zunächst in unerklärbaren Befindensstörungen, erheblichen Ambiva lenzen, psychosozialen „Lähmungen" (zwischen dem ungenügenden Mut zur Änderung und dem unzufriedenen Verbleiben beim Alten), psychosomatischen Symptomen, Ausweglosigkeiten, oft nach längerer Abklärung medizinischer Art.

2. Ein Mensch in der Krise löst auch in uns „Krisengefühle" aus

Er erinnert uns an eigene Krisen. Welche hatten wir, wie erinnern wir uns an sie, sind wir evtl. gerade mittendrin?

Wie war das damals zu Beginn der Niederlassung, vor der Familiengründung, nach dem ersten Kind, bei schwierigen Verlusten, zum Schulanfang, vor den Prüfungen, nach dem ersten bedeutenden „Durchfall", mit der ersten Freundin, dem ersten Freund, der verlorenen Rivalität, der nicht erhaltenen Stelle, den depressiven Verstimmungen, den Selbstzweifeln, der evtl. Panikattacke, der ersten existentiellen Angst u. a. m.? Wer hat geholfen, was hat geholfen und wie schnell und wer oder was nicht?

Diese in der Begegnung wiedererweckten Erinnerungen, Erfahrungen, Ängste, Blockierungen, Hilflosigkeiten, Lähmungen und die Überforderungen mischen sich mit den vom Betroffenen unmittelbar ausgelösten Eindrücken. Ich sollte das bei mir kennen, um nicht Gefahr zu laufen, ihm eigene Lösungen überzustülpen. Andererseits: Ziemlich genau das, was der Patient in mir auslöst, kann auch ihn bewegt haben. Das wäre die schon erwähnte **Gegenübertragung (GÜ),** also im Kontakt neu auftretende Gefühle, Einfälle, Impulse, Erinnerungen.

Dabei können diese Gefühle denen des Patienten analog sein, auch **konkordant** genannt, ich spüre wie er, ich empfinde wie er, ich empathisiere. Wiederum entstehen aber auch nichtempathische Gefühle, nicht selten Ärgerlichkeit bis Antipathie oder distanzierende Haltungen, weil ich den emotionalen Eindruck habe, ich werde hier „ungerecht, vorwurfsvoll, einfach schlecht" behandelt, etwa wie eine seiner wichtigen Bezugspersonen in der Krise, deretwegen er auch sich in dieselbe gestürzt sieht. Bezeichnet als **komplementärer** Aspekt der Gegenübertragung.

Konkordante und komplementäre GÜ wechseln, je nach vom Patienten gerade aktivierten inneren Mustern. So bin ich mal der mitfühlende Freund, mal der gewünschte Retter, mal der nicht Verstehende, der zu Harte, der Sündenbock, der Richter u. a.

Solche Gegenübertragungsgefühle sind eine emotionale Reaktion auf die innere Situation des Kriselnden und haben so gesehen einen hohen diagnostischen Wert. Das Gelingen oder Misslingen in der **Krisenintervention** hängt stark von der konstruktiv verwendeten, d. h. vom Therapeuten verstandenen GÜ ab. Natürlich werden unsere Reaktionen gefärbt durch unsere persönlichen Beimischungen. Dennoch sind sie bei etwas geübter Handhabung relevant. Beste „Schule" dafür: die Balintgruppe.

3. Die Krisenintervention (KI)

Ein pragmatisches allgemeines Verständnis- und Orientierungsmodell davon, was in der KI passiert, ist - nach V. Kast - folgendes:

Zwischen den Kriselnden und dessen von ihm nicht verstandene und z. Zt. nicht bewältigbare Krise tritt ein Mensch - wir, der Arzt, der Pfarrer, der Freund, eben der, der sich einlässt.

Wir stehen also zwischen beiden, dem Kriselnden und der Krise. Wir müssen vermitteln, weil wir

1. mit beiden Seiten Kontakt bekommen und

2. damit die gemeinsame Erarbeitung der Auslöser, der Hintergründe, der Entwicklung zur Krise betreiben können und schließlich, wenn es gut läuft, daraus

3. für die sich ergebenden Veränderungsmöglichkeiten (die neuen Bewältigungen und Inhalte) Geburtshelfer sind.

„Crisis" (griech.) bedeutet Scheidung, Streit, Entscheidung, Urteil, Umschlagpunkt.

Sie beschreibt ein zeitweises Ungleichgewicht zwischen der extremen subjektiven Bedeutung des Problems und den real oder vermeintlich geringen verfügbaren Bewältigungsmöglichkeiten.

Das ganze Leben ist so u. a. auch eine Folge kreativer oder nichtkreativer Krisenlösungen. Setze ich mich nicht aktiv mit ihr auseinander, **dann entscheidet die Krisenentwicklung über mich, werde ich ihr Objekt.**

Und nun bin ich derjenige, der anderen Kriselnden helfen muss, soll, aber auch will? So bleibt die schon angedeutete „Gretchenfrage" aktuell:

Sag, wie hältst du's mit der Krise selbst und willst du dich wirklich einlassen?

Drei typische Krisensituationen sollen besprochen werden:
1. die existentielle Krise am Beispiel des Suizidversuches
2. die Verlustkrise
3. die Reifungskrise

3.1 Die existentielle Krise am Beispiel des Suizidversuches oder der mitgeteilten Suizidabsicht

Der Regressive

Zur Unzeit gebracht, wie immer, 11.30 Uhr, von der Freundin, die beinahe seine Mutter sein könnte. Gebracht, abgegeben, von sich abgeladen und mir aufgeladen, also das baldige Gefühl von Last, Ärger, Losseinwollen. Nun wollten ihn wohl schon mindestens zwei loswerden, stellte ich erschrocken fest. Aber er stand natürlich unter erkennbar viel höherem Druck als ich. Also musste ich ran.

Er habe schon ein paar mal versucht, das „ Schicksal" über sein Leben entscheiden zu lassen, indem er mit dem schnellen Auto aktiv in nicht kontrollierbare Situationen gefahren sei, über Kreuzungen mit Tempo aus der Nebenstraße heraus, Kurven links u. Ä. „Es sollte noch nicht sein".

Grund sei die drohende Trennung von der Freundin, die eigentlich schon eingetreten sei und die nur noch aus Angst um sein Leben nicht ganz verschwunden ist.

Nun, er konnte allmählich reden, es fiel ihm nicht schwer zu erzählen, das war erleichternd für mich und für ihn. Was war los in seinem Leben?

Die Beziehung zur Freundin dauerte ca. zwei Jahre und sei für ihn das intensivste Erlebnis in seinem ganzen Leben gewesen, nicht vergleichbar mit anderen Beziehungen, auch nicht der zur Mutter.

Warum? Wegen der Liebe natürlich, aber das Besondere war die rückhaltlose Solidarität bei allen recht häufigen schuldhaften „Vergehen", die sonst von Beziehungsabbruch oder Strafe gefolgt waren. Ganz besonders beim Tod des Bruders vor einem Jahr, der nach einer Auseinandersetzung, unter anderem mit ihm und einem von ihm ausgeschlagenen Versöhnungsangebot - offensichtlich dann ganz alleingelassen, da es mit ihm niemand lange aushielt - mit Höchstgeschwindigkeit an einen Baum fuhr und dessen Tod natürlich schwere Schuldgefühle hinterließ und Vorwürfe der Familie an ihn, den Patienten und Distanzierung von ihm.

Er stand stets im Schatten des immer „besseren", vorgezogenen Bruders und hat sich dessen Wegsein, als Kind und noch als Jugendlicher, oft gewünscht und auch bei Gelegenheit genossen. Also mit der Hoffnung gelebt, z. B. nach dem Ferienlager in der Schulzeit, nach der Montagewoche u. Ä. mal Mittelpunkt bei der Mutter zu sein.

Aber er landete nach seiner Rückkehr stets wieder in der zweiten Reihe und war sehr enttäuscht, dass die Mutter so schnell ihre Zuwendung abzog. Mit der Freundin war das ganz anders. Er erlebte eine ungekannt sichere, haltbare, unzerreißbare beruhigende Nähe, ein Zusammensein, das alles Andere im Leben als unbedeutend erscheinen ließ, sodass er fast alle anderen Kontakte abbrach, Symbiose war das Kennwort, nach dem Muster einer ganz frühen Beziehung. Immer schon die ewige Sehnsucht, das Paradies in greifbarer Nähe und er zeitweise mittendrin. Doch dann löste die allmähliche Verdünnung der symbiotischen Beziehung durch die Freundin die Katastrophe aus. Diese selbst schien die Intensität und Dauer der Nähe und die existentiell anmutenden Verantwortung bei gleichzeitiger eigener regressiver Bedürftigkeit zu überschwemmen, sie relativierte die Bindung.

Für ihn war die drohende Trennung völliger Sinnverlust, denn das aktuelle „eigentliche" Leben war subjektiv identisch mit dieser Beziehung.

Resümee:
Neben der nachvollziehbaren unmittelbaren Krise der Trennung ist ihre existentielle Massivität vor allem dadurch gekennzeichnet, dass in der mutterähnlichen Beziehung frühe Defizite nachgeholt werden konnten. Dazu kommt das Alleingelassenwerden mit der Schuldproblematik bezüglich des Bruders, besonders vor dem Hintergrund des häufigen Wunsches, er möge weg sein.

Seine erwähnten Schicksalsfahrten lassen an provozierte „Gottesurteile" denken: bin ich noch wert weiter zu leben?

Wenn nicht, dann wäre die Strafe sofort vollziehbar.

Der Abbruch und die Verdünnung aller anderen Beziehungen, nach dem Beginn des Kontaktes mit der Freundin, damit das fehlende soziale Netz, lassen ihn nach dem Verlust der Freundin ins Bodenlose fallen:

„Die Welt will ihn nicht mehr und er ist Schuld an allem."

Der Kontakt zu ihm war hergestellt. Er konnte sich die ersten drei Stunden nur schwer an die begrenzten Zeiten halten, er hatte wieder jemanden, der versuchte ihn zu verstehen, der da war, der sich interessierte, wenn auch nur professionell. Er konnte sich eine Weile später schließlich vorstellen, dass das Leben auch ohne diese Freundin weitergehen würde, war dennoch beinahe vollständig mit den Fantasien der Beziehungs-Wiederherstellung beschäftigt, unterließ aber, zunehmend häufig direkte Versuche der Kontaktaufnahme, sendete dafür haufenweise SMS, bzw. genauer: SOS.

Ich war im Begriff, ein vielleicht ganz akzeptabler väterlicher Onkel zu werden, mit dem er manchmal Kontakt haben durfte. Hier ist dann der komplementäre Aspekt der Gegenübertragung deutlich, indem ich eine väterlich anmutende Vertrauensperson werde, also dem zum „Kind" gewordenen Abhängig-Hilflosen komplementär sein dringendes Bedürfnis nach Ruhe, Verständnis und Führung partiell erfülle. Der belastendste Teil der Arbeit war geschafft.

Die komplementäre Form der GÜ bedeutet, ich fühle etwa wie die Figur, die er in seiner Not braucht, aber auch bekämpft, beschuldigt u. a. und komme in Versuchung, mich so zu verhalten wie diese. Beispielsweise auch wie Mutter, Richter, Lehrer, Strafender, Opfer, Gequälter, Kumpel, Halbgott. Das schon beschriebene unmittelbare Mitbetroffensein, mit ihm enttäuscht und ärgerlich auf die Frau sein, wäre der konkordante Aspekt. Dieser kam nicht spontan, entstand erst über verstehenden Nachvollzug.

Im Gespräch war es wichtig **einige Grundlinien des Verhaltens in existentiellen Krisen** zu realisieren:
1. Kontakt herstellen, zuhören, spiegelndes Bestätigen des Gehörten. Alle Gefühle sind im Rahmen des Geschehens zunächst ganz normale Reaktionen, die auch andere Betroffene haben.
2. Emotional nicht allein lassen, Informationen über das Procedere, Vereinbarungen, Termine.
3. Sich selbst prüfen, ob man sich tatsächlich einlassen, bleiben will und kann.
4. Ausreichende Sicherheiten eruieren, evtl. schaffen, prüfen (soziales Netz, Medikamente, Gesprächsfrequenzen).
5. Keine frühen Interpretationen, es wären Hinweise auf Defizite, so richtig diese auch wären, zunächst keine Konfrontationen.
6. Aktuelle Erfahrungen des Patienten nicht korrigieren, seine Subjektivität respektieren, nicht bagatellisieren.
7. Die große Gefahr beachten, dass eine momentan nicht plausible unerklärbare auffällige Ruhe des Patienten, bei noch bestehender schwieriger Konfliktlage die Ruhe vor der Tat sein könnte, der allerletzte Appell.
Dies erscheint in der GÜ als eigenartige Unberührtheit bei gleichzeitig rational wahrgenommener, weiterbestehender Massivität des Konflikts oder als Nichtwahrnehmung der Bedrohung.
Dieses Phänomen signalisiert mir den inneren Abschluss des Kampfes zwischen Sein oder Nichtsein, den Entschluss zum Suizid.
So war ein Mann in der akuten Trennungsphase von seiner Frau, ohne die er glaubte nicht weiterleben zu können und mit dem es sehr schwer war in den Gesprächen, eines Tages überraschend gelöst, beinahe heiter, ohne dass es etwa eine Wiederannäherung oder neue Beziehung gegeben hätte.

Unkritisch war ich selbst erleichtert über die Last, die auch bei mir kleiner wurde, erhielt aber am nächsten Tag die Mitteilung, dass er sich erhängt hatte.

3.2 Die Verlustkrise
Der Überflüssige - ein Pensionierungsbankrott
Ein 71-jähriger Mann wird von seinem Freund angekündigt: der Betreffende käme ihm, der ihn schon lange kenne, sehr eigenartig vor, irgendwie in bedrohlicher Verfassung, er habe Angst um ihn, denn er sei nicht mehr beeinflussbar. Ein verschlossener, düster dreinblickender schlanker Mann, zögernd, mit knappen, ablehnenden Worten. Er sei geschickt worden, komme dem Freund zuliebe. Natürlich drückt sein Kommen aber ein eigenes Anliegen aus, das er nicht direkt angeben kann, der Strohhalm vielleicht. Eigentlich sei ihm ohnehin nicht zu helfen.

Er vermittelt mir das Gefühl von Überflüssigsein, von jemandem, der hier nichts will, der eben einem fremden Versprechen nachkommt. Wozu eigentlich das Theater (leichter Ärger), schließlich kann doch jeder für sich entscheiden. Was natürlich nicht immer stimmt, da die inneren Zwänge einer z. B. präsuizidalen Situation oder anderer subjektiv als völlig unlösbar erlebter Krisen keinen inneren Entscheidungsspielraum einräumen, sodass der Entschluss zur Tat das Ergebnis eines Zwanges, einer Alternativlosigkeit ist, eben nicht der meist fantasierten inneren Freiheit, dem sogen. „Freitod".

Da ist also mein Ärger, tendenziell als sinnlos, als beruflich impotent angesehen zu werden.

Der Gedanke, ihn wieder wegzuschicken, kommt. Das alles dürften mit Wahrscheinlichkeit durchaus auch Gedanken und Empfindungen des Patienten selbst sein, bei mir komplementär auftretend: entsprechend seiner Wahrnehmung: keiner will mich.

Die Fakten würde ich vom Freund schon kennen. Auf die Frage nach der aktuellen Gefühlslage - die Gefühle seien schon gestorben.

Hier droht eine Blockierung, auch bei mir, was soll ich mit ihm anfangen? Fast immer, wenn Blockierungen entstehen, hilft die goldene Regel, ins Hier und Jetzt zu gehen, das aktuelle Geschehen in mir zu nutzen, es irgendwie geschickt zu reflektieren.

Deshalb greife ich auf meine Eingangseindrücke (Gegenübertragung, konkordant, also gleichartig) zurück und teile ihm mit, dass ich das Gefühl hätte, er fühle sich im Leben, wie auch hier überflüssig, da er ohnehin nicht an eine Hilfe glauben könne, deshalb sei das hier für ihn so sinnlos wie zur Zeit sein reales Leben, auch seien sein Ärger zu spüren und seine Verlassenheit.

Er geht - zur Erleichterung - darauf ein, etwas überrascht über die „Exploration" seiner Gefühle. Er kann auch die Frage nach Gedanken an eine evtl. aktive Beendigung seines Lebens bejahen.

Der Kontakt scheint hergestellt.

Er berichtet über sein Ausscheiden aus dem Beruf als Vorsteher eines hauptstädtischen S-Bahnhofes vor 6 Jahren, über den Tod seiner Frau vor zwei Jahren und über die Tatsache, dass seine Kinder ihn nicht mal zu Weihnachten besuchen, kaum mal telefonieren. Mehrere Versuche, eine neue Lebenspartnerin zu finden, seien gescheitert. Bedeutsame Beziehungen bis auf den Bekannten habe er nicht, dazu ließ ihm der Beruf früher keine Zeit. Die Wucht der mitgeteilten Verluste scheint mich an die Wand zu drücken, hilflos, hoffnungslos zu machen, so etwa wie er sich fühlen könnte, er nur noch viel intensiver. Ja, was soll man denn da noch im Leben? Ich bestätige ihm, dass in dieser Lebenslage solche Gedanken und Gefühle verstehbar seien, dass ich sie in seiner Situation wohl auch hätte.

Andererseits ist er gesund, differenziert, war früher Flugzeugführer, lief lange Strecken, war erfolgreich bei den Frauen, ein beliebter Gesprächspartner.

Hier knüpfe ich an das von ihm Geschaffte, Geleistete an, an die dahinterstehende Kraft, Kreativität, Kondition. Vielleicht sei mit solchen Qualitäten doch noch etwas anzufangen. Er wirkt deutlich erleichtert, fällt aber immer wieder in die alte Haltung zurück.

Was ihm zuvorderst fehlt ist also Kontakt. Ich denke, wir haben einen solchen soweit entwickelt, dass sich seine Fortsetzung zu lohnen scheint. Die Terminvereinbarung folgt.

Resümee:

Die Situation ist nachvollziehbar. Seine Kontakte im Leben waren überwiegend an Beruf und Leistung geknüpft. Deshalb auch sein Wertgefühl, sein Sinn, sein Selbstwert. Alles das ist zerfallen.

Das muss depressiv machen, denn genau die erprobten und bewährten Lebensstrategien können nicht mehr greifen. Alternativen bestanden weder außen noch innen. Er hatte versäumt, sich schon früher darum zu kümmern, wie das Leben nach der Pensionierung weiterlaufen könnte.

Möglicherweise haben so auch andere, die mit ihm in Kontakt kommen, sehr schnell das Gefühl des Überflüssigseins (also sein eigenes) und ziehen sich zurück, wobei ihm nicht bewusst sein dürfte, dass er derjenige ist, der mit seiner Haltung zurückweist.

Wer könnte ihm schon genügen?

Was der Kontakt leisten kann, welchen Sinn er stiften kann, das wäre unmittelbar erlebbar zu machen im Hier und Jetzt der Begegnung.

Es passiert ja gerade. Darüber hinaus vorstellbarer Sinn und Zweck der Gespräche wäre die Analyse seiner eigenen „Beiträge" zu der Misere. Vielleicht ergäben sich daraus neue Haltungen und kleine Möglichkeiten.

3.3 Die Reifungskrise oder „Die Angst vor der eigenen Courage"

Eine ca. 30-jährige Frau meldet sich an wegen Angstzuständen. Sie sei mehrfach durchuntersucht worden, schon einmal beim Psychologen gewesen, aber es habe alles nicht geholfen. Meine Adresse hätte sie von der Krankenkasse.

Die Angst sei immer mehr geworden, die tägliche Fahrt zur Arbeit mit dem PKW ist eine Tortur, falle immer öfter aus, sodass sie Konsequenzen befürchten müsse. Ausgehen könne sie auch nicht mehr so wie früher, deswegen seien schon einige Kontakte abgebrochen. Der Mann sei unzufrieden damit, da sie zu nichts mehr zu gebrauchen sei, verstehen könne sie ohnehin keiner. Während der Angst habe sie immer das Gefühl, sie verliere die Kontrolle über sich und es könnte etwas Verrücktes passieren. In der ersten Zeit dachte sie, das Herz setze aus.

Sie fragt, ob ich schon genug Erfahrung mit der Angstkrankheit hätte, sie brauche Tipps und Tricks und Techniken, die ihr möglichst schnell helfen. Ihr Vater hätte das auch jahrelang gehabt und es mit hartem Training geschafft. Das, aber nur das, würde er ihr immer wieder empfehlen.

Sie lebe in zweiter Ehe, ein Kind habe sie mitgebracht, ein Gemeinsames sei 2 Jahre alt, sie hätten ein Haus gebaut und müssten noch viele Jahre abzahlen.

Sie hat also einigen Druck, aktuell kann ich ihr die Angst nicht nachfühlen, so relativ forsch wie sie erzählt und mit mir umgeht. Andererseits sieht sie ziemlich geschafft aus, müde, erschöpft und blass. Vielleicht kann oder „darf" sie das alles nicht zeigen. Darauf angesprochen, lässt sie sich zurücksinken und bestätigt das, mit den Tränen kämpfend.

Sie habe als Kind von ihrer Mutter (Lehrerin, die sie auch einige Klassen selbst unterrichtete) nie Lob bekommen, auch, wenn sie perfekte Leistungen abgeliefert habe, sondern stets nur „keine Kritik". Diese aber dominierte ansonsten immer. Alles Andere als Perfektion war mithin nichts wert. Fast nie gab es Streicheln oder andere Bekundungen von Zuneigung seitens der Mutter, also eine vermutlich ungewünschte Tochter. Die kurze Zeit, die sie mit der multifunktionären Mutter zusammen war, bestand überwiegend aus Kritik, Belehrung, Mahnungen und Forderungen. Der Vater war eigentlich nie richtig präsent, oft im Ausland oder zur Montage, schon gar nicht auf ihrer Seite, eher, wie ein älteres Kind der Mutter, das schon in der Lage war auszureißen und bei der Schilderung seiner Frau auch ausreißen wollte?

Alles wurde vorgeschrieben, Hausarbeit, Pflichten, Kleidung, Benehmen, Termine. Der ältere Bruder war immer besser und hatte alle Freiheiten, dafür aber kaum Pflichten. Dann habe er studiert, sie nicht, was ihr oft vorgehalten wurde und sie ärgere. Die erste Ehe und das erste Kind entstanden, um von zu Hause wegzukommen. In der jetzigen Ehe sei die Rollenverteilung ähnlich, sie sei die Dienstmagd, die mit aller Kraft eine perfekte Mutter, Hausfrau, Ehefrau und Mitverdienerin sein will und dann auch noch nett sein soll und müsste, in der Hoffnung, dass dann wenigstens ein bisschen Anerkennung und Freundlichkeit komme. Sie brauche ja davon gar nicht so viel.

Ihr Mann sei ein Pascha, der schon mehrfach Außenbeziehungen hatte. Wenn sie nicht so gut drauf war, drohte er damit, vielleicht ins Ausland zu gehen. Eine Wiederholung, sehr oft zu beobachten. Die Schwiegermutter habe sie gewarnt vor seinem Egoismus, sie hätte ihn gründlich verwöhnt, er wäre ihr Liebling, einen anderen hätte es nicht gegeben, denn der eigene Ehemann war als bedeutsame Person nie vorhanden.

Nun sei sie in der Falle, zwei Kinder, ein unbezahltes Haus, allein kaum überlebensfähig. Wenn sie fertig und wütend ist, verweigert sie sich in Küche und Bett, macht aber sehr schnell Kompromisse, wenn der Mann ihr nur etwas entgegenkomme. Das drückt wohl ihr großes ungestilltes Bedürfnis aus. Außerdem: allein mit zwei Kindern sehe sie keine Chancen. Der Problemdiskussion weicht der Mann stets aus.

Resümee:
Sie ist aufgewachsen mit der vielfach bekräftigten Erfahrung, nur etwas wert zu sein, wenn sie brav, fleißig, korrekt und nicht widerspenstig ist. So bindet sich ihr Selbstwerterleben an diese Kriterien und beruht auf Selbst- und Fremdausbeutung, die im Rahmen einer länger dauernden Beziehung immer mehr selbstverständlich und immer weniger reflektiert wird, auch mehr des Gleichen fruchtet dann nichts.

Ihr Ausbruchsversuch hatte hohe „Kosten":
Ungewünschte Verbindung, Kind, Trennung, wurde also bestraft, so wie die Missachtung der Normen früher mit elterlichem Zuwendungsentzug.

Sie heiratet wieder einen Paschamann, weil sie unreflektiert-unbewusst erneut die besten Chancen darin sieht, durch unermüdlichen Fleiß, Verantwortungsübernahme und Sich-um-alles-Kümmern Zuwendung zu bekommen, nach altem Muster.

Hier wird beinahe ein Prinzip deutlich: So lange ich mir über meine Problematik nicht klar bin, bin ich „gezwungen" die Misere immer wieder zu reproduzieren.

Zwei Ehen, zwei mal das Gleiche: Freudscher Wiederholungszwang.

Widerstand wurde bisher stets bestraft. Ihr Zwiespalt liegt einerseits zwischen drängend-angstvollem Aufbegehren und Durchsetzenwollen vernachlässigter eigener Interessen (mögliches Risiko: Alleinsein) und andererseits der sehr unbefriedigenden Situation in der Familie, die aber gleichzeitig die ebenso dringend gewünschte Sicherheit verkörpert (sicherer Preis: Abhängigsein). Der Zwiespalt kann von ihr nicht kreativ gelöst werden, bzw. sie „löst" den Konflikt stets zugunsten der Sicherheit und „opfert" andere Bedürfnisse. Alle Situationen, die ihr das Weggehen, Wegfahren, Wegsein modellhaft als eine - vielleicht unreflektierte - Möglichkeit und Versuchung symbolisieren, sich frei zu machen, lösen Angst aus, wie alle „Lösungsversuche" im Leben bisher. Die „neue Welt", in die sie käme, ist unbekannt und unsicher. Erst dann, wenn ihr Selbstvertrauen ausreichend gewachsen wäre, d. h. die Erfahrung, relativ angstfrei auch allein zurechtkommen zu können, könnte sie sich gegen den goldenen Käfig und für ihre drängenden Bedürfnisse entscheiden.

Dies begann innerhalb eines halben Jahres mit erheblichen ehelichen Auseinandersetzungen und der für sie überraschenden Erfahrung, dass ihr Mann, je konsequenter sie sein konnte, ihr immer mehr entgegenkam. Ihre Ängste meldeten sich seltener und leiser.

Verallgemeinerungen, Erfahrungssätze und „Regeln" in der Krisenintervention

1. Jede Infragestellung, gar Desintegration alter, bewährter Lebensmuster und jede Notwendigkeit, das Leben partiell neu zu ordnen, können als unlösbar empfunden werden und Angst, Panik, Hilf- und Hoffnungslosigkeit, Wünsche nach Hilfe, Führung, Ruhe, aber auch Wut, Ärger usw. auslösen. Das engt ein, nimmt innere Freiheiten, lähmt.

2. Da diese Gefühle belastend sind und anstecken (siehe GÜ) möchte auch der **Therapeut** sie ebenso schnell wie möglich loswerden und **drängt oft nach vorschnellen Lösungen**, die zu diesem Zeitpunkt und mit den aktuellen Voraussetzungen beim Patienten **nicht** realistisch sind.

Das heißt: Der Kontakt zur Krise muss lange genug gehalten werden.

Ich nehme die Position ein zwischen dem Kriselnden und seiner von ihm noch unverstandenen und damit unlösbaren Krise und versuche zu vermitteln.

3. Erst muss die **Kränkung ausreichend verstanden sein** (Gefühle, s. o.), sowie die Erwartungen und Wünsche an die „Objekte" der Krise. Die ausgiebige Exploration der Kränkbarkeiten (als biografisch sich wiederholende Muster) bietet sich hier weiterführend an. **Erst danach** kann auch die **Kränkungswut** zur Sprache kommen, denn der Betroffene ist in der Krise unfähig zur Aggressionabfuhr nach außen, sonst wäre er nicht in der Krise.

4. Insbesondere die suizidale Krise unterliegt vielen Abwehrverführungen beim Therapeuten.

Einige Zahlen: in Deutschland jährlich ca. 12 bis 13 Tausend realisierte Suizide, ca. 300.000 Versuche und 250.000 stationäre Behandlungen.

Männer über 60 J.: 21% der Gesamtbevölkerung, aber 38% der Suizide, Frauen über 60 J.: 28% der Gesamtbevölkerung, aber 52,5%! der Suizide.

Dunkelziffer der Altersselbstmorde: 400%.

Methoden: meist hart, z. B. Erhängen bei 45% der Frauen.

Ärzte haben bekanntermaßen ein drei bis vierfach höheres Risiko.

Ärzte wehren deshalb Suizidalität oft ab, was sich ausdrücken kann in: Übersehen latenter Signale, Appelle verharmlosen, nicht ernst nehmen, direkte Fragen nach Suizid meiden. Auf Provokationen ärgerlich und ablehnend reagieren. Die Überlegung, ob nur ein demonstrativer Versuch vorliegen könnte und auch die schnelle Lösungssuche liegen auf dieser Abwehrebene. Dies wäre eine **potentiell pathogene Übertragung unreflektiert ärztlicher Haltung auf den Patienten** und damit das Problem des Arztes. Psychiatrisches Bonmot: wenn Menschen einen Schalter hätten, sich einfach auszuknipsen, wäre die Menschheit längst ausgestorben.

Es gibt natürlich die taktisch vom Patienten (bes. Borderliner) bei jedem „Problemchen" geäußerte Suiziddrohung, die sogenannte **charakterologische Suizidalität** (Kernberg), die zweifellos erpresserischen Charakter hat, aber **auch** die Hilflosigkeit des Betroffenen bei der Problembewältigung spiegelt. Hier wird die Empfehlung gegeben, ihn einzuweisen und damit sich nicht auf das „Spiel" einzulassen, bei dem man die Souveränität verliert. Das kann schon anfangs vereinbart werden. Viele dieser Patienten begehen dennoch erfolgreichen Suizid, nämlich 7-10%.

Der Suizid sollte grundsätzlich als eine Möglichkeit der Entscheidung akzeptiert werden. Wichtig ist aber, dass fast immer **nicht der Tod** als das reale Ende des Lebens gewünscht wird, **sondern das Ende des Unerträglichen** im Leben, das aber aktuell allein durch den Tod für realisierbar gehalten wird, da Alternativen aufgrund der subjektiven Einengung fehlen.

Die gefährliche „Differenzialdiagnose": ernstgemeint oder nicht, sollte zugunsten einer empathischen Akzeptanz der Verzweiflung und Ratlosigkeit des Patienten weggelassen werden.

Wie steht es mit meiner eigenen Suizidalität, meiner Einstellung zum Tod, zum Mord, denn Suizid ist eine Form von Mord, zu Sinnlosigkeit und Scheitern? Kenne ich das, akzeptiere ich das oder meine ich, das sei nicht existent, vielleicht, weil das nicht sein darf und aus welchen Gründen könnte das so sein?

Dies entscheidet oft über meine Haltung, mein Verhalten, mein Halten und Aushaltenkönnen.

Daneben werde ich auch **von schwierigen Affekten angesteckt:**
Angst, Ohnmacht: nicht weiter wissen, helfen sollen, wollen, aber nicht können. Krampfhaft und **immer zu schnell nach „Lösungen" suchen und sie nicht, noch nicht! finden können (es wären ohnehin nur meine Lösungen).** Sich zu sehr vom Patienten unter Druck setzen lassen, denn auch er möchte eine Lösung ohne schmerzhaften Veränderungsprozess.

Wut, Ärger, Ablehnung: Manchmal auch ein „Test" des Patienten über meine Standhaftigkeit, den ich als persönliche Ablehnung durch den Patienten erleben kann, das wäre aber ein Missverständnis.

Abwertungen, Kompetenzverluste und Entwertungen, ein Charakteristikum der aktuellen Lebenssituation des Patienten! Das erscheint natürlich auch in der emotionalen (Gegenübertragungs-) Reaktion auf den Patienten beim Therapeuten. Etwa als Frage, ob ich das schaffen kann, aushalte, kompetent genug bin u. Ä. und zeigt mir auch, welche z. T. noch nicht aussprechbaren Gefühle den Patienten umtreiben.

Die grundsätzlich immer bedeutsame und taktisch wertvolle Interpretation dieser schwierigen Gemengelage als sein Symptom, als ganz überwiegend zum Patienten gehörend, erleichtert mir das Aushalten, gibt mir die Chance ruhig genug zu bleiben, genügend Distanz zu wahren, Panik nicht mit zu agieren. So kann ich empathisches Verständnis halten.

Diese innere Klärung bei mir selbst ist bei allen Krisen wesentlich und schon Teil und Voraussetzung der Lösung, weil ich die Übersicht behalte, die Beziehung kontrolliere und so selbst haltbarer bin, für den Patienten aushaltbarer.

Damit kann ich mich **von irrealen Erwartungen abgrenzen,** diese aber dennoch empathisch verstehen, kann ich einem unangemessenen in Beschlaggenommenwerden gegensteuern, kann ich die Aufgabenverteilung zwischen mir und dem Patienten klarer sehen und realisieren.

Will ich mich nun tatsächlich einlassen, aushalten und begleiten? Oder würde ich ihn am liebsten einweisen oder zum Psychiater schicken? Das sollte sehr ehrlich entschieden werden. Die Einweisung ist unbenommen legitim.

Literatur:

1. Kast, V.: Der schöpferische Sprung. DTV, 1996

VI.16 Wenn die Krankheit zum „profitablen" Begleiter wird
Krankheitsgewinn und Chronifizierung, das psychosoziale „Malignom"

Was ist damit gemeint?

Es geht um solche progredient - destruktiven Krankheitsentwicklungen, die wir naturwissenschaftlich nicht erklären können, im Gegensatz zu den nachvollziehbaren destruktiven Prozessen, wie sie z. B. im Rahmen einer Neoplasie, einer chronisch progredienten Infektion, einer Systemerkrankung oder etwa einer Multiplen Sklerose u. a. auftreten.

Dennoch können diese Verläufe zu irreversiblen, schwer defizitären Veränderungen führen. Entscheidend ist dabei, dass sie auf der psychosozialen Ebene in Gang gesetzt werden, schließlich aber alle Lebensbereiche erfassen können. Wie kann das aussehen?

1. Die andere Seite des Krankseins
- wenn Kranksein nicht nur „weh tut", sondern sich auch lohnt -

Wer kennt nicht aus seiner Kindheit diese andere Seite des Krankenlagers: das am Bett Sitzen der Eltern und endlich mal Zeit haben für eine Geschichte, Zeit zum Streicheln, für ein Lied, den Lieblingspudding u. a. m., neben den Schmerzen und dem Fieber. Später kamen andere Vorteile dazu: die Schul- und Sportbefreiungen, die Reduzierung häuslicher Pflichten und Verantwortlichkeiten und vielleicht manche leichte Wunscherfüllung.

Geschah das häufig **und** war das gleichzeitig für das Kind auch die beinahe einzige Möglichkeit, neben den Mühen des Alltags auch Zuwendung zu bekommen, also vermittels Krankenstand und Symptom sonst nicht realisierbare Bedürfnisse zu befriedigen, konnten Prägungen entstehen. Diese gaben dem Kranksein einen anderen Wert als in anderen Lebensläufen, deren Leitmotive etwa Leistung, Härte und Disziplin waren oder aber weitgehend bedingungsfreie Zuwendung unabhängig vom Kranksein.

Der beschriebene Vorteil der Symptome schafft - wenn oft wiederholt - Dispositionen zum Ausweichen ins Kranksein.

Im Erwachsenenalter sind es dann vielleicht einige Tage der AU - Schreibung, ist es die per Symptom organisierte Entlastung, die vermiedene Konfliktklärung oder quasi erzwungene Zuwendung des Partners, evtl. der Anschluss an eine Rente bei schwierigem Arbeitsmarkt oder die Besserung der Arbeitsbedingungen. Wie mühsam und ärgerlich ist es umgekehrt, selbst eine Sprechstunde abzuhalten mit 38 Fieber oder Schmerzen im Rücken, genau den Beschwerden, wegen derer man andere aus der Arbeit herausnimmt.

2. Die Fehlbewertung des Symptoms - Komplikationen bahnen sich an
Wenn ein Symptom in Wahrnehmung und Bewertung des Patienten die
Befriedigung eines oder mehrerer seiner Grundbedürfnisse beeinträchtigt,
ganz gleich, ob real oder vermeintlich, bekommt es verständlicherweise
eine **eminente Bedeutung**, die weit über den objektiven, nicht selten ganz
blanden Stellenwert des Symptoms hinausgeht. Bewertungen in diesem
Sinne sind immer emotionale Vorgänge und laufen unbewusst ab. Neue
Bewertungen führen folgerichtig zu neuen Motivationen.
Kündigt mir das **Symptom** in meiner subjektiven Bewertung die evtl.
beginnende chronische Krankheit an, den nahen Infarkt, vielleicht eine
initiale Demenz, evtl. beruflich negative Konsequenzen, lange Arbeitslosigkeit, eine schlechtere Stellung in den wichtigen persönlichen und sozialen Beziehungen usw., **dann ist das Symptom eben unvermeidlich
verknüpft mit Bedrohung, Angst, Sorge, vielleicht Hilflosigkeit und
Hoffnungslosigkeit.** Es bekommt eine - von außen gesehen - völlig überzogene Bedeutung.

Die so erzeugte emotionale Spannung wird in der Routinesprechstunde
zunächst nicht in den eben erläuterten Zusammenhängen gesehen und
damit natürlich nicht adäquat bearbeitet werden. So wird sie sehr wahrscheinlich die vorhandene Symptomatik fixieren und auch verschärfen
können. Ein Circulus vitiosus entsteht.

Ein Beispiel:
*Eine bis dahin insgesamt gesunde 27-jährige Frau erkrankte kurz nach
dem Umzug mit dem Ehemann aus dem Elternhaus in eine andere Stadt, an
einem Infekt der oberen Luftwege, der etwas verzögert abklang, was ihr
Sorgen bereitete. Eine wechselnde Besetzung der betreuenden Ambulanz
ließ eine Besprechung der sich entwickelnden Angst nicht zu. Der dritte
Arzt stellte eine Pneumonie fest, was noch viel größere Ängste auslöste, die
aber ebenfalls nicht wahrgenommen wurden. Kurz nach der Abheilung
kam es zum ersten Luftnotanfall, während der Nachtschicht des Ehemannes. Die pulmologische Abklärung stellte einen Asthmaverdacht fest,
sie wurde auf entsprechende Dauermedikation eingestellt. Dass „Asthma"
für sie gleichbedeutend war mit „ chronisch unheilbar krank", blieb wieder
unausgesprochen. Die Ängste wuchsen.*
*Allmählich wurde jede Kleinigkeit, die den für möglich gehaltenen, be-
fürchteten Anfall signalisierte als bedrohlich erlebt, eben **fehlbewertet:** die
physiologische Hyperventilation z. B. beim Treppensteigen, das Bewusst-
werden des Alleinseins, die ungenügend schnelle Erreichbarkeit des Mannes oder der medizinischen Hilfe, oft allein schon die Vorstellung, was*

wäre jetzt, wenn die Luftnot aufträte: Angst und Erwartungsangst - ein hochsensibles Radar nach innen, das die kleinste abweichende Regung spürt, verstärkt und Alarm auslöst. Folge war ein Rückzug auf „sicheres Terrain": nicht mehr allein weggehen, nicht mehr nachts allein sein, nicht mehr allein einkaufen. Der Mann gab mit Schwierigkeiten und materiellen Einbussen die Schicht auf.

Was ist da passiert? Warum diese Fehlbewertungen, die sich noch dazu fixierten? Verstehbar ist das ohne weiteres nicht. Verstehbar wird es erst bei Kenntnis der Lebensentwicklung, der Hintergründe, der Persönlichkeitsspezifik. Die Zeit dafür sollte man sich nehmen, sie wird später vielfach eingespart

Im dritten Lebensjahr trennte sich der Vater der Patientin von seiner Frau. Sie wuchs zwischen Mutter und Großmutter auf, die um die Zuwendung des Mädchens konkurrierten in wetteifernder Überfürsorglichkeit (evtl. um Einsamkeitsängste zu kompensieren), sich aber einig waren in punkto Disziplin, Ordnung, Fleiß und Bravheit. Die Selbstständigkeitsentwicklung des Kindes musste so ungenügend bleiben, schließlich „wollten" die beiden Frauen sie auch nicht so schnell verlieren. Intensive Heimwehattacken in Schulferienlagern waren dementsprechend auffällig, sonst war sie aber physisch stets gesund.

Obwohl schon einige Jahre verheiratet, verließ sie diesen „Schutzraum" erst nach Erhalt einer eigenen Wohnung in einer anderen Stadt. So wurde sie ins kalte und für sie nun verständlicherweise gefährliche Wasser der Forderung nach Selbstständigkeit geworfen. Alle bisher stabilisierenden Beziehungen, außer der zum Mann, waren abrupt abgebrochen. Sie ist konfrontiert mit bisher (unbewusst) sorgsam ausgeblendeten Anforderungen: völlig selbstständig und selbstverantwortlich zu sein und zeitweise allein leben zu müssen. Die bisher fremdgestützte innere Sicherheit, ihre Krücke fehlte.

Das Angstpotential war hoch und hat sich - wie immer, wenn die eigentliche Ursache der Angst nicht wahrgenommen wird - somatische Manifestationsbereiche gesucht, gefunden und diese auch weiter verstärkt, hat sich somatisiert, somatoform inszeniert.

Das Symptom labilisiert also ihr fundamentales und noch besonders großes Bedürfnis nach Sicherheit und Autonomie. Qualitäten also, die sie ohnehin nur ungenügend entwickeln konnte. Und diese bedrohliche Verunsicherung führt zur **Verknüpfung zwischen Symptom und Angst.**

Derartige Verknüpfungen können aber auch entstehen mit situativen Momenten, z. B. Geräuschen, Bildern, Gerüchen u. a. Das sind Verknüpfungen äußerer Art, die mit den eigentlichen Inhalten der Angst nichts mehr zu tun haben, aber dennoch und nicht selten ihre Auslöser sein können. Sie leiten die typische Ausweitung ein, werden zu „Kreuzallergien" der Seele.

Immer dann, wenn ein Symptom die Sicherung eines Grundbedürfnisses subjektiv in Frage stellt, bekommt es durch das Auslösen von Angst einen besonderen Stellenwert, eine drastische Bedeutung und wird zwangsläufig fehlbewertet. So kann ein blandes Symptom sehr schnell existentielle Bedrohlichkeit erlangen.

Derartige Grundbedürfnisse sind: Zuwendung, Sicherheit, auch materielle, psycho-physische Integrität, Geltung, Sexualität, Einfluss.

Häufige Symptome: Der Brustschmerz, das Herzklopfen, der zu hohe Blutzucker, der Druck im Kopf, der Schwindel, die Parästhesie, eine Hyperventilation, die Halbseitenmissempfindung, als bedrohliche Durchblutungsstörung fehlinterpretiert, die erektile Impotenz u. a.

Vor allem alle anfallsartig - überrumpelnd auftretenden Symptome neigen zu diesen besonderen Verknüpfungen mit der Angst.

Verständlicherweise treffen sie auf ungenügende, weil unrealistische Bewältigungskompetenzen, machen also hilflos, liefern mich evtl. aus, bestätigen und bestärken so die Angst.

Werden die Fehlbewertung und deren eminenten Folgen vom Arzt nicht erkannt, mischt sich diese wachsende Angstbesetzung progressiv verschlechternd in die Primärsymptomatik ein, die für sich genommen oft blande ist.

Damit beginnt der Circulus vitiosus: Intensität und Extensität (Ausweitung) wuchern.

Progredienz also ohne somatischen (dafür aber mit handfestem psycho-dynamischen) Grund, dennoch mit eminenten somatischen Folgen, auch das ist Psychosomatik.

Hier lässt sich schon ein ganz wesentliches **diagnostisch - therapeutisches Prinzip** ableiten:

2.1 Fällt die Diskrepanz zwischen objektivem Symptom und dessen subjektiver Bewertung auf, sollte ich nach der schon beschriebenen möglichen Labilisierung eines Grundbedürfnisses fahnden, um den Vorgang im Patienten zu verstehen und nicht zu bagatellisieren oder ärgerlich abzuwerten, wozu ich anderenfalls beinahe automatisch gezwungen wäre: „...es ist nichts zu finden..., sie haben nichts." Wirklich nichts?

Es geht dabei zunächst immer um die subjektive Bewertung des Patienten, nicht um meine.

2.2 Gehe ich schon so **zeitig** an die Arbeit, **die Angst des Patienten wahrzunehmen**, ernst zu nehmen, sie zunächst mir zu erklären und dann mit ihm zu klären, spare ich mir später viel Mühe und Frust und auch Budget. **2.3 Bleibe ich auf der Symptomebene**, bin ich gezwungen, die Symptomatik und deren Verschlechterung auf genau dieser Ebene allein zu therapieren und **erreiche** dann die kausale psychosoziale Ebene, die Ebene der Angsthintergründe nicht, also **nicht die strategische Ebene**.

Das könnte man als den Beginn der Chronifizierung bezeichnen. Sie hat ein mitagierendes Gesundheitswesen und mitagierende Ärzte zur Voraussetzung, auch, wenn wir nicht Ursache sind.

3. Die pathogenen Bekräftigungen - der Prozess weitet sich aus

Angst provoziert natürlich den Wunsch nach ihrer Vermeidung, die aus Sicht der Patienten immer Vermeidung subjektiv bedrohlicher Situationen ist. Gesucht werden also alle Arrangements, alle Nischen, die die Qualitäten Sicherheit, schützende Zuwendung, Schonung, Passivität, Ausweichen vor Auseinandersetzungen, vor Verantwortung und notwendiger Eigenaktivität zur Gesundung aufweisen.

Das Gefüge meines Fühlens, Wahrnehmens, Bewertens und Handelns, beginnt sich massiv zu verschieben.

Überwiegen solche als vordergründige Vorteile imponierenden Momente die krankheitsbedingten Beeinträchtigungen, Behinderungen usw., entwickelt sich eine Fehleinstellung zur Krankheit, zum ganzen Kranksein.

Natürlich kann das nur im Zusammenspiel mit der familiären und sozialen Umgebung sowie dem Gesundheitswesen entstehen, ohne dass beiden Seiten eine Absicht zu unterstellen wäre, sicher aber Unterlassungen. Dazu später mehr. In erstaunlichem Tempo können solche Entwicklungen immer mehr Lebensbereiche erfassen, wuchern wie ein „soziales Malignom", das immer mehr „Metastasen" in bisher gesunde Lebensbereiche absiedelt. Dementsprechend schwierig und nicht selten unmöglich ist auch dessen Therapie.

Wir sehen aber auch: **Der vordergründige Krankheitsgewinn ist eigentlich ein schwerwiegender Verlust, nämlich Verlust an Subjektposition**, also an Selbstständigkeit, Selbstsicherheit, relativer Autonomie, kompetenter Beziehungs- und Lebensgestaltung, Entwicklung.

Was tragen wir Ärzte dazu bei?

Ängste werden bestätigt durch Vielfachuntersuchungen und unangemessene Entlastungen, also Entlassungen aus der Eigenverantwortung, die Bequemlichkeit bringt, die die Chronifizierung in Gang setzen und fixieren können, also einen pathogenen Lernprozess zementieren und ausweiten.

Schätzungsweise mindestens 20 bis 30% der EU-Fälle gehören dazu. Diese Dynamik wird von W. König treffend als **„pathogene Bekräftigung"** bezeichnet, auch **eine Variante der Iatrogenie**, eine Bestärkung in der Fehllösung. An dieser Stelle ist noch eine Differenzierung nötig, nämlich die von denjenigen Patienten, die bewusst und vorsätzlich per simulierter, aggravierter Symptomatik Vorteile aushandeln und erzwingen wollen. Das gehört unter die Diagnose **„sozialparasitäres, antisoziales Verhalten"** und kann allenfalls bei bestimmten Formen der antisozialen Persönlichkeit Krankheitswert haben. Fast immer aber bleibt das therapieresistent.

Natürlich bringt die Position des Arztes, der hier interveniert, also pathogene Bekräftigung klären, evtl. aufheben oder abschwächen will und soll, viele Belastungen mit sich. Beziehungsspannungen, die öfters auch zum Abbruch führen.

Es gibt auch immer den Kollegen nebenan, der mitspielt im „folie a deux" und seinen vordergründigen „Gewinn" macht, der ihm nicht mal auf die Füße fällt, sondern z. B. sein Freizeit-Konto erhöht. Die Veränderung irrealer Erwartungen ist immer mühsam. Sie kann nur im Rahmen einer Grundempathie erfolgen, wie alle Veränderungen bei Menschen. Diese sind natürlich hier schwer und nur in kleinen Etappen möglich. Das ist wiederum „Knochenarbeit", die weder wahrgenommen, noch honoriert wird. Selbstverständlich muss jeder für sich entscheiden, ob er sich darauf einlässt. Deshalb schon, weil diese Leistung gar nicht bekannt ist: z. B. EBM - Nr.: Anti-Chronifizierungsarbeit: 6 x 1000 Punkte / 35 € pro Quartal, außerhalb vom Budget, eine bleibende Illusion.

4. Dispositionen - Verführungen zum Krankheitsgewinn

Drei häufige, ganz alltägliche Konstellationen disponieren zu Chronifizierungen:

4.1 Das Übersehen der psychosozialen Belastung, die eine akute Erkrankung oder eine akute Dekompensation an sich schon darstellt.

Modell: Krankheit als psychosoziale Belastung

Beispiel.: Schub- oder phasenhaft verlaufende Störungen wie bei MS, Rheuma, somatisierte depressive Symptomatik, das NPL-Rezidiv, Insult, Infarkt und alle akuten Störungen mit anfallsartiger Charakteristik und damit hohem Angstpotential.

4.2 Auf eine vorbestehende, i. d. R. chronische Erkrankung trifft eine psychosoziale Krise:

Modell: Vorhandene Krankheit plus akute psychosoziale Belastung

Beispiel.: der stabile Diabetes, die chronische Pankreatitis, die chronische Lumbalgie, die ruhende Arthritis, der Zustand nach Amputation, nach eingreifenden Operationen usw. treffen auf einen akuten Konflikt:

Beziehungsverlust, Arbeitsverlust, Einbuße an materieller Sicherheit oder sozialer Position. Die somatische Symptomatik wächst.

4.3 Eine chronisch gestörte Persönlichkeit in mühsam erarbeiteter Stabilität dekompensiert durch Konfrontation mit einer somatischen Erkrankung: **Modell: Gestörte Persönlichkeit plus Krankheit**
Beispiel.: der Unfall (z. B. das Schleudertrauma), die ängstigende Infektion, der Infarkt und auch z. B. die oben erwähnten Erkrankungen treffen eine solche Persönlichkeit.

Der gemeinsame pathogene Grundvorgang dabei ist so beschreibbar.
Zu den schon vorhandenen Behinderungen, Einschränkungen und Beschwerden kommt eine persönliche und/oder soziale Problematik hinzu: Befürchtungen, Ängste, Depressionen, Verluste, Kränkungen, Resignation. Diese drücken und wirken sich hier **nicht auf der psychoemotionalen Ebene** aus, wenn die entsprechende Disposition vorliegt, also die typische Persönlichkeitseigenschaft psychosomatischer Symptombildung: die mehr oder weniger ausgeprägte „Alexithymie".
Damit ist dann zunächst eine interpersonale oder intrapersonale Bearbeitung nicht möglich. Zwangsläufig erfolgt eine Übertragung in die somatischen Abläufe, ein Vorgang der sich typischerweise zeigt in:
1. einer **Verstärkung der bestehenden somatischen Symptomatik**
2. einer **Minderung bisher effektiver Therapie**
3. neuen **Nebenwirkungen ohne objektiven Grund**
4. neuen **Resistenzen, Schüben, Episoden,** Infektanfälligkeit, Anfällen, verstärkter Spastik u. a.
Naheliegend ist dann ärztlicherseits ein wiederum überzogener diagnostisch-therapeutischer Zirkel, der schnell selbst wieder zum pathogenen Faktor wird, weil er die Angst erneut „begründet" oder steigert.
Also: Die Unsicherheit des Arztes als pathogener Faktor.
Dies schließt selbstverständlich eine angemessene, die erwähnten Zusammenhänge reflektierende somatische Diagnostik und Therapie nicht aus, sondern ein. Die Gratwanderung ist eben nicht vermeidbar.

5. Diagnostisch - therapeutische Konsequenzen
- Möglichkeiten und Grenzen für den Hausarzt -
1. Zur Diagnostik:
a. Unausgesprochene Ängste wahrnehmen lernen, was bedeutet, Empathie zu lernen, wieder zu erlangen (Erkennen der Gegenübertragung) und zu trainieren (z. B. in Balintgruppen), denn: Alexithymie, das Gegenteil von Empathie, ist nicht selten bei Arzt und Patient wirksam. Ärztliche Alexithymie besitzt naturgemäß ein hohes pathogenes Potential.

Im Einzelnen:

b. Die **auslösende Situation eruieren**, die oft das Problem, bzw. einen wesentlichen Aspekt bildhaft verdeutlicht, besonders das frustrierte Grundbedürfnis.

Sich stets fragen: **Was versucht er mittels Symptom und Kranksein zu realisieren** oder auch zu meiden.

Also nochmal: Welches **Grundbedürfnis** ist betroffen?

Wie schon gesagt: Immer auf der Folie **seiner** subjektiven Bewertung gelesen!

Das lässt Verständnis wachsen und Empathie erhalten, ohne sich manipulieren zu lassen, lässt Grenzen ziehen, ohne böse zu werden.

c. Welche **pathogenen Bekräftigungen** sind erkennbar, wie lange schon, in welchem Umfang?

d. Worin besteht der **Krankheitsgewinn: Was stabilisiert er, was vermeidet er, welches neue Gleichgewicht stellt er her u. a.?**

e. Gibt es neben der regressiven Tendenz (Rückzug, Krankheitsgewinn, Ausweichen) auch noch **progressive Rest - Motivationen,** sogenannte gesunde Anteile:

Verantwortung, Aktivität, Einsichtsfähigkeit, Lernpotenz, Realitätsbewusstsein, Frustrationstoleranz, Fähigkeit zu Befriedigungsaufschub, an die angeknüpft werden kann?

All diese Faktoren sollen zunächst allein Schlüsse und Erkenntnisse für mich sein.

Wenn ich mit ihm direkt über Krankheitsgewinn oder pathogene Bekräftigung diskutieren würde, käme er sich als Simulant vor, der er ja in diesem Kontext auch **nicht** ist. Ist klar erkennbar, dass eine deutliche Rentenerwartung oder ähnlich Bedeutsames die Motivation bestimmt, ist vor dieser anstehenden Entscheidung eine Chance auf Änderung gleich Null, also evtl. Therapie erst danach, der Leidensdruck ist aber dann wahrscheinlich weg.

2. Zur Therapie

a. Natürlich keine Therapie der chronischen neurotischen Fehlentwicklung bzw. einer Persönlichkeitsstörung anderer Art. Das kann der „Profi" auch nicht, der lehnt i. d. R. die Beschäftigung mit solchen Patienten ohnehin ab, selektiert sie weg. Was bleibt: Ich kann als Hausarzt immerhin meine feste konstruktive Haltung entgegensetzen, wenn ich sie habe und halten kann, also notfalls auch auf den Patienten verzichten.

b. Einen **Stop der Chronifizierung** anstreben, der schwierig genug ist. Das wäre sehr viel!

c. Aufspaltung auf viele Ärzte meiden, soweit möglich. Die Spezialisten haben zwar eine höhere fachspezifische Kompetenz, aber eine deutlich geringe psychosoziale, schon aus Unkenntnis des Sozialbereichs. Dieses „Splitting" in psycho - sozio - somatisch, auch „Verzettelung der Verantwortung" genannt (Balint), ist ein spezifisches charakterologisches und damit pathogenetisches Merkmal dieser Patienten in allen Lebensbereichen.

d. Erfolg richtig definieren, d. h. Schutz vor selbstproduzierten Enttäuschungen. Zu große Erwartungen mit ihren unvermeidlichen Enttäuschungen führen zur Abschiebung des Patienten. Das wäre ein negativer, ein agierter, also handelnd umgesetzter, weil unreflektierter **Gegenübertragungsaspekt.**

e. Empathieerhaltung ist so zentral wichtig, wie gleichzeitig schwierig. Ist sie verschwunden, müsste sie „gesucht" werden, d. h. ich müsste meinen Ärger, meine Enttäuschung und meine Erwartungen klären. Rückschläge gehören unvermeidlich dazu.

Der Übergang in sozialparasitäres-antisoziales Verhalten sollte jedes Engagement beenden, es wäre nicht nur eine Farce, sondern synchron antisozial gegen den Therapeuten.

Uns wird dabei auch bewusst werden, dass wir gleichzeitig gegen sehr pathogene und ebenso resistente gesellschaftlich - soziale „Missstände" arbeiten und dann schnell in die Rolle des Don Quichotte kämen.

Achten wir darauf, dass unsere Arbeit nicht zu oft zu einem pathogenen Faktor gegen unsere eigene Gesundheit wird.

Zusammengefasst

Ein Symptom im Kontext mit einer labilisierenden Situation und Disposition (Prägungen, Alexithymie, Angst usw. s. o.) trifft auf eine Fehlbewertung aus unbewusster Motivation.

Diese Fehlbewertung wird pathogen bekräftigt durch den sozialen Mikro- und Makrobereich.

Symptom / Störung / Kranksein werden so fixiert und eskalieren, sie metastasieren. Chronisch-progrediente Krankheit und Kranksein sind organisiert, ohne konkrete biotische Zwangsläufigkeit.

6. Soziale und gesellschaftliche Bezüge

1. Der Medizin- und Gesundheits-Markt in Deutschland mit allen Nischen beläuft sich auf ca. 350 Milliarden Euro. Wesentlich größer als z. B. Verteidigungshaushalt, Automarkt und Chemieindustrie zusammen. Um ihn rivalisieren naturgemäß mächtige Interessengruppen, Lobbyisten, selbsternannte Experten, hinterlistige Berater und Politiker.

Letztere haben den kleinsten Einfluss, sind am meisten abhängig und singen das Lied ihrer Stuhlhalter.

2. Auf diesem Markt sind im Wesentlichen **nur** gesundheitspolitische Konzepte realisierbar, die der profitablen Kommerzialisierung von Krankheit und Gesundheit entsprechen. So ist es z. B. nicht möglich, gesunde Lebensweise zu honorieren und pathogene zur Kasse zu bitten. Instrumente dazu würden manchen Stuhl in der Politik kosten und um den geht es zuvorderst. Gleiche Konsequenzen hätte eine praktisch permanente psychosomatische Ausbildung in Medizin und der Ausbau einsparender konsequenter Prophylaxe. Das wäre aber unkommerziell und wird somit systematisch verhindert. Es bleibt das Feigenblatt „Psycho - somatisches Institut oder Lehrstuhl" an jeder Uni und evtl. 1 Promille psychosomatischer Betten im Krankenhaus, wenn überhaupt. Ein 350 Milliarden-Markt muss kommerzialisieren, was ganz klar heißt: somatisieren und damit entpsychologisieren.

3. Eine gesellschaftliche Welt, deren Wertestruktur überwiegend auf die konkurrierende Vermehrung von Macht, Geld, Einfluss und Konsum orientiert ist, wird folgerichtig eine dementsprechende, handfeste durchgehende Manipulation der Motivationsstruktur ihrer Mitglieder produzieren. Eine solche Gesellschaft muss unter zunehmender Sinnverarmung und wachsendem Angstpotential leiden. Ihre Bürger werden massenhaft zu abhängigen Patienten sozialisiert. Dabei bleibt Ihnen selbstverständlich der Einblick in diese Zusammenhänge versperrt. Das Ziel ist erreicht: ein potentielles Änderungsmoment ist paralysiert.

4. Den so Manipulierten wird eine maßlos überzogene, damit Pseudo - Individualität und Freiheit vorgegaukelt. „Pseudo", weil ihr dialektisches Pendant, die solidarische Bezogenheit (als eigentlich angstmindernd) zunehmend eliminiert wird. So bleiben tendenzielle Vereinsamung mit Verlust an Vertrauen und Sicherheit in Bezogenheit. Also Angst, existentielle Angst mit all ihren verrückten Folgen.

5. Einschub: zur **Alexithymie:**
Ein verbreiteter Sozialisationstyp ist folgender:
Das Unbehagen des Kleinkindes wird von den Eltern nicht selten allein als physischer Mangelzustand wahrgenommen, also reduziert auf Hunger, Durst, Kälte, Schmerz, volle Windeln und Fieber. Hier muss gehandelt, aber nicht geredet werden. Braucht ein solches Kind in innerer Not die Eltern in größerer Nähe, etwa um Angst zu besänftigen, wird es erst eben diese handfesten „Symptome" produzieren **müssen**, um sie auf den Plan zu rufen. Je schwerer die Eltern „hören", also nicht empathisch wahrnehmen (nicht aus Böswilligkeit, sondern ob ihrer eigenen schwierigen Sozialisation), desto lauter das Rufen per „Symptom". Andere Signale werden kaum

oder nur rudimentär wahrgenommen, nicht verstanden und damit nicht adäquat beantwortet werden. Auch das ist Konditionierung. Innere Probleme, Widersprüche und Ambivalenzen können so nicht zugeordnet und später deshalb auch nicht benannt, damit auch nicht kommuniziert, also nicht (oder kaum) verstanden und schon gar nicht geklärt werden. Nicht von anderen, nicht bei sich selbst, also werden sie nicht handhabbar, können nicht in einem inneren Modell von Welt adäquat probebehandelt, probebewältigt, nicht trainiert werden. **Konfliktspannung bekommt damit keine ausreichende Repräsentanz im Psychischen.** Sie kann deshalb nicht oder kaum emotional - kognitiv auf mögliche Lösungen, Korrekturen, Chancen usw. durchgespielt werden. **Folge ist, dass psychosoziale Spannung in physiologische Prozesse fast unmittelbar, kortikal unvermittelt eindringt und damit unbewusst, also bewusstlos bleibt.** Ich kann also nicht (= a) Worte (= lex) finden für mein Gefühl (= thymos) also:
ALEXITHYMIE, der Boden für somatoforme Störungen.
Die Zahl der Kinder, die derart in ihrer Sprachentwicklung massiv gestört sind, wächst dramatisch. Die meisten logopädischen Behandlungen haben diesen Hintergrund. Der Alexithymienachwuchs ist gesichert. Pisa hat viele Folgen, bzw. Pisa ist eine Konsequenz.

7. Was ist nun gesellschaftliche Alexithymie
Die „Börse" des erwähnten 350 Mrd. Medizin-Marktes muss adäquat, d. h. mit materiellem Geschäft bedient werden. Dieser Markt handelt absolut dominant mit der instrumentellen Behandlung von Körpersymptomen, Körperdefekten, Körperersatzstücken (von der Zelle über den Bypass zur TEP), nur dies ist profitabel. Psychosoziale Problematik lässt sich nicht gewinnbringend verkaufen, also werden Mediziner entsprechend sozialisiert und dafür bezahlt, dass sie genau diesen Markt bedienen.
Vermutung: Das impliziert (natürlich neben Anderem) auch den **unausgesprochenen „politischen Auftrag" an die Ärzte,** den symptomatisch verpackten, also unbewussten Aufstand der Menschen gegen ihre Vermarktung, sich auch manifestierend u. a. in Form der Psychosomatiker, Neurotiker, Persönlichkeitsgestörten, Psychotiker, zu entschärfen und zu bremsen, indem
gesellschaftlich - soziales Konfliktpotential in der ersten Stufe individualisiert, also allein als Problem des Individuums gesehen wird und in zweiter Stufe dieses sogenannte individuelle Problem biologisiert wird, d. h. medikamentös - operativ beruhigt, tranquilliert.
Die soziale Alexithymie ist gesichert, der Gewinn liegt auf der Hand. Aber für wen?

VI.16 Wenn die Krankheit zum „profitablen" Begleiter wird

Literatur:

1. Höck, K. / W. König: Neurosenlehre. Fischer, Jena, 1979
2. König, W.: B - Promotion. 1984
3. Zepf, S.: Die Sozialisation des psychosomatisch Kranken. Campus, 1976
4. Balint: Der Patient, sein Arzt und die Krankheit. Klett, 1976

VI.17 Grenzgänger in schwierigem Gelände und wir mitten drin
Grenzerfahrungen - abgrenzen oder einlassen ist hier die Frage

Die Borderline-Problematik
Schwierige Persönlichkeitsstörungen - ein Problem für uns?
Ja - unausweichlich. Wir haben sie am Hals! Und hier geht es darum, dass sie uns nicht noch mehr belasten und noch mehr Lust an der Arbeit nehmen, da wir schon die überborderlinende Bürokratie ertragen müssen.
In einer „1000-Scheine-Praxis" der Grundversorgung kommen wenigstens 100 schwierige davon vor. Natürlich wollen und sollen wir keine Halbspezialisten werden, aber die Spezialisten können uns das Problem nicht abnehmen. Wir haben sie vor ihnen und nach ihnen und nicht selten dann für immer. Und wenn auch unser Widerstand bestehen bleibt, so gibt es immer noch einen gewichtigen Grund: dieses Klientel sollte uns so wenig wie möglich Kraft und Motivation rauben, die Stimmung nicht versauern oder Angst auslösen, wenn es auf der Matte steht. Ausweichen können wir nicht. Entweder werden wir unter ihnen etwas leiden oder uns mit ihnen kontrolliert einlassen.
Welche uns allen längst bekannten „Patiententypen" gehören dazu?
Da sind einige, die jeder wieder erkennt, nicht unbedingt immer typische Borderline-Syndrome im engeren Sinne, aber nachhaltige Persönlichkeitsstörungen:

• Der anhaltend **Misstrauische, Überempfindliche, Kränkbare.**
• Der Streitende, **Besserwissende**, ewig Kritische.
• Der stets und alles **Abwertende.**
• Der direkt **Aggressive.**
• Der unersättlich **Fordernde.**
• Der ewig **Klagend-Anklagende.**
• Der therapeutisch **Unerreichbare.**
• Der **Explosive**, der seine Emotionen nie im Griff zu haben scheint.
• Der „professionelle" **Kaputtmacher.**
• Der „**Koryphäenkiller".**
• Der **Grenzgänger**, bei dem Sie öfters nicht sicher sind, ob der nicht doch schon psychotisch sein könnte.
• Und natürlich reichlich den, der **zwar 100 Symptome, aber nie Probleme** hat, der **Alexithyme**, derjenige, der den Zusammenhang zwischen Symptom und belastender Situation nicht wahrnehmen kann, nicht etwa nicht wahrnehmen will, auch eine Persönlichkeitsstörung.

- Der seltsam-schräge, **skurrile, bizarre „Vogel"** mit seinen uneinfühlbaren Verhaltensweisen.
- Der ewige **Regisseur der großen Show**, aber auf schlechtem Niveau.
- Der **Arrogante**, meist nur Pseudoarrogante, der die Therapierichtlinien aus dem weltweiten Gewebe, z. B. der Mayoklinik oder dem MIT mitbringt.
- Der, der das Praxisteam gegeneinander auszuspielen versucht, der **Intrigant.**
- Der, der **bei jeder Gelegenheit einen Suizidversuch ankündigt**, dies oft versucht und der dennoch keine vorausgehende Depression zeigt.

Zur allgemeinen Charakteristik emotional instabiler Patienten
- Die Reizschwelle für Ereignisse, die Affekte auslösen, ist sehr niedrig.
- Die Entwicklung des entsprechenden Spannungsniveaus ist sehr hoch.
- Die Rückbildung desselben ist stark verzögert.
- Die so entstehende affektive Spannung mit hoher aggressiver Prägung wird typischerweise extern ausagiert.

Eine brisante Mischung, hochgradig quälende Spannungszustände in ihm und um ihn herum, mit einer großen Palette von Konsequenzen.
Nochmal: wegen des besonders Schwierigen dabei.
Die affektive Spannung wird meist nach außen getragen, in die Welt hinein inszeniert, dort abreagiert, im Jargon: ausagiert.
Kurz, die Umwelt des Betroffenen leidet mit, in einigen Fällen sogar mehr. Natürlich sind wir da auch keine Ausnahme.
Ergo: leiden oder selbst agieren, gemeint ist: die Beziehung kontrollieren. Das ist hier die Anforderung.

Nun werden sie sagen, das sind Fälle für die Spezialisten. Das ist richtig, aber nur die halbe Wahrheit. Viele waren auch bei den Spezialisten, oft sehr lange und wiederholt. Stationär und ambulant. So ganz allmählich sind sie zu den *Therapieunwilligen* oder den *„Nicht-mehr-Therapierbaren"* geworden und kommen zu uns, nicht vordergründig mit ihren psychopathologischen Problemen, wenngleich die nicht zu Hause gelassen werden können.
Sie kommen fast immer mit körperlicher Symptomatik.

Fast alle zeigen nämlich immer auch beträchtliche Somatisierungsstörungen.
Das ist bei der schon sehr früh pathogenen Biografie nicht anders zu erwarten. Ihre Fähigkeit, Konflikte in wesentlichen Punkten ausreichend genau wahrzunehmen, sie in Worte zu fassen, also sich ihrer bewusst zu

werden und damit besprechen zu können, ist gering. Das hat u. a. eben die zwei beschriebenen Folgen: Somatisierung und handelndes Ausagieren von Spannungen. Und wo geht man damit schon hin? Zu uns - und die Beziehungspathologie bringen sie natürlich mit. Wie könnte es anders sein? In dieser Mischung finden wir auch die Borderline-Problematik. Von all den eingangs schlagwortartig beschriebenen Qualitäten und Phänomenen können sie etwas inszenieren.

Dennoch gibt es für die **Borderline-Störung im engeren Sinne** einige spezielle Charakteristika. Sätze und Bilder von typischen „Szenen" sollen das illustrieren.

„Ich weiß gar nicht, warum ich immer wieder so schnell und massiv ausraste"

Thema: Emotionale Instabilität, hohe Beziehungsintensität, eruptiv anspringende Ängste, Wutausbrüche, Aggressivität, passagerer Kontrollverlust

Da bringt die Freundin den Freund, mit den Hinweisen, dass der beim kleinsten Anlass, wenn irgendetwas nicht klappt, den Schraubenschlüssel mit real tödlicher Wucht durch den Raum wirft.

Oder er wirft beim Ausflug, rund um einen See, wegen des klappernden Schutzbleches, das ganze Fahrrad mitsamt Radio und Picknickkorb in den See. Aber sonst sei er ein ganz gutmütiger Kerl. Kann er tatsächlich auch sein. Nur irgend eine Zündschnur glimmt immer.

Die Feststellung, dass der vor ihr fahrende Autofahrer entweder 5 km/h zu schnell oder zu langsam fahre und überhaupt, wie der fährt..., bringt sie in eine langanhaltende aggressive Erregung mit wütender Hyperventilation und Schwindel, mit in die Sprechstunde hereinplatzender Vorstellung und dauernder Schimpfkanonade. Dreißig Minuten Mühe.

Die Patientin kommt mit einem Internet-Ausdruck über eine Spezialbehandlung, die genau die richtige sei und damit selbstverständlich realisiert werden müsse. Die Diskussion über die Realitäten macht sie wütend und ist für sie Beweis der Inkompetenz des Arztes und überhaupt wie schlecht und benachteiligend die Welt ihr gegenüber ist. Sie wirft den Stuhl um, tritt gegen die Liege und kommt nur schwer zur äußeren Ruhe.

Nach einer misslungenen Konsultation, die mit einer Ablehnung endete, zum Beispiel der gewünschten Bescheinigung, der Medikamente, der erhofften AU-Schreibung o. Ä., ist die Toilette verstopft und ein Teil der Fensterverkleidung abgebaut, sind Blumen herausgerissen.

Aggressives Agieren sind sie lebenslänglich gewohnt, passiv und aktiv.
Das lässt offensichtlich das Gefühl einer gewissen Kontrolle über eine unaushaltbare Situation entstehen, so kann das schmerzhafte Gefühl des Ausgeliefertseins, der völligen Hilflosigkeit, der massiven Verunsicherung vermieden, sogar umgekehrt werden. Zu oft haben sie das schon passiv erlebt.

Der Patient agiert in für uns banalen Situationen, als ob er sich massiv behaupten müsse, als ob er dauernd im Überlebens- und Machtkampf befindlich sei. Das berühmte Schneiden und Ritzen (selbstverletzendes Verhalten, SVV) kann dabei wie ein Medikament den unaushaltbaren Zustand schnell und sicher beenden, natürlich nur bis zum nächsten Stress. Es ist eine Selbsttherapie für Hochstresszustände und kein parasuizidales Symptom.

Andere „Selbsttherapien" sind C2, Heroin usw., high risk-Verhalten, extremer Sport, aber als ständiger Kampf, ohne Lust und Genuss, alibidinös.

SVV ist allen anderem überlegen, das erschwert die Therapie.

Was passiert da?

Beim Patienten wird der frühere, sehr belastende Kindzustand extrem leicht getriggert, also ausgelöst durch von außen gesehen blande Vorkommnisse: eine Nähesituation (etwa ein freundlich-empathisches Erleben), eine zu groß empfundene Distanz (die Verlassenheit anzeigt), eine vermeintliche Abwendung oder Abwertung, eine vermeintlich aggressive Geste u. a.

Diese in voller Wucht wiedererlebte innere Katastrophe überlagert sofort und wegen des Spitzenaffekts aktuell tatsächlich unkontrollierbar den Gegenwartsbezug. Die Wahrnehmung der Wirklichkeit wird also voll bestimmt von den hochgespannten emotionalen Mustern eines gepeinigten Kindes oder Jugendlichen. Damit Verwirrung bei allen, bei ihm selbst und den anderen. Die ewige Sehnsucht dieser Kindzustände nach dem Nichtbekommenen und die ewige Angst vor der Wiederholung des Schrecklichen, vor den wiederauftauchenden, schmerzlichen, unerträglichen Erfahrungen. Beziehungsambivalenzen, also für ihn unklare Beziehungssituationen sind deshalb nicht aushaltbar, sie triggern geradezu die extremen Spannungen. Ebenso wie Versuchungs-Versagungssituationen, zu große Nähe, zu große Distanz, Abwertungen u. Ä.

Beispiel

Du kommst so spät von der Arbeit, du liebst mich nicht, du verlässt mich....
Als subjektiv ganz klare Wahrheit empfunden, obwohl es nicht so ist.
Folglich der Spitzenaffekt, der Kindzustand ist da, die oft erlebte, quasi
tödliche Angst, verlassen zu werden, die Wut darüber, aus der schnell
handelnde Aggressivität wächst.
Beim Gesunden dagegen:
Wir sollten über die Arbeitszeiten reden, so kann es nicht bleiben.
Typische Äußerungen bei unaushaltbaren Ambivalenzen:
„Ich hasse dich, verlass mich nicht. Bleib mir vom Leibe und kümmere dich
um mich. Komm ganz nah, aber fass mich nicht an
Gib mir endlich eine Pille - du willst mich wohl vergiften".
Aber auch die unverrückbare Überzeugung:
„Alles, was ich wahrnehme ist so, ganz genau so und nur so".
Alles so Wahrgenommene ist unverrückbare, nicht diskutable Realität.
Typische Muster der Borderliner, der Frühgestörten überhaupt. Sie ma-
chen die Arbeit schwerer.

„Bei den kleinsten Anlässen bin ich so furchtbar stark und lange beleidigt"

Thema: Die unendlichen Kränkbarkeiten

Mein vermeintlicher Blick auf die hinter der Patientin hängenden Uhr, real
aber mein sinnierendes Nachdenken über das eben von ihr Gesagte, ist für
sie der Beweis dafür, dass man ja doch nicht echt dabei sei, sie los werden
wolle, nur ans Geld denken würde und überhaupt ganz unethisch-mies sei.
Andererseits: die vermeintlich zu intensive Beschäftigung (aus Sicht des
gegengeschlechtlichen Patienten) lässt schnell die Frage entstehen:
„Wollen Sie etwa was von mir?"
Plötzlich endet eine länger dauernde Beziehung zu einem Patienten. Nach
drei Jahren eine erneute unfreiwillige Begegnung oder auch Rückkehr und
das nun mögliche Ansprechen der damaligen Situation:
Es sei damals ein ganz schlimmer Satz gefallen, der nie mehr vergessen
werden könne. Mir ist der Satz unbekannt und auch untypisch. Sicher aber
dürfte eine unbemerkte Kränkung passiert sein, die nicht erwähnt, sondern
sofort (mit Verlassen) ausagiert wurde.

Der geringste Fehler macht aus dem guten Arzt einen Versager, aus dem
Freund einen Feind, aus dem heiß Geliebten einen Niemand, aus der guten
Schwester die Hexe usw.
Warum?
Um einer Kränkung durch das vermeintlich anstehende Verlassenwerden
zuvorzukommen.

Das wäre zu schwer erträglich, wäre eine wahrscheinliche Retraumatisierung, denn es ist eine Grunderfahrung des ganzen bisherigen Lebens: *Immer links liegen gelassen worden und ab und zu noch einen Tritt darauf.* Also, um der vermuteten Trennung vorher schon, aktiv und pseudosouverän entgegen zu wirken, wird provoziert. Hält die Beziehung das aus, ist es o. k., ansonsten habe ich verlassen und bin nicht verlassen worden.

Provoziert werden kann auch, um einen Anhalt zu bekommen, wie weit der Arzt belastbar ist, wie viel er aushält, wie viel man ihm zumuten, mitteilen kann und er dabei dennoch Respekt vor mir, dem Gestörten, behält.

Außerdem kann die noch stärker verunsichernde, gewünschte und gleichzeitig befürchtete (weil sie ja nicht halten könnte) empathische Nähe, diese lebenslang unbefriedigte Sehnsucht durch den zeitlebens geübten Mechanismus der aggressiven Distanzierung kontrollierbar gemacht werden.

„Für mich ist immer alles entweder schwarz oder weiß, ideal oder ganz schlecht, gut oder böse"
Thema: Spaltungen - schnell wechselnde Idealisierungen und Entwertungen, gegenüber dem gleichen Menschen und zeitlich kurz hintereinander
Koryphäenkillersyndrom: Der ausbleibende schnelle Erfolg führt zum Abbruch der Beziehung. Vorher wurde der Arzt - ohne reale Erfahrungsbasis - als Supermann aufgebläht, nach dem Motto: „Nur du kannst mir noch helfen, alle anderen haben bisher versagt". Und der stürzte sich - narzisstisch gesalbt, also aufgewertet - in Polypragmasie.
Ein Therapeut kann zaubern oder er ist keiner. Das „Versagen" ist so vorprogrammiert und meine schlechte Laune evtl. auch.
Wer bekommt die später außer mir zu spüren?
Das zu billige Medikament, die gewünschte, aber nicht realisierte spezielle Untersuchung u. Ä. führen sofort zum „Fremdgehen" und abenteuerlichen Verleumdungen.

Mangelnde Fähigkeit zur Empathie und mangelndes Aushalten von Ambivalenz, da nie bekommen und geübt, sind typisch: Andere sind entweder bedürfnisbefriedigend oder Versager. Der intrapsychischen Struktur fehlt die feinere Differenzierung. Sie ist vom Schwarz - Weiß - Denken geprägt. Ambivalente Spannungen heben die ohnehin schwierige Orientierung auf, „wer denn es wie mit mir meint." Zu oft gab es unberechenbare Enttäuschungen durch die gestörten Eltern. Zuhören ist beinahe eine unmögliche Erwartung. Das wurde in der frühen Sozialisation nicht gelernt, weil ihm selbst niemand empathisch zuhörte. Es kann deshalb nicht reproduziert werden.

Die Eltern, Therapeuten, Freunde usw. sind mal ganz toll, mal die schlimmste Strafe. Der Andere ist entweder ideal oder überflüssig. Bei Trennungen oder Verlusten gibt es keine typische Trauerreaktion, der ehemalige Partner wird total abgewertet. Modellhaft etwa nach der Bewertung einer Amputation: „Mit dem Bein konnte ich sowieso noch nie gut laufen". So kann der Verlust erträglich gemacht werden. *Verluste sind nun mal Situationen, in denen ich mich schon wieder links liegen gelassen fühle (Kindheitsmuster). Immer und immer wieder diese Schmerzen...* So kann er sich etwas vor unerträglichen Entwertungsgefühlen schützen. Verbunden damit ist die Abwertung des eigenen Körperbildes: Der Körper hat zu funktionieren oder er muss repariert oder bestraft werden. Es lässt sich gut nachvollziehen, dass damit stets eine schwere Selbstwertproblematik verbunden ist.

„Manchmal bin ich von absoluter Angst überwältigt und weiß nicht einmal, woher die kommt"
Thema: die diffuse, sogenannte frei flottierende Angst
Eine ungebundene Angst, die kein „Objekt" hat, also keine sonst übliche „Ursache" (das Herz, der Krebs, die U-Bahn oder der Fahrstuhl, die Maus oder die Spinne usw.), um dadurch erklärbar und händelbar, also zur Furcht zu werden. Derart ungebundene Angst bedeutet, man weiß nicht, wovor man Angst hat, damit **wird sie praktisch unerträglich.**
Alles überrollend in die Sprechstunde kommend: „Ich bin in zwei Teile gespalten, meine linke und meine rechte Seite sind getrennt, das ist bestimmt ein Schlaganfall" und dann folgen schwer erträgliche, extrem hypochondrische Wünsche nach Absicherungen, aber nicht im Krankenhaus.
Mühsames Arbeiten am beinahe zerbrochenen Zusammenhalt: Gespalten sein, verrückt werden, drohende psychotische Dekompensation, eine existenziell bedrohliche Angst. Die schwer hypochondrischen Befürchtungen nie ganz entschärfen können. Chamäleonhaft entgleiten sie. Wenn eins geklärt scheint, packt die Angst einen anderen „Gegenstand", denn sie selbst, die Angst, besteht unverändert und sie metastasiert. Wenn man darauf immer wieder nur somatisch abklärend eingeht, ist die Manipulation des Arztes perfekt, ein endloses Spiel, Spielball sein und der Ärger darüber. Hier kann die konsequent beibehaltene Thematisierung „Angst" retten, die sonstige, widerständige Symptomatik muss nach Klärung selektiv ausgeblendet werden. Immer wieder die große Leere und Angst:
Aufgefüllt mit Schlafen, TV, Drogen, Prügeln, Fressen, Symptomen usw.

„Und bist Du nicht willig, so brauche ich Gewalt"

Thema: Machtkampf mittels Suizid-Drohung
Taktisch-strategische Drohungen mit Suizid sind beinahe alltägliche charakterologische „Instrumente". Ein Instrument, das klare Verhältnisse schaffen soll, wo er die Übersicht nicht hat, z. B. in ambivalenten Situationen. Die Drohung mit Selbstmord ist häufig. Beinahe so selbstverständlich, dass es schwer fällt, am Problem zu bleiben. Und das scheint ja auch die mehr oder weniger deutliche Absicht zu sein, sich damit subjektiv unerträglichen Forderungen zu entziehen. Zumal ganz kurze Zeit später die Stimmung konträr sein kann.
Die so eingesetzte Suizidalität bedarf keiner im üblichen Verlauf sonst vorausgehenden depressiven Entwicklung. Das ist ein wichtiger differenzialdiagnostischer Befund!
Dies wird als sogenannte charakterologische Suizidalität bezeichnet. Dennoch enden 9% der Kranken im erfolgten Suizid. Die erpresserisch eingesetzte Drohung blockiert die Arbeit an dem Problem, **sie ermordet die Therapie.**
Hilfreich ist m. E. die Empfehlung von Kernberg: Wenn eine suizidale Krise kommt, die nicht beherrschbar scheint, dann ins Krankenhaus und nicht irgendwann in die Praxis. Anderenfalls verliere ich meine Souveränität, werde ich zum Spielball. Dies bezieht sich **nur** auf diese Art Suizidalität.
Die **Genussfähigkeit** ist aufgehoben oder stark beeinträchtigt, häufig besteht Anorgasmie oder nur autoerotisch orgasmisches Erleben. Wer nicht genießen kann, wird selbst ungenießbar und hält andere davon ab.

Selbstverletzendes Verhalten (SVV): Schneiden, Ritzen, Zigaretten an der Haut ausdrücken, den Kopf an die Wand schlagen, die Haut bügeln. Danach deutliche Ruhe und Entspannung, oft tiefer Schlaf. SVV-Verhalten ist - wie erwähnt - Selbsttherapie, die Hochstresszustände fast immer schnell und sicher beenden kann. Es ist kein Suizidversuch, sondern im Gegenteil ein wenn auch nur kurz wirksamer Wiederbelebungsversuch.
Das Gefühl drohenden Identitätsverlustes kann durch den Schmerz aufgehoben werden. Ich spüre mich wieder ganz, unmittelbar, klar.
Schmerz und Kick lassen eine einheitliche Selbstwahrnehmung wieder zu, diese war bedroht. SVV lässt diese Akut-Diagnose zu, siehe auch das Thema Identitätsdiffusion.
Ähnlich in der Funktion das **Hochrisikoverhalten,** Balancieren am Abgrund, Rasen aus der Nebenstraße über die Kreuzung, mit der Vorstellung eines „Gottesurteils" über mich. Klappt es, werde ich gemocht, anderenfalls... Die Regulierung von Ohnmachts- und Wertverlustgefühlen ist so etwas besser möglich, nach dem Motto: „wenn mich die Welt (Gott oder das Schicksal) noch wollen, werde ich schon überleben"

Rücksichtsloses und selbstschädigendes Verhalten auch in anderen Berei-chen: Im Verkehr überhaupt, beim Geld ausgeben, bei der Gesundheit und bei Fressattacken. Sexualität mit erheblichen aggressiven Beimischungen dient nicht zuvorderst dem Ausleben des Triebes, sondern dem kontrollier-ten Erleben von Nähe, die also nur in Verbindung mit Dominanz, Kontrol-le, Macht realisiert werden kann, jedenfalls nicht in abhängiger Position, sie dient damit auch der Identitätsverbesserung.

Wer bin ich eigentlich wirklich?
Zwischen dem, wie ich mich gestern oder heute morgen gefühlt habe und z. B. dem aktuellen Befinden gibt es die für andere so selbstverständliche, auf die eigene Person bezogene Kontinuität nicht.
Funktioniere ich jetzt bloß, treibt mich ein immer wiederkehrendes Reaktionsmuster oder will ich das wirklich bzw. bin ich es, der das möchte?
Fragen, die auch schon unter leichtem Affektdruck nicht klar beantwortet werden können.

Thema:
Die Diffusion des Identitätsgefühls, die dissoziative Identitätsstörung

Beispiel:
Trennung aus der zweiten Ehe wegen viel Gewalt, danach Versorgungs-Ehe mit einem schwulen Mann und die synchrone Liebesbeziehung zu einer lesbischen Frau, immer dann, wenn Probleme auftauchen. Erneute Tren-nungen und immer wieder Anläufe zu Verbindungen, die dann am besten funktionieren, d. h. kurze Zeit relativ stabil sind, wenn sie die quasi mütterliche Rolle beim unreifen „Jüngling" hat oder das hilflose Mädchen beim starken „Papa" ist. Aber auch da ist das Scheitern vorprogrammiert. Ja, was will sie, was kann sie, was ist sie? Unter den anderen sein und dennoch keinen Kontakt bekommen, wie isoliert und abgeschnitten zu sein, obwohl zum Greifen nah. Wie hinter Milchglas, wie nicht gesehen, nicht wahrgenommen, nicht ernst genommen werden (das Lebensthema) und dennoch mittendrin, welche Qual! Mal bin ich das verkannte Genie, mal bin ich zum Kotzen.
Original-Ton: „Mit mir möchte ich nicht zusammenleben". Das erschro-ckene Wahrnehmen dieser Abgründe und der Zumutung, die man für sich und andere ist. Kurze schmerzliche Selbst-Erkenntnis-Flashs.

70% haben kein sicheres Gefühl dafür, wer sie wirklich sind.

Sie erleben sich im Zeitverlauf ohne festes Identitätsgefühl. Das führt zu extrem widersprüchlichem Befinden und Verhalten, von außen schwer nachvollziehbar. Wie kann das verstanden werden?
Natürlich erleben wir alle uns im Laufe des Lebens verschieden.
Am Wochenende Fußballfan mit pubertärem Schreien, danach verkumpelt und prahlerisch in der Kneipe, am Wochentag braver, diensteifriger Beamter, nachmittags freundlich und höflich zur kranken Erbtante Emma, abends mit der Familie Karten spielen, auf der Dienstreise evtl. fremdgehen oder es versuchen usw. Immer wieder anders.
Aber - das ist eben der Unterschied: Er kann das kontrollieren, kann verzichten, gewichten, auswählen. Er verliert nie sein sicheres Gefühl dabei, immer er selbst und darin ausreichend souverän zu sein.
Beim Borderliner geht dieses immer schon labile Gefühl schnell ganz verloren. Es reicht wenig, um den erwähnten Kindzustand zu triggern. Da kommt der Partner ein paar mal zu spät nach Hause und löst damit sofort den vielfach extrem schmerzlich erlebten Zustand des Verlassenwerdens aus: Du liebst mich nicht, du verlässt mich, du hast einen Anderen...
Sofort dominiert dieser flashback-artige drängende Affekt den Gegenwartsbezug, verhindert die sachliche Klärung, ist momentan unkorrigierbar, zunächst nicht verbalisierbar, nicht verhandelbar. Die Unklarheit in bedeutsamen Beziehungen ist so unerträglich, dass sie beendet werden muss: Es ist dann besser zu ertragen, wenn alles entweder weiß oder schwarz ist..., scheinbar ambivalenzfrei, subjektiv eindeutig. Da es das aber praktisch nicht gibt, bleibt die Problematik, die ich wiederum nicht aushalten kann, das ewige Paradox.
Das Dilemma besteht darin, dass sie nicht in und nicht ohne Beziehungen leben können.
Hier liegt auch die verstehbare Tendenz begründet zur manipulativen Beziehungsgestaltung: Das Gegenüber wird intrigiert, kontrolliert, unter Druck gesetzt, um die Gefahr des so oft erlebten und später so oft provozierten Verlassenwerdens zu mindern.
Das bei den meisten so klare, so selbstverständliche und deshalb kaum bewusst reflektierte, praktisch immer konsistent-kohärent erlebte „Ich-Gefühl", die Konstanz der eigenen Identitätswahrnehmung diffundiert also bei ihnen unter leicht triggerbarem hohen Affektdruck: Die sogenannte Identitätsdiffusion nach Kernberg.
Die Identität lässt sich nicht mehr klar greifen. Die gleiche Inkohärenz bezieht sich auf das Bild von den wichtigen Anderen.
Wer wäre da nicht extrem beunruhigt?

Das Gefühl drohenden Identitätsverlustes ist vermutlich das beim Menschen am höchsten besetzte Angstgefühl, weil es den drohenden „Tod des Persönlichen", des ganz Individuellen signalisiert, das Tor zur psychotischen Entgleisung.
Auch wenn eine Handlung oder Haltung als fremd empfunden wird, so wird sie aber im Unterschied zum Psychotischen dennoch stets als von sich selbst ausgehend, also intrapsychisch wahrgenommen. Die Realitätsprüfung ist überwiegend erhalten:
Was ist innen von mir, was kommt von außen?

„Die Welt hat mich früher benachteiligt. Jetzt werde ich mir meinen Anteil holen, mit oder ohne Einverständnis"
Thema. Aktive und passive antisoziale Aktivitäten: Manipulative und ausbeuterische Beziehungen bis zum sozialparasitären Verhalten
Ein z. Z. 22-Jähriger: In der Schulzeit schon ewige Attestholerei, um sie zu schwänzen. In der Lehre, um nicht zu arbeiten. Vordergründig natürlich billige Lügen. Einen Abschluss nie gemacht. Aus der Armee wegen chronischer Drückebergerei entlassen. Nie selbst Geld durch Arbeit verdient, drei Kinder werden aus der Staatskasse bezahlt, im Bedarfsfall bei den Eltern durchgefressen und die Schulden an sie delegiert. Das kann so weitergehen, offensichtlich sind alle hilflos.
Das ist kein unbewusster sekundärer Krankheitsgewinn, sondern antisoziales, sozialparasitäres Verhalten. Sicher auch hier verwahrloste primäre Sozialisation, erklärend, aber nicht rechtfertigend. Aber: Antisoziales Verhalten ist für die Mehrzahl der Borderline-Kranken nicht typisch, dennoch wird die wiederholte Durchsetzung einer Vergünstigung per Krankheit eine chronifizierende Entwicklung dahin stark fördern.

Borderline-Splitter auch in uns? - ganz so selten sicher nicht.
Wer hat denn im ganz normalen Leben, außerprofessionell nicht schon mal so etwas erlebt? Etwas von folgenden Gefühlen, Impulsen, Gedanken und Bildern, aber eben ohne handelnde Konsequenz.
• Die plötzliche Anmutung, der drängende Impuls, jemanden sofort rausschmeißen zu wollen.
• Eine Gefühlsreaktion auf Unrecht oder tiefe Kränkung in Form extremer oder wütender Empörung oder auch leidenschaftliche Begeisterung für z. Beispiel einen Wahrheitsverkünder, kurzfristig durchaus undifferenziert. Da gibt es dann nur die sehr sehr bösen und die reinen idealen Objekte, die Ambivalenz ist eine Weile weg, man wird zum Augenblicks-Fanatiker.
• Die Ekstase und Selbstauflösung in den modernen Massenveranstaltungen.

- Das schnelle Umschlagen begeisterter Massen in Gewalttätigkeit nach Pop-Konzerten oder Fußball.

- Bedeutsamer sind wohl die radikalen Sektoren unseres Selbst, also Vorurteile, Fehlwahrnehmungen, schlafende Paranoia, latente Wahnzustände (die „Feinde und Verschwörer"), Starrheit, Kompromisslosigkeit, Intoleranz. Schattenhaft lauernd, können sie u. U. schnell virulent werden.
- Das Michael Kohlhaas-Syndrom als Durchgangsphänomen, nachvollziehbar motiviert, aber dann autonom wuchernd.
- Der Reiz der vielen Gewaltfilme, die man natürlich (schamhaft) nicht gesehen hat, aber gut kennt. Immerhin siegt ja das Gute.
- Das sichere Gefühl, dass gegen mich intrigiert wird, später zeigt sich, es war irreal.
- Unerklärbarer Angst ausgeliefert, von ihr immer etwas im Hintergrund spüren, etwas panisch vielleicht schon?
- Immer so ein Gefühl der Benachteiligung, den anderen geht es besser, ich muss ackern und ackern...
- Die dunkel wahrnehmbare Suche nach der Ruhe, dem Ausruhen, nach dem, bei dem ich ausruhen kann.
- Sich eine Rolle erfüllen sehen, aber mit fraglicher Identifikation damit, täglich... Wie weit geht denn die Entfremdung und wie lange schon?

Insgesamt also die Verwunderung, welche Facetten sich bei mir selbst manchmal auftun, so als ob ich mich selbst nicht richtig kennen würde, vor mir erschrecke?

Meine innere Reaktion auf diese Patienten, meine Gegenübertragung:
Das, was der Patient erlebt und erleidet, mache ich partiell auch mit. Am auffälligsten und einprägsamsten ist der schnelle Wechsel im eigenen Gefühlsleben: Wechsel zwischen Extremen, analog der wechselnden chaotischen Befindlichkeit des Patienten.

Zur Erinnerung: Meine emotionale Befindlichkeit ist mal so ähnlich wie die des Patienten selbst, also **konkordant** und mal so, wie die Befindlichkeit derjenigen Figur, die er auch - unbewusst - in mir sieht (Eltern, Vorgesetzter, Richter, Lehrer, Kumpel u. a.), also eine Figur aus der Biografie, an die er gerade erinnert worden ist und der gegenüber er sich teilweise so verhält wie früher, damit **komplementär.**
Das besondere ist die rasche und wiederholte Verschiebung zwischen komplementärer und konkordanter Gefühlslage innerhalb einer kurzen Zeit, manchmal mehrfach während einer Begegnung: Wenn ich z. B. vom

guten Arzt zum Sadisten werde, beschimpft, dann doch wieder geliebt und erneut abgewertet. Die jeweiligen Anlässe bzw. Auslöser dazu sind oft sehr versteckt - subtil, manchmal schwer erkennbar, in jedem Falle inadäquat, wenn normale Maßstäbe angelegt würden.

Das Wechselspiel

Mal bin ich in der aktiven, mal in der passiven Rolle, immer aber im dyadischen „Rollenspiel", dem unbewussten, unausgesprochenen Zusammenspiel, das früheren wichtigen, fast immer negativen Erfahrungen entspricht.

Zum besseren Verständnis zugespitzt formuliert

Modell-Beispiele für diese dyadischen Muster:

• Der strafende, sadistische Arzt und der misshandelte Patient
• Der sadistische Patient und der geprügelte Arzt.
• Der verachtende, ablehnende, vernachlässigende „Vater" und das links liegen gelassene Kind.
• Der verachtete Arzt und der großartige Patient.
• Der Angreifende, Übergriffige und das missbrauchte Opfer.
• Der Großartige, Bewunderte und der Bewundernde.
• Der Rausschmeißende und der in die Arme nehmende (vom Impuls her).
• Der Erpresste und der unter Druck Setzende.
• Der Grenzen Festlegende und der Chaot.
• Der unendlich Wütende und der Ängstliche.

Die extremen Wechselbäder entsprechen der Identitätsdiffusion des Patienten, die hiermit partiell nacherlebbar wird, live stattfindet, damit potentiell verstehbar. Verstehbar auch die großen Schwierigkeiten, die dann in seinen Beziehungen entstehen müssen. Bei unserem Umgang mit ihnen ist das Verstehen die entscheidende Voraussetzung dafür, nicht nach den Impulsen zu handeln. Die Wechselbäder sollten mich diagnostisch aufmerken lassen, **ich bin hier nicht als Person gemeint, wenn heftige z. B. aggressive oder erotische Affekte über mich kommen.** Es ist auch eine Belastungsprobe und er hat dadurch manchmal eine Chance, etwas Vertrauen zu entwickeln, dass es einem anderen doch zeitweise möglich ist, bei ihm zu bleiben, ihn auszuhalten. Vielleicht erstmals in seinem Leben. „Auffressen", also belagern, wird er uns deshalb nicht, da er ohnehin zu viel Kontakt nicht aushalten kann.

Was aber tun?

Was kann ich als nicht speziell Ausgebildeter eigentlich anfangen mit diesen Problempatienten? Der Hausarzt kann die Grundstörung nicht behandeln. Übrigens, viele Psychotherapien auch nicht. Aber er wird ihn als Patienten mit allen möglichen Anliegen immer wieder sehen.

Zur Erinnerung: Bei 1000 Patienten sind ca. 100 schwierige Persönlichkeitsstörungen zu erwarten. Nicht immer natürlich die lauten, agierenden Borderline-Patienten. Ich kann manche wegschicken, aber sie kommen immer wieder und immer eher zurück. Kein anderer kann sie auf Dauer erträglicher machen. Viele lassen sich nicht mehr delegieren.
Was könnte möglich sein, was ist machbar?
1. Im Verstehen so souverän bleiben wie möglich, um damit die Beziehung zu kontrollieren und zu erhalten.
2. Verstehen kann ich nur, wenn eine gewisse **Empathie** besteht und diese bleibt nur, wenn ich das Verständnis suche. Dazu gehören **Akzeptanz** und **Respekt** vor dieser schwierigen Lebensentwicklung, die praktisch nie problemlos werden wird. Akzeptanz, Empathie und Respekt bedeuten aber nicht, ihnen gegenüber willfährig zu sein.
3. Das schon erwähnte Verlagern der Konflikte nach außen bringt heftige Provokationen mit sich. Wenn ich denen nachgebe, selbst aggressiv werde, ihn rauswerfe, beschimpfe usw., wird die Beziehung zerstört.
4. Hier könnte ich **Übersetzer** sein für die Unfähigkeit des Patienten, den Konflikt zu beschreiben, könnte ihm helfen, aus dem außen agierten Konflikt teilweise einen inneren zu machen und damit evtl. bearbeitbar.
5. **Das bedeutet, Spannungen im Hier und Jetzt so schnell wie möglich zu benennen, um das Ausagieren zu verhindern.** Also alle Störungen im Gespräch, die ich wahrnehme, ansprechen, so klar, wie das möglich ist. Durchaus in Form von Fragen oder der Mitteilung des Beobachteten.
6. **Klare Absprachen über die Grenzen.** Was darf hier sein, was nicht. Termine, Konsequenzen, keine Vorteile, Umgang mit suizidalen Krisen s. o. usw.
7. **Ich muss so gut wie möglich ein stabiles „Objekt" für ihn bleiben, also Struktur vermitteln, Struktur und immer wieder Struktur, die er nicht entwickeln konnte. Klare Haltung, Stabilität, Souveränität. Damit schütze ich ihn und mich vor dem Chaos. Das ist die immer wieder mühsame, aber manchmal hilfreiche Konfrontation mit der Realität.**

Ein Beispiel aus der Allgemeinmedizin
Eine 40-jährige Frau, mit erwachsenem Sohn alleinlebend, mehrere Trennungen, möchte einen Partner. Sie hat einen „Bewerber", der ihr auch prinzipiell zusagt, dem sie aber, unerklärlich, nicht nahe kommen kann, so dass die Beziehung labil bleibt, die sie aber doch stabil haben möchte.
Hintergrund: Früher Missbrauch durch ein Familienmitglied, Versuch einer normalen familiären Lebensführung, was sehr kompliziert, quälerisch und deprimierend war. Dann Scheidung.

Beim Besuch eines Zahnarztes vor ca. drei Jahren, der für ihre Wahrneh-
mung sehr grob und eindringlich oral manipulierte, kam es zum ersten
Panikanfall und der Behandlungsverweigerung. Tiefere Depressionen,
Suizidgedanken, somatische Symptomatik. Aufsuchen mehrerer Ärzte, Psy-
chologen und eine stationäre Psychotherapie, bei der versucht wurde, das
„Problem zu knacken", also konfrontativ in sie einzudringen. Das ist wohl
deshalb verführend, weil der Zusammenhang offensichtlich war und sie
vielleicht den Eindruck machte, dass man es mit ihr „machen könne".

Auch die behandelnde Allgemeinmedizinerin versuchte immer wieder,
Zusammenhänge zwischen Befindlichkeit und Symptomatik herzustellen,
stieß aber auf Widerstand. In Kenntnis der Geschichte und der Wahrneh-
mung des verständlich hochsensiblen Bereichs „Eindringen, eindringlich
sein, in ihr herumwühlen", konnte sie den Widerstand verstehen und
akzeptieren, ihn mit ihr besprechen und vereinbaren, dass Dauer und Grad
der Tiefe des Gesprächs, also des Eindringens von der Patientin bestimmt
werden. Das löste die Spannung und es kam spontan und Stück für Stück
zu immer offeneren, selbstexplorativen Gesprächen. So übte die Patientin
quasi, Nähe und eindringende Tiefe zu regulieren bzw. zuzulassen und
auszuhalten, in der neuen, erlernten Kompetenz, jetzt bewusst Grenzen
ziehen zu können, Kontrolle wiederzuerlangen und damit weniger Angst
haben zu müssen. Das wirkte sich auch auf die Beziehung zum Freund und
Sohn aus. So hat hier eine einfühlsame Allgemeinmedizinerin mit etwas
Hilfe (d. h. Balintgruppe) und vergleichbar geringem Zeitaufwand ge-
schafft, was die „Spezis" nicht konnten.

Literatur:

1. Dulz / Schneider: Borderline-Störungen. Schattauer, 1997
2. Kernberg / Dulz / Sachse: Handbuch der Borderline-Störungen.
Schattauer, 2000
3. J. E. Mertz: Borderline - weder tot noch lebendig. Enke, 2000
4. Rohde - Dachser: Das Borderline-Syndrom. Bern, 1991
5. Resch, F: Entwicklungspsychopathologie und Gesellschaft. PTT 4/99
6. Maaz, H. - J.: Der Lilithkomplex. C. H. Beck, München, 2003
7. Conzen, P.: Fanatismus. Kohlhammer, Stuttgart, 2005

VII Begegnung, Gespräch und Bewältigung
VII.1 Begegnung, Gespräch und Beziehung

„Rezepte schreiben ist leicht, aber im übrigen sich mit den Leuten verständigen ist schwer." (Franz Kafka)

Es lohnt sich, diesen Satz eines armseligen Landarztes, aus der großartigen Kafka-Novelle „Der Landarzt" näher zu beleuchten. Dazu liegen Erfahrungen vor, aus der Gesprächspsychotherapie, der psychodynamischen Psychotherapie, den Anregungen und Vorstellungen der Kommunikationswissenschaften, der jahrzehntelangen Praxiserfahrung und des kollegialen Erfahrungsaustausches in Balintgruppen, Fallbesprechungen, Konsillien, Trainingsgruppen zur Gesprächsführung und Seminaren der psychosomatischen Grundversorgung (-betreuung). Zu einem Kernpunkt der Begegnung mit dem Patienten und des Gesprächs gerät dabei die Überlegung: Warum kommt dieser Patient zu mir?; zu diesem Zeitpunkt, welche Erwartungen hegt er an mich, welche Vorstellungen von seinen Beschwerden, seinem Kranksein hat er, welche Untersuchungen und Behandlungen erwartet und wünscht er von mir? (Krankheitserklärungsmodell).

Im Entschluss einen Arzt (Ärztin) aufzusuchen, sind vielfältige Wünsche, Erwartungen, Absichten, Befürchtungen, Hoffnungen, aber auch Misstrauen, Vorbehalte, frühere Erfahrungen mit Ärzten allgemein und mit diesem Arzt besonders aufgehoben. Frühere misslungene oder gelungene Begegnungen sind tradiert, werden modifiziert durch Informationen aus der Familie, von Freunden, Bekannten und Arbeitskollegen, die in der Einstellung münden können, hier wird dir geholfen.

Komplementär sind analoge Reflexionen unbewusst oder bewusst im Arzt vorhanden: Wie verliefen vorherige Kontakte und Begegnungen mit diesem Patienten (Patientin), seinen Familienangehörigen, Bekannten, Freunden, wie es sich in der Hausarztpraxis (auf dem Lande) regelhaft darstellt.

Exemplarisch wird die Hausarztpraxis als Modell der Arzt-Patient-Beziehung, der Begegnung und der Gesprächsführung gewählt, weil unter diesen Bedingungen das Procedere ärztlicher Gesprächsführung besonders deutlich und akzentuiert beschreibbar ist.

Aus der psychodynamischen Einzelpsychotherapie und -forschung (M. Geyer, 1989) gibt es konkrete Beschreibungen zu regelhaften Abläufen im (psycho-) therapeutischen Prozess, die kompatibel erscheinen zu den Schwerpunkten der Gesprächsführung im hausärztlichen Arbeitsbereich:

Phase I: Behandlungseinleitung - Kontaktaufnahme,
        „Eröffnungszug" von Arzt und Patient

473

Phase II: Anliegen - Bedürfnis - Wahrnehmung,
Herstellen einer therapeutischen Beziehung

Phase III: Ressourcenklärung; Patientenaktivitäten, Bemühungen,
Selbständerungsmöglichkeiten, -motivation,
Aktivität, Passivität

Phase IV: Installierung eines partnerschaftlichen Bündnisses,
Therapievereinbarung

Phase V: Trennung, Behandlungs- und Gesprächsabschluss,
Verabschiedung und Abschiedskommentar
bzw. Abschiedsklage

Diesen Prozess durchlaufen das Gespräch und die Behandlung partiell oder vollständig. Im Trainingsprogramm zur Gesprächsführung (nach M. Geyer, R. Kirchner) werden folgende Schwerpunkte (Phasen, Etappen) der Patientenbegegnung im dynamischen Prozess von Gesprächsführung und Beziehungsgestaltung dezidiert aufgegriffen.

1. Kontaktaufnahme: Arzt:
Eröffnungszug mit offener Frage und Signalisierung von Interesse und Annahme des Patienten.
„Was führt Sie zu uns?", „Worum geht's?", „Sie haben das Wort!".
Mit dieser Einleitung vermittelt der Arzt dem Patienten, dass die Suche nach Hilfeleistung ernstgenommen wird. Die nondirektive Eröffnung strukturiert die Begegnung indirekt zum Schwerpunkt: Problementfaltung. (Selbstverständlich hört der Patient mit blutender Kopfplatzwunde nicht die Frage: „Worum geht's?").
Erste Patientenäußerungen nach der o. g. Gesprächseinleitung des Arztes in einer allgemeinärztlichen Praxis lassen 20% emotionale Inhalte (Gefühle, Befindlichkeiten, Krankheitserklärungsmodelle, Selbstreferenzen, Bewertungen, Selbstexplorationen mit Selbstöffnung und -auseinandersetzungen) erkennen, 30% kommunikative Inhalte (Partnerschaft, Behandlungskontakte, Freunde, Nachbarn, Arbeitskollegen, Familie, Praxispersonal, Behandler) werden deutlich (Scheerer 1987 unveröffentlicht). Reflexionen des Arztes im Erstkontakt ranken sich um die Fragen: (bewusst und unbewusst): Was will dieser Patient jetzt von mir? Wie verliefen vorhergehende Begegnungen und Behandlungen? Was empfinde ich gegenüber diesem Patienten? Ist er willkommen oder sehe ich ihn lieber gehen als kommen? Ist es ein Patient, der lange nicht bei mir gewesen ist,

war er bei anderen Behandlern, kehrt er vom „Feindflug" zurück, was könnte ihn dazu bewogen haben? Spreche ich es an oder gehe ich darüber hinweg? Habe ich Fremdinformationen? Stehe ich unter Zeitdruck? Wie ist meine eigene Befindlichkeit? Ist der Patient in meinem Bild anspruchsvoll, fordernd, vielleicht „Privatpatient", wollte er immer mehr, als ich zu leisten vermochte? Macht er mich neugierig, fühle ich mich belästigt, benützt, verführt, missbraucht?

Fragen über Fragen, die blitzschnell auftauchen, zugelassen oder abgewehrt werden. Auf diesem Hintergrund basiert der ärztliche Eröffnungszug.

2. Ärztlicher Auftrag: Wahrnehmung des Patienten·

Es geht um die Eindrücke des Patienten im Hier und Jetzt. Wie erlebe ich ihn, wie wirkt er auf mich, wie zeigt er sich, was ist mit ihm, wie gestaltet er die Beziehung, welche Appelle (Auftrag) bekomme ich? (Fischer 1993). Zum Eindruck: Der Patient ist traurig, bedrückt, ängstlich, enttäuscht, optimistisch, unverbindlich, in Eile, neugierig, beunruhigt, erregt, leidend gequält, euphorisch, selbstbewusst, verwirrt, hilflos. Hier ist die Anfrage an die Gegenübertragung des Arztes sinnvoll (Racker, 1987).

Konkordante Gegenübertragung:

Ich fühle mich wie der Patient.

Das Gefühl teile ich, mir geht es wie dem Patienten.

Komplementäre Gegenübertragung:

Ich befinde mich in einer Rolle des Tröstenden, des Mutmachenden, des Verständnisvollen, Belehrenden, Konfrontierenden.

Ich nehme für den Patienten Rollen ein, die früheren Bezugspersonen zustanden (Eltern, Lehrer, andere wichtige Bezugspersonen), die in der Verschiebung früherer Bezugsmuster auf mich wirksam werden (Regression).

Der Wahrnehmungseindruck kann als Feedback eingesetzt werden.

Ich-Botschaften:

Ich habe den Eindruck, Sie wirken auf mich, kann es sein, dass Sie traurig, enttäuscht u. Ä. sein können?

Hierbei erfährt der Patient die subjektive Position des Arztes, die er bestätigen, korrigieren oder ergänzen kann, die Möglichkeiten des Patienten finden in der Beziehung zum Arzt günstigen Boden zur weiteren Selbstöffnung und Selbstauseinandersetzung. Darauf aufbauend besteht für den Arzt die Chance, das für den Patienten Bedeutsame in seinen Ausführungen differenzierter und klarer zu erfassen. Dieser bekommt die Möglichkeit, die emotionalen und kommunikativen Inhalte seiner Botschaft selbst wahrzunehmen.

3. Verbalisierung emotionaler Erlebensinhalte des Patienten durch den Arzt: des Pudels Kern:
Der Arzt orientiert sich in seinen Äußerungen auf die Gefühle des Patienten, indem er dessen Selbstreferenzen, Wünsche, Interessen, Krankheitserklärungsmodelle u. Ä. für den Patienten verständnisvoll aufgreift. Die Rückmeldung kann erfolgen durch konkrete Wiederholung des Gesagten (Paraphrasieren). Damit wird das Verständnis für den Patienten signalisiert, was bei vordergründig auf somatischer Ebene vorgetragenen Störungen notwendig ist. Die Rückmeldung kann sich jedoch auch selektiver auf den emotional-kommunikativen Anteil der Mitteilung orientieren, die Transformationsleistung im Arzt benötigt (Vordergründiges, Vorbewusstes, Unbewusstes), sowie Dekodierung und Klassifizierung für den Patienten ermöglicht. Zentriert auf die Erlebnisebene des Patienten, wie Ängste, Belastungserleben, Traurigkeit, Besorgnis, Befürchtung, Hoffnungen, Erwartungen, Resignation, Bedrohlichkeiten, Beschuldigungen, Anklagen, Vermutungen, Schuldgefühle in Beziehungen zu anderen und zu sich selbst.
Am Beispiel einer Patientenäußerung: „Seit Wochen habe ich schon diese grässlichen Kopfschmerzen, mein Mann schimpft schon mit mir, damit ich endlich zum Arzt gehe." In dieser Mitteilung sind konkrete körperliche Beschwerden, aber auch verwobene (quasi versteckte, unbewusste, vorbewusste Konflikte aus dem Hier und Jetzt, aber auch Früher und Damals) Inhalte auf der emotional-kommunikativen Ebene erkennbar. Hier führt das Paraphrasieren (möglichst wort- und inhaltsgetreue Wiederholungen der Patientenäußerung) vermutlich nicht weiter.
In Bezug auf die emotionale Situation der Patienten ist deren Leidenssituation aufzugreifen: „Diese Kopfschmerzen sind für Sie außerordentlich belastend und machen vielleicht auch Angst?". In kommunikativer Sichtweise hat die Beschreibung des Ehemanns und sein Verhalten besonderes Gewicht. „Ihr Mann ist auf Sie zunehmend wütend, dass Sie sich keine Hilfe holen", (die er nicht zu leisten vermag). Vorschnelle und damit unangemessene Therapeutenäußerungen wie etwa: „Ihre Partnerschaft scheint gestört zu sein" oder „Ihr Vater hatte wohl auch wenig Verständnis, wenn Sie ihm etwas vorjammerten" sind möglicherweise der Kern des Problems, aber in der aktuellen Problematik kaum hilfreich. Vorschlag für die ärztliche Rückmeldung: „Wenn es Ihnen schlecht geht, ist Ihr Mann vermutlich hilflos, ängstlich und wie man hört auch ärgerlich. Wenn es Ihnen schlecht geht, wünscht Ihr Mann Hilfe von Außen, dem Arzt. Hinter dem bekundetem Ärger Ihres Mannes könnte sich auch seine Sorge und Hilflosigkeit für Ihre Krankheitsursachen verstecken."
Wenn Beziehungen thematisiert werden, ist latent auch die Beziehung zum

Arzt gemeint. Der Appell (Auftrag) an den Arzt lautet vielleicht: „Behandle mich nicht so wie mein Mann!"

4. Positive Wertschätzung und Wärme, Transparenz und Kongruenz in der therapeutischen Beziehung: Was sind wir uns wert?
Diese Begriffe kommen aus der wissenschaftlichen Gesprächstherapie, der humanistischen Psychologie (Begründer C. Rogers). Echtes Interesse am Patienten (positive Wertschätzung und Wärme) manifestieren sich bereits im Setting der Begegnungsgestaltung - gefordert sind:
Zuwendungen und Aufmerksamkeit, sowie das Unterlassen von Nebentätigkeiten wie Telefongespräche, Gespräche mit dem Personal, die nichts mit dem Patienten zu tun haben, Verhandlungen am Empfangntra.... die Praxis (das Problem der „Kittelzupter"), Versenkung in der Karteikarte und/oder im PC-Monitor u. Ä.
Anderseits ist es nicht selten zu erleben, dass Patienten kommunikationsstörende Situationen selbst inszenieren. „Ich wollte nur ein Rezept, eine Unterschrift, eine Bescheinigung, eine Überweisung u. Ä.", möglichst schnell. Und das am Tresen einer Montagssprechstunde, wobei sich Personal und Arzt verführen lassen und ihrer Verantwortlichkeit und Strukturierungsaufgabe nicht gerecht werden.
Transparenz ist die Gesprächsgestaltung, die diagnostische und therapeutische Maßnahmen, ätiopathogenetische Sichtweise der Erkrankung, Zusammenhänge des Krankseins mit inneren und äußeren Faktoren dem Patienten verständlich macht. Es gilt, Krankheitsmodelle des Patienten und Vorstellungen des Arztes zu vergleichen, sich um Kongruenz bemühen, Diskrepanzen und mögliche Missverständnisse zu benennen. Das Gespräch zielt auf die Vorstellungen, Erwartungen, Wissensinhalte und Vorerfahrungen des Patienten, in seiner Erkrankung oder Störung, aus seiner Sicht.
Akzeptanz bedeutet hier: Respekt vor dem Patienten zu seiner Sicht der Dinge. Der Arzt arbeitet auf der Ebene des Patienten, soviel oder sowenig sie den wissenschaftlichen Kenntnissen und dem Erfahrungsgut des Arztes auch entspricht. Verbunden mit der Akzeptanz, den Patienten so anzunehmen, wie er sich gibt und darstellt, (den Patienten da abzuholen, wo er sich befindet), ist der Arzt „gezwungen", sich zu positionieren und sich zum Patientenangebot zu äußern.
Er muss Farbe bekennen, im gesprächstherapeutischen Jargon wird diese Therapeutenhaltung als Kongruenz definiert:
Die Vokabel „bedingungsloses Annehmen" wird präzisiert mit den Variablen Selbsteinbringung - Konfrontation - Beziehungserklärung. Damit ist professionellem Gehabe und Aufbauen und Erhalten von Fassaden zu

begegnen, die ineffektiver Teil der Gegenübertragung des Arztes in konfliktträchtiger Arzt-Patient-Begegnung sein können. Die o. g. Gegenübertragungsaspekte, konkordant - ich fühle wie der Patient, komplementär - ich bekomme eine Rolle zugewiesen, müssen erweitert werden zu eigenen neurotischen Übertragungen auf den Patienten, wozu Omnipotenzanspruch, Helfersyndrom u. Ä. gehören, die Balint mit den freundlichen Worten „missionarischen Eifers" des Arztes umschreibt.

Der Verführbarkeit des Arztes, sich in diesen Kommunikationsfallen zu verstricken, kann in Selbstreflexion eigener Arbeit in Balintgruppen, Problemfallseminaren, Qualitätszirkeln, Fallbesprechungsgruppen u. Ä. begegnet werden. Nicht zu vergessen ist die indirekte Gegenübertragung, die vom „gesellschaftlichen Überbau" ausgeht, womit z. B. die berufspolitisch- ökonomischen Zwänge gemeint sind, dass sich der Arzt als „Freiberufler" (freier Angestellter der Krankenkassen mit eigenem Risiko) im Wettbewerb mit anderen Mitbewerbern und Konkurrenten auf dem Medizinmarkt sieht und sich den Ansprüchen des Patienten, der die Notlage des Arztes spürt, diesen manipuliert und ausnutzt zur Befriedigung eigener Bedürfnisse, ausgeliefert fühlt.

Die Patientenäußerung „Ihre Salbe hat überhaupt nicht geholfen, können Sie mich nicht zum Facharzt überweisen?" löst im Arzt bevorzugt Ärger und Verdruss aus: Anfrage an fachliche Kompetenz, Sorge um Verlust des Patienten an den Spezialisten und das Gefühl, dass die therapeutische Beziehung wenig tragfähig ist, falls darauf Wert gelegt wird.

Die Selbsteinbringung in Form einer Ich-Botschaft könnte lauten: „Ich habe den Eindruck, dass Sie über die Behandlung Ihrer Erkrankung enttäuscht sind" oder „In der Behandlung Ihrer Hauterkrankung bin ich an die Grenzen meiner Möglichkeiten gestoßen."

Kongruenz als Konfrontation lässt die Intervention zu: „Ich spüre Ihre Ungeduld, obwohl sich nach meinem Eindruck der Hautbefund sichtbar verbessert hat." Kongruenz in Beziehungserklärungen bedeutet: „Sie sind mit mir in der Behandlung unzufrieden." In der scheinbar lapidaren Patientenäußerung werden alle Ebenen des Therapieprinzips Echtheit angesprochen und bewirken:

Selbsteinbringung - Konfrontation - Beziehungserklärung.

Nach Kontaktaufnahme (Eröffnungszug), Herstellung einer Beziehung (Anliegen, Bedürfnis des Patienten und Wahrnehmung), Klärung des emotional-kommunikativen Aspektes der Begegnung (Verbalisierung der emotional-kommunikativen Erlebensinhalte), der Realisierung von Echtheit (Empathie und einfühlendes Verstehen, realisiert über Selbsteinbringung, Konfrontation und Beziehungserklärung durch den Arzt), geht es um die Gesprächsgestaltung auf der Ebene, wie ist die ärztliche Gesprächsführung geeignet, medizinische Maßnahmen im Kontext zur Arzt-Patient-Beziehung und den Anforderungen der Krankheits- und Lebensbewältigung des Patienten auf den kleinsten gemeinsamen Nenner zu bringen.

5. Was können wir miteinander tun?
Unter medizinischen Maßnahmen sind jegliche diagnostische, therapeutische und soziale Interventionen zu verstehen. Der Alltag ärztlicher Tätigkeit ist damit randvoll ausgefüllt.
Diagnostik: körperliche Untersuchung, Anamnese, Paraklinik, Überweisungen, Einweisungen, diagnostisches psychosomatisches Bild.
Therapie: Ordination von Medikamenten, Impfungen, Diätberatungen, therapeutische Gespräche, Empfehlungen, Beratungen, Physiotherapie, Einweisungen und Überweisungen zu speziellen Maßnahmen.
Sozialmedizinische Interventionen: Begutachtungen, Rehabilitationsmaßnahmen, Pflegeverordnungen, Einschaltung und Einbeziehung sozialmedizinischer, psychiatrischer Dienste (die alle auf Aufträge zur eigenen Existenzsicherung lauern), Kontaktierung von Selbsthilfegruppen, die ihre Eigendynamik haben. *Die Kardinalfrage lautet:*
Wie fördern, fordern und behindern medizinische Maßnahmen im begleitenden Gespräch die Gestaltung der Arzt-Patienten-Beziehung und die Lebens- und Krankheitsbewältigung des Patienten?

1. Fallbeispiel: *58-jähriger Patient (Angestellter) berichtet: „Herr Doktor, ich muss Ihnen erst einmal meine Krankengeschichte erzählen. Mein damaliger Hausarzt (warum hat er gewechselt?) hat mit mehreren Untersuchungen festgestellt, dass ich eine Angina pectoris habe. Diese Tropfen hat er mir gegeben. Die halfen aber nicht. Ich bin ins Krankenhaus gekommen. Da hat man mich mal richtig durchgecheckt. Ich sei nicht herzkrank. Die Medikamente (Isosorbitnitrat, Nitrolingual-Pumpspray) sollte ich aber sicherheitshalber weiternehmen. Meine Beschwerden habe ich aber immer noch!"*
Es wird deutlich, dass diagnostisch-therapeutische Maßnahmen, ob beim Hausarzt, Spezialisten oder im Krankenhaus nicht ausreichend hilfreich sind. M. Geyer (1985) differenziert in der Gesprächsführung zwischen beziehungsförderlichen und veränderungsförderlichen „Techniken".
Für unseren Patienten in seiner misslichen Lage bedeutet es, dass die Widersprüchlichkeit der fachlichen Aussagen benannt ist, dass das Krankheitserklärungsmodell des Patienten zu Worte kommen sollte, dass Zusammenhänge zwischen Krankheit und Lebenssituation untersucht werden und Veränderungsmöglichkeiten für und durch den Patienten zu thematisieren sind.

In der Vorstellung des Patienten besteht die Auffassung: Der Arzt weiß, was mit mir los ist und trifft die notwendigen Entscheidungen (von der Asymmetrie zur Symmetrie oder von der Abhängigkeit zur Partnerschaft). **Möglichkeiten einer angemessenen diagnostischen, aber auch therapeutischen Intervention wären:**
Wie sehen Sie mögliche Zusammenhänge Ihrer Beschwerden mit der Lebens- und Berufssituation?
Welche Erwartungen und Vorstellungen haben Sie zur Entstehung und dem Krankheitsverlauf?
Ich kann mir vorstellen, dass Sie vom bisherigen Behandlungsverlauf enttäuscht sind.
Könnte es sein, dass die Widersprüchlichkeit der bisherigen Aussagen zu Ihrer Erkrankung mit Diagnostik und Behandlung sehr verunsichernd ist?
Ihr bisheriger Hausarzt bescheinigt Ihnen eine Angina pectoris, im Krankenhaus wird Ihr Herz für völlig gesund erklärt, gleichzeitig bekommen Sie spezielle Medikamente, die bei einer Herzgefäßerkrankung eingesetzt werden, wie geht es Ihnen damit?

Möglichkeiten einer veränderungsförderlichen Technik wären:
Ich wundere mich, dass Sie die Widersprüchlichkeiten der Aussage zur Symptomatik so hinnehmen.
Von Ihren Schilderungen über sich und meinem Eindruck von Ihnen als aktiven Menschen frage ich mich, was Sie bisher getan haben, diesen sicher angstmachenden Beschwerden entgegenzutreten?
Was erwarten Sie von mir, wie könnte meine Hilfe aussehen?

2. Fallbeispiel: *33-jährige Kindergarten (Kita)-leiterin berichtet, dass sie seit 2 Monaten zeitweise unter heftigen Kopfschmerzen leide, die Arbeit ihr schwer falle, besonders zum Monatsende mit den Abrechnungen. Weiterhin seien schon 2 Kolleginnen länger krank, sie müsse sich einen Teil der Schreibarbeiten mit nach Hause nehmen.*
Kopfschmerztabletten helfen aber auch nicht richtig.

Beziehungsfördernde und veränderungsstimulierende Interventionen bieten sich an: „Die beruflichen Anforderungen sind derzeitig sehr hoch, dass Sie darunter fast zusammenbrechen. Haben Sie Ihr Problem Ihrem Vorgesetzten vorgetragen, oder glauben Sie, dass sie immer alles alleine schaffen müssen?“

Einfühlendes Verstehen des Arztes ermöglicht der Patientin eigene Einblicke in krankmachende Verhaltensweisen und Einstellungen. Der Bogen zu eher verhaltensverändernden Interventionen lässt sich schließen: „Mir fällt auf, dass Sie Ihre belastende Situation vielleicht gegenüber Ihrer übergeordneten Stelle eher klaglos hinnehmen, bei mir aber mit Ihren Beschwerden dagegen heftig rebellieren."

6. Trennung und Verabschiedung, wie geht es weiter?
Das Gespräch ist beendet, die Therapie abgeschlossen.
Verunsichernd und konfliktträchtig sind Abschiedskommentare und Abschiedsklagen beim Herausgehen des Patienten aus der Sprechstunde. Der Arzt klappt die Karteikarte zu oder stellt den PC-Monitor auf den nächsten Patienten ein: „Wie ist das, ich brauche noch eine Arbeitsbefreiung?
Gegen Hämorrhoiden haben Sie wohl nichts?
Und wenn es nicht besser wird?"
Erst beim Herausgehen werden oft das wirkliche Anliegen und Wünsche an den Arzt formuliert: Der Wunsch nach Arbeitsbefreiung, die Angst bei blutigem Stuhl, die Sorge um mangelnden Behandlungserfolg.

Gesprächsbeendigung findet Gestaltungsmöglichkeiten mit:
• Zusammenfassung der Begegnung
• „Wir haben über dieses und jenes gesprochen, bleibt noch etwas offen?"
• „Wir sind am Ende, was kann ich noch für Sie tun, haben Sie noch ein Anliegen?"

Training zur Gesprächsführung und Interventionstechnik - wie läuft es ab, kann man es erlernen?
Affektive Knotenpunkte der Interaktion und verbalen Kommunikation zwischen Arzt und Patient sind: Gesprächsbeginn, Pausen, gegenseitige Wahrnehmung und Verständigung, Erklären und Verhandeln, Abschiedskommentar, Abschiedsklagen und Gesprächsbeendigung. Theoretischer Hintergrund sind vorrangig psychodynamische Erfahrungen zur Arzt-Patienten- Beziehung, Ergebnisse der Kommunikationswissenschaft und methodische Handlungsprinzipien der Gesprächspsychotherapie. Das Seminar wird günstiger Weise von einem Trainerpaar in einer Kleingruppe mit 10-14 Teilnehmern geleitet und begleitet. Arbeitsgrundlage ist das Rollenspiel. Der Trainer schildert der Gruppe eine Patientenbegegnung sowie die fiktiven Äußerungen des Patienten im Kontext der zu beachtenden Gesprächsschwerpunkte. Im Zeitlupenraster werden einzelne Gesprächsabschnitte selektiv fokussiert. 2 Gruppenmitglieder agieren in Therapeuten- und Patientenrolle. Die Interaktion wird mittels Tonträger oder noch günstiger Videotechnik aufgezeichnet und in der Gruppendiskussion zur „Manöverkritik" verwendet. Das Rollenspiel mit Quasipatient

und -therapeut beansprucht etwa 4-6 Minuten. *Zentriert wird in der Auswertung das Erleben der Protagonisten:* Bin ich als Patient verstanden worden, angenommen worden, konnte ich als Therapeut auf das Angebot des Patienten eingehen, konnte ich ihn annehmen und verstehen, wie habe ich ihn wahrgenommen, habe ich die Begegnung für den Gesprächsablauf förderlich gestalten können, wo lagen die Möglichkeiten, Schwierigkeiten und Gefährdungen in meiner Gesprächsführung? Danach spiegelt die Gruppe ihre Beobachtungen, Eindrücke und Überlegungen zur Interaktion wider. Der Leiter fokussiert die Supervision der Gruppe auf die thematisch vorgegebene Gesprächsvariable und ihre Realisierung. Der Co-Leiter(in) achtet auf die latenten Inhalte sowie die emotionale Gestimmtheit der Gruppe als Ganzes. Die Hier- und Jetztsituation sollte von beiden gebührend im Auge behalten werden.

Das Gruppenseminar ist auf folgende Beobachtungsschwerpunkte orientiert:

Kontaktaufnahme: gegenseitige Angebote - Eröffnungszüge - offene Fragen, Realisierung kommunikativer Absichten des Arztes und Patienten.

Wahrnehmung des Patienten: Patientenangebote auf der kommunikativ-emotionalen Ebenen, unbewusste, vorbewusste - latente - manifeste Bedürfnisse des Patienten an den Arzt. Was erwartet der Patient vom Arzt (Übertragung) - wie erlebt der Arzt den Patienten (Gegenübertragung).

Verbalisierung emotionaler Erlebnisinhalte: Der Arzt orientiert sich in seinen Äußerungen auf Gefühle, Wünsche, Interesse, Selbstreferenzen, Krankheitserklärungsmodelle aus der Sicht des Patienten.

Positive Wertschätzung und Wärme: (Transparenz und Kongruenz), Vermittlung echter Interesse an den Patienten, Übereinstimmung im verbalen und nonverbalen Auftreten, bedingungsloses Annehmen des Patienten und Widerspiegelung der realen Schwierigkeiten.

Einfluss medizinischer Maßnahmen auf die Arzt-Patienten-Beziehung und die Lebensgestaltung (Krankheitsbewältigung) des Patienten: Das Symptom - Reaktion des Arztes, Abwehr eines Problems mit dem Rezeptblock, Stellenwert der diagnostisch-therapeutischen Maßnahmen zur Beziehungsgestaltung, Ratschläge, Empfehlungen, Atteste, diagnostisch-therapeutische Maßnahmen im Kontext zur Lebensgestaltung und Krankheitsbewältigung.

Gesprächsbeendigung: Abschiedskommentare - Abschiedsklagen, Verabschiedung und Loslassen von Patient und Arzt.

Bloß nicht - Kommunikationsstörungen und Beziehungsfallen
Es ist augenscheinlich, dass Kommunikationsstörungen und Konfrontationen dann auftreten, wenn Anliegen und Bedürfnisse des Patienten mit den

Möglichkeiten und Vorstellungen des Arztes zur Settinggestaltung in seinem professionellen Rahmen erheblich divergieren. Die Orientierung auf den phasenhaften Aufbau und die Gestaltung der therapeutischen Beziehung lässt Probleme erhellen und bearbeitbar machen.

Ein Beispiel zur Kontaktgestaltung: Ein Patient begehrt unverzüglich den Arzt, womöglich außerhalb der regulären Sprechstundenregelung, in der Praxis.

Missglückte Eröffnungszüge des Arztes könnten als direkte oder indirekte Vorwürfe an den Patienten lauten: „Sie kommen schon wieder sehr unpassend! Es wäre schön, wenn Sie sich an die Sprechstunden und das Bestellsystem halten könnten! (ohne das Anliegen des Patienten zu erfahren).

Sie sind ja schon wieder da! Was wollen Sie schon wieder hier?"

Deutlich wird eine Störung des Arztes mit der Du-Botschaft inszeniert:
Der Patient gerät in eine Abwehr- oder Verteidigungsstrategie, sein Anliegen oder Bedürfnis, so widersprüchlich, fragwürdig oder überzogen es auch sein mag, wird verzerrt oder fehlgeleitet.

Das Patientenproblem stellt sich in der Konstellation dieser Begegnung szenenhaft dar: Die Gegenübertragung des Arztes ist mobilisiert. Er nimmt mich nicht ernst mit meinem Bestellsystem, meiner Praxisorganisation. Er macht mich ärgerlich und wütend. Ich fühle mich unter Druck.

Diese Selbstreflexionen (Gegenübertragungsanalyse) haben einen hohen diagnostischen Stellenwert und bedürfen einer behutsamen Überprüfung. In seiner Organisationsfunktion (Geyer 1985) vermag der Arzt das Setting transparent zu machen.

Er übernimmt die Führung in der Begegnung, auf die Eigensituation bezogen heißt es hier z. B. mit einer offenen Frage: „Bitte, worum geht´s?", Sie haben das Wort verbunden mit einer Ich-Botschaft: „Sie sind überraschend schon wieder hier!", „Schade, dass Sie sich außerhalb der Sprechstunde vorstellen, es muss ja für Sie sehr dringend sein!"

Die Herstellung einer therapeutischen Beziehung wird ermöglicht, durch die Prüfung des Anliegens und der Bedürfnisse der Patienten, die der Arzt in Zusammenhang mit seiner Wahrnehmung bringt.

Gerade bei diffusen, unklaren, widersprüchlichen und aggressiv oder vorwurfsvoll vorgetragenen Patientenäußerungen besteht die Gefahr vorschneller unreflektierter Bewertung, Abwertung oder aggressiv gereizter Reaktionen:

„Das bilden Sie sich nur ein! Bei dem Gewicht! Sie wissen wohl nicht, was Sie wollen! Ich bin der Arzt! Das habe ich Ihnen schon immer gesagt!", oder Ähnliches.

Mit ziemlicher Sicherheit erfolgen verstärkte Abwehrhaltungen und Blockierungen im Patienten. Zu dieser Rubrik beziehungs- und kommunikationshinderlicher Gesprächsführung gehören auch diagnostisch-therapeutische „Schnellschlüsse":
„Wenn Sie so weiter machen, kann ich für nichts garantieren. Bei den hohen Blutdruckwerten brauchen Sie sich nicht zu wundern, dass ... .
Ist doch klar, bei dem niedrigen Blutdruck! Sie stehen kurz vor dem Herzinfarkt."
So richtig, wie solche ärztlichen Erwägungen zur Situation des Patienten sein mögen, es wird eine Subjekt-Objekt-Situation geschaffen. Nur der Arzt weiß, was für den Patienten gut ist, daneben gibt es noch als Nachschlag eine deftige Schuldzuweisung, die den Patienten entwertet und in die Defensive drängt. Beckmann beschreibt Variationen der Subjekt-Objekt-Positionen im ärztlichen Alltag für Arzt- und Patienten- „Typen" (Neubig und Mitarbeiter, 1996).

1. Der Arzt in seiner „Vaterrolle"
Der Überidentifizierte als der Macher:
Er ist der Führer mit seiner Omnipotenz in allen Lebenslagen. Er weiß allein, was für den Patienten gut und richtig ist.
2. Der Helfende in der „Mutterrolle",
mit den überhöhten Erwartungen seitens des Patienten im Widerspruch der eigenen therapeutischen Grenzen, fühlt sich überfordert.
Das Gefühl eigener Ohnmacht wird in den Patienten projiziert, dieser ist hilflos und niedergeschlagen: man könnte, man sollte oder die Umstände und Bedingungen sind so schlecht, dass wir nur gemeinsam jammern und klagen können. Ich (der Arzt / die Ärztin) wollte aber nur das Beste.
3. Der „Ambivalente" hat dringenden Wunsch nach Erfolg.
Misserfolge lassen ihn jedoch zynisch, ironisch oder resignativ reagieren, der Arztberuf ist gut, nur die Patienten sind das Problem.
4. Der „Organmediziner" arbeitet konsequent nach Leitlinien, Richtlinien und technokratischen Handlungsweisen; der Patient seiner immensen Bemühungen, dessen Gefühle, eigene Vorstellungen und Krankheitsmodelle werden nicht zur Kenntnis genommen, dadurch fühlt sich der Patient zwangsläufig entwertet.
5. Der „sachliche Arzt" spart in seinem Konzept bewusst Emotionalität und Interaktionen, weil als störend empfunden, aus. Prinzipientreue und klare Methodik sind seine Handlungskonzepte.

Teilweise kongruent, jedoch auch mit Eigendynamik werden folgende Patientenrollen herausgestellt:
• a) Der „Ängstlich-Abhängige" ist mit seinem Kranksein grundsätzlich auf äußere (ärztliche) Hilfe angewiesen, es ist ihm zum großen Teil bewusst, dass er vorwiegend vom Arzt Zuwendung und Schutz für seelische Befindlichkeiten benötigt.
• b) Der „gelernte Organkranke" schließt in seinem Krankheitserklärungsmodell grundsätzlich seelische Hintergründe und Zusammenhänge aus, für ihn ist nur somatische Diagnostik und Therapie akzeptabel. Psychotherapie und psychosomatische Erwägungen werden als nicht relevant abgelehnt.
• c) Der sich „unmündig gebende Patient" hält über medizinische Probleme Kontakt mit professionellen Helfern, die Krankheit ist eher randständig, im Grunde ist er gesund, kontinuierliche ärztliche Zuwendung ist Bestandteil seiner Stabilität (Oknophilie).
• d) Der „Übergesunde" kennt gut seine Risikofaktoren, ist jedoch gleichzeitig nicht bereit, Veränderungen zu treffen, da diese seine Persönlichkeit bedrohen könnten.
• e) Der den Arzt „meidende Patient" ist grundsätzlich überzeugt, dass er nur Objekt und Verdienstquelle des Arztes ist, er selbst über sich ausreichend Übersicht hat, keineswegs im körperlichen oder seelischen Bereich als Patient (Leidender) gesehen werden möchte (Philobathie).

Die Herstellung einer therapeutischen Beziehung bei vorbestehender Asymmetrie und notwendiger Überprüfung zu einem partnerschaftlichen Dialog als Grundlage hilfreicher Begegnung ist so durch Rollenfixierung auf beiden Seiten kompliziert und unter Umständen ausgesprochen schwierig. Im Hinblick auf die o. g. Arzt-Patienten-„Typen" sind Kommunikationsstörungen und Beziehungsverzerrungen häufig im Dreieck Hausarzt - Patient - spezialisierter Facharzt vorprogrammiert. Dies geschieht direkt oder indirekt:
„Warum kommen Sie erst jetzt? Das hätte schon lange untersucht werden müssen!
Wenn Sie unbedingt wollen, überweise ich Sie zum Spezialisten, der wird auch nichts anderes finden!
Wenn es teuer wird, bin ich gut genug, es für Sie zu verordnen.
Ist denn noch kein EKG, CT (o. Ä.) gemacht worden?"

Nicht, dass diese Fragen oder Aussagen inhaltlich unberechtigt sind, aber Abwertungen, Interpretationen oder vorschnelle Kommentare zum Tun oder Nichtstun des Vorbehandlers dienen eigener Profilierung und Stabilisierung der sog. Patientenbindung.

Wenn sich Kollegen verschiedener Fachgebiete oder im eigenen Fachgebiet, vor dem und für den Patienten streiten (rivalisieren, konkurrieren, entwerten, demontieren, o. Ä.), bleibt es überlegenswert, wie weit der Patient in seiner Krankheitsbewältigung und deren Misslingen, bewusst und unbewusst, derartige Auseinandersetzungen inszeniert und agiert. J. Willi beschreibt Partnerkonflikte, die Patientenpaare betreffen, deren Pendant jedoch in Arzt-Patienten-Beziehungen Analogien vermuten lassen und entsprechende Beziehungs(stör)muster implizieren. Er meint mit der Kollusion das unbewusste Zusammenspiel gegenseitiger Wünsche, Erwartungen, Zuschreibungen und Enttäuschungen, deren Hintergründe in der unbewältigten Biografie beider Partner zu finden sind.

Im narzisstischen Kollusionsmuster geht es um Ab- und Entwertung, der Bewunderung. Im Oralen um Undankbarkeit und Überfürsorglichkeit, hier finden wir die Psychodynamik des Helfersyndroms wieder (Schmidtbauer). Im anal-sadistischen besteht der Konflikt zwischen Unterwerfung und Machtausübung. Die hysterische Kollusion meint den Konflikt zwischen Unbeliebtheit und Attraktivität, Geringschätzung und Wertschätzung.

Im psychosomatischen Kollusionsmuster kommunizieren Arzt und Patient über die Symptomatik, Schlagabtausch über Beschwerden ersetzen notwendige Auseinandersetzungen.

Eine Rezeptsammlung von Gesprächstechniken und
Interventionsstrategien:
1. nach W. Fischer (1993)
- **ausreden lassen**
- **Rückmeldungen (ich habe es so verstanden...)**
- **wiederholen**
- **anregende Anfragen (Sie fragen sich, es beschäftigt Sie...)**
- **offene Fragen (Wenn ich Sie richtig verstanden habe...)**
- **Rückspiegeln von Fragen (Sie haben sich sicher auch schon Gedanken gemacht und sich gefragt...)**
- **indirekte Fragen als Ich-Botschaften (Ich frage mich...; Ich versuche zu verstehen, was Sie...)**
- **metaphorische Sprache in Bildern (Das nehmen Sie sich wohl sehr zu Herzen...; Sie haben wohl eine schwere Last zu tragen...)**
- **nonverbales Verhalten (Blickkontakt suchen, fragender oder erstaunter Blick?)**

Problematisch sind:
- **Bagatellisieren (Wird schon nicht so schlimm sein...)**
- **Gefühle abwehren (Da machen Sie sich nur keine Sorgen.)**

• Überbesorglichkeit äußern und agieren (Sie tun mir leid, ich werde alles für Sie tun...)
• autoritäres Vokabular (Der Arzt bin ich...)
• dogmatische Feststellungen (Das kann nicht an der Therapie liegen...)
• voreiliges Interpretieren und Deuten (Bei diesen Beschwerden müssen Probleme in Ihrer Partnerschaft liegen...)
• Vorwürfe (Wenn Sie so weiter machen, kann ich für nichts garantieren...)
• Monologisieren und Theoretisieren (lange Erklärungen über die Ernährung, eigene Lebensführung und Krankheitsbewältigung als positives Beispiel anführen)
• allgemeine Ratschläge (Sie sollten sich ein Haustier anschaffen..., meiden Sie jegliche Aufregung...)

2. Nach M. Geyer (1985, 1989) sind beziehungsförderliche Techniken Grundbedingungen für die Gesprächsbereitschaft des Patienten und für eine tragfähige Arzt - Patienten - Beziehung:

Akzeptierendes Zuhören und Schweigen
Spiegeln und Paraphrasieren
Einfühlendes Verstehen
Akzeptieren des Patienten als autonome Persönlichkeit
Transparenz und Kongruenz des Arztes im eigenen Erleben und Verhalten

Alle Gesprächstechniken sind auch Veränderungstechniken, speziell folgende Muster sind bei Bestehen einer tragfähigen und belastbaren Arzt-Patienten-Beziehung geeignet:

• Konfrontation zur mitgeteilten Befindlichkeit (Obwohl Sie noch diese heftigen Beschwerden schildern, sehen Sie schon besser aus, oder ist das nur ein momentaner Eindruck von mir?)
• Konfrontation zu früheren Aussagen (Sie hatten Konflikte immer verneint, von Ihrem Mann habe ich jedoch...)
• Konfrontation zur therapeutischen Beziehung (Was ich Ihnen auch als Behandler vorschlage, es scheint Ihnen bisher nicht zuzusagen)
• Konfrontation zu bestimmten Bedürfnissen und Anliegen des Patienten (Die Arbeitsbefreiung ist wohl sehr wichtig...)
• Konfrontation mit Beobachtungen zu körperlichen Vorgängen oder Veränderungen (Sie sagen, es sei alles in Ordnung, die roten Flecken an Ihrem Hals und der Blutdruck sprechen für mich jedoch eine andere Sprache)
• Konfrontation mit den Schwierigkeiten des Arztes, sich dem Patienten mit seinem Verhalten zu nähern (Wenn ich auf Ihre familiäre Situation zu sprechen komme, machen Sie ein abweisendes Gesicht)

Interpretieren, Deuten, Erklären:
Deuten ist das Zusammenfügen von Kenntnissen aus der früheren Lebens-
geschichte mit Beobachtungen, Symptomen, Verhalten in der aktuellen
Begegnung. (In der Beziehung zum Partner kommen wieder Ängste und
Selbstentwertung zum Zuge, wie Sie das schon von Ihrer Mutter kennen,
deren Anforderungen Sie glaubten, nicht genügen zu können).
Interpretation ist das Zusammenfügen des Hier und Jetzt in der therapeu-
tischen Beziehung mit aktuellen Konfliktsituationen. (Wenn Sie hier in der
Sprechstunde so wortkarg bleiben, ist das vielleicht auch ein Hinweis oder
Parallele zu Ihrer Familiensituation, wo Sie auch so wenig zu sagen haben).
Erklärungen: sind Zuschreibungen der Symptomatik mit Funktionsstörun-
gen in den Körperregulationen, den inneren und äußeren Belastungen,
denen der Patient sich ausgesetzt fühlt. (Sie nehmen sich die Probleme
offensichtlich sehr zu Herzen, das können Sie schlecht verdauen, es schlägt
Ihnen auf den Magen, Angst und Unsicherheit machen schwindelig, da
schwankt der Boden unter den Füßen.)
Fokussieren: meint die Gesprächsstrategie, subjektive und objektive Be-
obachtungsebenen zur Symptomatik des Patienten, auf eine gemeinsame
Ebene zu bringen.
Symptomfokus: Ihre Herzbeschwerden sind ein Hinweis auf körperlich
ausgedrückte und erlebte Angst.
Auslösende Situation: In solch einer Belastungssituation mit Arbeitsplatz-
wechsel, Wohnortswechsel und neuer Partnerschaft, mit vielen Verände-
rungsanforderungen, ist das innere Gleichgewicht ganz schön strapaziert.
Widerstandsfokus: Es ist sicherlich schwer, eigene Schwierigkeiten und
Probleme als Hintergrund für das Kranksein zu akzeptieren. Besser wäre
es, wir fänden eine handfeste organische Krankheit.
Dynamischer Fokus: Sie schneien so plötzlich rein, Sie stehen offensichtlich unter großem Druck, ich messe Ihren Blutdruck, aber Sie können auch
bei mir jammern und klagen, was bei Ihnen zu Hause kaum möglich ist.
(Flash nach E. Balint u. J. Norell, 1975).

3. Nach H. Neubig und P. Schmidt-Scharin (1996) sind unter der Rubrik
„Merke!" beachtenswert:
Machen Sie die eigenen ärztlichen Motive transparent. Dadurch wird die
eigene Position differenziert wahrgenommen und stabilisiert, gleichzeitig
wird einem hemmenden inneren Konflikt vorgebeugt. Gehen Sie eine
Auseinandersetzung mit einem unzufriedenen Patienten an, bevor durch
indirekte Botschaften Verunsicherung entsteht! Störungen in der Beziehung haben Vorrang.

Unzufriedenheit und Konflikte weisen auf unbefriedigte Bedürfnisse der Begegnung in der Interaktion hin. Bemühen Sie sich um das offene Aussprechen von Bedürfnissen!
Eine sachliche Darstellung gesundheitsbedrohender Konsequenzen (zum Beispiel im Falle inadäquater Ernährung o. Ä.) führt zu größerem Erfolg, als massiver Angstappell.
Äußerungen und Handlungen des Patienten sind auf der Inhalts- und Beziehungsebene zu bewerten. Gleichzeitig sollte der Arzt auch seine eigene Sprache und Sprachfähigkeiten benutzen, um Inhalte und Beziehungsaussagen an den Patienten zu vermitteln.
Kommunikation geht als Ausdruck der Beziehung zwischen Partnern und dem reinen Datenaustausch hinaus. Sprache und Körperausdruck sind gleichberechtigte Medien der Informationsvermittlung.
Einschränkungen reduzieren die Qualität der Kommunikation. Durch Berücksichtigung der aktuellen Haltung (Ich-Zustand, Subjektposition) des Gesprächspartners werden sowohl das Verständnis für die Information, wie auch die persönliche Akzeptanz gefordert. Die Akzeptanz der Sichtweise des Gegenübers steigert das eigene Verständnis für dessen Fühlen, Denken und Handeln. Vor allem im menschlich gefühlsmäßigen Bereich ist es für alle Patienten wichtig, ihr Unglück und ihre Unzufriedenheit zu beklagen, sich schwach zeigen zu dürfen und sich gleichzeitig dennoch geliebt und angenommen zu fühlen.

4. Nach E. Keil - Kuri (1996) sind Spielregeln für das Gelingen einer effizienten Gesprächsführung:
1. Die Bedürfnisse des Patienten auf emotional - kommunikativer Ebene:
• ernst genommen werden
• Ängste abgenommen bekommen
• Hoffnungen gemacht bekommen
• bestärkt und ermutigt werden
• sich verstanden fühlen
• anerkannt und gelobt werden, auch mit seinen evtl. verqueren Erklärungs- und Selbstheilungsversuchen, die Ich-Leistungen sind
• das Gefühl während des Gesprächs haben, dass der Arzt nur für ihn da ist und Zeit keine Rolle spielt
• gemocht werden und einmal Kind sein (regredieren) dürfen, Halt finden, wie bei einer guten Mutter oder einem guten Vater (dies vor allem, wenn er als Kind dieses entbehrt hat)
• oft bewusst oder unbewusst erotische Wünsche haben dürfen
• den Arzt als Ersatz für einen nicht vorhandenen oder weggestorbenen Freundeskreis benutzen

• seine (natürlich gute) Prognose hören
• einmal loslassen und vielleicht weinen dürfen (hier können Sie zu Ihrer Entlastung weinen)
• Mut gemacht und Trost zugesprochen bekommen
• Schuldzuweisungen machen und davon befreit werden
• vielleicht Jammern und nichts ändern, evtl. sogar eine Krankheit „eingeredet" bekommen, als Entschuldigung für seine Passivität auf der Realebene: Medikamente, Verordnungen, Atteste, Hilfsmittel, Arbeitsunfähigkeits- und Kurbescheinigungen
• nicht warten und dann möglichst rasch gehen
• nicht überfordert werden
• evtl. Hilfe gegenüber familiären Druck oder Druck am Arbeitsplatz bekommen
• (meist) gesund werden und das für das nötige Patentrezept bekommen
• einen fachlich so kompetenten Arzt, der souverän genug ist, dass er Nichtwissen eingestehen und bei Bedarf zu einem weiteren Spezialisten überweisen kann, d. h., dass auch der Arzt seine Grenzen kennt
• nicht lächerlich gemacht oder „untergebuttert" werden
• evtl. eine neue Sicht seiner Lebenslage gezeigt bekommen und entwickeln können
• ein Wundermittel bekommen und dafür nichts bezahlen
• den Arzt auflaufen lassen und ihm die Verantwortung zuschieben

2. Anforderungen an den Arzt für den Patienten:
• helfen
• Informationen und Sicherheit geben
• die richtige Diagnose stellen
• Grenzen setzen, die der Patient akzeptieren kann
• eine partnerschaftliche Beziehung aufbauen, als Garantie für eine gute Compliance
• im Patienten Verständnis für seine Erkrankung wecken
• Offenheit und Introspektion des Patienten
• gute Compliance, d. h. ein Therapieziel mit dem Patienten erarbeiten, mit dem dieser einverstanden sein kann
• die Eigenverantwortlichkeit des Patienten mobilisieren und respektieren
• notwendige Verhaltensänderungen bewirken

Die Anforderungen des Arztes an sich selbst:
• sich möglichst rasch ein Bild vom Patienten und seinen Problemen machen können
• den Patienten verstehen können

• dass der Patient seinerseits den Arzt versteht
• Erfolge und Freude
• Dankbarkeit des Patienten
• Vertrauen des Patienten gewinnen
• den Patienten nonverbal möglichst gut wahrnehmen
• eine dem Patienten gemäße Sprache finden
• konstruktive Kritik üben können
• ein Gespür dafür entwickeln, wann der richtige Augenblick für eine Intervention ist
• besser nicht den pflegeleichten Patienten ohne Widerstände

5. Nach J. Finke (1994) sind Gesprächsgestaltung und Gesprächstechnik (Gesprächsregeln) auf 2 Ebenen zu verstehen:
1. Therapieprinzipien
• bedingungsloses Akzeptieren
• einfühlendes Verstehen
• Echtheit

2. darauf basierend die Therapietechnik
• Anerkennen
• einfühlendes Wiederholen
• Konfrontation
• Bestätigen
• konkretisierendes Verstehen
• Beziehungsklären
• Solidarisieren
• selbstkonzeptbezogenes Verstehen
• Selbsteinbringung
• organismusbezogenes Verhalten

Analogien mit dem Gesprächskonzept von M. Geyer (1985)
1. Beziehungsförderliches (Therapieprinzipien) und
2. Techniken zur Lenkung und Veränderung des Patientenverhaltens (Therapietechniken) stellen sich dem aufmerksamen Leser deutlich dar.

Therapieprinzip bedingungsloses Akzeptieren:
Zeigen Sie dem Patienten Ihr Interesse an seinem Schicksal und seiner Person, indem Sie aufmerksam zuhören.
Formulieren Sie Interventionen, auch konfrontierende, immer so, dass darin Wertschätzung und Respekt zum Ausdruck kommen.
Bekunden Sie unter Umständen Ihre Sorgen und Anteilnahme.

Versuchen Sie zunächst, die Sicht und die Beurteilung des Patienten anzunehmen.
Verbünden Sie sich mit seinem Heilungswillen.

Therapieprinzip einfühlendes Verstehen:
Zentrieren Sie Ihre Aufmerksamkeit auf die „innere Welt" des Patienten, auf seine Erlebnisverarbeitung und seine Bedeutungszuschreibungen. Die Klärung externaler Ereignisse sollte nicht im Vordergrund stehen.
Versuchen Sie, bei jeder Patientenäußerung den emotionalen Gehalt, den gefühlshaften Konflikt, die affektive Kommunikation zu erfassen und teilen Sie dies dem Patienten mit.
Formulieren Sie Ihre Interventionen eher in Aussage- als in Frageform. Fragen schaffen leicht eine kritische Distanz und blockieren ein spontanes, erlebnisnahes Antworten.
Arbeiten Sie mit dem Angebot des Patienten, d. h. versuchen Sie nicht, dem Patienten ein Thema aufzudrängen, sondern knüpfen Sie mit Ihrer Intervention an die jeweils letzte Patientenäußerung an.
Stellen Sie Ihre eigenen Überlegungen und Fragen (zunächst) beiseite. Versuchen Sie, zum „Sprachrohr" des Patienten zu werden, indem Sie das von ihm Intendierte (aber nicht bewusste) verdeutlichen.

Therapieprinzip Echtheit versteht sich als direkter Zugang zu Therapietechniken:
1. Konfrontieren und Abwehrbearbeitung:
Greifen Sie Widersprüche oder Vermeidungsverhalten nicht sofort auf. Vertrauen Sie zunächst darauf, dass der Patient selbst korrigiert.
Zeigen Sie Vertrauen in den Willen des Patienten zu Wahrhaftigkeit. Aber lassen Sie auch spüren, dass Sie wissen, wie schwierig es bis dahin sein kann.
Sprechen Sie Widersprüchlichkeiten des Patienten mit Verständnis für seine Motive an, indem Sie auf seine Ideale (Selbstideal) und die Schwierigkeiten ihrer Erreichbarkeit hinweisen.
Drücken Sie Verständnis für den Wunsch des Patienten aus, „anders zu scheinen, als man ist". Machen Sie deutlich, dass Widersprüchlichkeit nichts anstößiges ist.
Zeigen Sie dem Patienten auf, wie er sich durch seine Widersprüchlichkeit bzw. seine Abwehr selbst blockiert.
Machen Sie beim Ansprechen von Widersprüchen und Abwehrverhalten deutlich, dass es Ihnen auch darum geht, diese Verhalten zu verstehen.

2. Beziehungsklärend:
Greifen Sie Ihre Person betreffende Bemerkungen, Klagen, Lob, Wünsche unbedingt auf.
Versuchen Sie, die unter solchen Bemerkungen stehenden Gefühle, Erwartungen und Beurteilungen zu erfassen und zu verbalisieren.
Zeigen Sie Interesse an den Vorstellungen, Fantasien und Wünschen die der Patient in Bezug auf Ihre Person und Ihre Rolle als Therapeut hat.
Verweilen Sie lange bei der Beschäftigung des Patienten mit Ihrer Person, verdeutlichen Sie die verschiedenen Aspekte dieser Einstellung, bevor Sie biographische Zusammenhänge ansprechen.
Denken Sie immer daran, dass auch Äußerungen des Patienten, die nicht direkt die Beziehung fantasieren, als Botschaft an Sie gemeint sein können.

3. Selbsteinbringung:
Erkunden Sie Ihre eigenen Gefühle, Erwartungen und Fantasien in Bezug auf Ihren Patienten, (konkordante und komplementäre Übertragung nach Racker).
Versuchen Sie bei sich zu unterscheiden, zwischen Gefühlen, die eine Reaktion auf das Verhalten des Patienten sein können und gefühlshaften Einstellungen, die Ihren Neigungen und Erwartungen entsprechen. (Differenzierung der Gegenübertragung und eigener Übertragung auf den Patienten).
Teilen Sie Ihre Reaktion auf das Verhalten des Patienten mit, wenn Sie hierdurch dem Patienten einen wichtigen Impuls zur Selbstauseinandersetzung geben können.
Verbergen Sie längerandauernde, Ihre therapeutischen Funktionen blockierenden Gefühle nicht. Seien Sie, in kontrollierter Weise, transparent.
Achten Sie darauf, dass die Mitteilung Ihrer Reaktion auf den Patienten und Ihre Befindlichkeit in der Behandlungssituation ohne jeden Unterton des Vorwurfs geschieht.
Regen Sie den Patienten an, sich zu vergegenwärtigen, wie Ihre Selbst-Mitteilung (Ich-Botschaft) auf ihn gewirkt hat.

An dieser Stelle sei es genug mit der Rezeptsammlung zur Gesprächstechnik und Interventionsgestaltung. Als Fazit bleibt die Feststellung, dass Beziehungsgestaltung zum Patienten als diagnostisch-therapeutisches Procedere im Kontext von Prozessen der Begegnung, dem Gesprächsverhalten und lehr- und lernbaren Gesprächsmethoden verwoben ist.

VII.2 Kranksein als Konflikt - die Bewältigung
Krankheit - nicht nur ein individuelles Problem

Kranksein mit dem Verlust des inneren Gleichgewichts gilt als ein Konflikt, der mit den Ressourcen und Behinderungen, Einschränkungen und Hemmungen des Patienten aus der Lebensgeschichte, den Erfahrungen und Möglichkeiten zur Konfliktlösung in der intrapsychischen und interpersonellen Ebene angesiedelt ist.

Auf der intrapsychischen Ebene sind brennpunktartig vielfältige Einstellungen und Konstellationen des Patienten (und des Arztes) zum Kranksein präsent (Ehle 1988):

Krankheit als Gegner und Feind, als Strafe-Bestrafung, als Schicksal, als Verlust, als Herausforderung, als Entlastung und Gewinn, als Betriebsstörung (Zufügung aus hausärztlicher Erfahrung). Es ist augenscheinlich, dass es sich nicht nur um ein intrapsychisches Problem handelt, sondern dass auch interpersonelle Ebenen angesprochen sind: Familiensysteme - professionelle Systeme - kulturelle Strukturen - übergreifende gesellschaftliche Gegebenheiten, die mit dem Kranksein verwoben sind, mit förderlichen, modifizierenden, hemmenden Einflüssen zur Krankheitsbewältigung oder Abwehr der Bewältigungsanforderungen. Krankheitsbewältigung und Arzt-Patient-Beziehung sind eingebunden in Zusammenhängen von Gesellschaftlich- Sozialem, Psychischem und Biotischem in einem anthropogenetischen und soziogenetischen Wechselverhältnis, auf einer hierarchischen Ebene ohne dogmatische Ausschließlichkeit in gegenseitiger Einflussnahme (Scheerer, Suske, 1988). Diese Ebenenhierarchie ist gekennzeichnet (Geyer, 1980, erweitert durch Suske, 2007):

• sozioökonomische Prozesse der Gesellschaft
• Prozesse der jeweiligen Bezugsgruppen
• Dyade und Individuum/Persönlichkeit = psychosoziale Ebene
• propriozeptiv - sensorisch - affektiv - emotionale Prozesse als Bereich der Vermittlung zwischen der personalen und subpersonalen Ebene
• Organsysteme (ZNS, Immunologie usw.)
• biochemisch - biophysikalische Prozesse in Organen, Zellen usw.

Obgleich die einzelnen Ebenen einander wechselseitig beeinflussen, stehen die jeweils entwicklungsgeschichtlich Jüngeren zu den Vorausgehenden in einer Metaposition, haben aufgrund ihres höheren integrativen Potentials eine umfangreiche determinierende Potenz, also höheren Einfluss auf strukturelle, funktionelle und verhaltensbezogene Prozesse. So sind soziopsychosomatische Krankheitsprozesse zu verstehen. Das klingt sehr theoretisch und abgehoben von der täglichen Praxis, obgleich ein Arzt, der

Patienten behandelt, zu keinem Zeitpunkt die Möglichkeit hat, sich aus dem Spannungsfeld der psychosozialen Dimension des Patienten herauszunehmen. Seine Einbeziehung ist unausweichlich und gesetzmäßig. Er kann das Spannungsfeld allerdings auf verschiedene Art und Weise zu ignorieren versuchen, erzeugt damit aber unweigerlich eine Störung der Beziehung zwischen sich und dem Patienten, die auf Dauer nicht ohne pathogenen Einfluss auf den Prozess der Krankheitsbewältigung bleiben wird (Scheerer, Suske, 1988).

Krankheitsbewältigung oder Abwehr der Anforderung
Geyer (1985) stellt ein plausibles Konzept zur Krankheitsbewältigung oder Abwehr der Bewältigungsanforderung im System von Wahrnehmung Bewertung - Handlungsentwurf Bewältigung als Prozess zur Diskussion. Idealtypisch für die Grundlage gelingender Krankheitsbewältigung (Coping) sind auf Wahrnehmungsebene Erkennen, Annahme, Interesse, realistische Sichtung der Symptome, Störungen und Veränderungen der Befindlichkeit als Hinweis auf ein inneres Ungleichgewicht.

Die Wahrnehmungsabwehr bedient sich der Verleugnung:
Das Fieber, die Schmerzen haben keine Bedeutung, das geht, wie es kommt.
Verdrängung: Was Sie nur wollen, mir geht´s gut.
Projektion: Erst seitdem ich Ihre Medikamente nehmen muss, habe ich die inneren Spannungen und Unruhe.

Die Bewertung des Krankseins geschieht auf der emotionalen Ebene:
Zulassen und Herauslassen von Wut, Enttäuschung, Ärger, Besorgnis, Angst und Verunsicherung, Hilflosigkeit, Betroffenheit in der Situation.
Dass ich jetzt krank bin, passt mir überhaupt nicht, das macht mich richtig wütend. Ich habe große Angst, dass es etwas Ernsthaftes ist.
In unserer Familie hatten schon mehrere Krebs, mein Zustand macht mir echt Sorgen.

Auf der kognitiven Ebene: Erkennen und Differenzieren:
Ich habe gelesen, dass bei verstärktem Durst und Hautjucken eine Zuckerkrankheit vorliegen könnte.
Es wird ein Krankheitserklärungsmodell vorgetragen und nach Hintergründen gefragt.
Könnten der Schwindel und die Konzentrationsschwierigkeiten damit zusammenhängen, dass ich im Betrieb Ärger mit meinen Kollegen habe?
In letzter Zeit hatte ich viel um die Ohren, der Hausbau, der Ärger um die Finanzierung, die neue Arbeitsstelle.

Auf der rationalen (Handlungs-) Ebene:
pragmatisch-praktische Sicht der Dinge:
Ich habe mich vermutlich ganz schön übernommen.
Dass meine Blutfette schon länger zu hoch sind, weiß ich schon, aber das habe ich bisher nicht so ernst genommen.
Sie hatten Recht mit Ihrer Diagnose, die Galle macht mir doch ganz schön zu schaffen.

Fehlbewertete Abwehrleistungen zeigen sich in Rationalisierung (pseudorationale, pseudologische Interpretationen eines Geschehens, die emotionale Hintergründe und Gegebenheiten der Bewertung umgeht, vorwiegend im Dienste der Angstabwehr).
In meinem Beruf habe ich keine Zeit, andauernd zum Arzt zu gehen.
Ich bin nicht einer, der bei jedem Zipperlein gleich zum Arzt rennt.
Im Beipackzettel stehen so viele Nebenwirkungen...
Mein Vater hat auch ständig Herzschmerzen, der brauchte auch keinen Arzt.
Ich hatte schon einmal Bluthusten, im Röntgen haben sie auch nichts gefunden.

Irrationale Selbstinstruktionen werden formuliert in inneren Monologen:
Wenn man krank macht, verliert man seinen Arbeitsplatz.
Krankmachen ist in unserer Familie nicht üblich.
Krankheiten kuriert man am besten am Wochenende aus.
Was von alleine kommt, geht von alleine.
Am besten, man weiß gar nicht, was man hat.

Verdrängung ist der Versuch, unerträgliche Bewusstseinsinhalte zu vergessen, es bleibt nur das Symptom.
Dass an meinem Herzen etwas nicht in Ordnung ist, hat mir noch niemand gesagt. Von einer Kontrolluntersuchung war nie die Rede.
Ich hatte keinen neuen Termin.
Im Krankenhaus hat mir niemand gesagt, was wirklich mit mir los ist.
Ich hatte keinen Herzinfarkt, ich war nur überarbeitet.
In meiner Familie ist alles in Ordnung.
Das soll eine Hirnstoffwechselstörung sein?

Verschiebung verlagert unerträgliche Vorstellungen zum Kranksein auf weniger belastende Situationen, Gegenstände, Personen:
Im Frühjahr und Herbst hatte ich immer Magengeschwüre.
Schwüle Luft, das muss am Wetter liegen, dann geht's mir schlecht.

Beim Frauenarzt ist der Blutdruck immer höher, komisch, bei Ihnen ist er immer normal.
Es liegt an der Schilddrüse, hat der Internist gesagt.
Zu dem Arzt gehe ich nicht mehr, der ist zu grob.
In das Krankenhaus gehe ich nicht mehr, da kommt man kränker raus, als man reingeht.

Reaktionsbildung bedeutet, dass anstelle von Angst und Besorgnis, gegensätzliche eher positive Sichtweisen eingenommen werden:
Ich wollte schon immer abnehmen.
Mit dem Bein hatte ich schon immer Ärger.
Die Appetitlosigkeit macht mir nichts aus, Essen war mir noch nie wichtig.
Wegen der Gewichtsabnahme passen mir die alten Sachen endlich wieder.

Problemorientierter Handlungsentwurf basiert auf der emotionale Ebene:
Ich halte die Verzweiflung und Traurigkeit nicht mehr aus, ich brauche Ihre Hilfe.
Ich muss wohl trotz meiner großen Angst in den sauren Apfel beißen.
Zu den Kindern bin ich ungerecht, meinem Mann setze ich ganz schön zu, wie der das aushält?
Weil ich immer wieder durch die Krankheit für die Familie ausfalle, mir bleibt doch nur der Weg zur Operation.

Auf der kognitiven Ebene:
Ich habe mich belesen, es ist wohl besser, dass ich den Eingriff machen lasse.
Ich weiß, dass Chemotherapie kein Zuckerschlecken ist, aber ich versuch's.
Wird schon nicht so schlimm, Frau M. hat es gut überstanden, die hat es auch gepackt.

Auf der rationalen Ebene:
Meine Familie hat mich überzeugt, mein Mann steht hinter mir, da muss ich durch.
Ich hoffe, dass sich durch die Insulinspritzen mein Zustand verbessert, obwohl ich Spritzen hasse.

Abwehr der Handlungsanforderungen: Geschieht in der Regression mit Abgabe der Autonomie und Eigenverantwortlichkeit über Einengung des Erlebens und Verhaltens in eingegrenzter Situationsreflexion, der Patient ist quasi auf sich mit seiner Hilflosigkeit zurückgeworfen (H. D. Rösler, H. Szewscyk, 1987).

In extremer Ausformung ist die Selbstaufgabe - given up -
giving up-Komplex (G. Engel, 1974), als zunehmender Rückzug zum
Erhalt der letzten Lebenskräfte einzuordnen. Therapeuten und soziales
Umfeld reagieren mit Aufmuntern und Aktivierungsmaßnahmen mit frus-
tranem Ergebnis. Helfer und engagiertes soziales Umfeld geben resignie-
rend, ärgerlich und enttäuscht auf *(given up):*
Es hat doch alles keinen Sinn..... - Sie dürfen sich nicht so hängen lassen!
Niemand versteht mich, wozu lebe ich eigentlich noch...?
- So dürfen Sie nicht denken!

Am „Ende des Lateins" rufen die hilflos gewordenen professionellen
Helfer nach dem Psychotherapeuten zum Konsil, mit dem heimlichen
Wunsch nach Übernahme und der gleichzeitigen Vermutung, dass auch er
scheitern wird. Der Patient in dieser Situation, dem Psychiatrie, Psychoso-
matik, Psychotherapie und Psychologie als ein Synonym von eingebildeter
Krankheit, Lebensuntüchtigkeit und Verrücktheit gilt, erlebt eine neuer-
liche Entwertung und Kränkung (M. u. B. Wirsching, 1991).
Im Gegensatz zum pathogenetisch behutsamen malignen regressiven
Rückzug (Giving up-Komplex), bedeutet Regression auch angstgesteuert
Ich-Stabilisierung. *Bewusst angestrebte Befriedigung von Bedürfnissen*
nach Passivität, Versorgung, Aufgabe der Selbstkontrolle, ekstatische
Selbstäußerung innerhalb sichernder Beziehungen dienen der Stabilisie-
rung der Person (M. Geyer, 1985).

Die Chemotherapie ist so belastend, dass ich am liebsten nicht mehr
hingehen würde.
Meine Kraft ist zu Ende, helfen Sie mir! Sagen Sie mir, was ich noch tun
soll! Der Patient nimmt in seinen Bewältigungsanstrengungen eine Aus-
zeit, er möchte innehalten. Trotziges Durchsetzen, erpresserisches Verhalten, Kampf um Versorgungswünsche bis zum Rentenkampf, Aufgabe der
Eigenverantwortlichkeit treten auf den Plan. Die Umwelt registriert Flucht
in die Krankheit, infantiles Gehabe, mitleidsheischendes Verhalten mit
Unselbstständigkeit und Riesenansprüchen.
Ein 59-jähriger Patient erkrankt akut und foudroyant mit einer nekroti-
sierenden Cholezystitis, Durchwanderungspleuropneumonie und entspre-
chend komplizierter operativer Therapie mit verzögerter Rekonvalenz. Am
„grünen Tisch" des MDK erfolgt die Entscheidung zur Arbeitsfähigkeit.
Für den Hausarzt war, wie so oft, Widerstand zwecklos, zumal der Patient
das berufliche Konzept verfolgte, um jeden Preis bis zum 60. Lebensjahr
am Arbeitsplatz auszuharren, um dann in den vorzeitigen Ruhestand einzu-
treten. Nach 3 Wochen beruflicher Tätigkeit stellten sich zunehmende,

therapeutisch nicht beeinflussbare Schmerzen im „oberen Kreuz" ein, die Hausarzt, Orthopäden, Psychiater, Schmerztherapeuten und Physiotherapeuten im System der Kettenüberweisung in zunehmendem Aktionismus beschäftigen. Die dominante Ehefrau, mit depressivem Vorfeld an einem nur teilweise operierbaren Meningeom vor 10 Jahren erkrankt, organisiert in pseudoprogressiver Aktivität den Betreuungsapparat. Seelische Hintergründe für die maligne Eskalation können vom Patienten nur halbherzig in Erwägung gezogen werden. (Da muss doch was sein).

Die Ehefrau lehnt das Angebot des Hausarztes in dieser Sichtweise schlichtweg unter Hinweis auf ihre eigene Erkrankung ab. (Psychosomatisches Kollusionsmuster als Interaktionsebene, J. Willi, 1975).

Abwehr des realistischen Handlungsentwurfes durch kompensatorische Aktivitäten geschieht durch:
• Aufsuchen mehrerer Ärzte (Stichwort: die „zweite Meinung")
• Erwägung alternativer Therapien
• Errichten einer „2. Front" mit Versorgungs- und Entschädigungsbemühungen

Bewusstes und Unbewusstes - zwei Seiten einer Medaille
Die Wahrnehmung der Krankheitszeichen, deren Bewertung und daraus resultierendem Handlungsentwurf mit Bewältigungsformen, werden als ein Prozess verstanden - eingebettet in der Persönlichkeit des Patienten, dem Krankheitsstadium, der aktuellen Gesamtsituation des Kranken (Kranksein) mit seinem sozialen Hintergrund (soziales Netz), den verfügbaren sozialen Kontakten und Kompetenzen einschließlich der Arzt-Patienten-Beziehung, seinem Selbst- und Umweltkonzept.
(M. Geyer, 1985, H. D. Rösler, H. Szewscyk, 1987).
Vieles spricht dafür, dass realitätsorientierte Bewältigungsformen durch bewusstes Wahrnehmen, Bewerten und Handlungsentwürfe gekennzeichnet sind, während defizitäre Bewältigungsformen sich eher unbewusst treibender Kräfte bedienen (H. Kulawik, 1984).
Die Verwendung ursprünglich psychoanalytischer Termini zur Beschreibung unbewusst gesteuerter Konfliktlösungen ist in diesem Zusammenhang naheliegend. In komplexen Bewältigungsmechanismen sind einzelne Schritte in der Realität vermischt. Bewusstes und Unbewusstes sind verwoben und unterschiedlich für den Beobachter präsent.

Diesem Sachverhalt Rechnung tragend, differenzieren E. Heim und J. Willi (1986) mit unterschiedlichen Schwerpunkten intrapsychische-emotionale Strategien: Beispiel:

Emotionale Entlastung: Entlastender Ausdruck, der durch die Krankheit ausgelösten Gefühle, wie Angst, Trauer, Wut, Verzweiflung, Niedergeschlagenheit, evtl. auch Mut, Liebe, Hoffnung zulasst.
• Ich fühle mich so verlassen.

Isolieren: Nicht Zulassen von situationsadäquaten Gefühlen:
Das hat mich überhaupt nicht beunruhigt.
Ich dachte, es geht zu Ende, Angst hatte ich nicht.

Optimismus: Glaube, dass (momentane) Krisen überwunden und Zuversicht:
Wenn ich nur daran glaube, wird sicher alles wieder gut.

Resignation: Aufgeben, sich ergeben, hoffnungslos sein:
Ich glaube, es hat alles keinen Sinn mehr.

Haltung bewahren: Gleichgewicht bewahren, die Selbstkontrolle, Fassung nicht verlieren:
Ich muss mich zusammenreißen.

Selbstbeschuldigung: Sich selbst die Schuld geben an einer Krankheit, Fehler bei sich suchen, Schuld tilgen:
Ich verdiene es nicht besser.

Kognition

Valorisieren: Bewusstmachen der eigenen Werte, Erfolge suchen, Fantasieren, Erinnern.
Mir ist schon anderes Wichtiges gelungen.

Sinngebung: der Krankheit einen Sinn geben, sie als Aufgabe, Chance sehen, durch sie die Lebenseinstellungen und Wertehierarchie ändern:
Durch die Krankheit habe ich zu einem neuen Selbst gefunden.
Jetzt weiß ich, was mein Leben wert ist.

Religiosität: Halt im Glauben, es ist gottgewollt, dem Menschen auferlegt:
Jedem schlägt die Stunde, aber Gott steht mir bei.

Akzeptieren: (Stoizismus, Fatalismus) Krankheit bewusst mit Fassung tragen: Es ist halt so.

Ablenkung: Sich gegen die Krankheit und ihre Folgen auflehnen, protestieren, mit dem Schicksal hadern:
Warum gerade ich?

Problemanalyse: Kognitive Analyse der Krankheit und ihre Folgen erkennen, abwägen, unterscheiden:
Ich versuche mit zu erklären, was überhaupt los ist.

Relativieren: Mit anderen sich vergleichen, aber auch Herunterspielen:
Mir geht es noch ganz gut, wenn ich an meinen Bettnachbarn denke, der die Operation nicht überstanden hat.

Rumifizieren: Gedanklich in der Krankheit festkrallen, Grübeln, hin und her überlegen:
Ist es so oder doch nicht so, ich komme davon nicht los.

Ablenken: Die Aufmerksamkeit weg von der Krankheit auf etwas anderes lenken:
Das ist im Moment wichtiger als meine Krankheit.

Dissimulieren: Krankheit herunterspielen, leugnen, bagatellisieren, ignorieren: Es ist nur halb so schlimm.

Handeln mit konstruktiver Aktivität: Etwas tun, was (evtl. schon lange) ein Bedürfnis war, z. B.: Kreativität entfalten, eine Reise machen:
Endlich nehme ich mir Zeit für mich.

Krankheitsbezogenes Zupacken: Aktive Informationssuche in Bezug auf die Krankheit, aktive Mithilfe bei Abklärung, betont kooperativ in der Therapie:
Wenn ich bei der Therapie mitmache, leiste ich meinen Beitrag dazu, dass es vorwärts geht.

Kompensation: Ablenkende Wunscherfüllung, kaufen, essen, irgendetwas Lusterfüllendes tun:
Ich gönne mir etwas Gutes, Besonderes.

Ablenkendes Zupacken: Vertraute Tätigkeit im Sinne der Ablenkung einsetzen:
Ich stürze mich in die Arbeit, um die Krankheit zu vergessen.

Aktlves Vermeiden: Notwendige medizinische Maßnahmen werden unterlassen:
Ich weiß, Sie warten auf das Ergebnis, aber ich habe die Untersuchung noch nicht machen lassen.

Wut ausleben: Gestaute Aggressionen ausdrücken, ungehalten, verärgert, reizbar sein. Ich habe große Wut, dass die Krankheit gerade jetzt mich packt.
Altruismus: Für andere etwas tun, einen Gefallen erweisen, Hilfe leisten, Sympathie ausdrücken:
Solange es mir möglich ist, will ich für andere etwas tun.

Sozialer Rückzug: Allein mit sich selbst, sich isolieren, abkapseln, den Leuten aus dem Weg gehen:
Ich will von Allen/Allem nichts mehr wissen.

Zuwendung: Bedürfnis sich erfüllen, sich auszusprechen, angehört zu werden:
Bisher hat es immer jemanden gegeben, der mich verstanden und angehört hat.

Passive Kooperation: Sich anvertrauen, im Wissen um gute Hilfe die Verantwortung an die Betreuer übergeben, sich in guten Händen wissen:
Die wissen schon, was für mich gut ist.

Der im Einzelnen beschriebene BEFOS (Berner Bewältigungsformen) mit der Differenzierung in emotionale, kognitive und handelnde Strategien, bietet dem Hausarzt wertvolle Hinweise für die Situation des Patienten und dem Verhältnis für dessen Umgang mit der Krankheit - dem Kranksein.
Patient und Arzt im gleichen Boot?
Naheliegend laufen im Hausarzt analoge Prozesse ab, wenn er sich mit dem Kranksein seines Patienten konfrontiert sieht. Die Symptomatik, vorliegende Befunde und korrespondierende Befindlichkeit des Patienten können real erfasst und wahrgenommen werden, können aber auch gleichermaßen abgewertet werden, die Palette dazu ist groß:
übersehene Befunde, unterlassene körperliche Untersuchung, vergessene Hausbesuchsvereinbarung, falsch verstandenes abwartendes Offenlassen (H. Grethe, G. Große, G. Junghans, Ch. Köhler, 1984), der Ratlosigkeit,

Verleugnung, der Bedrohlichkeit u. a. Die objektive Bewertung gelingt über emotionale, kognitive und rationale Muster mit der diagnostische Relevanz in der Gegenübertragungsanalyse des Hausarztes.

Fehlbewertende Abwehrleistung sind erkennbar in
Verdrängung: Vergessen von notwendigen Kontrolluntersuchungen.

Rationalisierung:
Das ist nichts Neues, der Blutdruck war schon immer labil.
Der Internist weiß da auch nichts Besseres.

Irrationale Selbstinstruktion:
Inkompetenz in anderen Fachgebieten, z. B. Hauterkrankungen, psychotherapeutisch-psychiatrische Probleme sind schon immer ein Buch mit 7 Siegeln:
Wenn ein Patient von Konflikten und persönlichen Problemen berichtet, schicke ich ihn weiter.

Verschiebung:
Persönliche Verantwortung wird über Installation einer Überweisung abgegeben: Dazu kann ich nichts sagen, das ist Sache des Chirurgen, Internisten, Psychiaters etc.

Reaktionsbildung: Bedrohlichkeit wird vom Arzt „umgedreht":
Seien Sie doch froh, so schön abgenommen zu haben.

Problemorientierter Handlungsentwurf: Gelingt über realistische Wahrnehmung, objektive Bewertung mit Zulassen von Verunsicherung, Enttäuschung, selbstkritischer Sicht eigener Kompetenzen und Suche nach geeigneten Partnern (Fachkollegen, Klinik).

Abwehr der Handlungsanforderungen: Erfolgt durch den Hausarzt im regressiven Rückzug in das Schüler - Lehrer - Verhältnis mit vorschneller Überweisung zum Spezialisten oder stationärer Einweisung, Selbstentwertung der eigenen Fachkompetenz und Überidealisierung spezialistischer Fachgebiete. Überidentifizierung mit dem Patienten wird demonstriert durch Selbstdarstellung und Mitteilung persönlicher Schwierigkeiten und beruflicher Probleme. Pseudoprogressive kompensatorische Aktivitäten haben ihren Platz in der Abwehr mit dem Rezeptblock, Polypragmasie in Diagnostik und Therapie, Omnipotenzanspruch mit Überhöhung des im Grunde fragilen eigenen Selbstverständnisses über Ratschläge, dubiosen

Therapieversprechungen bis zu simplem Schulterklopfen, begleitet mit Durchhalteparolen. Die Subjekt-Objekt-Position bietet wenigstens vorübergehend Schutz und Eigenstabilität. Innerärztliche Konkurrenzen und Rivalitäten (ökonomisch und ideologisch gestützt) werden auf Kosten des Patienten, wenn auch von ihm mitinitiiert, ausgetragen. Abwertungen und Demontage vorbehandelnder und mitbehandelnder Kollegen/innen, möglichst vor dem Patienten, dienen lediglich der eigenen narzisstischen und ökonomischen Stabilisierung. Eine Internistin, die eine Patientin zur Sonographie überwiesen bekam, bot sich unverblümt als kompetente Therapeutin an:
„Warum kommen Sie nicht zu mir?"

Die ärztliche Zusammenarbeit steht auf dem Prüfstand gelingender Krankheitsbewältigung. Doktor - Hopping und Shopping sind ein beredtes Zeugnis möglicher Verwicklungen und Komplizierungen. Die Wahrnehmung des Patienten in seinem Kranksein, Bewertungen und Handlungsentwürfe werden im Kontext der Beziehungsgestaltung hilfreich, förderlich und entlastend in der Balintgruppe bearbeitet.
Krankheitsbewältigung - nur eine Technik?
G. Ehle (1988) greift in der Thematisierung Krankheitsbewältigung psychotischer Patienten auf die Daseinstechnik von H. Thomae (1968, 1984) zurück, erweitert jedoch den Blick zur Auseinandersetzung jeglicher akuter und chronischer Erkrankungen und ihren Folgen. Daseinstechniken (Thomae) sind zu verstehen als Reaktionsformen auf herausfordernde und belastende Anforderungen im Kranksein, die tiefenpsychologisch-analytisch relevante Mechanismen, irrationale Verhaltensweisen des Patienten, wie Aggression oder Bewegungssturm, als auch bewusst eingesetzte Formen der Auseinandersetzung des Patienten mit der Krankheit beinhalten. Die zu beschreibenden Techniken sind nicht als isolierte, einseitige Erlebnis- und Verhaltensweisen, sondern als oszillierender Prozess zu begreifen.

Defensive Technik: Das Nichtzulassen der krankheitsbedingten Veränderungen im subjektiven Lebensraum ist der entscheidende Mechanismus. „Annahme verweigert":

Verdrängung: Angst, Betroffenheit, Ärger werden nicht empfunden:
Ich dachte, heute Nacht geht es mit mir zu Ende. - Das hat Sie sicher sehr verängstigt. - Nein, Angst hatte ich nicht.

Verleugnung: Symptome werden ignoriert, Arzttermine übersehen:
Dass ich gelb bin, habe ich gar nicht bemerkt.

Verharmlosen: Symptome werden nicht ernst genommen, im Vergleich mit anderen erscheint die Krankheit, das Symptom nicht erwähnenswert:
Am meisten stört mich daran, dass ich nicht schlafen kann.

Selbstbetäubung: Medikamente und Alkohol helfen vorübergehend:
Ich hatte ja noch das Diazepam, da ging's mir wieder besser.

Kognitive Umbewertung:
Bedrohliche Mitteilungen oder Wahrnehmungen im Körperschema werden als unvermeidliches Übel oder neue Lebenserfahrung interpretiert und umgedeutet:
Das musste ja so kommen.
Was von alleine kommt, geht von alleine.
Es gab schon Schlimmeres.

Grundtenor dieser Ebene der Krankheitsbewältigung ist die Vogel-Strauß-Taktik.

Evasive (exgressive) Technik: Entlastung geschieht vorwiegend durch Ausweichen, Herausgehen aus der bedrohlichen Situation:
„Gewaschen werden - aber nicht nass werden":

Bemühungen um sozial anerkannte Entlastung: Wunsch nach Arbeitsbefreiung, Attesten und Bescheinigungen, aber auch Aufsuchen alternativ-komplementärer Medizin (Heilpraktiker, Pilzsanierung, „sanfte" Medizin) als pseudoprogressive Aktivitäten.
Ich will aus gesundheitlichen (in Wahrheit krankheitlichen) Gründen meine diversen Funktionen abgeben.
Zur Rente reicht's wohl nicht?
Es soll eine Pilzinfektion im Darm sein.

Unterbrechen: Abbrechen von Behandlungen, Arzt- und Klinikwechsel, Ortswechsel, ständige Überweisungen begehren:
In dieser Klinik ist man nur eine Nummer.
Der Internist hat sich nur mit meinem Zucker beschäftigt, mein Bein hat er sich gar nicht angesehen.
Der hat nie Zeit für mich.

Sich Zurückziehen-Regression: Einnahme passiver Haltungen mit Mobilisierung von Stellvertretern, Verantwortungsübergabe an Pflegepersonal, auf die Hilfe von außen bauen:

Verwandte aus der Ferne kommen endlich zum Kranken, zitieren stehenden Fußes den Hausarzt ans Krankenbett:
Da muss endlich was passieren.
Der muss sofort ins Krankenhaus.
Ich bin kein Arzt.

Resignation: Sich selbst aufgeben, sich aufgegeben fühlen von Behandlern und Umwelt:
Es hat alles keinen Sinn.
In der Klinik wissen sie auch nicht weiter.
Der Orthopäde weiß sich keinen Rat mehr, er hat von einer Operation gesprochen.

Ersatzbefriedigung: Essen, Alkohol, Sexualität als Ausweg der belastenden Situation:
Ob ich Diät halte oder nicht, mein Zucker ist weiterhin schlecht.
Wenn ich mein Bierchen trinke, geht's mir wenigstens besser.

Psychosomatische Reaktion: sekundäre körperliche Symptome helfen, belastenden Situationen und notwendigen medizinischen Maßnahmen zu entgehen.
Mit dem Blutdruck lasse ich mich nicht operieren.
Angst vor der Operation habe ich nicht, aber mein Zucker spielt verrückt.

Aggressive Techniken: Der innerlich unerträgliche Konflikt durch die Erkrankung wird nach außen projiziert:
„Angriff ist die beste Verteidigung oder Suche nach Schuldigen".

Abwertung: Ärzte, Pflegepersonal, Klinik werden als inkompetent, uninteressiert und fehlerhaft beschrieben:
Die haben mich völlig falsch behandelt.
Die Schwestern hatten keine Zeit.
Ich musste stundenlang warten, bis ich endlich einen Arzt sprechen konnte.
Das Essen war saumäßig.

Aufbegehren: Schuldzuweisungen an Ärzte, Personal und Institution:
Ihre Sprechstundenschwester sollten Sie entlassen.
Immer muss ich bei Ihnen so lange warten.
Ihr Bestellsystem scheint nicht zu funktionieren.
Ich habe mich auf Revers entlassen lassen, da passiert sowieso nichts.

Verbales oder emotionales Entladen: Beschimpfungen und aggressiver Ausbruch:
Sie sind das Letzte...!
Zum Glück gibt es noch andere Ärzte.

Autoaggressives Verhalten: Sich selbst die Schuld geben, suizidale Tendenzen:
Die Medikamente nehme ich nicht mehr, die helfen sowieso nicht.
Am besten, ich mache Schluss.
Ich bin für alle nur eine Belastung.

Aufsuchen risikovoller Situationen: körperliche Überforderung, Weglassen von Medikamenten, so tun, als ob:
Mit dem Medikament ging's mir immer schlechter, das habe ich nicht mehr genommen.
Die Hitze macht mir nichts aus.
Mein Bierchen lasse ich mir nicht nehmen.

Technik der Anpassung: Der Konflikt Erkrankung wird als Eigenes, Unabwendbares angenommen, Ressourcen werden gesucht und für die Krankheitsbewältigung bewusst eingesetzt:
„In die Pflicht genommen".

Anpassung an die institutionellen Aspekte: Übernahme der Patientenrolle als Hilfesuchender, Annahme der gebotenen Asymmetrie in der Arzt-Patienten-Beziehung, Akzeptierung belastender Diagnostik und Therapie:
Die Untersuchungen sind wichtig, ich mache den Labortermin möglich, mit dem Arbeitgeber kann ich das klären.
Die Spritzen machten mir über zwei Tage höllisch zu schaffen, es geht mir aber insgesamt schon merklich besser.

Anpassung an die sachlichen Aspekte der Situation: Zurückstellen eigener Bedürfnisse, Akzeptieren der Dominanz von Ärzten und Schwestern:
Die Ärzte haben mir reinen Wein eingeschenkt, nun liegt es an mir.
Die Physiotherapeutin nimmt mich ganz schön ran, da muss ich die Zähne zusammenbeißen, sie ist aber eine große Hilfe.
Meine Geburtstagsfeier habe ich vorerst abgesagt, ich habe jetzt Wichtigeres zu machen.

Kognitive Anpassung: Hoffnung und Optimismus bewahren, Bestandsanalyse des bisherigen Krankheitsverlaufs, Besinnung auf frühere Krankheitsbewältigung:
Als ich vor 5 Jahren einen schweren Verkehrsunfall hatte, haben die mich im Krankenhaus auch wieder auf die Beine gebracht.
Ich möchte nicht ins Krankenhaus, zu Ihnen habe ich doch volles Vertrauen, wenn´s schlimmer wird, melde ich mich schon.
Wenn ich daran denke, wie es mir vor drei Wochen ging, haben wir schon eine Menge geschafft.

Praktisch-wirksame Anpassung: Annahme angebotener Hilfe, Fügen in notwendige Veränderungen des Lebensstils, Rollenwechsel in der Familie und im Beruf:
Es ist gut, dass Sie regelmäßig kommen, ohne Sie hätte ich die Pflege meines Mannes nicht gepackt.
Mit dem Rauchen habe ich sofort aufgehört, komisch, es fiel mir gar nicht schwer.
Momentan arbeite ich verkürzt, das ist mit meinem Chef abgesprochen.
Mein Chef hat gesagt, ich soll mich ruhig auskurieren.
Meine Frau nimmt mir eine Menge ab, das habe ich ihr gar nicht zugetraut.

Motivationale Anpassung: Suche nach Sinn und Zielen auf einem niedrigeren Niveau, Anpeilen von Teilzielen:
Ursprünglich wollte ich bis zum 65. Geburtstag durchziehen, aber ich sehe ein, dass die vorzeitige Berentung trotz finanzieller Einbußen besser für mich ist.
Meine Enkeltochter heiratet in drei Monaten, bis dahin muss ich durchhalten.
Mit dem Angelurlaub in Norwegen wird es nichts, die Gefahr, dass mir etwas passiert, ist zu groß.

Leistungsbezogene Technik: In Überwindung von Selbstbezogenheit ist der Patient in Autonomie und Umweltbezogenheit in der Lage, Aktivitäten nach außen für die eigene Konfliktbewältigung Kranksein konstruktiv zu nutzen:
Ohne Fleiß, kein Preis:

Attentive Leistungstechniken: Informationssuche, sorgfältige Kontrolle des Körperlebens und der Umweltreaktion: Ich habe gehört, dass man Bandscheibenschäden auch mit Spritzen behandeln kann, was halten Sie davon?

Wie sind die Leukozytenwerte, das ist für mich sehr wichtig, damit mein Mann nicht umsonst mit mir zur Chemotherapie fährt.
Wird bei den Laborwerten auch der Zucker untersucht, meine Mutter musste zum Schluss Insulin spritzen.
Ich habe mir schon gedacht, dass mein Zucker höher ist, wir hatten mehrere Familienfeiern, da konnte ich nicht widerstehen.

Kognitive Leistungstechniken: Erwerb von Kenntnissen zur Krankheit und Therapie, Problemanalyse, Bemühungen zur Mitentscheidung, Vorschläge machen zu Therapie:
Erst war ich skeptisch, aber die Schulung hat mir geholfen, mit meinem Zucker besser umzugehen.
Die Bauchschmerzen sind diesmal andere als sonst, könnte das die Galle sein?
Ultraschall hat mir diesmal bei meinen Rückenschmerzen nicht geholfen, könnten wir es nicht mit Strom versuchen?

Koordinative Leistungstechniken: Aktives Bemühen um Einbeziehung von Mitpatienten, Angehörigen, Kollegen, Erhalt und Schaffung sozialer Kontakte:
Ich habe letztens Frau M. getroffen, die hat mir zu meiner Hüftgelenks-OP Mut gemacht.
Mein Mann hat erst komisch geguckt, was bei uns auf den Tisch kommt, aber es schmeckt ihm und er hofft auch, damit abzunehmen.
Ich gehe jetzt wieder zum Sport, das tut meiner Wirbelsäule gut und man kommt unter Menschen.
Die Selbsthilfegruppe ist eine gute Sache.

Willensleistung: Training körperlicher Funktionen, Nutzung medizintechnischer Hilfsmittel, Unterordnung anderer Ziele über das Ziel der Gesundheitsförderung: Ich habe mir einen Heimtrainer zugelegt, jeden Tag fahre ich 30 Minuten drauf.
Dieses Jahr will ich meinen Urlaub anders machen, ich fahre zu einer Kur, die ich selbst bezahle.
Kreative Leistungen: Entdecken oder verstärktes Nutzen vorhandener Möglichkeiten, Erweiterung des Horizonts:
Jetzt, da ich wegen der Krankheit zu Hause bin, habe ich wieder angefangen zu malen.
Es fällt mir zwar noch ziemlich schwer, solange zu sitzen, aber das Klavierspielen tut mir gut.

Ich hatte nicht gewusst, dass Kochen so viel Spaß machen kann, als Hausmann möchte ich auch meinen Mann stehen.

Wettbewerbsleistung: Alle Leistungen, die einen Wettbewerbscharakter haben, werden genutzt, z. B. Behindertensport:
Nach meinen Herzinfarkt habe ich wieder vorsichtig angefangen zu laufen, mein Ziel sind die 15 Kilometer beim Fontane-Lauf.
In der Herzsportgruppe habe ich gemerkt, dass ich mit den anderen durchaus mithalten kann.

Zusammenfassend liegt es nahe, dass die individuelle Krankheitsbewältigung im Kontext zu sehen ist mit dem spezifischem Krankheitsverlauf, dem lebensgeschichtlichen Hintergrund, der sozial-gesellschaftlichen Bezogenheit, den medizinisch-sozialen Maßnahmen und der Gestaltung der Arzt- Patienten-Beziehung.
Aus einer Studie im süddeutschen Raum (1996-1998) zur Inanspruchnahme alternativer Therapien und Therapeuten kommt P. Kaiser (2000) zum Schluss, dass der sozialkulturelle Hintergrund unter dem Aspekt der „postmodernen Abhängigkeit" den „mündigen Patienten", insbesondere Frauen im Alter von 31-40 Jahren mit höherer Schulbildung, für alternative Therapien und Therapeuten besonders empfänglich macht. Im Wunsch nach „umfassenden" Erklärungen bei zunehmender Fragmentierung und Spezialisierungen zahlreicher Lebensbereiche - hier Gesundheit, Krankheit, Wohlbefinden, Tod u. a. - sucht und findet der Patient „(ver)bindende" Antworten beim „seelenverwandten" Therapeuten und befindet sich in einer eher willkürlichen Abhängigkeit. Die „Mündigkeit" ist eine Scheinbare. Der historisch unmündige Patient ist über vielfältig erreichbaren Informationserwerb der Medizin emanzipiert in Richtung Egalisierung in der Arzt-Patienten- Interaktion; Bewertung und Verwertung des medizinischen Informationspools bedürfen jedoch eines „Übersetzers" und „Selektierers", dem Arzt, der den Patienten als „Subjekt" im Sinne subjektiver Befindlichkeit im Rahmen des soziokulturellen Raumes wahrnehmen können muss.
Angebote alternativer Behandlungsangebote unter dem Etikett der Ganzheitlichkeit gibt es zuhauf für seelische und vermeintlich körperliche Leidenszustände. Der sich der Schulmedizin verpflichtet fühlende Hausarzt begegnet diesen Vorgängen verständlicherweise mit Distanz und Zweifel. Er gerät jedoch schnell in die apostolische Funktion, indem nur er allein weiß, jedoch sehr vage, was gut und richtig für den hilfesuchenden Patienten ist. „Wenn Du die alternative Medizin wählst, ist es Deine alleinige Verantwortung, Du hältst Dich für mündig und autonom". Der Hausarzt ist

gekränkt. Auf der Patientenseite ist die Verunsicherung und Labilisierung evident. Informationsüberfluss beschert im Copingprozess das Herausgehen aus der Bewältigungsanforderung (evasives Konzept) oder das Anrennen gegen die Schulmedizin, die anspruchvolle Erwartungen nicht zu erfüllen vermag. (Aggressive Abwehr und Entwertung potentieller Helfer und Suche nach abhängigkeitsfreien Alternativen). Anders ist es, wenn es um Abhängige (Kinder) geht, deren Selbstbestimmung objektiv nicht möglich ist. Impfgegner tummeln sich mit pseudowissenschaftlichen Argumenten im Internet, willkommene Beute für Eltern im Status der postmodernen Abhängigkeit. Verstärktes Auftreten von Masern mit den bekannten Komplikationen löst Fragen zur Verantwortlichkeit aus: der akzeptierend tolerierende Arzt in der Begegnung mit impfablehnenden Eltern in ihrer internetgestützten Verwirrung.

In sozialökonomischer Sichtweise stehen wir am Ende des 5. Kondratieffs (langwellige Phasen der globalen sozialökonomischen Entwicklungen) mit dem Schwerpunkt Information.

Diese wird im 6. Kondratieff erweitert durch die Kandidaten Umwelt, Biotechnologie, optische Technologie einschließlich Solartechnik und Gesundheit. Letztere scheint die größte wirtschaftliche und gesellschaftliche Potenz zu besitzen (Petzold, 1998). Aktuelle politische Diskussionen bestätigen diese Annahmen und Prognosen. Der Befund der postmodernen Abhängigkeit findet seinen gesellschaftlich-ökonomischen Hintergrund. Er bildet sich auch gesetzmäßig in der Gestaltung und Handhabung der Arzt-Patient-Beziehung ab. Das komplexe Bewältigungsgefüge (G. Schüssler, 2000) wirkt im sozio-psychosomatischen Zusammenhang auf die Erkrankung zurück. Vorgestellte Systematisierungsversuche zur Krankheitsbewältigung von Patient und Arzt dienen lediglich dazu, der Begegnung zu einer hilfreichen Beziehung zu verhelfen.

VII. 3 Balintarbeit
Eine geniale Idee und ihre Wurzeln - Bewältigung für den Arzt

Medizinhistorische Betrachtungen und Kenntnisse der gesellschaftlichen Entwicklung des 20. Jahrhunderts lassen annäherungsweise verstehen, wo die Wurzeln der inzwischen weltweit verbreiteten Balintgruppenarbeit zu finden sind.

Rasante Erkenntnis und Erfahrungszuwachs der Medizin auf der naturwissenschaftlichen Ebene verliefen parallel zur Entwicklung eines humanwissenschaftlichen Krankheitsverständnisses mit Rückgriffen auf die Psychologie, speziell Medizinpsychologie und psychotherapeutische Konzepte, von denen besonders das tiefenpsychologisch-analytische Modell für die Balintarbeit bedeutsam erscheint.

In der Person von Michael Balint (1896–1970), seiner Biografie und dem wissenschaftlichen Werk wurde es möglich, eine Verbindung von naturwissenschaftlicher und psychologisch-psychoanalytischer Herangehensweise der Krankenbehandlung zu knüpfen:

• In der Tätigkeit des Vaters als praktischer Arzt in Budapest wurde M. Balint frühzeitig (prägend) und eng mit dem hausärztlichen Alltag konfrontiert und vertraut gemacht.

• In seiner Ausbildung und wissenschaftlichen Arbeit bei Otto Warburg als Biochemiker war er mit den naturwissenschaftlichen Grundlagen und Forschungsarbeiten der Medizin seiner Zeit umfassend vertraut.

• Er genoss eine gediegene psychoanalytische Ausbildung bei Sandor Ferenczi, einem Freudschüler und Vertreter eher aktiver Psychotherapie.

Daraus ergeben sich für M. Balint in seiner praktischen und wissenschaftlichen ärztlich-psychoanalytischen Arbeit drei wesentliche Haltungen und Einstellungen:

• *Verständnis und Neugierde für und Respekt vor der ärztlichen Alltagspraxis.*

• *Akribische wissenschaftliche Sichtweise und kritische Haltung gegen einseitige (dogmatische) Herangehensweise an den Patienten und seine Krankheit (die eigene Sichtweise eingeschlossen).*

• *Psychoanalytische Ansichten und Beobachtungsposition zur Gestaltung der Arzt-Patient-Helfer-Hilfesuchender-Beziehung als eine immer wieder einmalige menschliche Begegnung.*

M. Balint bemühte sich um eine Synthese von praktischer Medizin und Psychoanalyse mit Fortbildungskursen für praktische Ärzte in seiner Heimatstadt Budapest, die durch restriktive Bedingungen (ein Polizist war während der Seminare anwesend) im faschistischen Horty-Regime scheitern mussten. Nach seiner Emigration nach England setzt er diese Arbeit anfangs mit Sozialarbeiterinnen fort, ging später auf die Gruppenarbeit mit praktischen Ärzten an der Tavistock-Klinik in London über. Gemeinsam mit den Praktikern untersuchte und erforschte er die Problemfälle der Gruppenteilnehmer in regelmäßigen wöchentlichen Gruppensitzungen. Das grundlegende Buch „Der Arzt, sein Patient und die Krankheit" (1957) war unmittelbares Ergebnis dieser Forschungsarbeit.

In weiterer Entwicklung dieser „Methode" fand die Balintarbeit Eingang in die studentische Ausbildung von Medizinstudenten (Junior-Balintgruppen Luban-Plozza), in die Psychologie (Kutter), aber auch in die praxisnahe Fort- und Weiterbildung für andere sozialorientierte und helfende Berufe gruppen (Psychologen, Theologen, Pädagogen, Sozialarbeiter, Krankenschwestern, Heil- und Pflegeberufe).

Die Balintgruppe: Qualitätszirkel, psychotherapeutische Selbsterfahrung, Supervision, Fallbesprechung, Problemfallseminar oder was?

Es ist immer wieder erstaunlich und verwunderlich, wie wenig Ärzte mit dem Phänomen Balintgruppe umgehen können und ausreichend informiert sind. Andererseits wird dieser Begriff beklagenswert inflationär gebraucht, wenn es in irgendeiner Art und Weise darum geht, diagnostisches Vorgehen in der Krankenbehandlung in einer Gruppensituation zu erhellen. Einen wesentlichen Beitrag zum Erreichen praxiswirksamer Bildungsinhalte leistet der Erfahrungsaustausch am konkreten Fall, der inhaltlich und methodisch unterschiedlich gestaltet werden kann, wobei der gemeinsame Nenner in der Nutzung der Gruppe zur kollegialen Problemdiskussion liegt. In der Handhabung der Gruppendynamik, der inhaltlichen Zielstellung und der Gruppenleitung scheiden sich die Geister.

Balintgruppe: Am und mit Patienten arbeitende Ärzte, Psychologen, Angehörige von Heil- und Pflegeberufen, Sozialarbeiter treffen sich regelmäßig mit einem gruppenpsychologisch-therapeutisch versierten Psychotherapeuten, um Problemfälle der Praxis zu untersuchen, um den Vortragenden aus einer real wahrgenommenen oder vermuteten Schwierigkeit oder Stagnation der therapeutischen Beziehung zu befreien. Die Gruppenleitung, optimal gestaltet durch Leiter und Co-Leitung, arbeitet nach den Prinzipien der analytischen Behandlungssituation mit der freien Assoziation, der Abstinenz und der gleichschwebenden Aufmerksamkeit. Der Leiter arbeitet dabei auf der Ebene des geringsten Widerstandes, wonach nur dann gedeutet oder interpretiert wird in der Gruppenarbeit, wenn das unbewusste Material bewusstseinsnahe und dekodierbereit erscheint.

Gruppenthema ist nicht primär die Krankheit, nicht die fachliche Vorgehensweise, die Berufshaltung oder die Lebensgeschichte des Referenten, sondern die Gestaltung der menschlichen Begegnung und die Beziehungsebene des vorgestellten Falles aus der Praxis. Die Vorstellung des Patienten geschieht im freien Vortrag aus der Erinnerung und gefühlsmäßigen Gestimmtheit des Referenten. Der Gruppenleiter gibt nach Benennung des Problems und Anliegens des Referenten an die Gruppe im Anschluss an den Fallbericht Gelegenheit, somatische, anamnestische oder andere den Fall betreffenden Sachfragen an den Referenten zu stellen, wohlwissend, dass hinter jeder „Sach"- frage eine Fantasie, eine Vorstellung zur Behandlungssituation, dem Lebensbereich, der Krankheits- und Lebensgeschichte des referierten Falles steht.

Stucke empfiehlt, den Vortragenden aus dem folgendem Gruppengespräch vorerst „herauszunehmen, denn für den Vortragenden ist es enorm wichtig, in Ruhe sich das anzuhören, was er mit seinem Vortrag bewirkt hat. Ist dieser Vortrag doch bedingt durch das, was der Patient im Referenten ausgelöst hat. Diese Wiederspieglung in der Gruppe erlebt man als Vortragender viel deutlicher, wenn man einmal zuhört und sich in Muße das Gruppengeschehen betrachtet".

In der Tat entfaltet sich der Fall in seinen vielfältigen Beziehungsaspekten facettenartig in den Beiträgen der einzelnen Gruppenmitglieder als prismatische Brechung derartig, als sei der vorgestellte Patient leibhaftig im Raum anwesend. Dabei werden Beziehungsebenen deutlich, die der Referent bisher nicht wahrnahm („blinde Flecken") bzw. infolge eigener unbewältigter Konflikte bisher abgewehrt hat (Maaz). Die Problematik der Therapeutbeziehung spiegelt sich in der Balintgruppe zwischen dem Referenten, der Gruppe als Ganzes, einzelnen Mitgliedern und der Leitung wieder. Die Gruppenmitglieder achten während des Berichtes und der nachfolgenden Gruppendiskussion auf ihre eigenen Gedanken, körperliche Wahrnehmungen, Fantasien und Gefühle, die der Patient und der Referent, sowie die Gruppenmitglieder einschließlich der Leitung auslösen.

Die vielfältigen bzw. „mageren" Einfälle in der Gruppe machen Störungen und „blinde Flecken" in der Therapeut-Patient-Beziehung für den Referenten deutlich.

Die Gruppenleitung hat, in Respekt vor dem Vortragendem und der Gruppe, die aufkommenden Einfälle, Reaktionen und Interaktionen in der Gruppenarbeit zu ordnen, bündeln, polarisieren, in Beziehung zum Fall zu deuten und darauf hinzuweisen, was nicht zur Sprache kam, ausgelassen oder umgangen, vom Referenten unbewusst abgewehrt wurde. So gelangen die Mitglieder einer Balintgruppe zur erweiterten Sicht, zu intensiverem Erleben und verbesserten Handlungsfähigkeit, mit den Wirkungen und

Nebenwirkungen der „Droge Arzt" (M. Balint). Daraus resultieren Schutz und Entlastung in problematischen, emotional belastenden Berufssituationen.

Qualitätszirkel: Fußend auf belgische, niederländische und besonders auch englische Erfahrungen in der kontinuierlichen Fortbildung von Hausärzten, wurde in Deutschland zu Beginn der 90-iger Jahre, auf Initiative von Allgemeinmedizinern, Medizinsoziologen und Psychologen kontinuierliche Gruppenarbeit inauguriert, die unter Leitung eines externen Moderators in themenzentrierter Gruppenarbeit am Praxisfall die gemeinsame Erarbeitung des hausärztlichen Handlungskonzeptes befördert und transparent werden lässt (Bahrs, Gerlach, Szezenyi, 1994).

Essentialen sind:
Jeder Teilnehmer ist Experte seiner Praxis.
Freiwilligkeit an der Gruppenarbeit und Akzeptanz eines externen Moderators.
Grundlage der Arbeit ist der Erfahrungshintergrund der Teilnehmer.
Kontinuierliche Gruppenarbeit mit einer Mindestdauer und terminierten Abschluss.
Themenzentriertheit, konkrete Zielstellung und notwendige Evaluation.

Differenziert wird in:
Regelmodifizierende Zirkel:
Zielstellung ist die praxisbezogene Fortbildung als normdurchsetzende Instanz zur Haltungs- und Einstellungsänderung, z. B. Pharmakotherapie, Diagnostikstrategien, Betreuungskonzepte bei chronisch Kranken.

Forschungszirkel:
Erarbeiten neue spezifische hausärztliche Handlungsorientierung im wesentlichen ohne dominierenden Einfluss der Experten anderer Fachgebiete, z. B. Vorsorgeuntersuchungen und Früherkennung umschriebener Krankheitsbilder und Syndrome der Hausarztpraxis.

Supervisionszirkel:
Sichern Qualität durch exemplarisches Lernen im strukturierten kollegialen Erfahrungsaustausch ohne Erarbeitung von Standard oder übergreifenden Problemlösungsstrategien. Im Klima „künstlicher Naivität", gefördert durch angemessene Moderation, sind Fragen zugelassen, die in der Hausarztpraxis weder aufgeworfen noch beantwortet werden.

Fallbesprechung nach dem Briesen - Heinersdorfer Modell:
(Scheerer, Hülpüsch, 1990)
Seit 1975 besteht eine Gruppe von Landärzten, die im Sinne der interkollegialen Qualitätskontrolle (Intervision - Gleiche unter Gleichen) einen kontinuierlichen Erfahrungsaustausch zu problematischen Fällen anstrebt
Diskussionsschwerpunkte sind unerwartete Krankheitsverläufe, diagnostisch-therapeutische Vorgehensweise, Praxisraritäten, Beziehungs"kisten"
des Hausarztes und allgemeine psychosoziale Aspekte der Hausarztpraxis.
Beziehungsaspekte (Arzt - Helferin - Sozialstation - Patient) finden entsprechend der Gruppenentwicklung mit der Forderung nach Toleranz und
Offenheit zunehmende Bedeutung, besonders wenn sie offensichtlich die
Gestaltung der Aufgabensachebene tangieren. In monatlichen Zusammenkünften bekommt jedes Mitglied der Fallbesprechungsgruppe die Gelegenheit und Aufgabe der Fallvorstellung. Die Leitung der Diskussion obliegt
dem Referenten, dies entspricht der gewohnten Praxis von Referierveranstaltungen, wodurch der konventionelle Rahmen im ärztlichen Erfahrungsaustausch gewahrt bleibt. In langjähriger geschlossener Gruppenarbeit
werden aus sozialpsychologischer Sicht gruppendynamische Prozesse
deutlich. Über positive Selbstdarstellung (der besondere erfolgreiche Fall
als Reaktion auf Verunsicherung und Orientierungsdefizit), Solidarisierung der Gruppenmitglieder (über Vorstellung infauster Fälle), Abgrenzungsversuch zu anderen Fachgebieten (mit kritisch diskutierten Fällen der
interdisziplinären Zusammenarbeit zum Problem des Lehrer - Schüler -
Verhältnisses und Position des Allgemeinmediziners - Fachspezialist,
Krankenhaus) gelangt die Gruppenarbeit in eine Qualität der reflexiv-interaktionellen Ebene (Sandner, 1978) bzw. Gruppenarbeitsphase (Höck,
1981). So sind nicht nur problematische, frustrierende Behandlungsverläufe mit Versagenserlebnissen im beruflichen Alltag veröffentlichbar, sondern auch Abrechnungsverhalten und betriebswirtschaftliche Ergebnisse
im Erfahrungsaustausch verankert.

Supervision - darauf sehen: Sie ist ein Kind der Mitte des 20. Jahrhunderts (K. Rappe - Giesicke, 1994) und richtet sich auf Selbsterfahrung und
Institution im professionellen Bereich. Gemeint sind gezielte Beobachtungen und Begleitung in der diagnostisch-therapeutischen Arbeit. In der
psychosomatisch-psychologischen Medizin hat sich eine Fort- und Weiterbildungsmethode entwickelt, die als Problemfallseminar von H. Wendt
(1973) als Möglichkeit inauguriert wurde, im leiterzentrierten Setting
medizinpsychologisch-psychotherapeutisches Denken und Handeln zu
schulen.

Ein erfahrener Psychotherapeut eröffnet am vorgestellten Fall, durch Hinweise, Empfehlungen, Erläuterungen und unter Zuhilfenahme der Gruppe, neue Sichtweisen bei der Behandlung schwieriger Fälle.
Im Zentrum der Bearbeitung steht aber ähnlich wie bei M. Balint die Begegnung zwischen Therapeut und Patient.
Im Vergleich zu Balintgruppen sind psychotherapeutische Problemfallseminare gekennzeichnet durch (M. Geyer et al. 1989):
• hohes Maß an Leiterzentrierung
• keine explizite Nutzung typisch psychoanalytischer Techniken (freie Assoziation, Deutungen)
• geringe Nutzung gruppendynamischer Prozesse
• breites Spektrum von Themen, insbesondere die medizinisch-fachliche Sachebene betreffend

Selbsterfahrung in Gruppen - ein Egotrip oder Hilfe für Kompetenzentwicklung in Beziehungen:
In psychosomatisch-psychotherapeutischer Medizin ist die Selbsterfahrung unabdingbarer Bestandteil der Fort- und Weiterbildung, zur Befähigung in dynamischen Gruppenbeziehungen angemessen und hilfreich arbeiten zu können. Aufarbeitung lebensgeschichtlicher Konfliktkonstellationen des angehenden Therapeuten findet in Einzelselbsterfahrung (Lehrtherapie, Lehranalyse) und Gruppenselbsterfahrung statt. Balintarbeit orientiert sich an fallbezogener Selbsterfahrung im professionellen Raum.
Im Unterschied von Balintgruppen sind dynamisch-analytisch arbeitende Selbsterfahrungsgruppen gekennzeichnet durch:
• die Dominanz des gruppendynamischen Aspekts im Hier und Jetzt (Fokussierung auf die in der Gruppe selbst entstandenen Beziehungsmuster und deren Veränderungen im Gruppenprozess)
• der thematische Bezug zu einer Fallvorstellung ist nicht gegeben
• die Orientierung auf einen phasischen Prozessverlauf mit jeweils phasentypisch unterschiedlichem Leiterverhalten
• stärkere Exponierung des Einzelnen und prinzipiell auch intensivere Labilisierung der individuellen Abwehr (Geyer et al. 1989)

Resümee: Balintarbeit ist nicht ausreichend tauglich zur Bearbeitung konflikthafter Lebensgeschichten des Behandlers. Hier ist Selbsterfahrung und vielleicht auch eigene Therapie vonnöten.
Was ist Balintarbeit?
Die Balintarbeit ist Selbsterfahrung. Der Schwerpunkt ist das professionelle Feld in ärztlicher Arbeit und im Umgang mit den Patienten.
Die Balintarbeit ist Fallbesprechung. Die Vorstellung des Falles erfolgt im

kollegialen Austausch, wobei auch Sach- und Fachprobleme zum Verständnis Arzt-Patient-Beziehung und des Patienten in seiner Lebens- und Krankheitsbewältigung erörtert werden. Man kann diese Art des kollegialen Austausches auch als Intervision bezeichnen.

Die Balintarbeit ist Supervision. Ein anerkannter Experte blickt von außen auf das Tun des Referenten und die Rückmeldung der Gruppe. König (2000) sieht Parallelen zur Einzeltherapie (Gruppe als Therapeut, Referent als Patient, die Gruppenleitung als permanente Supervision).

Die Balintarbeit ist Qualitätszirkel. Die Beziehungsgestaltung der Arzt-Patienten-Begegnung ist Gegenstand der Betrachtung und Bearbeitung in der Gruppe und kann in kontinuierlicher Gruppenarbeit mit Rückmeldungen des Referenten zum weiteren Verlauf der Arbeit mit dem Patienten evaluiert werden. Hier wird das Phänomen immer wieder deutlich, dass nach gelingender Gruppenarbeit der Patient im weiteren Behandlungsverlauf Änderungen im positiven Sinne aufweist, als wenn er leibhaftig an der Gruppensitzung teilgenommen habe (A. Trenkel 1995).

Die Balintarbeit ist wesentliche Wurzel für die Gruppen- und Teamsupervision (K. Rappe - Giesicke) und Qualitätszirkelarbeit (Bahrs, Gerlach, Szesceny).

Das Problem mit dem Patienten und die Widerspiegelung in der Gruppe
Der blinde Fleck:
Mit der Feststellung, die Balintarbeit ist der Ort der begrenzten Selbsterfahrung (M. Balint) für den Arzt in Beziehungsgestaltung zum Patienten, stellen sich verschiedene Ebenen in dieser Betrachtungsweise dar.
• Im Vortrag des Referenten manifestiert sich ein eigenes „Selbst" in der Gestalt der Patientenvorstellung.
Der eigene Veränderungswunsch wird am Patienten abgehandelt und zur Disposition gestellt. Der Patient hat einem Behandler implizit oder explizit einen „Behandlungsauftrag" erteilt (G. H. Seidler, 1994/1995).
Dazu ein Beispiel:
In einer Studientagung der DBG stellt ein Kollege in der 1. Gruppenstunde einen Patienten vor, der ihn aufsuchte, um eine Überweisung zu einem Verhaltenstherapeuten zu erhalten, nachdem er sich in einer langjährigen Psychoanalyse erfolglos behandelt fühlte und nun Hoffnungen auf die angestrebte Verhaltenstherapie legt.
Dem Referenten fällt als sein Problem in der beschriebenen Begegnung auf, dass er Ärger verspürt und keinen für sich befriedigenden Kontakt zum Patienten finden kann. Er selbst hat in seiner Weiterbildung zum Balintgruppenleiter der Deutschen Balintgesellschaft unzählige Stunden als Balintgruppenteilnehmer zugebracht. In der Gruppe wiederholt sich die

Problematik, da auch die Kontaktgestaltung zum Referenten in der Gruppe und die Kontaktgestaltung der Leitung zur Gruppe problematisch verläuft. Die Bemühungen des Patienten in der Psychotherapie, bei großem zeitlichen Aufwand voranzukommen, sind analog beim Referenten wiederzufinden, die Weiterbildung zum Balintgruppenleiter mit außergewöhnlichem Zeitaufwand zu erreichen.

Hier werden weitere Ebenen in der Balintarbeit deutlich:

Die Gruppe arbeitet am Problem des Patienten, wie gelangt er zur Gesundung und am Problem des Referenten zur Weiterbildungsqualifikation (psychodynamischer Aspekt).

Die Gruppe spiegelt in ihrer Arbeit das Problem zwischen Referenten und Patient ebenso wider. Trotz intensiver Bemühungen und lebhaften Gedankenaustausch über den Fall sind Gruppe und Leitung lange damit beschäftigt, untereinander und miteinander einen befriedigenden Kontakt zu finden. Der Fallbericht war der Beginn in der Studientagung, in der es auch für die Gruppenmitglieder generell um die Orientierung und Kontaktgestaltung zu Beginn einer gemeinsamen Arbeit geht (gruppendynamischer Fokus).

Wo ist hier der blinde Fleck und wie stellt er sich in der Gruppe dar? Der Patient ist unzufrieden mit dem Stand der bisherigen Psychotherapie, der Referent ist unzufrieden mit dem Stand seiner Weiterbildungsbemühungen. Der Referent ist ärgerlich auf den Patienten, der gemeinsame Ärger ist dem Referenten nicht sichtbar.

Das Problem der Kontaktaufnahme und -gestaltung ist der gemeinsame Fokus und blinder Fleck der vorgestellten Beziehung und Gruppensituation. Der Referent einer Balintgruppe repräsentiert mit seiner Fallvorstellung auch die Beziehungsproblematik der Gruppe. Schwierigkeiten, Störungen und Behinderungen in der Arzt-Patienten-Beziehung finden ihr Pendant in der Gruppe und kommen zur Sprache in den Konfliktbereichen:

• Kontaktaufnahme (Erwartung, Orientierung, Annahme oder Ablehnung)
• Klärung des Anliegens (Einlassen oder Abbruch)
• Bestätigung (Alles oder Nichts, Bewunderung oder Entwertung)
• Auseinandersetzung (Fordern oder Nachgeben)
• Kooperation (Miteinander oder Gegeneinander)
• Trennung (Ablösung oder Anklammern)

Zusammenfassend wird klar, dass sich die Problematik der vorgestellten Beziehung facettenartig in den Einfällen, den Fantasien, den Befindlichkeiten der Gruppenmitglieder und der Interaktionen untereinander und mit Referenten und Gruppenleitung szenenartig darstellt, wodurch Aspekte der

Beziehungsproblematik für den Referenten manifest werden, die ihm bisher verborgen blieben. Das Problem einer schwierigen Arzt-Patient-Beziehung spiegelt sich in einem herrschaftsfreien Raum (Petzold) bearbeitbar wider in den Ebenen: Referent - Gruppe; Gruppe - Leitung; Co-Leiter - Leiter.

Zwischen Pflichtübung und Balintsucht
M. Balint betonte ausdrücklich das Prinzip der Freiwilligkeit in seiner Gruppenarbeit. Umso befremdlicher musste es ihm erscheinen, dass Balintarbeit in verschiedenen Fortbildungs- und Weiterbildungswegen obligatorisch vorgeschrieben ist (z. B. Psychosomatische Grundversorgung, Richtlinien zur Psychotherapieweiterbildung). Der Spagat zwischen verordnetem Einlassen und Veröffentlichung der persönlichen Dimension in der Beziehungsgestaltung mit dem Patienten und der Möglichkeit, begrenzte Selbsterfahrung in seinem professionellen Feld zu erhalten, erscheint auf den ersten Blick widersinnig. Erfahrungen in der Balintarbeit haben aber gezeigt, dass sie mit Klärungen der Wirkungen und Nebenwirkungen der „Droge" Arzt - Therapeut einen bedeutsamen Beitrag zur Psychohygiene und Psychoprophylaxe für im medizinisch-sozialen Bereich Tätige leistet, denn ihr wesentliches Arbeitsmittel ist die eigene Persönlichkeit mit ihren Fähigkeiten und Behinderungen im beruflichen Alltag.
Nur so wird es möglich, dass Balintgruppenarbeit einen wesentlichen Beitrag für Schutz und Entlastung in problematischen, emotional belastenden Berufssituationen liefern kann. Wenn die Balintarbeit als „Sucht" ein Behandlungsanliegen verdeutlicht, sollte überlegt werden, ob der therapeutische Auftrag des Patienten an seinen Behandler ernstgenommen und aufgenommen wird, bzw. dass der Therapeut eine eigene Therapie in Anspruch nimmt.

Ziele und Grenzen der Balintarbeit:
Die Arbeit in einer Balintgruppe zielt auf die Befähigung des Arztes, die psychosoziale Dimension des Krankseins der Patienten in seinem Fachgebiet genauer zu erfassen.
Viele Ärzte verfügen über ein hervorragendes psychologisches Denken, sind aber in ihrem Einfühlungsvermögen auf den „gesunden Menschenverstand" reduziert (der in der Behandlungssituation oft genauso hilfreich ist, wie für den Chirurgen ein Bratenmesser) und damit nicht für sich zufriedenstellend imstande, die Probleme und Schwierigkeiten der Therapeut-Patient-Beziehung zu erkennen und nach Möglichkeit aufzulösen. Es geht um das Aufspüren, Identifizieren und Reduzieren der „blinden Flecke" im

Umgang mit dem Patienten in allen klinischen Fachgebieten, ob in der Allgemeinmedizin, Augenheilkunde, Psychiatrie oder Psychotherapeutischen Medizin. Somit ist die Balintarbeit kein spezielles psychotherapeutisches Anliegen. Luban-Plozza (1998) bezeichnet sie als Denk- und Gefühlstraining. Sie ist kein Patentrezept für Problemlösungen, für den Umgang mit schwierigen Patienten und Behandlungsverläufen und keine Handlungsanleitung im medizinisch-fachlichen Vorgehen. Balintarbeit ersetzt nicht die Theorievermittlung psychosomatischer Medizin und Anleitung bzw. Vermittlung und Training effektiver Gesprächsführung. Sie ist integrierter Bestandteil der Qualifizierung zur psychosomatischen Grundversorgung quer durch die praktisch-klinisch tätige Medizin.

Literatur

1. Balint, M.: Der Arzt, sein Patient und die Krankheit. Klett, Stuttgart, 1957
2. Balint, E. / Norell, J.: 5 Minuten pro Patient. Suhrkamp, Frankfurt/M., 1975
3. Bahrs, O. / F. - M. Gerlach / J. Szeczenyi: Ärztlicher Qualitätszirkel. Leitfaden für den niedergelassenen Arzt, Deutscher Ärzteverlag, Köln, 1994
4. Beutel, M. / Decker, O. / Brähler, E.: Welche Auswirkungen haben Flucht und Vertreibung auf Lebensqualität und Befindlichkeit? Repräsentative Erhebung mit den vor 1946 Geborenen in Deutschland. Z. Psychosom. Med. Psychotherapie 53, 203-215, 2007
5. Bucka-Lassen, E.: Das schwere ärztliche Gespräch. Einschneidende Diagnosen menschlich vermitteln. Deutscher Ärzte-Verlag GmbH, Köln, 2005
6. Ehle, G.: In: Krankheitsauseinandersetzungen und angrenzende Fragestellungen. (Hrsg. G. Ehle / H. Petzold) Berichte der Humboldt-Universität Berlin (8. Jg. Heft 23), 1988
7. Finke, J.: Empathie und Interaktion. Georg Thieme Verlag, Stuttgart, New York, 1994
8. Fischer, W.: Psychologie in der Sprechstunde. Gustav Fischer Verlag, Jena, Stuttgart, 1995
9. Geyer, M.: In: Psychotherapie - Integration und Spezialisierung. (Hrsg. H. Hess / W. König / J. Ott) VEB Georg Thieme, Leipzig, 1980
10. Geyer, M.: Das ärztliche Gespräch VEB Verlag Volk und Gesundheit 1985
11. Geyer, M.: Methodik des psychotherapeutischen Einzelgesprächs. J. A. Barth, Leipzig, 1989
12. Geyer, M. / König, W. / Maaz, H. - J. / Scheerer, S. / Seidler, C.: Balintarbeit in der DDR - Der Prozess der Konzeptbildung. In: Die Balintgruppe in Klinik und Praxis. Band 4, Springer Verlag, Berlin, Heidelberg, 1989
13. Geyer, M. / Hirsch, R. (Hrsg.) Psychotherapie in der psychosomatischen Grundversorgung. Johann Ambrosius Barth, Leipzig, Heidelberg, 1994
14. Grethe, H. / Große, G. / Junghanns, G. / Köhler, Ch.: Leitfaden der Allgemeinmedizin. VEB Verlag, Volk und Gesundheit, Berlin, 1984
15. Häfner, S. (Hrsg.) Die Balintgruppe. Deutscher Ärzte-Verlag, Köln, 2007
16. Heim, E. / Willi, J.: Psychosoziale Medizin. Springer, Berlin, Heidelberg, New York, Tokio, 1986
17. Höck, K.: Konzeption der intendierten dynamischen Gruppenpsychotherapie. In: Psychotherapie und Grenzgebiete. J. A. Barth, Leipzig, 1981
18. Heuft, G. / Schneider, G. / Klaiberg, A. / Brähler, E.: Ausgebombt - Psychische und psychosomatische Spätfolgen des Zweiten Weltkrieges bei den vor 1946 Geborenen im Jahre 2004. Z. Psychosom. Med. Psychother. 53, 228-243, 2007
19. Kafka, F.: Erzählungen. Philipp Reclam jun., Leipzig, 1981

20. Kaiser, P.: Soziokultureller Hintergrund von Patienten: Auswirkungen auf die Compliance. Manuskript Universität Tübingen, Fakultät für Kulturwissenschaften, 2000

21. Keil - Kuri, E.: Praxisgespräche - Gesprächspraxis. Gustav Fischer, Stuttgart, Jena, Lübeck, Ulm, 1996

22. König, W.: Die Leitung von Balintgruppen. Deutscher Ärzte-Verlag, Köln, 2004

23. König, W.: Gruppenleitung im Spannungsfeld von Strukturieren und Gewähren. Balint 1, 8-13, 2000

24. Kulawik, H.: Psychotherapie bei somatischen Erkrankungen und Funktionsstörungen. VEB Verlag, Gustav Fischer Verlag, Jena, 1984

25. Luban - Plozza, B. / Otten, H. / Petzold U. / Petzold E. - R.: Grundlagen der Balintarbeit. Bonz Leinfelden - Echterdingen, 1998

26. Maoz, B. / Rabin, S. / Katz, H. / Matalon, A.: Die Arzt-Patienten-Beziehung. Logos Verlag, Berlin, 2006

27. Neubig, H. / Schmidt-Schaun, P. / Technik der ärztlichen Gesprächsführung. Kirchheim, Mainz, 1996

28. Racker, H.: Übertragung und Gegenübertragung. Ernst Reinhard Verlag, München, Basel, 1978

29. Rappe-Giesicke, K.: Supervision - Gruppen- und Teamsupervision in Theorie und Praxis. Springer Verlag, Berlin, Heidelberg, New York, Paris, Tokio, Hong-Kong, Barcelona, Budapest, 1994

30. Rösler, H.- D. / Szewczyk, H.: Medizinische Psychologie. VEB Verlag Volk und Gesundheit, Berlin, 1987

31. Sandner, D.: Psychodynamik in Kleingruppen. Reinhard, München, 1978

32. Scheerer, S.: Balintarbeit und Gruppendynamik. B. Luban-Plozza, H. Otten, U. Petzold, E. - R. Petzold (Hrsg.) Bonz, 1998

33. Scheerer, S. / Suske, R.: Medizinische Psychologie, fachspezifische Psychotherapie und Psychosomatik - Überlegungen aus hausärztlicher Sicht. Z. Klin. Med. 43, 2115-2122, 1988

34. Scheerer, S. / Hülpüsch, K.: Balintgruppe, Fallbesprechungsgruppe und Problemfallseminar. Z. ärztl. Fortbildung, 1269-1271, Gustav Fischer, Jena, 1990

35. Schüßler, G.: In: Psychotherapeutische Medizin (Hrsg. H. H. Studt / E. - R. Petzold) Walter de Gruyter, Berlin, New York, 2000

36. Seidler, G.-H.: Grundsätzliche Überlegungen zur Technik und Theorie der Balintgruppenarbeit. Gruppenpsychotherapie und Gruppendynamik. 1994

37. Seidler, G.-H.: Zur Theorie der Balintgruppe, Gruppenpsychotherapie und Gruppendynamik. 1995

38. Stucke, W.: Die Balintgruppe. Deutscher Ärzte-Verlag, Köln, 1982

39. Stucke, W.: Die Leitung von Balintgruppen. Deutscher Ärzte-Verlag, Köln, 1991

40. Suske, R.: Evolutionäre Aspekte der Psychosomatik oder: In welchem Maße können wir Herr im eigenen Hause sein? Balint 8: 17-22, 2007

41. Szewczyk, H.: (Hrsg) Medizinpsychologie in der ärztlichen Praxis. VEB Verlag Volk und Gesundheit, Berlin, 1988

42. Thomae, H.: Reaktion auf gesundheitliche Belastung im mittleren und höheren Erwachsenenalter. Z. Gerontol. 17, 1984

43. Willi, J.: Die Zweierbeziehung. Reinbeck Rowohlt, 1975

44. Wirsching, M. / Wirsching, B.: In: Soziale Beziehung und Krankheit. Psychotherapie und Grenzgebiete. (Hrsg. H. Hess) Johann Ambrosius Bart, Leipzig, Heidelberg, 1991

45. Zellmann, J.: Das ärztliche Gespräch. Der Dialog mit dem Patienten im therapeutischen Arbeitsbündnis. VWA Verlag GmbH Köln, 1995

VIII „Falsches Glück"?
Zugang oder Abwehr über das Rezept?

Psychopharmaka in der Hausarztpraxis
Für den Umgang mit Psychopharmaka ist, wie für alle anderen Medikamente auch, eine fundierte Sachkenntnis des Arztes unverzichtbar und selbstverständlich. Deshalb können wir nicht auf eine kurze, auf die Hausarztpraxis orientierte Übersicht, verzichten.
Vor deren Darstellung ist die Beantwortung einiger Fragen erforderlich, die sich jederzeit während der Arbeit mit Psychopharmaka in der Praxis für Allgemeinmedizin ergeben können.
• Ist ein Medikament für die Behandlung psychogener Störungen überhaupt notwendig?
• Wenn ja, wann und unter welchen Bedingungen?
• Was geschieht mit den Patienten? Was geht in ihnen vor?
• Wie geht es dem Arzt dabei? D. h. welchen Einfluss hat die Medikation auf die Arzt-Patienten-Beziehung bzw umgekehrt.
• Welche Wirkungen gehen von der Arzt-Patienten-Beziehung auf die medikamentöse Behandlung aus und welche Bedingungen sind erforderlich für die Compliance bei den Behandlungsformen?

Zugang oder Abwehr über das Rezept?
In den vorhergehenden Kapiteln haben Sie die unterschiedlichsten psychogenen Störungen sowie deren Beeinflussbarkeit in der Begegnung von Arzt und Patient in der „sprechenden Medizin" kennengelernt. Zusätzlich zu den Instrumenten der Zuwendung und des Gespräches sind die Psychopharmaka seit der Entdeckung von Chlorpromazin im Jahre 1952 durch J. Delay und P. Deniker in vielen Fällen eine Selbstverständlichkeit geworden.

Ein Fallbeispiel: Zugang zur Behandlung und zur Beziehung
Frau E. A., eine 48-jährige Verkäuferin, ist seit 25 Jahren verheiratet und hat zwei erwachsene Töchter. Plötzlich stellt sich heraus, dass ihr Mann sich scheiden lassen will, um eine jüngere Frau zu heiraten. Für Frau A. bricht der gesamte Lebensplan zusammen. Da ihre Töchter bereits das Haus verlassen haben, kommt sie sich selbst ganz verlassen vor. Sie reagiert depressiv, will mit keinem Menschen mehr etwas zu tun haben, auch nicht mit dem Hausarzt. Sie wehrt jede Zuwendung ab. Um der massiven Abwehr zunächst begegnen zu können, der Patientin Entlastung zu verschaffen und um einen Weg zur Gesprächsbereitschaft herzustellen, verordnet der Hausarzt vorübergehend ein Antidepressivum.

Die einleitende, etwas provokative Frage - bedeutet die Anwendung eines Psychopharmakons „Falsches Glück"? - das nur Vergessen macht und in Sicherheit wiegt, trifft hier mit Sicherheit nicht zu. Grundsätzlich gilt: In der Hand des erfahrenen Arztes ist das Psychopharmakon, wie jedes andere bewährte Medikament auch, eine Hilfe für den Betroffenen. Da es sich aber nicht um ein Schmerzmittel oder ein Antihypertensivum oder Antidiabetikum handelt, sondern um Substanzen, die krankhaftes menschliches Verhalten, Stimmungen und Gefühle beeinflussen können, kann die Anwendung nicht ohne verstehende und stützende Begleitung durch den Arzt erfolgen.

Weitere Situationen der Verordnung als Zugang sind u. a. denkbar in Krisensituationen, durch Trennung oder Verlust. Diese Ereignisse sind mit einem Bündel akuter Symptome verbunden. Schlafstörungen, Angst, Unruhe, Depressionen, Hilflosigkeit und Suizidalität, die oft nicht anders „in den Griff" zu bekommen sind. Auch bei akuten Angst- und Panikreaktionen ist der sofortige Einsatz eines Psychopharmakons, zur Milderung des Zustandes und zum Einstieg in die psychotherapeutische Behandlung, oft nicht zu umgehen. Auch nach bedrohlichen Belastungen, z. B. Unfall, Katastrophen oder Entführungen mit akuten Belastungsreaktionen oder posttraumatischen Belastungsreaktionen ist u. U. die Anwendung eines entlastenden Medikamentes erforderlich.

Ein Fallbeispiel: Das Wiederholungsrezept

Herr J. P., ein 58-jähriger ehemaliger Melker, wurde vor einem Jahr plötzlich arbeitslos. Sein sicher geglaubter Arbeitsplatz wurde durch die BSE- und MKS-Krise und den europaweit zusammenbrechenden Rindfleischmarkt nicht mehr gebraucht. Herr P. war Alleinverdiener und damit die Stütze der Familie. Die Ehefrau, zwei Töchter und der Sohn waren schon länger arbeitslos. Er brach völlig zusammen und versuchte einen Suizid durch Strangulation, der konnte noch rechtzeitig verhindert werden. In der behandelnden Klinik wurde er auf ein Antidepressivum „eingestellt". Nun holt die Ehefrau oder eine der Töchter regelmäßig „seine Tabletten". Herr P. lehnt es ab sich vorzustellen, verlangt jedoch „zur Sicherheit" die Weiterverschreibung.

Was passiert hier und jetzt? Können der verschreibende Arzt und der Patient selbst „sicher" sein, dass Herr P. nicht doch, bei einer möglichen Krise - er wird sicher nie einen Arbeitsplatz wiederbekommen - dekompensiert? Eine regelmäßige vertrauensvolle Begleitung und Aufarbeitung der Konflikte wäre stattdessen erforderlich. Es gibt also nur eine Alternative, ein Psychopharmakon, nicht statt, sondern mit der Arzt-Patienten-Beziehung!

Ein Fallbeispiel (nach C. Reimer) Das Psychopharmakon - ein Irrweg?
Ein biologisch orientierter Psychiater vermied jegliches tiefer gehendes Gespräch, weil er das als gefährlich ansah. Er vertrat die Ansicht, durch Psychotherapie würde erst das ausgelöst, was später vorgeblich durch die Behandlung wieder zu beseitigen ist. Alle psychosozialen Faktoren seien nur Sekundärphänomene, die eine Behandlung zwar stören können, die aber letztendlich bei einer lege artis durchgeführten pharmakologischen Behandlung sich auflösen ließen.

Das halten wir für einen Irrweg. Ohne eine Einbettung in ein vertrauensvolles stützendes und führendes Arzt-Patienten-Verhältnis ist die Erwartung einer gefahrlosen Behandlung mit Lösung aller begleitenden psychosozialen Probleme unrealistisch. Mit den heute gebräuchlichen Psychopharmaka ist es zwar möglich, weitgehendst krankhaftes menschliches Verhalten, Stimmungen und Gefühle medikamentös zu beeinflussen, aber einen Einfluss auf die psychosozialen Konflikte und Lebensbedingungen hat man damit nicht. Man hat zwar damit eine „große Macht" in der Hand, auch eine Chance, dem Menschen zu helfen, aber nicht die notwendige Kontrolle über mögliche Gefahren.

Eine der Gefahren, die vielen psychotropen Substanzen eigen ist, ist die missbräuchliche Anwendung und die Sucht. Als „happy pills", als Glücklichmacher fanden z. B. die Tranquilizer sehr bald weite Verbreitung. Es ist nur allzu menschlich, dass sie sehr bald mit in die Riege der Leidenschaften und Suchten aufgenommen wurden (s. Kapitel Sucht).

Die „ungeahnten Möglichkeiten" bergen in der Hand des Arztes weitere Gefahren in sich. Als „chemische Zwangsjacke" gerieten die Chlorpromazin- Abkömmlinge überall dort in Verruf, wo sie allein als Disziplinierungsmittel ohne weiteres psychotherapeutisches Ziel, nur zum Zwecke der Anstaltsanpassung verwendet wurden. (Roman von Ken Kesey, „Einer flog über das Kuckucksnest"). Wir setzen das Vorhandensein einer festen, vertrauensvollen Arzt-Patienten-Beziehung, wie sie beim Hausarzt die Regel ist, bei der Betreuung aller psychischen Störungen, also auch beim Einsatz von Psychopharmaka voraus. Der Hausarzt wird beim Erkennen einer Indikation, im Rahmen der vorhandenen psychodynamischen Bedingungen, sich auch zur medikamentösen Behandlung entscheiden und diese über alle Höhen und Tiefen, evtl. jahrelang begleiten.

Im Zusammenwirken mit den Gefühlen des Vertrauens, der Geborgenheit und der Hoffnung auf Hilfe wird die beruhigende Wirkung des Medikamentes verstärkt.

Von diesem Idealfall sind im Alltag viele Abweichungen möglich:
Ein dynamischer Beziehungshintergrund kann es sein, dass der Behandler sich von den übergroßen Bedürfnissen des Patienten überfordert fühlt und sich in der Anwendung eines Medikamentes Entlastung erhofft. Weitere Affekte des Therapeuten, im Sinne einer Gegenübertragung, können eine Rolle bei der Verordnung eines Psychopharmakons spielen, z. B. wenn der Behandler den unbewussten Wunsch hat, aus Ärger oder Ungeduld die massive Abwehr des Patienten „zu brechen". Weiter kann es vorkommen, dass der Arzt den Patienten „ruhig stellen" will, weil er dessen Aggressivität fürchtet, d. h. er flüchtet in die Medikation, weil er seine Gegenübertragung nicht aushalten kann oder will - es kann auch Ausdruck einer „sadistischen" Gegenübertragung des Arztes sein, wenn er nicht an die Medikation denkt. „Der Patient soll sein Leiden aushalten und durcharbeiten" (nach C. Reimer).
Auch eine „narzisstische Selbstüberschätzung" des Behandlers kann ihn entsprechend „... einäugig" machen: „Was ausschließlich wirkt, ist die Beziehung zu mir", (C. Reimer). Andererseits kann von Seiten des Patienten unbewusst die Verordnung eines Psychopharmakons als Kontrollbedürfnis des Arztes verstanden werden. Das geschieht z. B. bei Patienten mit Autonomie-Abhängigkeits-Problemen oder bei rigiden Erziehungserfahrungen, auch kann ein Patient fürchten, dass eine Substanz ihn „gefügig" machen soll. Das tritt u. a. bei Missbrauchserfahrungen auf. Es kann auch geschehen, dass die beruhigende, angstlösende Wirkung des Medikamentes ausschließlich der Substanz zugerechnet wird, es also als gutes hilfreiches „Ersatzobjekt" verstanden und damit die Wirkung der Beziehung „vergessen" wird. Überhaupt kann die symbolische Wirkung des Medikamentes, „als Dritter im Bunde", verschiedene Funktionen in der Arzt-Patienten-Beziehung übernehmen. Somit ergeben sich wiederholt, oft auch „verschlüsselt" vielfältige Fragen. Wann, warum und direkt durch das Medikament oder in welchem Gewande der Beziehung tritt die gewünschte Wirkung oder eben auch unerwünschte Nebenwirkung auf.

Der Gesamtbehandlungsplan
Es wird wegen der komplexen Vorgänge in der Therapie der psychogenen Störungen ein Gesamtbehandlungsplan (Benkert und Hippius) empfohlen. Dazu gehört u. a., dass man von vornherein den richtigen Zeitpunkt einer psychopharmakologischen Intervention erfasst und sich möglichst sofort über deren voraussichtlicher Dauer Gedanken macht. Negative Auswirkungen sind allein schon dadurch zu erwarten, wenn vorschnell, beliebig, zu kurz oder gar zu lange behandelt wird. Im fortlaufenden Kontakt wird immer wieder geprüft, ob die gewünschte Wirkung eingetreten ist, wie die

Affektlage ist, welche unerwünschten Nebenwirkungen eingetreten sind und wie diese toleriert oder niedrig gehalten werden können, immer mit dem Ziel, das Leben insgesamt erträglicher zu gestalten.

In der Einleitungsphase, wenn das Medikament noch nicht „voll greift" (bei Antidepressiva immerhin 4-6 Wochen), ist besondere Aufmerksamkeit geboten. In der Abschlussphase der Gesamtbehandlung mit Psychotherapie kann sich erneut eine Indikation für ein Medikament ergeben. Seit alters her ist eine gewisse Skepsis gegenüber die Psyche beeinflussenden Substanzen und deren Nebenwirkungen in der Bevölkerung eine weit verbreitete Erscheinung. Das betrifft auch das Misstrauen gegenüber einer eventuellen Abhängigkeit oder Sucht. Hier ist eine behutsame Aufklärung erforderlich. Heute, bei der rasanten Entwicklung, immer die aktuellste Übersicht über die Vielfalt aller Substanzen zu behalten, fällt auch dem Experten schwer. Es empfiehlt sich für den Hausarzt, wie auch bei anderen Medikamentengruppen zu verfahren, d. h. sich nur einige wenige Medikamente aus den einzelnen Wirksubstanzen herauszugreifen. Diese wird man vor allem danach auswählen, ob sie über eine möglichst breite Anwendungspalette verfügen, ausreichend sicher sind und möglichst wenig (bis keine) Nebenwirkungen hervorrufen und trotzdem bezahlbar bleiben.

Auch im Anhang zu diesem Kapitel werden nur einige Präparate vorgestellt werden können, bei denen wir weitgehend obige Kriterien zu berücksichtigen trachten. Der Hausarzt sieht sich zur Zeit nicht nur einem Großteil aller akuten psychischen Störungen gegenüber, sondern er wurde auch mehr und mehr in die Versorgung chronisch psychisch Kranker mit einbezogen. Durch die Entwicklung von Depot-Neuroleptika und die Anwendung von Phasenprophylaktika, wie z. B. Lithium oder Carbamazepin bei rezidivierend-depressiven und manisch-depressiven Erkrankungen, wurde die Langzeittherapie unter ambulanten Bedingungen erst unter Einbeziehung der Hausärzte möglich. Das impliziert auch die Kontrolle über alle nur möglichen Nebenwirkungen.

Psychopharmaka sind keineswegs harmlose Substanzen. Sie können eine breite Palette an unerwünschten Nebenwirkungen verursachen. Lebensgefahr oder schwerwiegende Dauerschäden sind aber die Ausnahme. Schädigungsmöglichkeiten wie z. B. am Blutbild oder am Herz-Kreislaufsystem erfordern jedoch, wie auch die möglichen Spätdyskinesien durch Neuroleptika, höchste Aufmerksamkeit. Auch die Beeinträchtigung der Befindlichkeit, wie z. B. Müdigkeit, Herzklopfen, Schwindel, Gewichtzunahme, Bewegungsunruhe oder Impotenz, dürfen nur in Kauf genommen werden, wenn die Behandlung nicht ohne diese Risiken möglich ist. Die Abwägung des Risikos durch die Krankheit muss in jedem speziellen Falle sehr genau gegenüber dem Nutzen und die Risiken durch die Behandlung erfolgen.

Eine alleinige Behandlung einer psychischen Störung nur mit einem Medikament darf nur die Ausnahme sein. Ohne begleitende Psycho- und/oder Soziotherapie kann es durchaus zur inneren Verarmung oder aber (s. Titel) zu „falschem Glück", d. h. zur Zudeckung der Symptomatik oder der Probleme ohne Aufarbeitungsmöglichkeiten kommen. Beides geschieht leider noch zu häufig, besonders in Altenheimen oder Kliniken, da es hier an Personal, sozialen Reizen und Aktivitäten mangelt.

Andererseits werden an die Substanzen, die das Denken anregen und ordnen können, von bedrängenden Inhalten befreien, Wahrnehmungen angenehmer erscheinen lassen und die Gefühlslage anheben können, von Seiten der Ärzte und der Patienten (zu) hohe, teils irrationale Erwartungen gestellt. Man tut gut, wenn man sich gestützt auf seine klinischen Erfahrungen und das pharmakologische Wissen, sowie auf eigene menschliche Kenntnisse, einen eigenen, sehr nüchternen Standpunkt erarbeitet. Dieser ist mit Geduld auf die Patienten zu übertragen. Das erfolgt nicht im Selbstlauf, ist mühsam und ist nicht ohne Einwilligung der Patienten oder deren Angehörigen möglich und kann nur durch stetige, geduldige Aufklärung funktionieren.

Die Praxis hält jedoch immer wieder Ausnahmen bereit. Dazu gehören gewöhnlich Not- und Ausnahmesituationen, vor die der Hausarzt jederzeit (Notdienst, Hausbesuchsdienst) gestellt wird. Zur Beherrschung der Situation ist dann eine schnelle Entscheidung gefordert, bei der die Umstände (fordernde Umgebung, dramatische Begleitumstände) keinen anderen Spielraum bieten, als die Anwendung eines rigoros wirkenden Medikamentes. Bewusst muss man sich jedoch immer sein, dass neben der Beherrschung der akuten Situation immer auch die Verantwortung für die weitere Entwicklung des Schicksals der Patienten bleibt.

Dazu drei Beispiele aus der Praxis:
Das Neuroleptikum Fluspirilen (z. B. Imap) wird gern bei akuten Krisensituationen, besonders bei Angst- und Spannungszuständen oder psychischen Ausnahmezuständen aktuell eingesetzt. Das Medikament ist intramuskulär applizierbar, wirkt relativ sicher und hält lange (1 Woche) in seiner Wirkung an - über die pharmakologischen Bedenken s. Kapitel Neuroleptika.
1. Frau A. erhielt ihre erste Imap-Injektion, als sie während einer familiären Auseinandersetzung, durch ihren Ehemann im Vollrausch mit einem Küchenmesser bedroht, in eine panikartige Ausnahmesituation geriet. Leider wiederholten sich in der Folgezeit die familiären Szenen und damit die Forderungen (aus Sicherheitsgründen?) vom herbeigerufenen Notarzt „ihre" Spritze zu bekommen.

2. *Frau B. leidet seit Jahren an einer generalisierten Angsterkrankung. Gelegentlich steigert sich Frau B. derartig in ihre Angst, dass der Hausarzt, der wegen des fortlaufenden „Bedarfs", bei Einsatzes eines Benzodiazepins, die Entwicklung einer Abhängigkeit fürchtete, Imap einsetzte. Frau B. fühlte sich immer nach 1-2 Spritzen „entlastet". Nun fordert sie sehr zum Leidwesen des Hausarztes immer wieder „ihre Spritze".*
3. *Herr C. erhielt mehrere Imap-Injektionen nach einem Autounfall, den er unter Alkohol verschuldet hatte und bei dem seine Frau tödlich verunglückte. Herr C. geriet bei der Beerdigung in eine panikartige Selbstvorwurfreaktion, in der er mehrfach Suizidgedanken äußerte. Durch begleitende psychische Betreuung und vorübergehende Verordnung eines Antidepressivums (Sertralin) konnte Herr C. die Reaktion überwinden und benötigte späterhin kein Imap mehr.*

Was wirkt am Medikament? - Der Placebo- Effekt.
Es ist eine bekannte und recht häufige Beobachtung, dass ein Medikament Wirkungen und auch Nebenwirkungen entwickelt, obwohl es keinen Wirkstoff enthält. Das ist der sogenannte Placebo-Effekt.
Die Wirkungen richten sich tatsächlich nach dem beabsichtigten Therapieziel. Die Nebenwirkungen sind dagegen nicht vorhersehbar. Schlafstörungen, Kopfschmerz, Schweregefühl, Übelkeit, Müdigkeit, Abgeschlagenheit und Konzentrationsstörungen lassen sich überraschenderweise beobachten. Das lässt dann bisweilen vermuten, dass gar wundersame suggestive Kräfte irgendwo schlummern.
Der Einfluss der Erwartungshaltung, des Vertrauens oder auch des Misstrauens sowie eine starke Selbstbeobachtung sind in ihrer Auswirkung wahrscheinlicher. In der Praxis kann man daher schlussfolgern, nicht jede Wirkung oder Nebenwirkung hängt zwangsläufig nur vom verordneten Medikament ab. Die Auswirkungen hängen auch von den Begleitumständen der Behandlung, der veränderten sozialen Situation oder von begleitenden Ängsten und Befürchtungen ab, vielleicht eine Nebenwirkung der Arznei Arzt (Luban-Plozza).

Die Pharmakokinetik
In der Regel ist davon auszugehen, dass die Wirkung der Substanzen vom spezifischen Wirkstoff, dessen Dosierung und der Applikationsform abhängt. Darüber hinaus gibt es noch eine „individuelle" Wirksamkeit. Diese ergibt sich aus Unterschieden in der Vollständigkeit der Aufnahme durch den Körper, wie die Substanzen abgebaut und ausgeschieden werden. Hier spielen vielfältige individuelle, umwelt- und erbbedingte Faktoren eine Rolle. Die Applikation, oral als Tabletten oder Tropfen, als Injektion i. m.

oder i. v., bewirken durch unterschiedlich schnelle Anflutung einen verschiedenen Wirkeintritt und -erfolg. Ein Medikament kann nur in einem bestimmten Bereich, der therapeutischen Breite, die gewünschte Wirkung erzielen, Überschreitungen führen danach zu verstärkten Wirkungen und Nebenwirkungen bis hin zu toxischen Effekten. Aber auch im obligatorischen Toleranzbereich entwickeln Psychopharmaka nicht immer mit Verlässlichkeit die gewünschten Wirkungen (z. B. Antidepressiva nur zu 70%).

Eine Kumulation entsteht, wenn von einer Substanz die Ausscheidung geringer ist als die Neuaufnahme (berühmtestes Beispiel: Digitoxin). Besonders bei Schlafmitteln und Tranquilizern ist dieses Phänomen zu beachten. Wenn zwei verschiedene Medikamente in die gleiche Richtung wirken, können sie sich in der Wirkung überlagern, sich addieren oder potenzieren. Das macht man sich auch zunutze, um Nebenwirkungen niedrig zu halten, z. B. bei Neuroleptika setzt man aus diesem Grunde hoch- und niedrigpotente Präparate gleichzeitig ein.

Die Kombination mehrerer Medikamente setzt sehr genaue Kenntnisse voraus und bleibt überwiegend dem Fachmann vorbehalten.

Für den Hausarzt kann als Orientierung eine grobe Faustregel hilfreich sein, um auch das Suizidrisiko, mit dem immer gerechnet werden muss, in etwa einschätzen zu können. Die therapeutische Breite bei Schlafmitteln ist relativ gering, bei Tranquilizern und Antidepressiva wesentlich größer und bei Neuroleptika recht groß. Im allgemeinen muss auch hier vor einer Polypragmasie, häufigem Medikamentenwechsel und unüberschaubarer Kombination gewarnt werden.

Die Compliance

Einen wesentlichen Einfluss auf die gewünschte Wirkung hat die Einnahmedisziplin, die Compliance: Die unregelmäßige Einnahme ist bei psychischen Störungen eher die Regel. (Nur wenn es mir schlecht geht, nehme ich das Medikament). Die Compliance wird sehr wesentlich von der Symptomatik des Leidens (bei Depression: es hat sowie so keinen Zweck), aber auch von der Art und Weise der Aufklärung und das erreichte Vertrauensverhältnis geprägt. Wenn er die zu erwartenden unerwünschten Nebenwirkungen genau so gut kennt wie die angestrebten Ziele, wird er diese auch akzeptieren.

Es ist immer das Einfachste für den Patienten, wenn er ein merkbares Einnahmeregime zu beachten hat. Optimal ist 1x mal pro Tag eine Tablette. Je mehr Medikamente über den Tag verteilt einzunehmen sind, um so größer ist die Gefahr des „Vergessens" und die Ablehnung notwendiger Psychopharmakotherapie psychotisch erkrankter Patienten.

Das Kostenproblem

Nicht unerheblich ist für den niedergelassen Arzt das Kostenproblem. Man wird deshalb sehr genau darauf achten, ob das Medikament überhaupt eingenommen wird. Laufende Kontrollen sind daher unerlässlich.

Es hat sich bewährt mitzuzählen, wieviel Medikamente in der Zeiteinheit benötigt werden, um dem „Horten", zu dem viele Patienten „aus Sicherheitsgründen" neigen, zu begegnen. Aber besonders häufig lässt die Einnahmedisziplin sehr zu wünschen übrig.

Der Preisunterschied innerhalb der Substanzgruppen ist enorm und gestattet dadurch einen gewissen Spielraum im Budget. Bei den Tranquilizern ist das teuerste Präparat 6x teurer als das preiswerteste. Bei den Neuroleptika ist der Unterschied sogar 10-fach.

Es ist nicht unehrenwert, das Kostenproblem mit in die Erwägungen für die persönlich bevorzugte Präparatepalette mit einzubeziehen. Andererseits wäre es falsch, aus Kostengründen, oder wegen der Risiken, mit denen die Psychopharmakotherapie verbunden ist, auf sie zu verzichten oder zu niedrig zu dosieren. Die Unterlassung oder die Nichtausschöpfung der therapeutischen Möglichkeiten können dem Patienten wichtige Chancen zur Verbesserung seiner Lebensqualitäten versperren.

IX Anhang
Hinweise zur praktischen Anwendung von Psychopharmaka
in der Hausarztpraxis

Die Einteilung der Psychopharmaka
Die Behandlung mit Psychopharmaka orientiert sich in der Praxis an der Zielsymptomatik. Da eine eindeutige Theorie zu den neurobiochemischen Ursachen vieler psychischer Störungen noch fehlt, wird trotz enormer Fortschritte der Forschung, die Wirkung der Substanzen im Wesentlichen psychopathologisch beschrieben und deren Indikation nach psychopathologischen Gesichtspunkten gestellt. Da durch ständige Weiterentwicklung der Präparate, z. B. Antidepressiva, nicht nur stimmungsaufhellend (thymoleptisch) oder Neuroleptika, nicht nur antipsychotisch wirken, wird der Behandler deren Ansatzpunkt an den klinischen Erscheinungen orientieren. Weil die Wirkungen innerhalb der einzelnen Substanzgruppen fließend ineinander übergehen, ist eine Orientierung allein an der Pharmakologie nicht mehr möglich.
Antidepressiva wirken unterschiedlich antidepressiv, gleichzeitig auch bei Angst- und Panikstörungen oder bei Schmerzen. Neuroleptika wirken hingegen nicht nur antipsychotisch, sondern auch bei Unruhe, Angst, Erregungszuständen, Schlafstörungen, Schmerzen oder deliranten Syndromen. Diese Vielseitigkeit ist erwünscht. Sie macht allerdings die Einteilung und Besprechung nach Substanzgruppen schwierig.

Einteilung nach Substanzgruppen
1. Antidepressiva oder Thymoleptika, stimmungsaufhellend,
erster Vertreter Imipramin
2. Neuroleptika oder Antipsychotika, antipsychotisch,
erster Vertreter Chlorpromazon
3. Tranquilizer oder Beruhigungsmittel, beruhigend,
Hauptvertreter Benzodiazepine
4. Schlafmittel oder Hypnotika, schlaffördernd

1. Antidepressiva
Antidepressiva werden heute breit eingesetzt. Bei Depressionen richtet sich ihre Anwendung nach Ausmaß und Schwere, unabhängig von deren mutmaßlichen Ursachen. Leichtere Formen von depressiven Verstimmungen können ausschließlich mit Psychotherapie behandelt werden. Ansonsten ist eine psychotherapeutische Begleitung in jedem Falle sinnvoll und zu fordern. Bewährt hat sich unter anderem das 2-Phasenmodell nach Wolfersdorf (1992, 1994), das in der 1. Phase aus „psychotherapeutischem

Basisverhalten" und in der 2. Phase, nach Abklingen der akuten Symptomatik, in „methodischer Psychotherapie" besteht.

Behandlungsbedürftigkeit mit Antidepressiva liegt vor:
• wenn eine durchgehende depressive Herabgestimmtheit über mehrere Wochen unverändert anhält und unbeeinflussbar durch psychosoziale Kontakte ist
• wenn quälende vegetativ/somatische Beschwerden wie Schlaf- Appetit- oder Libidostörungen, sowie ausgeprägte psychomotorische Störungen wie Agitiertheit oder Hemmungen vorliegen
• wenn das depressive Syndrom mit wahnhafter Symptomatik einhergeht

Ziele der Depressionsbehandlung
• Symptombehandlung
• Wiedererlangung der Arbeitsfähigkeit im Haushalt und am Arbeitsplatz
• Wiederherstellung der Beziehungsfähigkeit in den sozialen Systemen (Partnerschaft, Familie, soziales Umfeld, Arbeitsbündnis mit dem Arzt)
• Prophylaxe von Wiedererkrankungen bzw. erneuter Verschlechterung
• Motivation zu Veränderungen depressiogener Faktoren in aktuellen Lebenssituationen
Jede Behandlung einer Depression setzt eine gründliche Abwägung voraus, ob eine alleinige Psychotherapie ausreicht, oder doch durch ein Medikament unterstützt werden muss. Dieses wiederum erfordert eine sorgfältige Nutzen-Risiko-Betrachtung. Bei bestimmten schweren depressiven Verstimmungszuständen gibt es keine andere Wahl. Der Verzicht könnte unnötiges Leiden von langer Dauer und ein erhöhtes Suizidrisiko bedeuten.

Neurobiochemische Wirkung
Das Wirkungs- und damit auch das Nebenwirkungsprofil der AD lässt sich heute schon recht gut an ihrem Rezeptorbindungsverhalten im Gehirn herleiten. Die Signalübertragung erfolgt über den synaptischen Spalt durch Botenstoffe, den Neurotransmittern. Bei Depressionen, so stellt man sich das vor, ist die verfügbare Menge von Noradrenalin und/oder Serotonin im synaptischen Spalt gemindert. Die antidepressive Medikation soll die Botenstoffe auf drei unterschiedlichen Wegen erhöhen: (nach Finzen, 2001)
• durch Erhöhung der Produktion von Noradrenalin oder Serotonin in der abgebenden Zelle
• durch die Verhinderung des Abbaus der Botenstoffe durch Monoaminooxydase
• durch die Blockade der natürlichen Wiederaufnahme der Botenstoffe durch die abgebende Nervenzelle

Abb. 1 nach Reinbold, 1994

A. Normalzustand der Transmitterfreisetzung und -wirkung

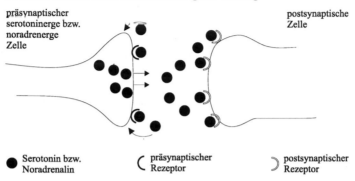

präsynaptischer
serotoninerge bzw.
noradrenerge
Zelle

postsynaptische
Zelle

● Serotonin bzw.
Noradrenalin

(präsynaptischer
Rezeptor

) postsynaptischer
Rezeptor

B. Pathologischer Zustand beim depressiven Kranken

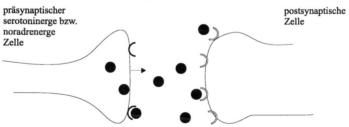

präsynaptischer
serotoninerge bzw.
noradrenerge
Zelle

postsynaptische
Zelle

C. Akute Gabe von Antidepressiva

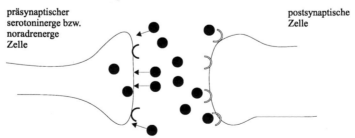

präsynaptischer
serotoninerge bzw.
noradrenerge
Zelle

postsynaptische
Zelle

Die klassischen Substanzen der TZA (trizyklischen Antidepressiva) und TeZA (tetrazyklischen Antidepressiva) wirken auf Grund ihrer alpha-1-blockierenden Eigenschaften auch antihypertensiv und können daher auch orthostatische Dysregulationen auslösen. Als H-1-Antihistaminika wirken sie sedierend und appetitanregend. Sie führen daher zur Gewichtszunahme. Die Blockade von Acetylcholinrezeptoren ist für die anticholinergen Nebenwirkungen verantwortlich. Sie stören auch das Kurzzeitgedächtnis.

Neuere Antidepressiva können spezifisch die Wiederaufnahme von Serotonin und/oder Noradrenalin hemmen (selektive Serotonin reuptake inhibitoren = SSRI, serotonerg-noradrenerg reuptake inhibitors = SNRI).

Anders wirkt das Moclobemid (Aurorix), das selektiv die Monaminooxydase A reversibel hemmt (MAO-A-Hemmer). Die Gruppen der SSRI, SNRI und MAO-A-Hemmer haben weniger anticholinerge und kardiale Nebenwirkungen als die klassischen TZA und TeZA. Sie führen auch nicht so sehr zur Gewichtzunahme. Das ist bei prädisponierten Personen von vornherein zu berücksichtigen. Wegen auch zu erwartender hepatotoxischer Nebenwirkungen gehören entsprechende regelmäßige Laborkontrollen mit in das Kontrollsetting.

Kurze Übersicht über die Gruppen der Antidepressiva

Abkürzung	Substanzgruppe	Medikamentbei spiel
TZA	Trizyklische Antidepressiva	Amitryptilin (Saroten)
TeZA	Tetrazyklische Antidepressiva	Mianserin (Herphonal)
SSRI	selektiver Serotonin reuptake inhibitor	Fluvoxamin (Fevarin) Citalopram (Cipramnil)
SNRI	selektiver Noradrenalin reuptake inhibitor	Venlafaxin (Trevilor)
NASSA	noradrenerg selektiv serotonerges Antidepressivum	Mirtazapin (Remergil)
DSA	Dualsynaptisches Antidepressivum	Nefazolon (Nefadar)
NARI	noradrenerger reuptake inhibitor	Reboxetin (Edronax)
MAOH	Monaminooxydase A Hemmer	Moclobemid (Aurorix)
Phyto AD	Phytotherapeutisches Antidepressivum	Hypericum, (Neuroplant, Laif)

Häufigsten unerwünschten Nebenwirkungen
• vegetative Entgleisungen mit Kreislaufstörungen, Obstipation, Miktionsstörungen , Libidostörungen
• trockene Schleimhäute, Akkomodationsstörungen

535

• Müdigkeit, Somnolenz, Schlafstörungen, Schwindel
• Kardiotoxische Einflüsse mit Erregungsbildungs- und Ausbreitungsstörungen, Tachycardie
• Störungen des Blutbildes, z. B. Agranulozytose
• Toxische Hepatose
• Zerebrale Krampfe (bes. Maprotilin)
• Gewichtzunahme
(besonders beim Mirtazapin mit vermehrter Wassereinlagerung)

Hinweise auf wichtige Kontrollen
• vor Beginn der Medikation: Blutbild, Blutdruck, EKG Kontr. 14-tägig
• vor Beginn GOT, GPT, g-GT, Harnstoff, Kreatinin Kontr. 1/4-jährl.

Indikationen
Die depressiven Verstimmungen sind die einfühlbarsten aller psychischer Leiden. Jeder Mensch hat damit irgendwie schon persönliche Erfahrungen gemacht (z. B. „Liebeskummer"). Der Hausarzt weiß also, nicht jede depressive Verstimmung ist krankhaft und ist deshalb nicht sofort oder grundsätzlich medikamentös behandlungsbedürftig. Es sind vor jeder Intervention die aktuellen Lebensumstände zu klären. Danach richten sich dann die jeweiligen Aktivitäten.

Abb. 2 Grundbehandlung von depressiven Patienten nach Hole

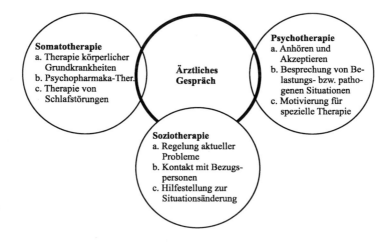

Die Wahl des Medikamentes richtet sich nach der Schwere der Symptomatik und der Art der Begleiterscheinungen, sowie der vegetativen Störungen. Auch die zu erwartenden Nebenwirkungen der Präparate werden bedacht, z.B. ist Sedierung erwünscht oder nicht. Der Hausarzt wird sich eher für die modernen AD entscheiden. In der Klinik haben die TZA und TeZA durchaus noch ihre Daseinsberechtigung. Bei der Dosierung wird man sich an die Herstellerinformationen halten. Die hier angeführten Empfehlungen sind nicht rechtsverbindlich. Vor allem sind die oberen Dosierungsgrenzen zu beachten, da jede Überschreitung die Nebenwirkungen verstärkt. Die einzelnen Depressionsformen erfordern ein unterschiedliches Vorgehen. Eine Sonderform stellt die Depression bei alten Menschen dar. Sie tritt häufig auf Grund körperlicher Leiden mit schlechter Prognose auf (z. B. Krebs). Sie stellt sich u. U. als „depressive Demenz" dar. Es ist immer die Grundkrankheit zu berücksichtigen. SSRI sind grundsätzlich am sichersten, denn TZA sind voller Risiko (arrhythmogen, Miktionsstörungen). Es sind niedrige Anfangsdosen erforderlich.

Cave: Zentralnervöses Syndrom, Verwirrtheit, Desorientiertheit, zentrales anticholinerges Syndrom mit Delir. Bei MAOH leicht orthostatische Dysregulierung mit Sturzgefahr.

Kontraindikationen bei anticholinerger Begleitwirkung
- Störungen der Harnentleerung, Prostataadenom
- Engwinkelglaukom
- Pylorusstenose
- Störungen der Überleitung im EKG
- Zerebrale Krampfanfälle
- Vorsicht bei Schwangerschaft und in der Stillzeit

Andere Medikamente zur Depressionsbehandlung
- *Benzodiazepine:* Wenig antidepressive Wirkung, am ehesten in Kombination mit AD, bei starker Unruhe, Suizidalität, Panikattacke, möglichst nicht länger als 2-6 Wochen.
- *Neuroleptika:* Antidepressive Wirkung konventioneller Nl nicht ausreichend erwiesen, im Gegenteil eher depressionsfördernd, Ausnahme: Sulpirid (Meresa, Dogmatil).
- *Phytopharmaka:* Für Hypericum-Extrakt (Johanniskraut) sind gute und risikoarme Wirkungen bei leichten bis mittelschweren depressiven Syndromen und psychovegetativen Störungen mit Angst belegt und werden in der Praxis mit Erfolg angewandt.

Vorsicht:
Interaktionsrisiko! mit Kontrazeptiva, Antikoagulantien, Digitoxin, Ciclosporin, Anti-HIV-Mittel (gemeinsames Cytochrom - P 450 - System).

Andere Verfahren zur Depressionsbehandlung
Schlafentzug: Bei vielen Patienten eine sinnvolle Ergänzung zum AD. Der Effekt ist sofort zu beobachten, allerdings nur kurzfristig wirksam, daher Anwendung 1-2x pro Woche, Durchführung stationär oder in Gruppe.
Elektroschockbehandlung: Hat bei sachgerechter Behandlung noch seine Berechtigung, sehr wirksam, schneller Therapieerfolg, danach AD.
Lichttherapie: Wenig belastend, nebenwirkungsarm, tägl. Exposition notwendig, mit weißem Licht, besonders bei SAD (saisonal abhängige affektive Störung = Winterdepression) wirksam.

Andere Indikationen für Antidepressiva
• **Panikstörungen mit oder ohne Agoraphobie (F41,0)**
AD sind Mittel erster Wahl, wegen guter Verträglichkeit vorrangig SSRI, MOAH gut untersucht, gute Erfolge bei Kombination von SSRI und kognitiver Verhaltenstherapie, Dosierung einschleichend, Therapieeffekt wie bei Depression erst nach 2-4 Wochen. Bei schweren Störungen daher anfangs mit Benzodiazepinen.
• **Generalisierte Angststörung (F41,1)**
SSRI Paroxetin (Seroxat,Tagonis) und Venlafaxin (Trevilor) sowie Fluoxetin (Fluctin) und Sertralin (Zoloft, Gladem) gut wirksam, ebenso mit dem stark sedierenden Anxiolytikum Buspiron (Buspar), Benzodiazepine wegen raschen Wirkungseintritt kurzfristig bei Krisenintervention, spezifische Wirkung der AD tritt erst nach 2-4 Wochen ein. Wegen chronischen Charakters des Leidens meist Dauerbehandlung notwendig. Psychotherapie begleitend zur Bearbeitung ängstlich-dysfunktioneller Kognition.
• **Zwangstörung**
Gute Wirkung erwiesen für das TZA Clomipramin (Anafranil) und die SSRI Fluxetin (Fluctin), Fluvoxamin (Fevarin), Paroxetin (Seroxat) und Sertralin (Gladem, Zoloft). Als Behandlungdauer sind mindestens 18 Monate (bis mehrere Jahre) erforderlich, Therapieeffekt, später als bei Depression, nach 2-3 Monaten, Kognitive Verhaltenstherapie parallel zweckmäßig und anzustreben.
• **Phobische Störungen (F40)**
Bei einfacher Phobie meist keine Medikation erforderlich, besser ist Verhaltenstherapie. Bei sozialer Phobie gute Ergebnisse mit Moclobemid (Aurorix) und SSRI Paroxetin (Seroxat), Fluoxamin (Fevarin) und Sertralin (Zoloft, Gladem) bei umschriebener Form (performance anxiety) evtl.

auch ß-Blocker. Psychotherapeutische Verfahren gleichzeitig zur sozialen Integration.

• **Somatoforme Störungen, psychosomatische Erkrankungen (F45)**
Größere und gesicherte klinische Studien über die Anwendung von AD liegen trotz der Häufigkeit nicht vor. In der Praxis erweist sich die Anwendung von AD als sehr wirksam, sie hat sich besonders bei den häufigen depressiven Begleitsyndromen weitgehend durchgesetzt. Wegen relativ seltener anticholinerger NW ist die Anwendung von SSRI empfehlenswert, wegen begleitender Angst und Anspannung ist der vorübergehende Einsatz von Benzodiazepinen weit verbreitet. Je nach Schwere der persönlichen Irritation ist begleitend Psychotherapie wünschenswert. Problematisch und trotzdem oft zu beobachten ist der Einsatz des Depot-Neuroleptikums Fluspirilen (Imap) Cave: Spätdyskinesien!. Bei längerfristigen Behandlungen hat sich außer SSRI auch Opipramol (Insidon) bewährt. Bei leichteren Störungen setzt sich immer mehr Johanniskraut als risikoarmes Phytotherapeutikum durch, zumal auch die Akzeptanz derartiger Substanzen in dieser Patientenpopulation eher hoch ist.

• *Schmerzsyndrome*
AD können sehr erfolgreich zur symptomatischen Therapie chronischer Schmerzzustände unterschiedlicher Ätiologie eingesetzt werden, damit kann die Dosis der Analgetika reduziert werden. Der schmerzlösende Effekt ist am besten bei Clomipramin, Amitriptylin, Doxepin und einigen SSRI untersucht und bestätigt. Einsatzmöglichkeiten ergeben sich besonders bei Krebs, im rheumatischen Formkreis, bei Kopfschmerzen, Lumbalgien, neuralgiformen Schmerzen (Postzoster- u. Trigeminusneuralgie), Posttraumatisches Belastungssyndrom (hier besonders Sertralin) und vor allem bei depressiven Begleiterscheinungen.

• *Schlafstörungen*
Schlafstörungen sind bei Depressionen relativ häufig, sie bessern sich im Laufe der Behandlung mit AD. Besonders zu berücksichtigen sind dann die sedierenden AD, mit 5 HT - antagonistischer Wirkung (Doxepin, Amitriptylin, Trimipramin, Mianserin, Mirtazapin, Maprotilin).

• *Suizidrisiko*
Bei einer Depression besteht immer ein ausgeprägtes Suizidrisiko. Die Suizidrate liegt etwa 30 mal höher als bei der Durchschnittsbevölkerung. Die Einschätzung der Suizidgefährdung ist eine wichtige Aufgabe des behandelnden Arztes, das gilt nicht nur für den Erstkontakt, sondern im Verlaufe der gesamten Behandlung. Es tritt nicht immer, schon gar nicht

sofort, eine Besserung auf. Anfangs wird der Antrieb schon verstärkt, während die depressive Grundstimmung noch fortbesteht (sogenannte Stimmungs-Antriebs-Dissoziation). Deshalb ist in dieser Phase besondere Aufmerksamkeit erforderlich. Oft hilft für den Übergang ein sedierendes Benzodiazepin oder ein sedierendes Neuroleptikum. In der Regel geht unter SSRI die Suizidgefahr relativ schnell zurück (Serotonin-Mangel-Hypothese der Suizidalität).

• *Wie lange werden Antidepressiva verordnet?*
Eine Depression chronifiziert in mindestens 10% der Fälle. Ein Rezidiv tritt bei 40-80% auf. Jedes Rezidiv ist wiederum mit dem Risiko des Suizids belastet. Daraus ergibt sich die Notwendigkeit einer Erhaltungsdosis für mindestens 6 Monate. Die lebenslange rezidiv-prophylaktische Therapie wird derzeit für indiziert gehalten bei Erstmanifestationen nach dem 50. Lebensjahr und nach zwei und mehr Episoden. Familienanamnese, Familienklima und prämorbide Persönlichkeit sind zu berücksichtigen, gelten jedoch noch nicht als unbedingte Indikation für eine durchgehende prophylaktische Medikation. Eine grundsätzliche Rezidivprophylaxe, auch schon nach der ersten Episode, wird noch diskutiert. Im Zweifelsfalle ist es besser sich dafür zu entscheiden, denn es geht um die Sicherheit der Person und des therapeutischen Bündnisses.
• *Überweisung zum psychiatrischen Facharzt*
  • bei ausgeprägter Symptomatik
  • bei erhöhtem Suizidrisiko (bei Gefahr sofort Klinikeinweisung)
  • bei psychotischem Syndrom
  • bei Therapieresistenz

2. Neuroleptika (Antipsychotika)
Orientiert an der multifaktoriellen Ätiopathogenese schizophrener Erkrankungen wird ein mehrdimensionales Therapiekonzept praktiziert, das gleichermaßen psychopharmakologische, psychotherapeutische und soziotherapeutische Maßnahmen miteinander verbindet.
Die Neuroleptikamedikation ist in der Akutbehandlung und hinsichtlich des rezidivvorbeugenden Effektes vorrangig anzuwenden. Neuroleptika wirken spezifisch auf psychotische Symptome, ohne die Ursachen der Psychose zu beeinflussen. Mit Zurücktreten der akuten psychotischen Symptomatik und wachsender Gesprächs- und Kooperationsbereitschaft gewinnen psychotherapeutische und insbesondere soziotherapeutische Maßnahmen an Bedeutung.
Neuroleptika sollten, wie jedes Psychopharmakon auch, im Rahmen eines Gesamtbehandlungsplanes (Benkert und Hippius), unter Berücksichtigung

aller Lebensumstände, eingesetzt werden. In allen Phasen der Behandlung ist eine Therapiemotivation, eine Vermittlung eines Krankheitskonzeptes und die Festigung der Compliance erforderlich. Das ist mitunter bei Patienten mit schizophrenen Krankheitsformen besonders schwierig. Eine günstige Prognosestellung kann Patienten und Behandler günstig motivieren.

Die Haltung des Behandlers muss je nach Persönlichkeit, Symptomatik und Krankheitsphase sehr flexibel sein. Grob sind dabei 3 unterschiedliche Phasen im Krankeitsablauf zu unterscheiden:

• *Akutphase*
Die psychopharmakologische Behandlung der schizophrenen Symptomatik kann prinzipiell mit jedem Neuroleptikum durchgeführt werden. Eine Monotherapie ist in jedem Falle anzustreben. (Eine Kombination erschwert die Übersicht bei evtl. NW). Bei der Auswahl der Substanz sind neben der klinischen Symptomatik auch zu erwartende Nebenwirkungsaspekte zu berücksichtigen, z. B. bei extrapyramidaler oder anticholinerger Begleitwirkung. Bei der Behandlung der akuten schizophrenen Episode sollte stationär mit einer ausreichend hohen Dosis eines hochpotenten Neuroleptikums (NL) begonnen werden.
Eine begleitende strukturierende, klare, direktive, stützende Psychotherapie mit Vermittlung eines verständlichen und akzeptablen Krankheitsmodells sollte immer angestrebt werden. Gleichzeitig sollte eine Beschäftigungstherapie als Behandlungsform, zur Förderung einer sinnvollen, zweckbezogenen Tätigkeit für die Stärkung von Eigeninitiative und Selbstvertrauen und Integration ins tägliche Leben, Grundlage des Behandlungskonzeptes sein.

• *Stabilisierungsphase*
Unter Fortführung der Psychoeduktion des Patienten, unter Einbeziehung der Angehörigen, wird die Notwendigkeit einer Erhaltungsmedikation dargestellt, mit dem Umgang von NW, mit Symptomeinschätzung und Selbstbeobachtung vertraut gemacht. Eine ständige Orientierung auf aktuelle Probleme und deren rationale Lösungsstrategie wird dabei angestrebt. Eine Einbeziehung der Familie zeigt immer die besten Ergebnisse.

• *Rezidivprophylaxe/Rezidivsuppression*
Hier steht die Förderung vorhandener Bewältigungs- und Kompensationsmechanismen mit Verbesserung der Komminikationsfähigkeit im Vordergrund. Damit verbunden ist ein gewisses Training zur Verbesserung der

sozialen Kompetenz und zur Aneignung von lebenspraktischen Fertig-keiten. Das Erlernen der Vermeidung von Unter- und Überstimulation ist von besonderer Bedeutung. Dazu gehören auch Selbstkontrollen zur Früh-erkennung eines Rezidivs. Als besondere Frühwarnzeichen gelten hier Schlafstörungen, Aggressivität, Misstrauen, Angst, affektive Labilität, reduzierte Belastbarkeit, Beziehungsideen und sozialer Rückzug. In die Soziotherapie gehört eine Belastungserprobung für den Alltag, evtl. Be-rufsfindung, z. B. durch Umschulung, geschützte Werkstätten, betreutes Wohnen und die Erhaltung normaler sozialer Stardards (Kleidung, Auftre-ten, Verhalten).

Die Langzeitbetreuung liegt in der Regel in der Hand des Hausarztes. Die Neuroleptika haben eine große therapeutische Breite und kein Abhängig-keitspotential. Sie können auch über eine längere Zeit problemlos verord-net werden. Die Auswahl erfolgt nach „hochpotent" oder „niederpotent". In niedrigen Dosierungen treten unspezifische beruhigende Effekte auf. Daher können eine Vielzahl entsprechender Syndrome mit NL behandelt werden, z. B. Angst- und Unruhezustände. Wegen der affektiven Abschir-mung und der analgetischen Eigenwirkung erfolgt auch eine Anwendung in der Schmerztherapie. Die antiemetische Wirkung kann auch Linderung in verschiedenen psychosomatischen Funktionsstörungen und Psychoso-matosen bringen.

Beim Einsatz der NL ist eine Vielzahl von unerwünschten Wirkungen und Kontraindikationen zu beachten. Es ist eine heterogene Gruppe von Subs-tanzen.

Einteilung nach chemischer Struktur
• Trizyklische Neuroleptika, Phenothiazin- und Thioxanthen-Derivate
• Butyrophenone
• Diphenylbutypiperidine
• Benzamide

• *Neurobiochemische Wirkungsweise*
Die neuroleptisch wirksamen Medikamente greifen alle im Bereich des Zwischenhirns und des limbischen Systems in den Transmitterstoffwechsel ein und beeinflussen damit die Reizübertragungen zwischen den Nerven-zellen. Die Neurotransmitter sind Botenstoffe bei der Übertragung von Signalen im Gehirn zwischen Ausgangs- und Erfolgsorgan. Auf diese Weise erfolgt die Weiterleitung von Wahrnehmungen, z. B. von den äußeren Sinnesorganen zu den zentralen Verarbeitungsorten im Gehirn und die Übertragung von Gefühlen und Wahrnehmungen. So geschieht auch die Verknüpfung von Wahrnehmungen und Gefühlen. Inzwischen sind

etwa 300 Transmittersubstanzen bekannt, die jeweils spezifisch bestimmten Hirnregionen und Nervenzellen zugeordnet werden können. Sie haben spezifische Erfolgs- und Empfangsorgane, die Rezeptoren.

Das komplizierte System der Reizübertragung ist naturgemäß auf vielfältige Weise störanfällig. Bei den Psychosen aus dem schizophrenen Formenkreis stellt man sich heute vor, dass auf Grund von Übererregung bestimmter Nervenzellen, durch Krankheit, psychischem Stress oder sozialem Druck, bzw. dem Zusammenwirken dieser Faktoren, bestimmte Botenstoffe, u. a. das Dopamin, vermehrt produziert oder abgegeben werden und damit durch die verstärkte Anflutung in den Rezeptoren Störreaktionen ausgelöst werden. Auf diese Weise kommen dann auch Störungen der Wahrnehmung, wie Halluzinationen, Störungen des Denkens, der Gefühle und des Antriebs zustande.

Die Neuroleptika greifen in den gestorten Transmitterstoffwechsel ein, indem sie die Aufnahmefähigkeit der reizaufnehmenden Nervenzelle blockieren, dadurch, dass sie selbst Verbindungen mit den Rezeptoren eingehen. Ihre Wirkungen bleiben daher symptomatisch. Die Regeneration der übererregten Nervenzellen erfordert daher neben der Behandlung mit NL gleichzeitig Maßnahmen der Reizminderung mit klassischen Maßnahmen, wie Minderung von körperlichem und psychischem Stress, Vermeidung von sozialen Konflikten, stützende und entlastende Psychotherapie sowie viel Ruhe und Zeit.

Abb. 3   Normale Reizleitung (M. Oertl, P.M. 12, 1989)

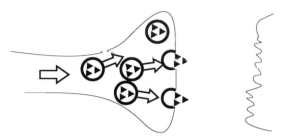

Ein elektrischer Impuls, ausgelöst etwa durch einen Sinneseindruck, sorgt dafür,
dass in den Spalt zwischen den Nervenzellen ein Botenstoff ausgeschüttet wird.

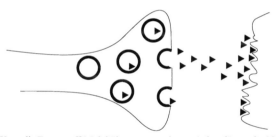

Wenn die Botenstoff-Moleküle an vorgesehenen Ankerplätzen der Nachbarzelle
ankommen, trägt ein neuer elektrischer Impuls die Botschaft weiter.

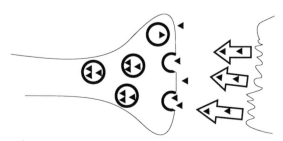

Die Botenstoffe wandern zurück in die Stammzelle.

Abb. 4

Neuroleptika

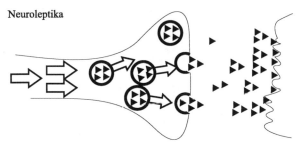

Vorher: Die kranke Nervenzelle gibt zuviel Botenstoff
in den Spalt ab. Dadurch wird die Nachbarzelle dauernd erregt.

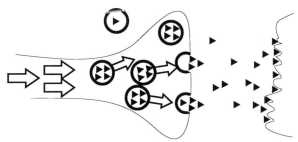

Nachher: Das wirksame Medikament blockiert die Ankerplätze
der Nachbarzelle, der Reiz wird gestoppt.

Erwünschte Wirkungen
• Besserung psychotischer Symptome wie Denkstörungen mit schlechter Lenkbarkeit
• Sprunghaftigkeit der Denkvorgänge
• Wahninhalte
• Verkennungen und Halluzinationen, sowie deren affektive Folgen, wie ungerichtete Erregung, aggressive Gespanntheit und Verfolgungsangst
• Behebung von Übelkeit und Erbrechen

Wir unterscheiden weiter:
• Hochpotente NL • mit starkem Einfluß auf die Zielsymptomatik und wenig sedierende Wirkung
• Niederpotente NL • mit deutlich sedierendem Effekt und wenig antipsychotischer Wirkung

Indikationen
Neuroleptika sind nosologisch übergreifend wirksam. Die primäre Indikation erfolgt nach Zielgruppen:
• Schizophrenie (F20)
• Schizoaffektive Störungen (F21-F29)

als Begleittherapie (in niedriger Dosierung):
• Persönlichkeitsstörungen (F60-F69)
• Angststörungen (F41)
• Demenz (F00-F03)
• andere organische Psychosen (F10)
• Depressionen (F32)
• Somatoforme Störungen und Psychosomatosen (F45)
• bestimmte neurologische Erkrankungen

Unerwünschte Nebenwirkungen
• Gleichgültigkeit, Stimmungsverlust
• Extrapyramidalmotorische Bewegungsstörungen als Frühdyskinesien, Parkinsonoid
• Bewegungs (Sitz-) Unruhe (Akathisie)
• Appetitsteigerung mit Gewichtzunahme
• Vegetative Störungen, wie Mundtrockenheit, Akkomodationsstörungen, Obstipation
• Kreislaufstörungen, Augeninnendruckerhöhungen
• Erregungsbildungs- und -leitungsstörungen des Herzens
• Blutbildstörungen
• Toxische Hepatose
• Störungen der Thermoregulation mit dem lebensbedrohlichen Bild der malignen Hyperthermie
• Hyperprolaktinämie, Gynäkomastie, Galaktorrhoe
• Sexuelle Störungen: Störungen der Errektion, der Libido und des Orgasmus

Wirkungseintritt
• Besserung kognitiver Störungen nach wenigen Stunden bis zu 2 Wochen
• Affektive Entlastung: je nach Applikationsart nach wenigen Stunden bis zu einigen Tagen
• Sedierende Wirkung: rasch, unerwünschte NW: sehr schwankend (sofort bis zu 2 J.)

Kontraindikationen
- Leucopenie und andere Erkrankungen des hämatopoetischen Systems
- Harnverhaltung und Pylorusstenose
- bei anticholinerger NW: Engwinkelglaukom, Prostataadenom, Myasteni agravis
- akute Alkohol-, Schlafmittel-, Analgetika-, Psychopharmakaintoxikation
- Morbus Parkinson
- Vorsicht bei zerebralen Krampfanfällen in der Anamnese
- Vorsicht bei Schwangerschaft und Stillzeit

Routine- und Kontrolluntersuchungen (mod nach Möller, 1995)

Untersuchung	vor Medikation	Kontr. monatlich	Kontr. ½-jährlich
Blutbild	X	X	
RR, Puls	X	X	
Harnstoff, Kreatinin	X		X
GOT,GPT, gGT	X		X
EKG	X	X	
EEG	X		X

Andere Therapieanwendungen der Neuroleptika

1. Depression (F32)
- Bei Depressionen mit psychotischen Merkmalen (wahnhafte Depression), die auf AD allein nicht ansprechen, können NL vorübergehend eingesetzt werden. Nach Sistieren der psychotischen Symptomatik langsam (über 3-6 Mo) absetzen.
- Bei nichtpsychotischer Depression wurde für Sulpirid (Meresa, Dogmatil) bis 300mg antidepressive Wirkung beschrieben.

2. Neurologische Erkrankungen (F95)
- Dyskinesien unterschiedlicher Genese: Tiaprid ist nur für diese Indikation zugelassen und kann auch zur symptomatischen Besserung von Spätdyskinesien eingesetzt werden (300-600 mg).
- Bei Tourette-Syndrom und anderen Ticstörungen mit erheblicher psychosozialer Einschränkung liegen Erfahrungen vor mit Fluphenazin (Dapotum, 4-6 mg).

3. Persönlichkeitsstörungen (F60-F69)
- Ein Wirkungsnachweis per placebokontrollierter Studie liegt inzwischen für Flupentixol (Fluanxol), Haloperidol und Trifluperazin (Psyquil) bei Borderline und schizotypischer Persönlichkeitsstörung vor. Diese Erfahrungen sollten mehr in der Praxis umgesetzt werden.

4. Angststörungen (F41)

• Eine anxiolytische Wirkung ist von niedrig dosiertem Flupentixol (Fluanxol), Fluspirilen (Imap) und Thioridazin (Melleril) beschrieben worden. Wegen der möglichen NW sollten möglichst keine NL als Anxiolytikum verwendet werden.

• Bei Angststörungen sind AD, Benzodiazepine oder Buspiron den NL vorzuziehen.

• Nur bei Notwendigkeit auf Verzicht eines Benzodiazepins, z. B. bei Alkohol- und Drogenabhängigkeit ist evtl. der Einsatz eines NL gerechtfertigt.

5. Demenz

• Da eine Demenz häufig mit psychomotorischer Unruhe, nächtlicher Desorientiertheit, desorganisiertem Verhalten und paranoiden Erleben verbunden ist, können NL notwendig werden, z. B. Pipamperon (Dipiperon) oder Melperon (Eunerpan).

• Cave: Risiko: Spätdyskinesien.

• Bei Schlafstörungen und psychomotorischer Erregung sind NL mit geringer anticholinerger Komponente zu bevorzugen z. B. Pipamperon (Dipiperon) oder Melperon (Eunerpan).

• Beim Morbus Parkinson in Verbindung mit einer paranoiden Psychose ist Clozapin (Leponex) mit 6,25 mg beginnend indiziert.

• Bei Patienten mit Demenz ist auch Haloperidol (3-5 mg einmalig zur Nacht) vertretbar. Cave: Parkinsonoid, anticholinerge Wirkung und Orthostase (Sturzgefahr!).

6. Andere organische Psychosen (F10)

• Alkoholhalluzinose: Bei akuter Situation evtl. vorübergehend, z. B. Haloperidol, 5-10 mg tgl. Häufig tritt rasche Spontanremission auf, bei der selteneren Chronifizierung schlechtes Ansprechen auf NL.

• Delir: Bei psychotischen Zustandsbildern oder starker psychomotorischer Erregung werden NL zusätzlich angewandt, z. B. neben Clomethiazol oder Diazepam auch Haloperidol.

• Delir: Bei schwerer körperlicher Allgemeinerkrankung (Infektionen, Vergiftungen, Stoffwechselerkrankungen, Elektrolytstörungen, Exsiccose, akute hirnorganische Störungen können neben der Behandlung der Grundkrankheit als NL z. B. Melperon (Eunerpan) oder bei psychotischer Symptomatik z. B. Haloperidol eingesetzt werden.

7. Schmerzsyndrome

• NL spielen in der Schmerzbehandlung bisher nur eine untergeordnete Rolle.

• In Kombination mit Opiaten kann die Opiatdosierung ohne Wirkungsverlust verringert werden.

Außerdem wird durch die Kombination das Ausmaß der opiatinduzierten NW reduziert, wie z. B. Übelkeit und Erbrechen.

8. Somatoforme Störungen und psychosomatische Funktionsstörungen (F45) Neben den AD (s. dort) werden, bei funktionellen Beschwerden und psychosomatischen Erkrankungen, schon wegen der Wünsche der Patienten nach „unschädlichen" Medikamenten, gern Phytopharmaka wie Johanniskraut, Baldrian, Passionsblume, Melisse oder deren Kombinationen (z. B. Sedariston, Valdispert, Luvased) verordnet. Aus dieser Sicht ist auch ein niederpotentes NL zu empfehlen, z. B. Promethazin (Atosil, Prothazin) bzw. Sulpirid (Meresa, Dogmatil). Durch Sulpirid wurden verbesserte Behandlungserfolge u. a. bei Magen-Darm-Geschwüren erzielt (150-300 mg pd). Weitere Anwendungen sind sinnvoll bei Gastritis oder Reizmagen, vor allem bei vordergründigem Erbrechen und bei Übelkeit.

Überweisung zum Facharzt
• Bei allen psychotischen Ersterkrankungen sollte ein psychiatrischer Facharzt zugezogen werden.
• Bei psychotischen Symptomen in Verbindung mit Depression oder Manie sollte zu einem Psychiater zur diagnostischen Klärung und Einleitung einer optimalen Therapie überwiesen werden.
• Die Konsultation des Psychiaters sollte bei schweren motorischen NW genutzt werden.
• Zur Nutzung sozialer Einrichtungen evtl. zur Entlastung der Familie kann eine Beurteilung durch den Facharzt erforderlich werden.

3. Anxiolytika (Tranquilizer, Beruhigungsmittel)
Anxiolytika sind angstlösende Substanzen. Sie wirken emotional ausgleichend und beruhigend und haben damit auch eine ähnliche Wirkung wie Schlafmittel (s. dort), die in niedrigen Dosen ebenfalls beruhigend, spannungs- und angstlösend wirken. Umgekehrt ist Müdigkeit bei hoher Dosierung der Anxiolytika manchmal erwünscht, andererseits aber auch eine unerwünschte NW.
Die bekanntesten und verbreitetsten Anxiolytika sind die Benzodiazepine. Sie gehören neben den Schmerz-, Schlaf- und Abführmitteln zu den am häufigsten verordneten Medikamenten überhaupt. Sie haben u. a. eine stark sedierende Wirkung und sind deshalb auch unter der Bezeichnung Tranquilizer allgemein bekannt, die auch heute noch vielfach Verwendung findet. Andere Anxiolytika, wie z. B. Buspiron oder die ß-Rezeptorenblocker sind in der üblichen Dosierung nicht sedierend.

Zu der Gruppe der Anxiolytika gehören verschiedene Substanzen mit unterschiedlicher chemischer Struktur :
• Benzodiazepine
• Buspiron (Buspar)
• Opipramol (Insidon)
• Antidepressiva
• Neuroleptika

Umgang mit Benzodiazepinen (BZ)
Benzodiazepine erbringen rasch und verlässlich, bei guter therapeutischer Breite, angstlösende, sedierende, spannungslösende, schlafinduzierende, muskelrelaxierende und antikonvulsive Wirkung. Das ist ein großer Vorteil, der zu einer weiten (zu weiten!) Anwendung geführt hat. Besonders in den USA sind sie als „happy pills" leider berühmt und berüchtigt geworden, da sie angeblich „glücklich" machen und den Menschen den Alltagsproblemen entrücken. Aus psychotherapeutischer Sicht ergibt sich aus ihrer Anwendung mancher Nachteil. Sie flachen die gespannte Emotionalität soweit ab, dass ein produktiver psychotherapeutischer Prozess behindert wird („falsches Glück" oder „rosarote Brille").
Sorglose Verschreibung dieser Medikamente führt teilweise dazu, dass sie in vielen Haushalten in den Medikamentenschränken jedem Familienmitglied jederzeit zugänglich sind und bei jeder Befindlichkeitsstörung und jedem Alltagsstress „kritiklos" eingenommen werden. Damit wird dem Missbrauch schnell Vorschub geleistet.
Die Arzneimittelkommission der Bundesärztekammer schloss sich einer Warnung des Gesundheitsministeriums der USA vor dem missbräuchlichen Einsatz von Tranquilizern bei Alltagsstress an.
Auch für viele von Zeitnot geplagte Ärzte, bedeutet das breite Wirkungsspektrum eine große Versuchung, schnell „mal ein Problem zu lösen". Bezeichnend dafür ist z. B. die Tatsache, dass in vielen chirurgischen Kliniken die Benzodiazepine die am häufigsten verordneten Medikamente sind. Sie haben damit die Barbiturate und die Schlafmittel mehr oder weniger aus dieser Rolle verdrängt. Folgt man als Hausarzt den anerkannten Leitlinien, wird man die Indikation zur Verordnung eines Benzodiazepins ohnehin vorsichtig stellen. Es ist immer sinnvoll in niedriger Dosierung zu beginnen. Das ist bei dem raschen Wirkungseintritt auch gut möglich und ausreichend zu überwachen. Dabei empfiehlt sich, die Dosierung dem Tagesrhythmus anzupassen (z. B. 1x zur Nacht). Der therapeutische Effekt zielt in der Regel auf eine schnelle Beruhigung, Entspannung und Angstlösung. Hier wird selten eine Toleranzentwicklung mit der Notwendigkeit der Dosissteigerung beobachtet.

Andererseits tritt gegenüber der sedierenden, muskelrelaxierenden und antikonvulsiven Wirkung durchaus eine Toleranzentwicklung auf, so dass eine Dosissteigerung notwendig wird. Beachtet werden muss, dass auch in niederiger Dosierung eine Abhängigkeit entstehen kann, (low dose dependency). In der psychotherapeutischen Medizin kommen Benzodiazepine nur als Helfer in sonst nicht abzufangenden Zuspitzungen von Angst, Unruhe und Spannung in Frage. Wegen der prompten und intensiven Wirkung und der relativ geringen NW sind sie in vielen Situationen den Antidepressiva und Neuroleptika überlegen. Man wird sie stets im Rahmen eines Gesamtbehandlungsplanes einsetzen und sehr bald, (nach 3-6 Wo) langsam wieder absetzen (innerhalb 1-2 Wo). Benzodiazepine können auch im höheren Lebensalter durchaus eingesetzt werden. Allerdings wird man bei verwirrten oder dementen Patienten oder bei hirnorganischen Verände rungen wegen möglicher paradoxer Wirkungen (Agitiertheit, Euphorsierung Erregungszustände, Schlaflosigkeit) eher Antidepressiva zur Anxiolyse oder Neuroleptika zur Sedierung verordnen.

Biochemie
Benzodiazepinderivate sind strukturchemisch eng miteinander verwandt. Bei der Verstoffwechslung werden sie teilweise ineinander übergeführt, z. B. Diazepam in Oxazepam. Hauptangriffspunkt der BZ sind die Benzodiazepinrezeptoren an gabaergen Synapsen. Etwa 30% aller Synapsen im Gehirn sind gabaerg. GABA (Gamma-Amino-Buttersäure) ist eine der wichtigsten Transmitter im ZNS. Zentraler Angriffspunkt ist vor allem die Formatio reticularis und das limbische System. Es wird vermutet, dass die psychische Befindlichkeit überwiegend dort gesteuert wird.
Da der Umbau der BZ im Organismus zu ebenfalls im gleichen Sinne aktiven Substanzen führt, haben sie eine lange Wirkdauer. Ihre Halbwertzeit beträgt teilweise 24-48 Stunden. Eine kurzfristige wiederholte Einnahme führt daher schnell zur Kumulation. Diese wird vor allem bei älteren Menschen beobachtet.

Erwünschte Wirkungen
• Dämpfung von Angst
• Lösen von Spannung (auch muskulär)
• Beruhigung
• Schlafanstoß
• Anhebung der Krampfschwelle
• Antikonvulsiv
• Antiaggressiv

Unerwünschte Wirkungen, Nebenwirkungen, NW
• Einschränkung der emotionalen Schwingungsfähigkeit, der Kritikfähigkeit, der Reaktionsgeschwindigkeit. (Cave: Bes. im Alter Sturzgefahr, Fahruntüchtigkeit).
• krampfauslösend bei raschem Absetzen
• Abhängigkeit auch in geringer Dosierung (low dose dependency)
• paradoxe Reaktionen (also Reaktion mit Verstürkung der Zielsymptome)
• motorische und kognitive Unsicherheiten (Ataxie)
• Auslösung einer myasthenischen Symptomatik

Kontraindikationen
• akute Alkohol-Schlafmittel-Analgetika- und Psychopharmakaintoxikationen
• Myasthenia gravis
• akutes Engwinkelglaukom
• vorbestehende Ataxie
• vorbestehende Abhängigkeitsanamnese
• Vorsicht bei chron. Ateminsuffizienz und Schlafapnoe

Der schädliche Gebrauch von Sedativa und Hypnotika zieht vielfältige psychische Störungen und Persönlichkeitsveränderungen nach sich.
Das ICD-10 sieht daher ein eigenes Kapitel dafür vor (F13).
(Näheres siehe unser Kapitel Sucht).
Danach unterscheiden wir:
• akute Intoxikation
• schädlicher Gebrauch
• Abhängigkeitsyndrom
• Entzugssymtomatik

Abhängigkeit und Suchtgefahr
Die Gefährdung durch Sucht ist schwer einschätzbar. Es sind in der Regel die überhöhten Dosen, die zur Sucht führen. Aber auch geringe Mengen, bei regelmäßiger Einnahme (s. Kumulation), bei Langzeitbehandlung, sind riskant (low dose dependency). Sicher ist, dass die Wirkung von Diazepinen und Alkohol in der Suchtgefährdung sich in den Folgen gegenseitig verstärken. Es werden immer mehr gemeinsame Abhängigkeiten, besonders bei Frauen beobachtet. Bei Polytoxikomanen findet man regelmäßig auch Tranquilizermissbrauch, besonders bei gleichzeitigem Heroinmissbrauch. Benzodiazepine werden in hohen Dosen, auch als „Ersatzstoffe" bei Beschaffungsproblemen der gewohnten Droge, verwendet.

Indikationen

Eine Indikation für eine Anxiolytikumverordnung besteht unabhängig von der zugrunde liegenden Grunderkrankung in der akuten Therapie von Angst und Unruhezuständen. Im Einzelnen ergeben sich einige praktische Hinweise:

• *Panikstörungen mit oder ohne Agoraphobie*
Zur Kupierung von akuten Panikattacken sind BZ (z. B. Alprozalam oder Lorazepam) sehr gut geeignet. Auch iv-Gaben sind indiziert. In der Erhaltungstherapie sind Antidepressiva wegen des Abhängigkeitspotentials von BZ vorzuziehen.

• *Generalisierte Angststörung, GAD*
Wegen der raschen Wirkung haben BZ in der Akutbehandlung und zur Kriseninterventoin den Vorrang. Für die Erhaltungstherapie sind AD geeigneter. Besonders bewährt haben sich BZ bei im Vordergrund stehenden vegetativen Beschwerden.

• *Somatoforme Störungen, psychosomatische Erkrankungen*
Steht Angst und Anspannung im Vordergrund, ist vorübergehender Einsatz von BZ sinnvoll.
Zur längerfristigen Behandlung wird man eher Opipramol oder AD verordnen. Die erste Therapieoption ist hier natürlich die Psychotherapie.

• *Phobische Störungen*
Bei einfacher Phobie ist Verhaltenstherapie bewährt. Bei sozialer Phobie liegen mit BZ gute Erfahrungen vor. Am besten untersucht ist Moclobemid (Aurorix). Ohne großes Risiko sind SSRI, z. B. Paroxetin (Seroxat) zu verordnen. ß-Blocker können bei umschriebenen Störungen helfen.

• *Depressionen*
Bei Suizidalität im Rahmen depressiver Verstimmungen sind zur Sedierung oft hohe Dosen von Benzodiazepinen erforderlich. Auch die ängstlich-agitierte Komponente, sowie begleitende Schlafstörungen können (in Kombination mit einem Antidepressivum) für die ersten 2-3 Wochen für ein BZ eine Indikation sein. Eine primäre antidepressive Wirkung von BZ ist nicht erwiesen. Bei gehemmter Depression ist Lorazepam (Tavor) schon bei 2mg/d oral wirksam. Nach Besserung kann die Behandlung mit einem AD fortgeführt werden.

• *Psychotische Ängste*
Bei psychotischen Ängsten sind BZ gut wirksam. Im Rahmen des Gesamtbehandlungsplanes ist daher eine Kombination mit einem Neuroleptikum

gelegentlich angezeigt. Eine primäre antipsychotische Wirkung konnte bei BZ nicht nachgewiesen werden.

• *Überweisung zum Facharzt*
Der Hausarzt wird einen Patienten zum psychiatrischen Facharzt überweisen, wenn die Angsterscheinungen trotz Anwendung zugänglicher Maßnahmen weiterhin bestehen. Bei Verdacht auf eine tiefer gehende Depression oder eine psychotische Erkrankung wird auch ein Psychiater (falls für den Hausarzt erreichbar!) zu Rate gezogen. Im Zweifelsfalle wird der Rat des Fachkollegen auch bei Fragen der Indikation für spezielle psychotherapeutische Interventionen eingeholt, falls psychotherapeutische Kompetenz vorliegt.

4. *Hypnotika* (Schlafmittel)
Hypnotika sind schlaffördernde Substanzen. Sie stellen keine einheitliche Arzneimittelgruppe dar. Die schlafanbahnende Wirkung ist dabei oft eine Frage der Dosis oder der Anflutungsgeschwindigkeit. Die klassischen Präparate der Barbiturate wirken dosisabhängig sedativ, hypnotisch und narkotisch. Sie wurden traditionell sowohl als Beruhigungsmittel (Luminaletten) oder als Schlafmittel und Narkotikum (Evipan) verwendet. Barbiturate sollten heute wegen ihrer vielfältigen unerwünschten Wirkungen, ihrer geringen therapeutischen Breite, ihrer häufigen Verwendung als Suizidmittel und der von ihnen ausgehenden Suchtgefährdung nicht mehr als Schlafmittel eingesetzt werden. Sie sind in Deutschland als Hypnotika und Sedativa nicht mehr zugelassen. Neuere Substanzen (z. B. Benzodiazepin-Hypnotika) führen auch in hoher Dosierung (bei oraler Verabreichung) zu keiner vollständigen Narkose. Eine strenge Abgrenzung von Benzodiazepin-Hypnotika von Benzodiazepin-Anxiolytika ist nicht möglich. Pharmako-kinetische Unterschiede ermöglichen jedoch eine differenzierte Anwendung.
Bei der Verordnung von Schlafmitteln ist der erreichbare Nutzen kritisch gegen den möglichen Schaden abzuwägen. Dabei ist vor allem die Gefahr der Gewohnheitsbildung und der Suchtentwicklung zu bedenken. Wegen der Suchtgefährdung darf z. B Distraneurin in der ambulanten Behandlung nicht eingesetzt werden. Die weit verbreitete Meinung, dass barbituratfreie Schlafmittel ungefährlich seien, ist falsch. Auch Rezeptfreiheit bedeutet nicht, dass diese Substanzen harmlos sind.

Allgemeiner Umgang mit Schlafmitteln
Schlafstörungen, d. h. Mangel an Schlafqualität und/oder Schlafquantität sind in unserer Zivilbevölkerung enorm häufig. Sie werden von etwa 25% der deutschen Bevölkerung beklagt.

Bevor der Hausarzt sich überhaupt zu einer medikamentösen Behandlung der geklagten Schlafstörung entschließt, sollte er bei der Anamneseerhebung wichtige Informationen einholen. Dazu gehören Angaben über Ein- und/oder Durchschlafstörungen, Früherwachen, Schlaflänge, Häufigkeit der Schlafunterbrechungen, Zeiten des Zubettgehens, Alkohol- und Medikamentengebrauch, Lebensgewohnheiten und Lebensveränderungen (Stress, mangelnde Bewegung), psychosoziale Daten und Belastungen (Arbeitslosigkeit, Trauer) und Umwelteinflüsse (Lärm, Hektik, Schichtarbeit), sowie Informationen über gravierende körperliche Erkrankungen (Störungen der Atemfunktion und der Herzleistung und vor allem Schmerzen!). Es ist auch an tiefer gehende psychische Störungen zu denken (depressive oder psychotische Störungen, Angst- und Panikerkrankungen).

Für jede Therapie mit Hypnotika gilt der gleiche Grundsatz, wie für jede andere medikamentöse Behandlung überhaupt:
Sie gehört in einen Gesamtbehandlungsplan!

Möglichkeiten der nichtmedikamentösen Therapie sollten vorrangig oder begleitend eingesetzt werden. Voraussetzung dafür ist eine ausreichende (wohlverstandene) Aufklärung und Beratung. Diese schließt Maßnahmen zur Veränderung der Lebensgewohnheiten ein. Hierzu gehören u. a.:
• Einhaltung der individuell notwendigen Schlafzeiten
• Einhalten regelmäßiger Schlafzeiten
• Verzicht auf Tagesschlafgewohnheiten
• angenehme Schlafbedingungen (Ruhe, Matratze, Dunkelheit)
• ausgeglichene Ernährung (keine voluminösen Mahlzeiten zur Nacht)
• abendliche Alkohol- und Koffeinkarenz
• körperliche Bewegung
• entspannende Abendgestaltung
(Kein strapaziöses Fernsehprogramm wie Fussball oder Krimi, kein langes konzentriertes Lesen noch im Bett).

Psychotherapeutische Behandlungsmöglichkeiten der Schlafstörungen
• Entspannungsmaßnahmen (Autogenes Training, Biofeedbeck, progressive Muskelrelaxation) können mit gutem Erfolg angewandt werden.
• Verhaltenstherapie, gehört zu den spezifischen Psychotherapieverfahren, die gute Erfolge nachweisen können.

Schlafstörungen

Schlafstörungen sind so vielfältig wie häufig. Sie beeinträchtigen das Lebensgefühl und die Leistungsfähigkeit der Betroffenen u. U. erheblich. Dabei sind die Schlafgewohnheiten und Schlafbedürfnisse außerordentlich unterschiedlich. So gibt es Früh- und Spätaufsteher und Kurz- und Langschläfer. Während sich Kurzschläfer nach fünf bis sechs Stunden Schlaf frisch und ausgeruht fühlen, können Langschläfer sich nach neun bis zehn Stunden Schlaf noch müde und unausgeruht fühlen und morgens nicht in Gang kommen. Moderne Untersuchungen haben gezeigt, dass beide Schlaftypen im Grunde gleich viele Tiefschlafepisoden aufweisen. Die Langzeitschläfer füllen die übrige Zeit mit mehr oberflächlichen Schlaf, in der sie auch mehr träumen. Sie sind daher besonders anfällig gegenüber Schlafstörungen. Beobachtungen zeigten, dass die unterschiedlichen Schlaftypen persönlichkeitsbedingt sind. Bei Kurzschläfern findet man mehr Extraversion, Aktivität und Lebensbejahung, dagegen bei Langzeitschläfern häufiger Introversion, Empfindlichkeit und depressive Verstimmbarkeit. Unabhängig davon werden die Schlafbedürfnisse von den Lebensbedingungen bestimmt. Unter Belastungen nimmt das Schlafbedürfnis zu. Dagegen vermindert es sich bei steigendem Lebensalter. Im Alter verändert sich auch das Schlafmuster, die Perioden oberflächlichen Schlafes nehmen zu und werden dann häufig als Schlafstörungen erlebt.

Grobe Einteilung der Schlafstörungen
• Einschlaf- und Durchschlafstörungen (Hyposomnien)
• Hypersomnien
• Störungen des Schlaf-Wach-Rhythmus (z. B. „jet-lag" Syndrom, Zeitverschiebung bei Flugreisen)
• Parasomnien, Dyssomnien (Schlafwandeln, Pavor nocturnus, Enuresis nocturna, Alpträume)

Spezielle Ursachen für Schlafstörungen
• Medikamente als Ursache für Schlafstörungen
Zunehmend werden Medikamente als Ursache für Schlafstörungen gesehen.
Allgemein bekannt sind derartige Auswirkungen bei Cortison- und Schilddrüsenpräparaten. Aber auch Kontrazeptiva verursachen Schlafstörungen. Immer häufiger werden auch Schlafstörungen bei Anwendung von ß-Rezeptorenblockern beobachtet. Auch muss der zunehmende Gebrauch und Missbrauch von Psychostimulatien (Weckaminen) und Drogen beachtet werden. Ebenso können auch Antidepressiva zur Ursache von Schlafstörungen werden, wenn ihre dämpfende Wirkung fehlt. Bemerkenswerter

Weise können auch Medikamente, die eigentlich zum Herbeiführen von Schlaf eingesetzt werden, bei längerer Anwendung zu Schlafstörungen führen, indem sie den Tag-Nacht-Rhythmus durcheinander bringen. Gelegentlich auch, indem sie paradoxe Reaktionen auslösen.

• Schlafmittelentzug als Ursache für Schlafstörungen
Nach dem Absetzen von Schlafmitteln dauert es bei vielen Patienten mehrere Wochen, bis der natürliche Schlafrhythmus wieder hergestellt ist. Selbst bei niedrigen Gaben von Schlaftabletten kommt es zu subjektiv außerordentlich unangenehm erlebten Entzugserscheinungen. Diese äußern sich in Unruhe, Angst, Alpträumen und Schlafstörungen. Daher ist ein Ausschleichen beim Absetzen anzustreben. Außerdem muss der Patient auf die möglichen Erscheinungen rechtzeitig vorbereitet sein.

• Alkohol als Ursache für Schlafstörungen
Alkoholmissbrauch ist eine häufige, viel zu wenig beachtete Ursache für akute und chronische Schlafstörungen. Der Genuss von Alkohol führt schon in mittleren Mengen zu einer Unterdrückung der REM-Phasen und damit zur Beeinträchtigung des natürlichen Schlafes. Größere Mengen machen anfangs sehr müde, aber nach Absinken des Blutalkoholspiegels in den Morgenstunden kommt es durch „Katererscheinungen" zum vorzeitigen Erwachen und zu Schwierigkeiten beim Wiedereinschlafen.
Der regelmäßige Alkoholmissbrauch führt zu einer dauernden Beeinträchtigung der Schlafqualität. Es kommt zum täglichen Hangover. Zum dauernden Gefühl des Unausgeschlafenseins, zu Gereiztheit und depressiven Verstimmungen. Alles Symptome, die das Bedürfnis nach erneutem Alkoholgenuss begünstigen.

Medikation bei Schlafstörungen
Schlafmittel sollten nur verordnet werden, wenn die Ursachen der Schlafstörung nicht anders zu beseitigen sind. Die Dauer der Verabreichung ist von vornherein nicht über längere Zeit vorzusehen. Man geht von 3 Tagen bis zu 4 Wochen aus. Trotz vielfacher Bedenken sind Tranquilizer vom Benzodiazepintyp mit mittellanger Halbwertzeit die Mittel der Wahl. Das Medikament sollte rechtzeitig vor dem Schlafengehen eingenommen werden (etwa eine Stunde vorher) und nicht erst nach halb „durchwachter" Nacht. Auch bei medikamentöser Einleitung des Schlafes ist dem Schlafgestörten zu raten, sich vorher zu entspannen und Abstand von den Tagesereignissen zu suchen.
Bei intermittierenden Schlafstörungen kann durchaus die Einnahme eines Hypnotikums für 4-6 Nächte pro Monat über längere Zeit vertreten wer-

den. Es ist immer mit einer möglichst geringen Dosierung zu beginnen. Dabei ist jedoch stets zu beachten, dass es in Form der „low dose dependency", auch bei niedriger Dosierung bei Langzeitverordnung, zur Abhängigkeit kommen kann.

Beim Absetzen eines Benzodiazepin-Hypnotikums können die gleichen fatalen Folgen auftreten, wie sie bei den Benzodiazepin-Anxiolytika zu erwarten sind und dort beschrieben wurden. Im Alter ist im Einzelfall eine niedrige Dosierung über eine längere Zeit zu verantworten. Allerdings bei verwirrten und dementen Patienten mit organischen Veränderungen ist ein Neuroleptikum (z. B. Eunerpan) indiziert. Schlafstörungen bei Psychosen werden unter Ausnutzung der schlafanstoßenden Wirkung eines niedrigpotenten Neuroleptikums behandelt (z. B. Melleril).

Bei Depressionen kann in ähnlicher Weise ein sedierendes Antidepressivum verordnet werden. Bei Schlafstörungen als Stressfolge und reaktive Verstimmungen, bei Erschöpfung oder psychogener Angst, sind, wenn andere psychotherapeutische Maßnahmen nicht greifen oder nicht erreichbar sind, Tranquilizer am ehesten angezeigt.

Ein besonderes Problem ist die Behandlung von Schlafstörungen beim Alkoholmissbrauch. Oft ist der Missbrauch schon die Ursache für die Schlafstörung. Es besteht darüber hinaus stets die Gefahr, den Patienten neben dem Alkohol auch noch vom Medikament abhängig zu machen. Besonders ist die große Gefährdung, die vom Distraneurin ausgeht, zu beachten. Unter ambulanten Bedingungen sollte Distraneurin daher nicht verordnet werden.

Unterschiedliche chemische Substanzen der Hypnotika
• Benzodiazepin-Hypnotika
• Phenothiazinderivate: Promethazin, (Atosil, Prothazin)
• Pyrazolpyrimidin (Zaleplon, Sonata)
• Imidazopyridin Zolpidem (Stilnox, Bikalm)
• Zyklopyrolon, Zopiclon (Ximovan)
• Antidepressiva, Neuroleptika (s. dort)
• Clomethiazol (Distraneurin)
• Tryptophan
• Phytopharmaka (Luvased)

Die idealen Anforderungen an ein Hypnotikum
• keine Veränderungen des physiologischen Schlafes
• keine Kumulation
• keine Toleranzentwicklung
• kein Abhängigkeitspotential

• keine Lähmung des Atemzentrums bei Überdosierung
• guter und zuverlässiger Wirkungseintritt

Indikationen für Hypnotika
• Schlafstörungen aller Art (Ein- und Durchschlafstörungen, unruhiger und wenig erholsamer Schlaf, häufiges Wachliegen, Schlafstörungen organischer Ursachen)
• Angst- und Erregungszustände, bei Depressionen und psychotischen Zuständen in Kombination
• parenterale Applikation von Flunitrazepam oder Midazolam zur Prämedikation und Narkoseeinleitung

Beurteilung der „Non-Benzodiazepin-Hypnotika"
Zopiclon (Ximovan) und Zolpidem (Stilnox, Bikalm) erfreuen sich einer gesteigerten Verschreibung. Beide Substanzen gehören strukturchemisch nicht zu den Benzodiazepinen. Sie wirken ähnlich wie diese, da sie auch an der Benzodiazepin-Bindungsstelle der GABA-A-Rezeptoren angreifen. Sie sollen keine Verminderung des REM- und des Tiefschlafes bewirken. Klinisch werden seltener Hangover-Effekte und Reboundphänomen gesehen. Es werden auch seltener Toleranz- und Abhängigkeitsentwicklungen beschrieben. Mit dieser Gefahr muss allerdings auch hier gerechnet werden.

Überweisung zum Facharzt für Psychiatrie
• Bleibt trotz der oben genannten Maßnahmen eine schwerwiegende Schlafstörung bestehen, sollte ein Facharzt zu Rate gezogen werden.
• Bei Verdacht auf zu Grunde liegender depressiver oder psychotischer Störung ist die Überweisung zum Facharzt erforderlich.
• Bei Verdacht auf eine komplexe Schlafstörung (Narkolepsie, Schlafapnoe) sind spezielle diagnostische und therapeutische Maßnahmen angezeigt.
• Im Falle von Nebenwirkungen oder Entzugserscheinungen wird der Rat des Facharztes oder eine Klinikeinweisung erforderlich.

6. Antimanika und Phasenprophylaktika
Wegen der allgemeinen Bedeutung dieser Substanzen werden hier die pharmakologischen Merkmale und einige praktische Hinweise besonders dargestellt. Die Indikation für Antimanika sind manische Syndrome im Rahmen monopolarer und bipolarer Störungen. In diesem Indikationsbereich ist **Lithium** immer noch das Medikament der ersten Wahl. Darüber hinaus stehen primär als Antiepileptika zugelassene Medikamente wie Carbamazepin, Valproinsäure und neuerdings Lamotrigin zur Verfügung.

Dabei hat nur Lamotrigin eine Zulassung für die Maniebehandlung. Eine weitere Zulassung hat auch noch das Neuroleptikum Olanzapin.

Lithium (Quilonum, Hypnorex)
Die Wirksamkeit von Lithium in der Prophylaxe, vor allem bei bipolaren Störungen ist vielfältig belegt und wird allgemein anerkannt. Bei der Maniebehandlung ist trotzdem eine Kombination mit einem Neuroleptikum notwendig.
Günstige Effekte werden auch bei schizoaffektiven Psychosen bewirkt, also einem Mischbild von affektiven Störungen mit schizophrenen Merkmalen. Lithium hat sich als ein sehr effektives Medikament in der Psychiatrie bewährt, vor allem wegen der erfolgreichen Phasenprophylaxe bei rund 70% der Patienten. Weiterhin ist Lithium hochwirksam in Verbindung mit Antidepressiva. Das wird auf die stimmungsstabilisierende Wirkung zurückgeführt. Wegen der geringen therapeutischen Breite und einer Versagerquote von 25-30%, sowie einer relativ hoher Nebenwirkungsrate (bes. Gewichtzunahme) hat man sich auch um weitere Substanzen bemüht.

Pharmakologische Aspekte
Lithium ist ein Alkalimetall und wird als Kation aus dem Magen-Darm-Trakt fast vollständig resorbiert.
Das Serummaximum tritt nach 2 - 3 Stunden auf. Die Halbwertzeit beträgt etwa 24 Stunden. Die Wirkungslatenz der Akutwirkung beträgt etwa 10-14 Tage. Nach 5 Tagen ist der Steady State der Serumkonzentration erreicht.

Dosierungen
In der Akutbehandlungg kann gleich mit 20-40 mmol/Tag begonnen werden. Das Ziel ist bei akuten Manien ein Plasmaspiegel von ca 0,8 mmol/l. Bei der Prophylaxe wird langsamer aufdosiert und ein Spiegel von 0,6-0,8 mmol/l angestrebt. Die Verabreichung ist abends vorteilhaft.
Lithium wird als Lithiumacetat (z.B. Quilonum) und in Retardform (z. B. Hypnorex ret oder Quilonum ret) angeboten.

Kontrolluntersuchungen
• Vor Therapiebeginn: Blutbild, Nüchternblutzucker, Elektrolyte, Kreatinin, Kreatinin-Clearence, Harnstoff, Harnsäure, Urinstatus, TRH-Test, T3, T4, TSH-basal, EEG, EKG, Blutdruck, Puls, Körpergewicht, Halsumfang, evtl. Schwangerschaftstest.
• Während der Therapie: Die Lithiumkonzentration soll in den ersten 4 Wochen wöchentlich, dann in den ersten 6 Monaten monatlich, anschließend alle 3-6 Monate kontrolliert werden. Die Blutentnahme erfolgt je-

weils 12 Stunden nach der letzten Einnahme. Die Bestimmung des Kreatinins parallel zum Lithium ist nötig, auch TSH, ebenso T3, T4, Elektrolyte, EKG, EEG, Körpergewicht und Halsumfang möglichst alle 3 Monate.

Nebenwirkungen
Es wird relativ häufig ein feinschlägiger Tremor, gastrointestinale Beschwerden (Übelkeit, Magenbeschwerden, Durchfall, Appetitverlust) und Störungen des Elektrolythaushaltes sowie Polyurie und Polydipsie beobachtet. Ebenso können Sedierung, Muskelschwäche, Gewichtzunahme, Strumaentwicklung, Hypothyreose, EEG und EKG-Veränderungen auftreten.

Abb. 5 Einwirkungen von Drogen und Psychopharmaka an verschiedenen Systemkomponenten. Ein Eingriff in ein System kann auch zu Veränderungen in einem anderen System führen.

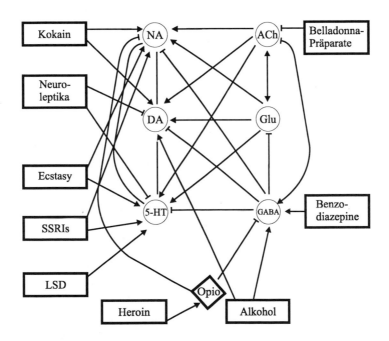

• Unerwünschte Wirkungen treten vor allem bei Überschreiten der Serumkonzentration von 1,0 mmol/l auf.

• Bei einer Serumkonzentration von 1,6 mmol/l tritt schon eine Lithiumintoxikation auf. Symptome sind zunehmender grobschlägiger Tremor, Schläfrigkeit, Ataxie, Krampfanfälle, Bewusstseinsstörungen und Sehstörungen.
• Bei über 3 mmol/l besteht eine vitale Gefahr, Schock und Herzstillstand sind möglich. Notfall- und Intensivtherapie sind unverzüglich notwendig, evtl. auch Dialyse.

Kontraindikationen:
• Schwere Nierenfunktionsstörungen, schwere Herz-Kreislauferkrankungen, Morbus Addison, 1. Trimenon der Schwangerschaft, Störungen der Stillperiode und des Natriumhaushaltes.
Interaktionen:
• Erhöhung der Lithiumwirkung durch Antikonvulsiva (Carbamazepin, Phenytoin), Neuroleptika, TZA, SSRI, Antihypertensiva, (ACE-Hemmer), Diuretika, (Thiazidtyp), Methyldopa, Antibiotika, (Tetrazykline, Aminoglyco-side), nichtsteroidale Antiphlogistika.
• Eine Minderung der Lithiumwirkung erfolgt durch Acetazolamid (Glaukommittel) und Methyxanthine.
Lithium erhöht die Wirkung von Thyreostatika und Digoxin.

Carbamazepin
Carbamazepin hat bereits eine weite Verbreitung in der Therapie manischer Syndrome gefunden, obwohl noch keine Zulassung dafür vorliegt. Die Effektivität in der Prophylaxe ist ausreichend belegt. Es liegen auch ausreichende Daten vor, die die Wirksamkeit in der Rezidivprophylaxe der schizoaffektiven Störungen und den positiven Effekt einer Augmentationsbehandlung bei Stimmungsschwankungen bei schizophrenen Psychosen belegen.

Pharmakologische Aspekte
Nach 2-3 Stunden tritt bereits das Serummaximum auf. Die Halbwertzeit beträgt initial 38 Stunden, nach längerer Behandlung sinkt sie auf 12-17 Stunden. In der Akutbehandlung der Manie werden vor allem die sedierenden Effekte genutzt.

Dosierungen
Es wird einschleichend mit 200-400 mg/Tag begonnen, mit täglicher Dosiserhöhung um 200 mg bis auf eine Erhaltungsdosis von 900-1600 mg/Tag. Retardpräparate erlauben eine Applikation von 1-2 mal/Tag. Ist ein schneller Wirkungseintritt, z. B. bei der Behandlung des manischen

Syndroms oder der Alkoholentzugstherapie erforderlich, ist der Therapiebeginn mit Suspensionen sinnvoll.

Kontrolluntersuchungen
Vor der Therapie: Blutbild, Kreatinin, Serumelektrolyte, Leberenzyme,
(GOT, GPT, GGT), EKG, EEG, Puls und Blutdruck.
Während der Therapie: Blutbild und Leberenzyme im ersten Monat wö-
chentlich, später monatlich.

Nebenwirkungen
Es werden Herz-Rhythmusstörungen, allergische Reaktionen, Cholestase,
gastrointestinale Störungen, Kopfschmerzen, Schwindel, Migräne, Leucopenie und Leberschäden beobachtet.

Kontraindikationen
Atrioventrikulärer Block, Leberfunktionsstörungen, Gravidität, Knochen-
markschädigungen.

Interaktionen
Eine Wirkungsverstärkung kommt bei Lithium (Neurotoxizität) vor, ein
höherer Carpamazepinspiegel tritt bei Calciumantagonisten, Terfenadin
(Antihistaminikum) SSRI, Cimetidin, Antibiotika, Isoniacid und Desipra-
min auf. Eine Wirkungsminderung kommt durch Primidon, Phenobarbital
und Phenytoin vor.
Carbamazepin führt zur Wirkungsabschwächung von:
Diazepinen (z. B. Alprazolam), Antikonvulsiva (z. B. Phenytoin, Valproin-
säure), Neuroleptika (z. B. Haloperidol), Methadon, Antikoagulantien,
Antibiotika, Immunsupressiva, Muskelrelaxantien, Schildrüsenhormone,

Valproinsäure (Convulex, Ergenyl, Orfiril)
Valproinsäure ist eine Alternative zu Lithium oder Carbamazepin, wenn
diese Substanzen schlecht toleriert werden.

Pharmakologische Aspekte
Die Halbwertzeit beträgt etwa 7-13 Stunden. Es erfolgt ein relativ rascher
Wirkungseintritt.

Dosierungen
Man beginnt mit 500-1000 mg/Tag, auf Einzeldosen verteilt. Beim ma-
nischen Syndrom tritt bereits nach wenigen Tagen eine Besserung auf. Die
Erhaltungsdosis beträgt um 1200–2100 mg/Tag.

Kontrolluntersuchungen

Vor der Therapie: Blutbild, Kreatinin, Serumelektrolyte, Leberenzyme, (GOT, GPT, GGT), EKG, EEG, Puls und Blutdruck.
Während der Therapie:
In der ersten Woche wie vor der Therapie, zusätzlich Pankreasenzyme (Lipase, Amylase) und Gerinnungswerte (Prothrombinzeit und Quick, in den ersten 3 Monaten, dann 14-tägig, später monatlich. Der Plasmaspiegel sollte 14-tägig kontrolliert werden, angestrebte Sollwerte liegen zwischen 50-100 ng/ml.

Nebenwirkungen

Die häufigsten Nebenwirkungen bestehen in gastrointestinalen Funktionsstörungen, Schläfrigkeit, Ataxie, Dysarthrie, Tremor, Haarausfall (passager) Blutbildveränderungen, Blutgerinnungsstörungen, Pankreatitis, Leberversagen.

Interaktionen

Eine Erhöhung des Valproinsäurespiegels ist durch SSRI, ASS, Cimetidin, Antibiotika (Erythromycin) möglich.
Eine Minderung ist durch Phenytoin und Carbamazepin möglich.
Valproinsäure erhöht den Spiegel von TZA, Diazepam, Lamotrigin, Phenobarbital, Phenytoin.

Lamotrigin (Lamictal, Elmendos)

Lamotrigin verspricht Erfolge als stimmungsstabilisierende Substanz, wohl auch bei Störungen im hochfrequenten Phasenwechsel (Rapid Cycler).

Pharmakologische Aspekte

Lamotrigin wird überwiegend hepatisch metabolisiert, die Halbwertzeit schwankt erheblich, besonders in Abhängigkeit von der Komedikation zwischen 14 und 70 Stunden.

Dosierung

Man beginnt mit 25 mg/Tag etwa 14 Tage lang, danach erfolgt Dosissteigerung auf 50-400 mg/Tag.

Kontrolluntersuchungen

Vor der Therapie: Blutbild, Kreatinin, Serumelektrolyte, Leberenzyme, EKG, EEG, Puls und Blutdruck.

Während der Therapie: Regelmäßige Kontrolle der Leberenzyme, in den ersten 6 Monaten 14-tägig Kontrolle des Plasmaspiegels, später monatlich bis 1/4 jährlich. Der Plasmaspiegel sollte zwischen 1,5-18 ng/ml liegen.

Olanzapin (Zyprexa)
Olanzapin ist als atypisches Neuroleptikum für die Maniebehandlung zugelassen, v. a. für mittelgradig bis schwere manische Syndrome.

Pharmakologische Aspekte
Eine Dämpfung der manischen Syndrome tritt relativ rasch ein. Die Halbwertzeit beträgt etwa 40 Stunden.

Dosierungen
Eine effektive antimanische Therapie ist etwa mit 20-30 mg/Tag möglich, es werden Plasmakonzentrationen von 20-80 ng/ml angestrebt.

Kontrolluntersuchungen
Wie bei jeder Neuroleptikabehandlung (s. d.) v. a. Blutbild, EKG, EEG.

Nebenwirkungen
Bes. Gewichtzunahme und Glukoseintoleranz.

Kontraindikationen
Bekannte Leukopenie, Engwinkelglaukom, Harnverhaltung, Leber- und Nierenerkrankungen

Interaktionen
Eine Steigerung der Wirkung erfolgt durch Fluvoxamin, das den Abbau von Olanzapin verlangsamt.
Eine Minderung erfolgt durch Carbamazepin und Nikotin durch Beschleunigung des Abbaus.

Literatur

1. Backhaus, J. D. / D. Riemann: Verhaltenstherapeutische und kognitive Interventionen bei Primärer Insomnie. Nervenheilkunde, 17, 248-253, 1998

2. Bandelow, B. / St. Bleich / St. Kropp: Handbuch der Psychopharmaka. 2. Aufl., Hogrefe, Göttingen, Bern, Toronto, Seattle, 2004

3. Benkert, O. / H. Hippius: Kompendium der Psychiatrischen Psychotherapie. Springer, Berlin, Heidelberg, New York, 2000

4. Boerner, R. J. / H. J. Möller: Interaktive Therapie von Angststörungen. Synopsis 1, 31-32, 1997

5. Boerner, R. J. / H. J. Möller: Pharmakotherapie von Panikstörungen und/oder Agoraphobie. Psychopharmakotherapie, 3, 168, 1996

6. Boerner, R. J. / H. J. Möller: Aktuelles Praxiswissen, Neurologie - Psychiatrie, 4, 18-20, 1998

7. Calker, D. van / M. Berger: Erhaltungstherapie und Prophylaxe rezidivierender affektiver Störungen. Nervenheilkunde, 14, 10-17, 1995

8. Dengler, W. / G. Buchkremer: Leitlinien in der Diagnostik und Therapie von Angststörungen. Nervenheilkunde, 14, 118-126, 1995

9. Ebert, D. / Th. Löw: Psychiatrie systematisch. Uni Med. Verlag, Bremen, 1997

10. Finzen, A.: Medikamentenbehandlung bei psychischen Störungen. Psychiatrie-Verlag, 13. Aufl., Bonn, 2001

11. Fritze, J.: Wie lange sollen Antidepressiva verordnet werden? Psychopharmakotherapie, Suppl. 6, 17-25, 1997

12. Folkerts, H.: Therapie depressiver Erkrankungen bei älteren Menschen. Synopsis, 1, 19-28, 1997

13. Grümmer, M.: Leitlinien Depression. Diagnose und Therapie, der niedergelassene Arzt, 11, 37-40, 2005

14. Hampel, H. / F. Radberg / H. J. Möller / C. Berger: Pharmakotherapie älterer Patienten mit dem selektiven MAO-Hemmer Moclobemid. Psychopharmakotherapie 4, 59-64, 1997

15. Haustein, K. - O.: Arzneimittel eines laufenden Jahrhunderts, eine kritische Bilanz. Seminar Hausarztpraxis 12, 18-21, 1999

16. Hautzinger, M.: Psychotherapie und Psychopharmakotherapie bei Depressionen. Psychotherapeut 40, 373-380, 1995

17. Hollweg, M. / M. Soyka: Benzodiazepine, Indikationen, unerwünschte Arzneimittelwirkungen. Risiken der Langzeitbehandlung. Psychopharmakologie 3, 161-167, 1996

18. Kaspar, S. / J. Tauscher: Neue Entwicklungen bei der psychopharmakologischen Behandlung. Nervenheilkunde 15, 56-62, 1996

19. Laux,G.: Bessere Verträglichkeit neuer Antidepressiva. Psychopharmakotherapie, Suppl. 6, 8-11, 1997

20. Linden, M. / J. Leonhard / Beckerling, A.: Behandlung depressiver Erkrankungen mit Sertralin durch Allgemeinärzte und Nervenärzte. 26, 535-539, 2000

21. Möller, H. J.: Leitlinien der Diagnostik und Behandlung schizophrener Erkrankungen. Nervenheilkunde 14, 91-99, 1995

22. Möller, H. J.: Leitlinien zur medikamentösen Behandlung von Depressionen in der Praxis. MMW 140, 299-305, 1995

23. Müller, W. E.: Pharmakodynamische Aspekte neuer Antidepressiva. Psychopharmakotherapie, Suppl. 6, 2-7, 1997

24. Müssigbrodt, F. H. / S. Kleinschmidt / A. Schürmann / H. J. Freyberger / H. Dilling: Psychische Störungen in der Praxis. Leitfaden zur Diagnostik und Therapie der primären psychiatrisch-psychotherapeutischen Versorgung nach Kapitel V 8 der ICD-10, Hans Huber Verlag, Bern, Göttingen, Toronto, Seattle, 2000

25. Reich, B.: Diagnose und Therapie der Insomnie. Synopsis, 1, 38-41, 1997

26. Reimer, C.: Die Kombination von Pharmako- und Psychotherapie.
In: Studt, H. H. / E. R. Petzold, Psychotherapeutische Medizin, de Gruyter, Berlin, New York, 376-379, 2000

27. Rudolf, G. A. E.: Der depressive Mensch. Symptomatik, Klassifikation, Synopsis 1, 42-44, 1997

28. Volz, H.-P.: Psychopharmakologische Ansätze in der Therapie von Somatisierungsstörungen. In: Kapfhammer, H.-P. / H. Gündel: Psychotherapie der Somatisierungsstörungen. G. Thieme Verlag, Stuttgart, New York, 2001

29. Weltgesundheitsorganisation: Psychische Störungen - Behandlungsrichtlinien. 2000

30. Wiegand, M. H.: Pharmakologische Behandlung der Insomnie. Nervenheilkunde 17, 20-24, 1998

31. Wolfersdorf, M.: Depressive Störungen. Psychotherapeut 40, 330-347, 1995

32. Wolfersdorf, M.: Depressionen. Neuere Ansätze in Diagnostik und Therapie. Landarztpraxis 1, 7-25, 1996

33. Schmitz, M. / R. Dorow: 1x1 der Psychopharmaka. Grundlagen, Standardtherapie und neue Konzepte. 2. erw. Aufl., Springer Verlag, Berlin, Heidelberg, 1996

34. Stevens, J. / H. J. Gaertner: Erfassung von unerwünschten Nebenwirkungen bei neueren Antidepressiva. Nervenheilkunde 15, 85-91, 1996

35. Tölle, R.: Psychiatrie. Springer Verlag, Berlin, Heidelberg, New York, 1991

36. Tretter, F. / M. Albus: Einführung in die Psychopharmakologie, Grundlagen, Praxis, Anwendung. Thieme Verlag, Stuttgart, New York, 2004